国家卫生健康委员会"十三五"规划教材

全国高等职业教育教材

供医学检验技术专业用

临床医学概论

第3版

主　编　薛宏伟　高健群

副主编　李靖环　董　吉

编　者（以姓氏笔画为序）

王凤杰（大庆市第四医院）

王喜梅（鹤壁职业技术学院）

孔凡庆（菏泽家政职业学院）

李雪倩（鹤壁职业技术学院）

李靖环（山西卫生健康职业学院）

连　健（福建卫生职业技术学院）

张丽丽（沧州医学高等专科学校）

张雄鹰（楚雄州中医医院）

陈　军（赣南卫生健康职业学院）

陈文江（大庆医学高等专科学校）

赵振河（哈尔滨医科大学附属第五医院）

侯建章（沧州市人民医院）

徐　旭（大庆医学高等专科学校）

高健群（宜春职业技术学院）

董　吉（河南医学高等专科学校）

蒲建萍（四川卫生康复职业学院）

薛宏伟（大庆医学高等专科学校）

人民卫生出版社

·北京·

图书在版编目(CIP)数据

临床医学概论/薛宏伟,高健群主编. —3 版. —
北京:人民卫生出版社,2020.8(2025.4重印)
ISBN 978-7-117-30366-8

Ⅰ.①临… Ⅱ.①薛…②高… Ⅲ.①临床医学-教
材 Ⅳ.①R4

中国版本图书馆 CIP 数据核字(2020)第 157355 号

人卫智网	www.ipmph.com	医学教育、学术、考试、健康,
		购书智慧智能综合服务平台
人卫官网	www.pmph.com	人卫官方资讯发布平台

临床医学概论
Linchuangyixue Gailun
第 3 版

主 编:薛宏伟 高健群
出版发行:人民卫生出版社(中继线 010-59780011)
地 址:北京市朝阳区潘家园南里 19 号
邮 编:100021
E - mail:pmph @ pmph.com
购书热线:010-59787592 010-59787584 010-65264830
印 刷:北京铭成印刷有限公司
经 销:新华书店
开 本:850×1168 1/16 印张:24
字 数:760 千字
版 次:2010 年 7 月第 1 版 2020 年 8 月第 3 版
印 次:2025 年 4 月第 12 次印刷
标准书号:ISBN 978-7-117-30366-8
定 价:85.00 元

打击盗版举报电话:**010-59787491** E-mail:**WQ @ pmph.com**
质量问题联系电话:**010-59787234** E-mail:**zhiliang @ pmph.com**

　　为了深入贯彻落实党的二十大精神,落实全国教育大会和《国家职业教育改革实施方案》新要求,更好地服务医学检验人才培养,人民卫生出版社在教育部、国家卫生健康委员会的领导和全国卫生职业教育教学指导委员会的支持下,成立了第二届全国高等职业教育医学检验技术专业教育教材建设评审委员会,启动了第五轮全国高等职业教育医学检验技术专业规划教材的修订工作。

　　全国高等职业教育医学检验技术专业规划教材自1997年第一轮出版以来,已历经多次修订,在使用中不断提升和完善,已经发展成为职业教育医学检验技术专业影响最大、使用最广、广为认可的经典教材。本次修订是在2015年出版的第四轮25种教材(含配套教材6种)基础上,经过认真细致的调研与论证,坚持传承与创新,全面贯彻专业教学标准,加强立体化建设,以求突出职业教育教材实用性,体现医学检验专业特色:

　　1. **坚持编写精品教材**　本轮修订得到了全国上百所学校、医院的响应和支持,300多位教学和临床专家参与了编写工作,保证了教材编写的权威性和代表性,坚持"三基、五性、三特定"编写原则,内容紧贴临床检验岗位实际、精益求精,力争打造职业教育精品教材。

　　2. **紧密对接教学标准**　修订工作紧密对接高等职业教育医学检验技术专业教学标准,明确培养需求,以岗位为导向,以就业为目标,以技能为核心,以服务为宗旨,注重整体优化,增加了《医学检验技术导论》,着力打造完善的医学检验教材体系。

　　3. **全面反映知识更新**　新版教材增加了医学检验技术专业新知识、新技术,强化检验操作技能的培养,体现医学检验发展和临床检验工作岗位需求,适应职业教育需求,推进教材的升级和创新。

　　4. **积极推进融合创新**　版式设计体现教材内容与线上数字教学内容融合对接,为学习理解、巩固知识提供了全新的途径与独特的体验,让学习方式多样化、学习内容形象化、学习过程人性化、学习体验真实化。

　　本轮规划教材共25种(含配套教材5种),均为国家卫生健康委员会"十三五"规划教材。

教材目录

序号	教材名称	版次	主编		配套教材
1	临床检验基础	第5版	张纪云	龚道元	√
2	微生物学检验	第5版	李剑平	吴正吉	√
3	免疫学检验	第5版	林逢春	孙中文	√
4	寄生虫学检验	第5版	汪晓静		
5	生物化学检验	第5版	刘观昌	侯振江	√
6	血液学检验	第5版	黄斌伦	杨晓斌	√
7	输血检验技术	第2版	张家忠	陶 玲	
8	临床检验仪器	第3版	吴佳学	彭裕红	
9	临床实验室管理	第2版	李 艳	廖 璞	
10	医学检验技术导论	第1版	李敏霞	胡 野	
11	正常人体结构与机能	第2版	苏莉芬	刘伏祥	
12	临床医学概论	第3版	薛宏伟	高健群	
13	病理学与检验技术	第2版	徐云生	张 忠	
14	分子生物学检验技术	第2版	王志刚		
15	无机化学	第2版	王美玲	赵桂欣	
16	分析化学	第2版	闫冬良	周建庆	
17	有机化学	第2版	曹晓群	张 威	
18	生物化学	第2版	范 明	徐 敏	
19	医学统计学	第2版	李新林		
20	医学检验技术英语	第2版	张 刚		

数字内容编者名单

主　编　薛宏伟　高健群

副主编　李靖环　董　吉　陈文江

编　者（以姓氏笔画为序）

王凤杰（大庆市第四医院）

王喜梅（鹤壁职业技术学院）

孔凡庆（菏泽家政职业学院）

刘　蒙（山西卫生健康职业学院）

李雪倩（鹤壁职业技术学院）

李靖环（山西卫生健康职业学院）

连　健（福建卫生职业技术学院）

张丽丽（沧州医学高等专科学校）

张雄鹰（楚雄州中医医院）

陈　军（赣南卫生健康职业学院）

陈文江（大庆医学高等专科学校）

赵振河（哈尔滨医科大学附属第五医院）

侯建章（沧州市人民医院）

徐　旭（大庆医学高等专科学校）

高健群（宜春职业技术学院）

董　吉（河南医学高等专科学校）

蒲建萍（四川卫生康复职业学院）

臧　营（河南医学高等专科学校）

薛宏伟（大庆医学高等专科学校）

主编简介与寄语

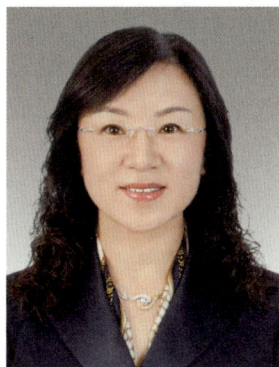

薛宏伟，内科学教授，副主任医师，大庆医学高等专科学校临床医学系副主任、临床医学专业带头人。从事临床和教学工作 26 年，主要承担临床医学概论、诊断学、内科学、健康评估等学科的教学工作。工作中不断探索和推进工学结合、院校"双主体育人"，带领教学团队顺利通过国家第二批现代学徒制试点项目验收。2015 年被评为黑龙江省第八届普通高等学校教学名师。主编《临床医学概论》《健康评估》等国家级规划教材 10 部，作为副主编及编者参加国家级规划教材及辅导教材编写 20 部，主持及参与完成省、市级获奖科研 20 项。

寄语：

"医之为道，非精不能明其理，非博不能致其得。"医者，必须勤奋学习，精益求精，洞明真理，生命中没有一种状态，能比不懈努力更能让我们活得理直气壮。心怀医者梦、心系中国梦！

主编简介与寄语

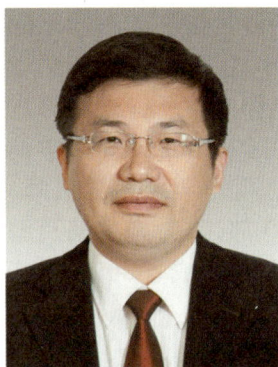

高健群，内科学教授，主任医师，宜春职业技术学院党委副书记，从事医学、护理教育教学及管理工作 36 年，系统开展临床医学概论、健康评估、诊断学基础、内科护理学等课程的理论和实践教学，治学严谨，教学效果好，主持完成省、市级科研课题 8 项，发表论文、论著 20 余篇（部）。

寄语：

　　疾病的诊断、治疗、预防离不开医学检验技术的支持，医学检验工作主要是为临床服务的。而在医学检验工作中，从标本的采集与运送、检验方法的选择到结果的判断等方面，也往往要依据患者的临床表现来进行。希望同学们通过对临床医学概论的学习，掌握临床医学知识，确保医学检验工作方法正确、过程顺利、结果精准，在医学检验道路上不忘初心、继续前行。

　　临床医学概论是医学检验技术专业的必修课之一,是专业技术课与临床医学、基础医学之间的桥梁课程。为了认真落实党的二十大精神,教材编写做到基本理论、基本知识以"必需、够用"为度,涵盖医学检验技师(士)考试大纲相关的临床知识,力求达到对学生知识、技能、素质和职业道德的培养,做到重点突出、表达简练、准确。本教材共分十三章,突出实验室辅助检查在疾病诊断中的重要作用。

　　本教材紧密围绕培养目标,突出专业特色,注重整体优化,注重素质教育和能力培养,注重基础理论、基本知识、基本技能的训练,注重强化教材的科学性、实用性、实践性和开放性,以满足学生的学习要求。

　　本教材在第2版基础上进一步修订,更新和完善了部分内容。主要创新在于将形式多样的教学内容(包括PPT、图片、文档、视频等)以二维码方式呈现在纸质教材中,形成了数字资源融合教材。修改整体架构,由原来的按学科编写,改为按系统疾病编写。采用病例导入教学,理论联系实际,引导学生思考,激发学生的学习兴趣,丰富教学内容。章后"扫一扫,测一测"以及病例讨论模块,增加了学习的针对性和教材的实用性。

　　本教材不仅适用于高等职业教育医学检验技术等非临床医学专业学生学习,也可作为临床医学检验技师(士)及基层医务工作者的主要参考书籍。

　　全体编者秉承了严谨求实的精神和对教学高度负责的态度,高质量地完成了第3版教材的编写任务。本教材在编写过程中得到了编者所在院校领导及专家的关心与支持,在此一并表示诚挚的谢意。

　　为了进一步提高本书的质量,以供再版时修改,敬请广大师生和读者不吝赐教。

薛宏伟　高健群

2023 年 10 月

教学大纲(参考)

目　录

绪论 ··· 1
　　一、现代临床医学的发展 ······································ 1
　　二、临床医学与检验医学密不可分 ····························· 2
　　三、如何学好临床医学概论 ···································· 2

第一章　诊断学基础 ·· 4
　第一节　常见症状 ·· 4
　　一、发热 ·· 4
　　二、疼痛 ·· 7
　　三、水肿 ·· 9
　　四、呼吸困难 ·· 10
　　五、咳嗽与咳痰 ·· 11
　　六、咯血 ·· 12
　　七、发绀 ·· 12
　　八、心悸 ·· 13
　　九、恶心与呕吐 ·· 14
　　十、呕血与便血 ·· 15
　　十一、腹泻 ·· 16
　　十二、黄疸 ·· 17
　　十三、意识障碍 ·· 19
　第二节　病史采集 ·· 20
　　一、病史采集的内容 ·· 21
　　二、病史采集的方法与技巧 ···································· 22
　第三节　体格检查 ·· 22
　　一、基本检查法 ·· 23
　　二、一般检查 ·· 26
　　三、头部检查 ·· 31
　　四、颈部检查 ·· 34
　　五、胸部检查 ·· 35
　　六、腹部检查 ·· 50
　　七、脊柱与四肢检查 ·· 56
　　八、神经反射检查 ·· 59
　第四节　常用实验室检测 ·· 63

一、血液一般检测 ……………………………………………………… 63
二、尿液检测 …………………………………………………………… 68
三、粪便检测 …………………………………………………………… 71
四、肝脏功能检测 ……………………………………………………… 72
五、肾脏功能检测 ……………………………………………………… 74
六、血糖及其代谢产物检测 …………………………………………… 75
七、血清脂质和脂蛋白检测 …………………………………………… 76
八、病毒性肝炎血清标志物检测 ……………………………………… 77
九、肿瘤标志物检测 …………………………………………………… 78
十、性传播疾病病原体检测 …………………………………………… 79
第五节　常用医学影像学检查 ………………………………………… 80
一、X线检查与临床应用 ……………………………………………… 80
二、CT检查与临床应用 ……………………………………………… 83
三、磁共振检查与临床应用 …………………………………………… 83
四、超声检查与临床应用 ……………………………………………… 84
五、核医学检查与临床应用 …………………………………………… 84
第六节　心电图检查 …………………………………………………… 85
一、临床心电图的基本知识 …………………………………………… 85
二、心电图的正常数据 ………………………………………………… 87
三、心电图检查的临床应用 …………………………………………… 87
第七节　临床诊断思维 ………………………………………………… 88
一、疾病的诊断步骤与内容 …………………………………………… 88
二、临床思维方法 ……………………………………………………… 88

第二章　呼吸系统疾病 ………………………………………………… 91
第一节　慢性阻塞性肺疾病 …………………………………………… 91
第二节　支气管哮喘 …………………………………………………… 94
第三节　慢性肺源性心脏病 …………………………………………… 98
第四节　肺炎 ………………………………………………………… 101
一、概述 ……………………………………………………………… 101
二、肺炎链球菌肺炎 ………………………………………………… 103
三、葡萄球菌肺炎 …………………………………………………… 103
四、其他病原体所在肺部感染 ……………………………………… 104
第五节　肺结核 ……………………………………………………… 105
第六节　原发性支气管肺癌 ………………………………………… 108
第七节　胸腔积液 …………………………………………………… 110
第八节　肺血栓栓塞症 ……………………………………………… 113
第九节　呼吸衰竭 …………………………………………………… 116

第三章　循环系统疾病 ……………………………………………… 120
第一节　心脏骤停与心肺脑复苏 …………………………………… 120
一、基本生命支持 …………………………………………………… 121
二、高级生命支持 …………………………………………………… 122
三、复苏后治疗 ……………………………………………………… 123
第二节　心力衰竭 …………………………………………………… 123

一、慢性心力衰竭 ………………………………………………………………………… 124
二、急性心力衰竭 ………………………………………………………………………… 126
第三节　原发性高血压 ……………………………………………………………………… 127
第四节　心律失常 …………………………………………………………………………… 129
一、冲动起源异常的心律失常 …………………………………………………………… 130
二、冲动传导异常的心律失常 …………………………………………………………… 134
第五节　冠状动脉粥样硬化性心脏病 ……………………………………………………… 135
一、概述 …………………………………………………………………………………… 135
二、心绞痛 ………………………………………………………………………………… 136
三、急性心肌梗死 ………………………………………………………………………… 139
第六节　心肌疾病 …………………………………………………………………………… 143
一、扩张型心肌病 ………………………………………………………………………… 143
二、肥厚型心肌病 ………………………………………………………………………… 145
三、病毒性心肌炎 ………………………………………………………………………… 146
第七节　休克 ………………………………………………………………………………… 147
一、概述 …………………………………………………………………………………… 147
二、低血容量性休克 ……………………………………………………………………… 149
三、感染性休克 …………………………………………………………………………… 150

第四章　消化系统疾病 ……………………………………………………………………… 153
第一节　胃食管反流病 ……………………………………………………………………… 153
第二节　胃炎 ………………………………………………………………………………… 155
一、急性胃炎 ……………………………………………………………………………… 155
二、慢性胃炎 ……………………………………………………………………………… 156
第三节　消化性溃疡 ………………………………………………………………………… 158
第四节　胃癌 ………………………………………………………………………………… 162
第五节　肝硬化 ……………………………………………………………………………… 163
第六节　原发性肝癌 ………………………………………………………………………… 167
第七节　肝性脑病 …………………………………………………………………………… 169
第八节　胆石症 ……………………………………………………………………………… 171
第九节　急性胰腺炎 ………………………………………………………………………… 174
第十节　胰腺癌 ……………………………………………………………………………… 177
第十一节　肠梗阻 …………………………………………………………………………… 179
第十二节　急性阑尾炎 ……………………………………………………………………… 182
第十三节　溃疡性结肠炎 …………………………………………………………………… 185
第十四节　结、直肠癌 ……………………………………………………………………… 187
一、结肠癌 ………………………………………………………………………………… 187
二、直肠癌 ………………………………………………………………………………… 188

第五章　泌尿系统疾病 ……………………………………………………………………… 193
第一节　肾小球肾炎 ………………………………………………………………………… 193
一、概述 …………………………………………………………………………………… 193
二、急性肾小球肾炎 ……………………………………………………………………… 194
三、慢性肾小球肾炎 ……………………………………………………………………… 195
第二节　肾病综合征 ………………………………………………………………………… 196

第三节　泌尿系统结石 …………………………………………………………………… 199

第四节　尿路感染 ………………………………………………………………………… 201

第五节　肾衰竭 …………………………………………………………………………… 203

一、急性肾损伤 ……………………………………………………………………… 204

二、慢性肾衰竭 ……………………………………………………………………… 205

第六节　肾肿瘤 …………………………………………………………………………… 208

一、肾细胞癌 ………………………………………………………………………… 208

二、肾母细胞瘤 ……………………………………………………………………… 209

三、上尿路肿瘤 ……………………………………………………………………… 210

第七节　膀胱肿瘤 ………………………………………………………………………… 211

第六章　女性生殖系统疾病 …………………………………………………………… 215

第一节　正常妊娠和正常分娩 …………………………………………………………… 215

一、正常妊娠 ………………………………………………………………………… 215

二、正常分娩 ………………………………………………………………………… 216

第二节　异常妊娠 ………………………………………………………………………… 216

一、自然流产 ………………………………………………………………………… 216

二、异位妊娠 ………………………………………………………………………… 218

三、妊娠期高血压疾病 ……………………………………………………………… 220

第三节　异常分娩 ………………………………………………………………………… 221

一、产力异常 ………………………………………………………………………… 221

二、产道异常 ………………………………………………………………………… 222

三、胎位异常 ………………………………………………………………………… 223

第四节　女性生殖系统炎症 ……………………………………………………………… 223

一、阴道炎症 ………………………………………………………………………… 223

二、宫颈炎 …………………………………………………………………………… 225

三、盆腔炎症性疾病 ………………………………………………………………… 226

第五节　女性生殖系统肿瘤 ……………………………………………………………… 227

一、宫颈癌 …………………………………………………………………………… 227

二、子宫肌瘤 ………………………………………………………………………… 229

三、子宫内膜癌 ……………………………………………………………………… 230

四、卵巢肿瘤 ………………………………………………………………………… 232

第六节　妊娠滋养细胞疾病 ……………………………………………………………… 234

一、葡萄胎 …………………………………………………………………………… 234

二、妊娠滋养细胞肿瘤 ……………………………………………………………… 235

第七节　女性生殖内分泌疾病 …………………………………………………………… 236

一、异常子宫出血 …………………………………………………………………… 236

二、闭经 ……………………………………………………………………………… 239

三、绝经综合征 ……………………………………………………………………… 241

第七章　乳腺疾病 ……………………………………………………………………… 244

第一节　急性乳腺炎 ……………………………………………………………………… 244

第二节　乳腺囊性增生病 ………………………………………………………………… 245

第三节　乳腺癌 …………………………………………………………………………… 246

第八章　血液系统疾病 ··· 250

　第一节　贫血 ··· 250

　　一、缺铁性贫血 ·· 251

　　二、巨幼细胞贫血 ·· 252

　　三、再生障碍性贫血 ··· 253

　第二节　白血病 ··· 255

　　一、急性白血病 ·· 255

　　二、慢性白血病 ·· 257

　第三节　淋巴瘤 ··· 259

　第四节　出血性疾病 ·· 261

　　一、过敏性紫癜 ·· 261

　　二、特发性血小板减少性紫癜 ··· 262

　　三、血友病 ··· 263

第九章　内分泌与代谢性疾病 ··· 266

　第一节　腺垂体功能减退症 ·· 266

　第二节　甲状腺功能亢进症 ·· 268

　第三节　甲状腺功能减退症 ·· 271

　第四节　甲状腺炎 ·· 273

　　一、亚急性甲状腺炎 ··· 273

　　二、自身免疫性甲状腺炎 ·· 274

　第五节　甲状腺癌 ·· 275

　第六节　糖尿病 ··· 276

　第七节　痛风 ·· 280

　第八节　水、电解质和酸碱代谢紊乱 ··· 282

　　一、水和钠的代谢紊乱 ·· 282

　　二、钾代谢异常 ·· 284

　　三、酸碱平衡失调 ·· 285

第十章　风湿性疾病 ·· 288

　第一节　类风湿关节炎 ·· 288

　第二节　系统性红斑狼疮 ··· 291

　第三节　干燥综合征 ·· 294

　第四节　强直性脊柱炎 ·· 296

第十一章　神经系统疾病 ··· 298

　第一节　急性脑血管疾病 ··· 298

　　一、短暂性脑缺血发作 ·· 299

　　二、脑梗死 ··· 300

　　三、脑出血 ··· 306

　　四、蛛网膜下腔出血 ··· 309

　第二节　癫痫 ·· 311

　第三节　中枢神经系统感染 ·· 315

　　一、单纯疱疹病毒性脑炎 ·· 315

　　二、结核性脑膜炎 ·· 316

第四节　急性炎症性脱髓鞘性多发性神经病 ……………………………………………… 317
第五节　神经-肌肉接头和肌肉疾病 ……………………………………………………… 319
　　一、重症肌无力 …………………………………………………………………………… 319
　　二、周期性瘫痪 …………………………………………………………………………… 320

第十二章　儿科疾病 ………………………………………………………………………… 323
第一节　新生儿疾病 ………………………………………………………………………… 323
　　一、新生儿缺血缺氧性脑病 ……………………………………………………………… 323
　　二、新生儿黄疸 …………………………………………………………………………… 325
　　三、新生儿感染性肺炎 …………………………………………………………………… 326
　　四、新生儿败血症 ………………………………………………………………………… 327
第二节　支气管肺炎 ………………………………………………………………………… 329
第三节　腹泻病 ……………………………………………………………………………… 331
第四节　维生素 D 缺乏性佝偻病 …………………………………………………………… 335
第五节　化脓性脑膜炎 ……………………………………………………………………… 336

第十三章　传染性疾病和性传播疾病 ……………………………………………………… 340
第一节　病毒性疾病 ………………………………………………………………………… 340
　　一、流行性感冒 …………………………………………………………………………… 340
　　二、病毒性肝炎 …………………………………………………………………………… 342
　　三、艾滋病 ………………………………………………………………………………… 345
　　四、肾综合征出血热 ……………………………………………………………………… 347
第二节　细菌性疾病 ………………………………………………………………………… 349
　　一、流行性脑脊髓膜炎 …………………………………………………………………… 349
　　二、细菌性痢疾 …………………………………………………………………………… 351
　　三、伤寒 …………………………………………………………………………………… 353
第三节　性传播疾病 ………………………………………………………………………… 354
　　一、梅毒 …………………………………………………………………………………… 355
　　二、淋病 …………………………………………………………………………………… 356
　　三、尖锐湿疣 ……………………………………………………………………………… 358

参考文献 ……………………………………………………………………………………… 361
中英文名词对照索引 ………………………………………………………………………… 362

绪论

　　临床医学是研究人体各系统疾病的病因、发病机制、诊断、治疗和预后的学科。临床医学概论主要是对临床各学科常见病和多发病的临床表现、诊断、治疗及预防进行概要性、综合性描述。它为了满足高等职业教育医学检验技术专业的学生对临床医学知识的需要，涵盖了诊断学、内科学、外科学、妇产科学、儿科学、急救医学、传染病学等学科的基本理论和基本知识，是医学检验技术等非临床医学专业学生学习临床医学知识和技能的必修课程之一，为学生学习专业课奠定坚实的基础。

一、现代临床医学的发展

　　1. 医学模式的转换　由于人类文明进步和科学技术发展，人类的社会环境、生活习惯和行为方式也随之发生变化。与此同时，主要危害人类健康的疾病已由急性传染病转为非传染性疾病，突出表现在与不良的精神状态、不良的生活习惯、不良的生活环境相关的"富贵病"频发，而且其发病率及死亡率逐渐增高，如心脑血管疾病、糖尿病等。而医学模式已从过去的简单生物医学模式转变为"生物-心理-社会医学模式（bio-psycho-social medical model）"。新的医学模式强调卫生服务目标的整体观，即从局部到全身，从医病到医人，从个人到群体，从生物医学扩展到社会医学。

　　新的医学模式体现了人的心理因素和社会环境在疾病发生、发展及转归中的作用。要求医生要有宽广的知识面，掌握多种医疗技术，不仅治疗患者的躯体病，更要强调治疗心理病、社会病，努力减轻患者的心理精神负担。如乳腺癌治疗，从可耐受性的最大治疗转化为有效的最小治疗，治疗目的不仅是治愈疾病，而且还要保持患者的自信心与心理认同（如尽量保持乳房的外形美观），满足其对生活质量的追求。随着人口的老龄化，慢性病占主导地位，在医疗过程更应多一些人文关怀，为患者提供全身心的照顾。

　　体现"以人为本"的"生物-心理-社会医学模式"，它不仅包括"患者"也包括"正常人"，把疾病预防放在首位，做好"三级预防"（未病防病、已病防变、病后防残）。如冠心病的治疗，既有改善冠状动脉供血的药物，又有冠状动脉内介入和冠状动脉旁路移植术，虽挽救了不少冠心病患者的生命，但因缺乏对发病因素的有效控制，其发病率、致死致残率却在大幅增加。但是如果从预防着手，通过改变其不良的生活方式，早期干预高脂血症、高血压、高血糖等危险因素，完全可以大大降低此类疾病的发生。而对于已发病的患者，同样也要做好预防，治病的目的除了减少疾病的死亡率，还要努力提高患者的生活质量，改善其远期预后。

　　2. 循证医学的发展　循证医学（evidence based medicine，EBM）是现代临床医学的重要发展趋势。19世纪发展起来的现代医学已经有了解剖、病理、生化、药理等基础学科的支撑，为临床诊断和疾病的治疗提供了科学的基础。临床医师面对诊断和治疗问题，通常是根据现有基础医学知识，参照前辈和/或本人的实践经验，对于某种疾病、某种治疗方法的结果评价，没有客观的统一评价标准。因而，总体来说仍然是经验医学的范畴。

　　随着医学科学的发展，新药的问世，经验医学的弊端逐渐突显，在这样的背景下，20世纪80年代循证医学的概念应运而生。循证医学重点是在临床研究中采用前瞻性随机双盲对照及多中心研究的方法，系统地收集、整理大样本研究所获得的客观证据作为医疗决策的基础，改变了以临床指标为评价标准的经验医学模式，其初始终点为预后指标，即以有效寿命、总病死率、致残率、疾病严重事件（如脑卒中、急性心肌梗死、心肺肾功能的衰竭、猝死等）、生活质量及卫生经济学指标（成本-效益比）等为评价标准。如Ⅰ类抗心律失常药物(恩卡尼、氟卡尼和莫雷西嗪)在短期研究中都显示能减少心肌梗死后的频发、多源室性期前收缩和非持续性室性心动过速的发作,达到了临床指标,曾被临床长期用于急性心肌梗死所致心律失常的治疗。但在大样本随机对照研究中却显示其在整个用药过程中均可增加患者的病死率。而β受体阻滞剂在抗心律失常作用方面,虽不及Ⅰ类抗心律失常药物,但大样本随机对照研究表明此类药物在心肌梗死的二级预防中具有极为重要的作用,可显著降低心肌梗死患者猝死率、再梗率及总死亡率,现在已经广泛应用于临床。

目前国内外已根据循证医学证据,对一些常见病制定了诊疗指南,如《美国不稳定型心绞痛和非ST段抬高心肌梗死治疗指南》《中国成人血脂异常防治指南》《中国高血压防治指南》《急性胰腺炎诊治指南》等,其中对各种诊疗措施的推荐均标明其级别和证据水平,以指导临床医生更科学、更规范地进行临床诊治过程。A级证据来自高质量的临床随机对照试验或临床随机对照试验的系统综述或荟萃分析结果;B级证据来自队列研究的系统综述、质量较差的临床随机对照试验或病例对照研究;C级证据为质量较差的病例对照研究或系列病例分析;D级证据为没有经过评估的专家意见。面对不同的患者,医生需依据指南的基本原则,具体分析每个患者的病情、个体差异、经济情况等,提供个体化的诊疗方案。

二、临床医学与检验医学密不可分

随着科学技术的发展,医学检验技术专业作为医学的一个分支,为临床疾病诊断、治疗、预后观察、药效评价等提供重要的实验室数据。基因表达调控技术、各种电泳技术、细胞和组织培养技术、DNA合成技术、多肿瘤标志物液态芯片定量检测技术等已逐渐应用到临床,使检验质量和水平显著提高,越来越多的临床医师依靠检验信息综合分析,进行诊断、治疗和预后判断,故医学检验在临床诊疗工作中发挥着重要作用:一方面,高质量的检验操作及检验报告可以为临床提供准确、可靠、及时的诊断依据。准确的检验报告,有利于临床医师对患者的诊治;反之,不准确或错误的报告,会影响医生的准确诊断和治疗,给患者带来不可想象的损失,甚至危及生命;另一方面,检验技师需与临床医师进行有效的沟通,正面解答、分析临床上难以理解或解释的检测结果,帮助临床医师正确分析、合理使用检验报告,这就要求检验技师要有一定的临床知识和临床实践经验。

临床医学通过与检验医学的广泛联系,了解日新月异的检验新技术、新方法,进一步明确检验项目的临床意义,从而能够在众多可检验项目中,正确做出选择,更有效地利用各种检验证据和信息,显著提高临床诊治水平。因此,检验医学与临床医学的紧密结合,既有益于患者,也促进医学科学的发展。

三、如何学好临床医学概论

1. **明确正确的学习目的** 医学检验技术专业的学生要认识自己将来是一名为人类健康服务的医务工作者,尽管不是直接服务于患者的临床医师,但却与临床有着密切联系,因而,在医学理论学习与临床实践中,必须培养高尚的医德和良好的医风、具有强烈的事业心和责任感、具有实事求是的科学态度和救死扶伤的人道主义精神,关心和体贴患者,与患者进行友好地交流与沟通,建立良好的医患关系。

2. **把握临床医学概论特点** 临床医学概论涵盖诊断学和各科常见疾病。而诊断学是联系基础医学与临床医学的桥梁课程,是临床各学科的基础。在症状学的基础上,能够进行病史采集,规范进行体格检查,熟悉临床疾病诊断的基本思维方法,树立正确的临床诊断思维。学好临床各科常见疾病,在了解病因、发病机制及病理的基础上,理解和记忆临床表现,识记实验室及其他检查的临床诊断意义,知道常见疾病的诊断要点、治疗及预防原则。能够明确医学检验对临床疾病诊断、治疗及病情判断的重要意义。

3. **注重医学理论与实践相结合** 在学习中应采取理论与实践相结合的学习方法,首先要注重教材中基本理论知识的学习;其次要亲自参加临床实践,在临床实践中结合患者的临床表现,对教材中相关疾病进行重点学习,增加诊治过程的感性认识,开阔诊断思路。只有通过参加临床实践,多观察患者的临床症状、体征以及治疗、转归的全过程,才能正确认识疾病,加深对理论知识的理解,逐步积累临床经验,提高知识运用的能力。

4. 领会检验技术专业特点 在学习临床医学概论的过程中,要注意培养科学的临床思维方法和分析解决问题的能力,特别要结合医学检验技术专业及相关知识,寻求结合点,注重能力的培养。在了解临床诊治知识的过程中,发现临床诊断、治疗需求,思考解决的途径和方法,从而能培养学习兴趣,调动学习主动性。

5. 树立终身学习的理念 随着科学技术的发展,临床检验技术也在不断更新,日趋丰富。临床医学包括的范围极其广泛,临床医学概论只是对常见疾病的概述,无论从广度还是深度方面都十分有限,同学们需要终身学习,在未来飞速发展的社会环境中,能够有意识地不断更新自己的知识结构和能力结构,不断地学习和掌握各种最新的医学理论和技能,从而保证自己职业能力的适应性。

总之,只有努力学好理论知识,勤于思考、注重临床实践,能够把相关的知识融会贯通,不断培养发现问题、分析问题和解决问题的能力,提高自身综合素质,日后才能成为出色的临床检验技师。

(薛宏伟)

笔记

第一章 诊断学基础

学习目标

1. 掌握：常见症状、体格检查的临床特点；常用实验室检测的临床意义。

2. 熟悉：常见症状的病因；病史采集的方法；体格检查的方法；异常体征的临床意义；各系统基本病变的 X 线表现；正常心电图特点及临床应用。

3. 了解：常见症状的伴随症状；常用影像学检查的应用；心电图的基本知识。

4. 具有病史采集及对检查结果做出初步判断的能力，能向患者及家属正确解释各项检查前的准备工作，具有爱伤意识。

5. 能做到运用临床思维对检查结果做出临床初步诊断；并利用所学的知识能够正确分析实验室检查、X 线影像、心电图结果。

第一节 常见症状

病例导学

患者男性，20 岁。淋雨后 18h，突然畏寒，高热，体温最高达 40℃，持续不退，咳嗽，胸痛。查体：体温 39.5℃，脉搏 110 次/min。急性病容，口角和鼻周有疱疹，右下肺叩诊呈浊音，听诊右下肺呼吸音减弱，可闻及病理性支气管呼吸音。心率 110 次/min，律齐。

问题与思考：

1. 试分析该患者发热的病因。

2. 试述最可能的热型。

症状（symptom）是指患者主观感受到不适或痛苦的异常感觉或某些客观病态改变。有些症状只能主观感觉到，如疼痛、不适、乏力、眩晕等；有些症状既有主观感觉，也可由客观检查发现，如发热、黄疸、呼吸困难等。体征（sign）是指医师客观检查到的身体方面的异常改变，如肝大、水肿等。有些症状也是体征，如肥胖、消瘦、多尿、少尿等。

一、发热

正常人的体温，在体温调节中枢的调控下保持相对稳定，以适应正常生命活动的需要。体温调节中枢位于下丘脑前部，延髓、脊髓和大脑皮层也在一定程度上参与体温调节。正常人体温一般在 36～37℃，24h 波动幅度在 1℃ 以内。当机体在致热原作用下或各种原因引起体温调节中枢的功能障碍时，体温升高超出正常范围，称为发热（fever）。

正常人体表温度（口测法：36.3～37.2℃，腋测法：36～37℃），因个体差异或体内外因素影响略有波动,一般不超过1℃。老年人体温略低,月经期前或妊娠期妇女体温略高。

【常见病因】

引起发热的病因很多,临床上可分为感染性发热和非感染性发热两大类,前者多见。

1. **感染性发热** 各种病原体包括细菌、病毒、真菌、支原体、螺旋体、寄生虫等引起的感染,均可导致发热,其中以细菌感染最为常见。

2. **非感染性发热** 非病原体引起的发热均属非感染性发热。包括:①无菌性坏死物质吸收,如急性心肌梗死、恶性肿瘤等。②抗原抗体反应,如风湿热。③内分泌与代谢性疾病,如甲状腺功能亢进症。④皮肤散热障碍,如广泛性皮炎。⑤体温调节中枢功能障碍,如中暑、颅脑外伤等。⑥自主神经功能紊乱及不明原因发热,如夏季发热、感染后发热、女性月经期发热等。

【临床表现】

1. **发热程度** 按照发热时体温升高程度,可将发热分为:①低热,体温37.3~38℃。②中等度热,体温38.1~39℃。③高热,体温39.1~41℃。④超高热,体温高于41℃。

2. **发热的临床过程与特点** 发热的临床经过一般分为3个阶段。

(1) 体温上升期:体温上升期患者常有疲乏无力、肌肉酸痛、皮肤苍白、畏寒或寒战等。体温升高有两种方式。①骤升型:体温在几小时内达39~40℃或以上,常伴有寒战。小儿易发生惊厥。见于疟疾、肺炎球菌肺炎、败血症、流行性感冒、急性肾盂肾炎、输液或某些药物反应等。②缓升型:体温逐渐上升在数日内达高峰,多不伴寒战。见于伤寒、结核病、布鲁氏菌病等。

(2) 高热期:体温上升达高峰之后保持一定时间,持续时间的长短可因病因不同而有差异。如疟疾可持续数小时,肺炎球菌肺炎、流行性感冒可持续数日,伤寒则可为数周。该期患者皮肤发红并有灼热感,呼吸加快变深,出汗,无寒战。

(3) 体温下降期:由于病因的消除,致热原的作用逐渐减弱或消失,体温中枢的体温调定点逐渐降至正常水平,体温下降至正常水平。该期患者出汗多,皮肤潮湿。体温下降有两种方式。①骤降型:体温于数小时内迅速下降至正常,常伴有大量出汗。常见于疟疾、急性肾盂肾炎、肺炎球菌肺炎及输液反应等。②缓降型:体温在数天内逐渐降至正常,如伤寒、风湿热等。

3. **热型及临床意义** 不同疾病导致的发热,在病程中体温变化幅度不同,可在体温单上表现出不同的体温曲线形状,称为热型。许多发热性疾病具有比较典型的热型,临床上常见热型有以下几种:

(1) 稽留热(continued fever):体温相对恒定地维持在39~40℃及以上的高水平,达数天或数周,24h内体温波动范围不超过1℃(图1-1)。常见于肺炎球菌肺炎、斑疹伤寒及伤寒高热期。

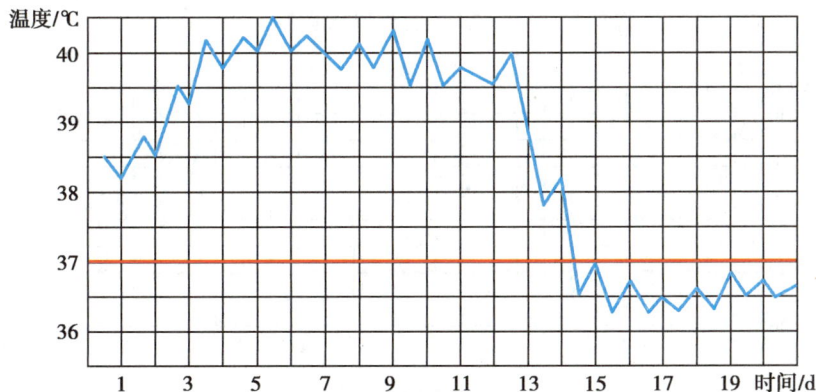

图1-1 稽留热

(2) 弛张热(remittent fever):又称败血症热、消耗热。体温常在39℃以上,波动幅度大,24h内波动范围超过2℃,最低体温仍高于正常(图1-2)。常见于败血症、风湿热、重症肺结核及化脓性炎症等。

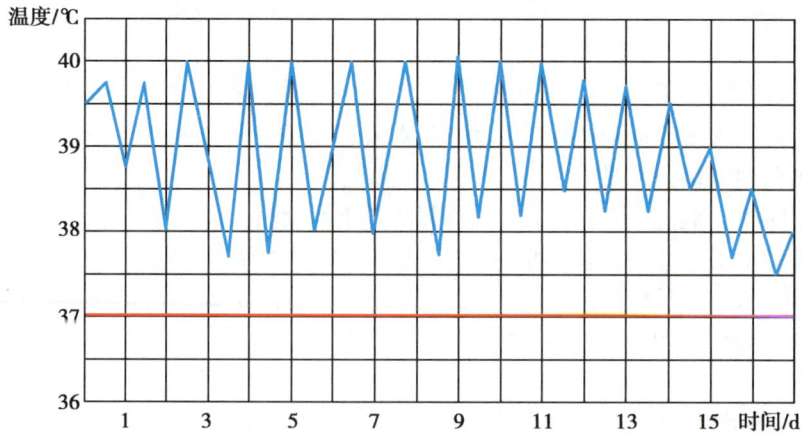

图 1-2　弛张热

（3）间歇热（intermittent fever）：体温骤升达高峰后持续数小时，又迅速降低至正常水平，无热期（间歇期）可持续 1d 至数天，即高热期与无热期反复交替出现（图 1-3）。见于疟疾、急性肾盂肾炎等。

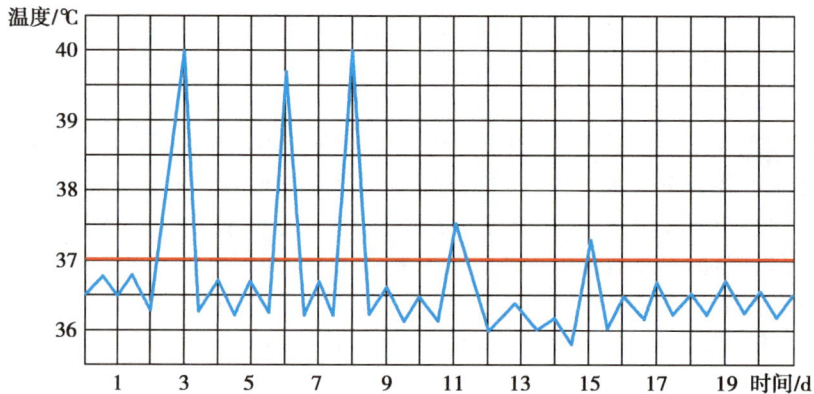

图 1-3　间歇热

（4）波状热（undulant fever）：体温逐渐上升达 39℃ 或以上，数天后又逐渐下降至正常水平，持续数天后又逐渐升高，如此反复多次（图 1-4）。常见于布鲁氏菌病。

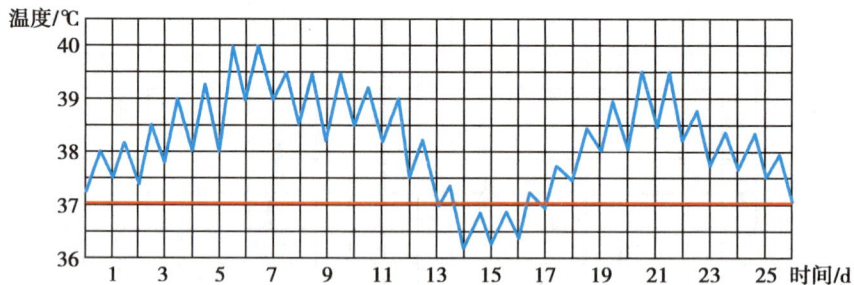

图 1-4　波状热

（5）回归热（recurrent fever）：体温急骤上升至 39℃ 或以上，持续数天后又骤然下降至正常水平，高热期与无热期各持续若干天后规律性交替一次（图 1-5）。常见于回归热、霍奇金淋巴瘤、周期热等。

（6）不规则热（irregular fever）：发热的体温曲线无一定规律（图 1-6），常见于结核病、风湿热、支气管肺炎、渗出性胸膜炎等。

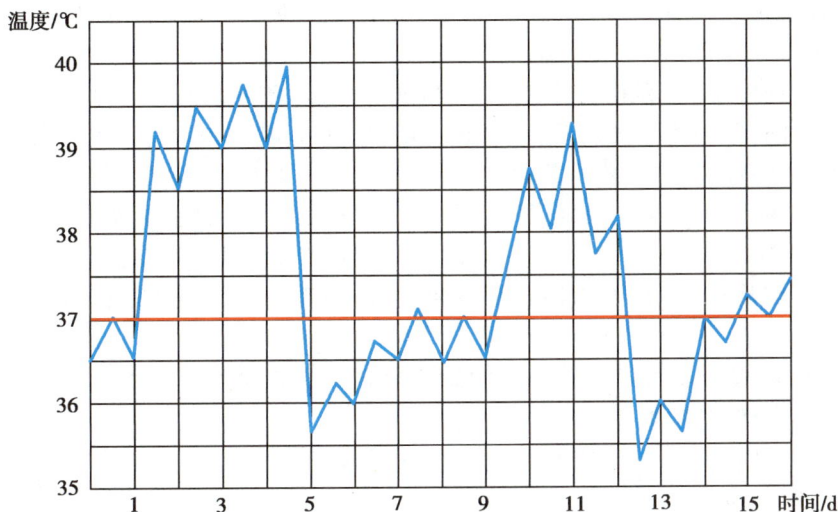

图 1-5　回归热

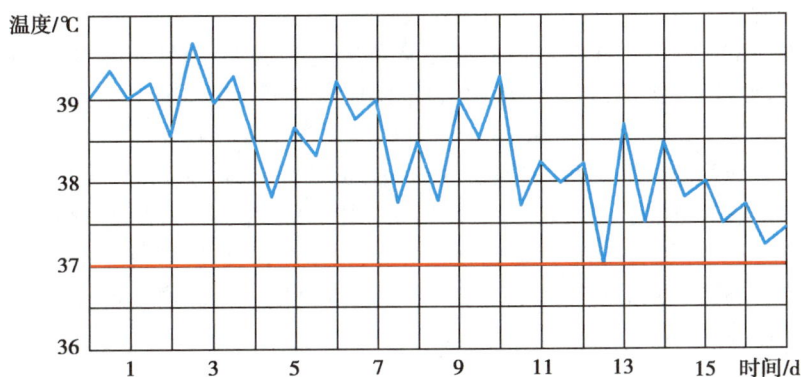

图 1-6　不规则热

不同的发热性疾病具有不同的热型,根据热型的不同有助于发热病因的诊断和鉴别诊断。但必须注意:①由于抗生素的广泛应用,及时控制了感染,或因解热药或糖皮质激素的应用,可使某些疾病的特征性热型变得不典型或呈不规则热型。②热型也与个人反应的强弱有关,如老年休克型肺炎患者可仅有低热或无发热,而不具备肺炎的典型热型。

【伴随症状】

1. **伴头痛、呕吐、昏迷**　先发热后昏迷者常见于流行性脑脊髓膜炎、流行性乙型脑炎、中毒性菌痢、中暑等;先昏迷后发热者常见于脑出血、巴比妥类药物中毒等。

2. **伴寒战**　常见于肺炎球菌肺炎、败血症、急性胆囊炎、急性肾盂肾炎、药物热、急性溶血或输血反应等。

3. **伴皮肤黏膜出血**　常见于重症感染及某些急性传染病,如流行性出血热、败血症等,也可见于某些血液病,如急性白血病、重症再生障碍性贫血等。

二、疼痛

疼痛(pain)是一种痛苦的异常感觉,是许多疾病的先兆信号,也是患者就医的主要原因之一。根据疼痛发生的原始部位及传导途径,可将疼痛分为皮肤痛、躯体痛、内脏痛、牵涉痛、假性痛及神经痛。人体绝大多数器官和组织的病变都可产生疼痛症状,本节仅阐述头痛、胸痛和腹痛。

【常见病因】

1. **头痛(headache)**　是指额、顶、颞及枕部的疼痛。常见病因有:

(1) 颅脑病变:①感染,包括脑膜炎、脑炎等。②血管病变:脑出血、高血压脑病等。③占位性病变:脑肿瘤、颅内白血病浸润等。④颅脑外伤:脑震荡、颅内血肿等。⑤其他:腰椎穿刺后或腰椎麻醉后头痛等。

（2）颅外病变:颅骨疾病、颈椎病及其他颈部疾病、神经痛、五官疾病引起的牵涉性头痛。

（3）全身性疾病:急性感染、心血管疾病、中毒及贫血、低血糖、尿毒症、中暑等。

（4）神经症:神经衰弱及癔症性头痛等。

2. **胸痛(chest pain)** 主要由胸部疾病引起,少数由其他疾病所致。个体差异较大,与病情轻重不完全一致。常见病因有:

（1）胸壁及胸廓疾病:皮下蜂窝织炎、带状疱疹、肋间神经炎、肋软骨炎、肋骨骨折、急性白血病等。

（2）心血管系统疾病:冠状动脉粥样硬化性心脏病(心绞痛、急性心肌梗死)、心肌炎、急性心包炎、肺梗死、胸主动脉夹层动脉瘤等。

（3）呼吸系统疾病:胸膜炎、自发性气胸、肺炎、支气管肺癌等。

（4）纵隔疾病:纵隔炎、纵隔气肿、纵隔肿瘤等。

（5）其他:反流性食管炎、食管癌、膈下脓肿、神经症等。

3. **腹痛(abdominal pain)** 多由腹部脏器病变引起,亦可由腹腔外疾病及全身性疾病引起。临床上一般将腹痛按起病缓急与病程长短分为急性腹痛与慢性腹痛。

（1）急性腹痛:常见原因有:①腹腔脏器急性炎症,如急性肠炎、急性胰腺炎、急性胆囊炎、急性阑尾炎等。②空腔脏器梗阻或扩张,如肠梗阻、胆道或泌尿系结石等。③腹内脏器扭转或破裂,如肠扭转、胃肠穿孔、卵巢囊肿蒂扭转、肝或脾破裂、异位妊娠破裂等。④腹膜炎症:多由胃肠穿孔引起,也可为自发性腹膜炎。⑤腹腔内血管阻塞,如缺血性肠病。⑥腹壁疾病,如腹壁挫伤、脓肿等。⑦胸部疾病引起的腹部牵涉痛,如肺梗死、心绞痛、心肌梗死等。⑧全身性疾病,如腹型过敏性紫癜等。

（2）慢性腹痛:常见原因有:①腹腔脏器慢性炎症,如慢性胃炎、胆囊炎等。②胃、十二指肠溃疡。③脏器包膜的牵张,如肝炎、肝淤血等。④腹腔脏器扭转或梗阻。⑤肿瘤压迫及浸润。⑥消化道运动障碍。⑦中毒与代谢障碍等。

【临床表现】

不同病因所致的疼痛,其起病缓急、疼痛部位、性质、程度、持续时间等亦不相同。常见疼痛的临床特点:

1. **起病情况** 急骤起病剧烈头痛,持续不减,并有不同程度意识障碍而无发热者,提示颅内血管性疾病(如蛛网膜下腔出血);急性头痛伴发热者常为感染性疾病;慢性进行性加重头痛并有颅内高压症状,应注意颅内占位性病变;慢性头痛,长期反复发作常见于偏头痛、紧张性头痛。急骤发生的剧烈胸痛、呼吸困难常见于自发性气胸。

2. **疼痛部位** 偏头痛多在一侧;颅内病变的头痛常较深而弥散;高血压引起的头痛多在额部和整个头部;蛛网膜下腔出血除头痛外尚有颈部疼痛。心绞痛和心肌梗死疼痛多位于胸骨后、心前区或剑突下,疼痛常放射至左肩、左臂内侧,典型者达环指和小指;胸膜炎、肺梗死引起的疼痛多位于患侧腋下;带状疱疹所致的胸痛,表现为成簇的水疱沿一侧肋间神经分布伴剧痛,且疱疹不超过体表中线。中上腹疼痛多为胃、十二指肠病变,急性胰腺炎等;右上腹疼痛见于胆囊炎、胆石症、肝脓肿等;右下腹疼痛多见于急性阑尾炎。

3. **疼痛性质** 高血压性、血管性或发热性疾病的头痛多呈搏动性,紧张性头痛多为重压感、紧缩感或钳夹样痛;食管炎为烧灼样痛;心绞痛呈压榨样痛伴窒息感,心肌梗死疼痛更为剧烈,伴濒死感;周期性、节律性上腹部隐痛多见于胃、十二指肠溃疡;阵发性剧烈腹部绞痛见于胆石症或泌尿系结石;剑突下钻顶样疼痛见于胆道蛔虫。

4. **疼痛持续或发作时间** 颅内肿瘤所致头痛多为持续性;偏头痛多为发作性,持续数小时至数天。心绞痛持续时间短(持续数分钟),而心肌梗死疼痛时间长(数小时或更长)且不易缓解。餐后痛常见于胃部肿瘤或消化不良,发作性、节律性饥饿痛见于消化性溃疡。

5. **诱发、加重或缓解因素** 血管性或颅内压增高所致头痛可因咳嗽、打喷嚏、转头动作等加重;紧张性头痛可因活动或按摩颈部肌肉而缓解;劳累、体力活动、精神紧张可诱发心绞痛,休息、含服硝酸甘油可使之缓解,而对心肌梗死则无效;胸壁、胸膜疾病,深呼吸和咳嗽或过度用力时胸痛加剧;反流性食管炎的胸骨后灼痛,饱餐后出现,抑酸剂可使其减轻;胆道、胰腺疾病所致疼痛多因进食诱发或加重,伴放射痛;腹部暴力损伤所致疼痛可能有肝、脾破裂。

【伴随症状】

1. **头痛伴发热** 常见于感染性疾病,如病毒性脑炎、结核性脑膜炎或全身感染性疾病等。
2. **胸痛伴呼吸困难** 见于肺炎球菌肺炎、自发性气胸、渗出性胸膜炎和肺栓塞。
3. **胸痛伴苍白、大汗、血压下降或休克** 多见于心肌梗死、主动脉瘤破裂、大面积肺梗死等。
4. **腹痛伴呕吐、腹泻** 提示胃肠疾患。
5. **腹痛伴里急后重** 提示直肠病变。

三、水肿

水肿(edema)是指人体组织间隙有过多的液体积聚使组织肿胀。水肿可分为全身性与局部性。一般情况下,水肿这一术语,不包括内脏器官局部的水肿,如脑水肿、肺水肿等。

【常见病因】

正常人体中,血管内液体不断从毛细血管小动脉端滤出至组织间隙成为组织液,同时组织液又不断从毛细血管小静脉端回吸收入血管内,此过程保持着动态平衡。当这种平衡破坏后,即可产生水肿。

1. **体内钠、水潴留** 如继发性醛固酮增多症、心力衰竭等。
2. **毛细血管内静水压增高** 如右心衰竭、肿瘤压迫等。
3. **血浆胶体渗透压降低** 见于血清蛋白减少,如肾病综合征、肝硬化失代偿期等。
4. **毛细血管通透性增加** 见于各种炎症,如急性肾炎等。
5. **淋巴液回流受阻** 如丝虫病、血栓性静脉炎等。

【临床表现】

1. **全身性水肿**

（1）心源性水肿:主要见于右心衰竭。水肿常首先出现于身体低垂部位,最先出现于踝内侧,活动后明显,休息后减轻或消失(长期卧床患者则腰骶部明显),逐渐向上蔓延至全身,颜面一般不出现水肿。水肿呈对称性和凹陷性。心源性水肿常伴有颈静脉怒张、肝大、静脉压升高等,严重时还可出现腹水、胸腔积液等右心衰竭的其他表现。

（2）肾源性水肿:见于各型肾炎和肾病综合征,水钠潴留是其水肿的基本机制。水肿首先发生于组织最疏松的部位,如眼睑、颜面部,晨起时明显,而后自上而下发展至全身。常伴有尿液异常、血压升高、肾功能异常等表现。肾源性水肿需与心源性水肿相鉴别(表1-1)。

表1-1 心源性水肿与肾源性水肿的鉴别

鉴别点	心源性水肿	肾源性水肿
病因	右心衰竭	肾炎、肾病综合征等
开始部位	从足踝、下肢到全身	从眼睑、颜面到全身
发展速度	缓慢	迅速
水肿性质	比较坚实,移动性小	软,移动性大
伴随症状	颈静脉怒张、心脏增大、肝大、心脏杂音等	高血压、蛋白尿、血尿等

（3）肝源性水肿:常见病因为肝硬化失代偿期,以腹水为突出表现,亦可先出现踝部水肿,逐渐向上蔓延,一般头、面部及上肢无水肿,但严重时也可发展为全身水肿。

（4）营养不良性水肿:多见于慢性消耗性疾病、白蛋白丢失性胃肠疾病、重度烧伤等所致低蛋白血症。其特点为在水肿发生前先有消瘦、体重减轻,而后出现水肿,即"先瘦后胖"现象。水肿多从组织疏松处开始,以低垂部位显著,站立位时水肿从下肢开始,严重时亦可发展为全身水肿。

（5）其他原因所致水肿:①药物性水肿,多发生于应用糖皮质激素、雌激素、雄激素及胰岛素等药物后。②经前期紧张综合征,在月经前7~14d出现眼睑、踝部及手部轻度水肿,月经后逐渐消退。③特发性水肿,原因未明,可能与内分泌失调有关。主要见于育龄妇女,表现为周期性发作,主要在身体下垂部位,下午出现,晨起消退。④黏液性水肿,为非凹陷性,以颜面及下肢胫前明显,多见于甲状腺功能减退症。

2. **局部性水肿**　①炎症性水肿:见于蜂窝织炎、疖肿、化学灼伤等。②静脉回流障碍性水肿:如上腔静脉阻塞综合征、肢体血栓形成的血栓性静脉炎以及下肢静脉曲张等。③淋巴回流障碍性水肿:见于非特异性淋巴管炎、淋巴结切除后、丝虫病等。④血管神经性水肿。⑤神经源性水肿。⑥黏液性水肿。

【伴随症状】

1. **伴呼吸困难、发绀**　见于右心衰竭、上腔静脉阻塞综合征等。
2. **伴肝大**　可为肝源性、心源性与营养不良性,同时有颈静脉怒张则为心源性。
3. **伴蛋白尿**　重度蛋白尿常为肾源性,轻度蛋白尿也可见于心源性。

四、呼吸困难

呼吸困难(dyspnea)是指患者主观感到空气不足、呼吸费力,客观上表现为用力呼吸、张口抬肩,重者可出现鼻翼扇动、端坐呼吸、发绀,辅助呼吸肌也参与呼吸运动,并可有呼吸频率、深度及节律的异常。

【常见病因】

呼吸困难主要由呼吸系统疾病和循环系统疾病所致。

1. **呼吸系统疾病**　常见于肺部疾病(如肺炎、肺淤血等)、呼吸道阻塞(如支气管哮喘、慢性阻塞性肺疾病等)、胸壁、胸廓与胸膜病(如胸廓外伤、气胸等)、神经肌肉疾病(如脊髓灰质炎、重症肌无力等)、膈肌运动障碍等。

2. **循环系统疾病**　各种原因所致的心力衰竭、心包积液、原发性肺动脉高压和肺栓塞等。

3. **中毒**　如尿毒症、糖尿病酮症酸中毒、吗啡和巴比妥类药物中毒、有机磷农药中毒、亚硝酸盐中毒、一氧化碳中毒等。

4. **血液病**　重度贫血等。

5. **神经精神性疾病**　脑出血等导致呼吸中枢功能障碍,癔症等精神因素亦可引起呼吸困难。

【临床表现】

1. **肺源性呼吸困难**

(1) 吸气性呼吸困难:由于喉、气管及支气管的狭窄或梗阻引起。其特点是吸气显著困难,吸气时间明显延长,可伴有干咳及喘鸣音,重者出现"三凹征",表现为吸气时胸骨上窝、锁骨上窝及肋间隙凹陷。多见于喉、气管、大支气管的炎症、水肿、痉挛、异物、肿瘤及喉上神经、喉返神经麻痹等。

(2) 呼气性呼吸困难:由于肺组织弹性减弱,小支气管痉挛或狭窄所致。其特点是呼气相延长,常伴有哮鸣音。多见于支气管哮喘、慢性喘息性支气管炎、慢性阻塞性肺气肿等。

(3) 混合性呼吸困难:多由广泛肺部疾病或肺组织受压,呼吸面积减少,影响换气功能所致。其特点是吸气、呼气均费力,呼吸较浅而快,可伴有呼吸音异常。常见于重症肺炎、重症肺结核、大面积肺栓塞、大量胸腔积液或气胸、间质性肺疾病等。

2. **心源性呼吸困难**　左心、右心或全心衰竭均可出现呼吸困难,左心衰竭发生呼吸困难较严重,主要由于肺淤血和肺组织弹性减弱,肺泡与毛细血管的气体交换受到障碍所致。右心衰竭时,呼吸困难的主要原因是体循环淤血。

左心衰竭引起的呼吸困难特点:①有引起左心衰竭的基础病因,如风湿性心脏病、高血压心脏病、冠心病等。②呼吸困难是左心衰竭最早的症状,表现为活动时呼吸困难出现或加重,休息时减轻或消失,卧位明显,坐位或立位时减轻。③常出现夜间阵发性呼吸困难,表现为夜间睡眠中突感胸闷、气急,被迫坐起,惊恐不安,用力呼吸,经数分钟或数十分钟后症状逐渐消失。

3. **中毒性呼吸困难**　代谢性酸中毒时,血液中酸性代谢产物强烈刺激颈动脉窦、主动脉体化学感受器及呼吸中枢,出现呼吸深长而规则,常伴有鼾声,称 Kussmaul 呼吸。急性感染时,因体温升高及毒性代谢产物的影响,使呼吸频率增加。呼吸中枢抑制剂如吗啡、巴比妥类等中毒时,表现为浅而慢的呼吸,并有呼吸节律的改变,严重者可出现潮式呼吸或间停呼吸。

酸中毒大呼吸(视频)

4. **血源性呼吸困难**　各种原因导致血红蛋白量减少和结构异常,红细胞携氧量减少,血氧含量降低,致呼吸加快,常伴有心率增快。见于重度贫血、高铁血红蛋白血症等。除此之外,大出血或休克时,因缺氧和血压下降,刺激呼吸中枢,也可使呼吸加快。

5. **神经精神性呼吸困难**　神经性呼吸困难表现为呼吸慢而深,伴有呼吸节律异常,临床上常见于重度颅脑疾病,如脑出血、脑炎、脑膜炎、脑脓肿、脑外伤及脑肿瘤等。精神性呼吸困难表现为呼吸表浅,频率快,可呈叹息样呼吸。

> **知识拓展**
>
> **心源性哮喘**
>
> 　　急性左心衰竭,常出现夜间阵发性呼吸困难,重者端坐呼吸,面色发绀,大汗,咳粉红色泡沫痰,伴有哮鸣音,双肺满布湿啰音,心率加快,甚至出现奔马律,称为心源性哮喘。

【伴随症状】

1. **伴咳嗽、咳痰**　主要见于支气管、肺疾病,伴铁锈色痰见于肺炎球菌肺炎,伴大量粉红色泡沫痰见于急性左心衰竭引起的急性肺水肿。

2. **伴胸痛**　见于肺炎、胸膜炎、气胸等。

3. **伴昏迷**　见于脑出血、休克型肺炎、肺型脑病、糖尿病酮症酸中毒、吗啡、巴比妥类药物中毒、急性一氧化碳中毒等。

五、咳嗽与咳痰

咳嗽(cough)是呼吸道受到刺激时产生的一种保护性反射动作,通过咳嗽能有效地清除呼吸道内的分泌物和进入气道内的异物,但长期、频繁、剧烈的咳嗽,影响工作和休息,造成身心不适,甚至引起严重并发症,则属病理现象。咳痰(expectoration)是通过咳嗽动作将呼吸道内过多分泌物排出口腔外的现象。

【常见病因】

1. **呼吸系统疾病**　各种病原体引起的呼吸系统感染,如急、慢性支气管炎,肺炎,肺脓肿,肺结核等,其他如肿瘤、出血、变态反应或受理化因素刺激等亦可引起。

2. **胸膜疾病**　如胸膜炎、自发或外伤性气胸、胸膜间皮瘤等。

3. **心血管疾病**　如风湿性心脏病二尖瓣狭窄或其他原因所致的肺淤血、肺水肿,静脉栓子脱落引起的肺梗死等。

4. **中枢神经系统疾病**　如脑炎、脑血管疾病等影响大脑皮层及延髓咳嗽中枢可出现咳嗽。生理情况下人可随意咳嗽或抑制咳嗽。

5. **其他因素**　如服用血管紧张素转换酶抑制剂后咳嗽、胃食管反流病所致咳嗽、习惯性及心理性咳嗽等。

【临床表现】

1. **咳嗽的性质**　咳嗽无痰或痰量甚少,称干性咳嗽,其特点为咳嗽短促、断续、音调较高,常见于急性或慢性咽喉炎、急性支气管炎初期、气道异物、气道受压、气管-支气管肿瘤、各种原因导致的胸膜炎及肺结核初期等。咳嗽伴有痰液称湿性咳嗽,其特点为连续性,常见于慢性支气管炎、支气管扩张、肺脓肿、肺炎和慢性纤维空洞性肺结核等。

2. **咳嗽发作的时间和规律**　突然发作性咳嗽常见于刺激性气体所致的急性上呼吸道炎症或异物、百日咳、支气管哮喘等;长期反复发作的慢性咳嗽常见于慢性支气管炎、支气管扩张、慢性纤维空洞性肺结核等;支气管扩张、肺脓肿所致咳嗽于清晨或夜间变换体位时常加剧;左心衰竭、肺结核患者常在夜间咳嗽明显。

3. 咳嗽的音色　咳嗽声音嘶哑多为声带炎症、喉返神经麻痹等;金属音调咳嗽常见于纵隔肿瘤、主动脉夹层、原发性支气管肺癌等压迫气管;犬吠样咳嗽,见于百日咳、会厌和喉部疾病、气管受压等。

4. 痰的性状、气味和量　痰的性质可分为黏液性、浆液性、脓性、黏液脓性、血性等。支气管扩张症、肺脓肿、支气管胸膜瘘时,痰量多且多呈脓性。黄脓痰提示呼吸道化脓性感染;草绿色痰或翠绿色痰提示铜绿假单胞菌感染;粉红色泡沫痰提示急性肺水肿;铁锈色痰提示肺炎球菌肺炎;烂桃样痰提示肺吸虫病;棕褐色痰提示阿米巴肺脓肿。痰有恶臭时,提示合并厌氧菌感染,见于肺脓肿、支气管扩张症等。

【伴随症状】

1. **伴发热**　见于呼吸道感染如肺炎、肺结核等。
2. **伴胸痛**　提示病变累及胸膜,如肺炎、胸膜炎、肺癌、自发性气胸等。
3. **伴呼吸困难、发绀**　常见于支气管哮喘、慢性阻塞性肺气肿、慢性心功能不全和急性肺水肿等。
4. **伴大量脓痰**　常见于支气管扩张、肺脓肿等。

六、咯血

咯血(hemoptysis)是指喉及喉以下呼吸器官出血,经咳嗽由口排出。经口排出的血还可来自口腔、鼻咽部出血。因此确定是咯血前,应仔细检查口腔及鼻咽部。同时咯血应与上消化道出血引起的呕血进行鉴别。

【常见病因】

1. **支气管疾病**　如支气管扩张、支气管内膜结核、支气管肺癌等。
2. **肺部疾病**　如肺结核、肺炎、肺脓肿等。肺结核是最常见的病因,结核病变使毛细血管通透性增高,血液渗出,表现为痰中带血丝、血点或小血块;如病变侵及小血管使之破裂,可引起中等量咯血;如空洞壁上肺动脉分支形成的小动脉瘤破裂,则引起大咯血。
3. **心血管疾病**　如二尖瓣狭窄、肺动脉高压、高血压性心脏病等。由于肺淤血致肺泡壁或支气管内膜毛细血管破裂引起,常为少量咯血或痰带血丝。由黏膜下层支气管静脉曲张破裂引起者,常致大咯血;急性左心衰竭致急性肺水肿时,咳大量浆液性粉红色泡沫样痰。
4. **其他疾病**　血液病如血小板减少性紫癜、白血病;某些急性传染病如钩端螺旋体病肺出血型、流行性出血热等;免疫性疾病如系统性红斑狼疮、结节性动脉炎等均可以引起咯血。

【临床表现】

1. **咯血量**　一般认为24h咯血量在100ml以内为小量咯血;100~500ml为中等量咯血;500ml以上或一次咯血量达300ml以上,或不论咯血量多少只要出现窒息者均为大咯血。大咯血易出现窒息及出血性休克,主要见于慢性纤维空洞型肺结核、支气管扩张、慢性肺脓肿等。原发性支气管肺癌所致咯血主要表现为持续或间断痰中带血,少有大咯血。
2. **颜色和性状**　咯血颜色和性状因疾病不同而不同,鲜红色痰常见于肺结核、支气管扩张、肺脓肿、支气管结核、出血性疾病等;砖红色胶冻样痰主要见于肺炎克雷伯菌肺炎;二尖瓣狭窄肺淤血时多为暗红色痰。
3. **年龄**　青壮年咯血多见于肺结核、支气管扩张、风湿性心瓣膜病二尖瓣狭窄等;40岁以上有长期吸烟史者,除慢性支气管炎外,要高度警惕原发性支气管肺癌。

【伴随症状】

1. **伴胸痛**　见于肺结核、支气管肺癌、肺梗死等。
2. **伴发热**　常见于肺炎、肺脓肿等感染性疾病;伴低热、盗汗、乏力常提示肺结核。
3. **伴脓痰**　见于支气管扩张症、肺脓肿、慢性纤维空洞型肺结核合并感染等。
4. **伴杵状指**　见于支气管扩张症、肺脓肿、原发性支气管肺癌等。

七、发绀

发绀(cyanosis)是指血液中还原血红蛋白增多或血液中含有异常血红蛋白衍生物,致皮肤、黏膜呈青紫色改变的一种表现。发绀在皮肤较薄、色素较少和毛细血管丰富的部位,如口唇、舌、鼻尖、甲床、颊黏膜等处较为明显。

【常见病因】

1. 血中还原血红蛋白增多　血液中血红蛋白氧合不全,当毛细血管内血液的还原血红蛋白绝对量超过 50g/L 时,可出现发绀。

(1) 中心性发绀:由于心、肺疾病导致血氧饱和度降低,使血液中还原血红蛋白增多所致。其病因包括两种。①心性发绀:见于发绀性先天性心脏病,如法洛四联症、艾森门格综合征等,由于心与大血管间存在异常通道,部分静脉血未通过肺氧合作用混入体循环动脉血中所致。②肺性发绀:常见于各呼吸道阻塞、肺气肿、肺水肿、肺纤维化、胸腔积液、气胸等,由于呼吸系统疾病致肺通气、换气功能或肺弥散功能障碍,肺氧合作用不足,血氧饱和度降低所致。

(2) 周围性发绀:由于周围循环障碍或周围血管收缩导致组织缺氧所致。①淤血性周围性发绀:由于体循环静脉淤血,血流缓慢,氧在周围组织被过多摄取,致还原血红蛋白增多,见于右心功能不全、缩窄性心包炎等。②缺血性周围性发绀:因周围组织灌注不足,缺血、缺氧所致,见于严重休克、失水等。

(3) 混合性发绀:中心性发绀与周围性发绀并存,较常见于左心、右心或全心功能不全。

2. 异常血红蛋白血症　由于血液中含有高铁血红蛋白、硫化血红蛋白等异常血红蛋白,使部分血红蛋白丧失携氧能力。当血液中高铁血红蛋白达 30g/L 或硫化血红蛋白达 5g/L 可出现发绀。

(1) 高铁血红蛋白血症:由于血红蛋白分子中的二价铁被三价铁取代形成高铁血红蛋白而失去与氧结合的能力所致。见于伯氨喹、亚硝酸盐、磺胺类、硝基苯、苯胺等药物或化学物质中毒。大量食入含有亚硝酸盐的变质蔬菜引起者称为肠源性青紫病。

(2) 硫化血红蛋白血症:凡能引起高铁血红蛋白血症的药物和物质在患者伴有便秘或服用硫化物时,在肠内形成大量硫化氢,作用于血红蛋白,产生硫化血红蛋白所致。

【临床表现】

1. 中心性发绀　特点为全身性,青紫色除见于四肢末端、颜面(口唇、鼻尖、颊部、耳垂)、躯干皮肤外,也累及黏膜(舌、口腔黏膜)。发绀部位皮肤温暖,局部加温或按摩发绀不消失。

2. 周围性发绀　特点为发绀常出现于四肢末梢和下垂部位。发绀部位皮肤发凉,经按摩或加温后,使皮肤转暖,发绀可消失。

3. 混合性发绀　中心性发绀与周围性发绀同时存在。

4. 高铁血红蛋白血症　特点为起病急骤,病情严重,氧疗无效,抽出的静脉血呈深棕色,暴露于空气中不能转变为鲜红色,静脉注射亚甲蓝、硫代硫酸钠或大量维生素 C 后可使发绀消失。

5. 硫化血红蛋白血症　硫化血红蛋白一旦形成始终存在于体内,直至红细胞破坏为止。发绀持续时间可达数月或更长。

发绀的程度与体表毛细血管的状态、皮肤厚薄、色素沉着、红细胞含量等有关。血管扩张、皮肤较薄、色素较少,发绀容易显露,有色素沉着时可致误诊。严重贫血时,发绀可不明显。休克时,血管收缩,发绀较轻,易被忽视。

【伴随症状】

1. 伴呼吸困难　常见于严重心、肺疾病及呼吸道阻塞等。

2. 发绀明显而不伴呼吸困难　提示异常血红蛋白血症。

3. 伴杵状指　见于发绀型先天性心脏病和某些慢性肺部疾病。

4. 伴意识障碍　见于急性中毒、休克、呼吸衰竭、严重心功能不全等。

八、心悸

心悸(palpitation)是一种自觉心跳或心慌,常伴心前区不适的主观感觉。心率的改变或心律失常均可引起心悸。部分患者在心率和心律正常的情况下也可出现心悸症状。

【常见病因】

1. 心脏搏动增强

(1) 生理性见于:①情绪激动、精神紧张或剧烈活动等。②饮酒、浓茶、咖啡等兴奋性饮料。③服

0105

发绀(视频)

笔记

用阿托品、肾上腺素、麻黄碱、甲状腺素片、咖啡因等药物。

（2）病理性见于：①心脏疾病，如高血压性心脏病、风湿性心脏病、先天性心脏病等。②其他疾病，如甲状腺功能亢进症、贫血、发热、低血糖、嗜铬细胞瘤等。

2. 心律失常　各种原因引起的心律失常，如心动过速、心动过缓、心律不齐等均可以引起心悸。

3. 心血管神经症　由自主神经功能紊乱引起，多见于青年女性。患者无器质性心脏病，焦虑、情绪激动等常为其发病的诱因。

【临床表现】

患者自觉心跳或心慌，亦有部分患者有心脏停搏感或心前区振动感，且常于紧张、焦虑及注意力集中时发生。心悸与心脏病并无对等关系，即心悸不一定有心脏病，而心脏病患者也不一定发生心悸。生理性心悸一般持续时间较短，不影响正常活动。病理性心悸持续时间较长且反复发作，心悸所致不适可影响患者的学习、工作、休息睡眠以及日常生活。体格检查时部分患者可发现原发疾病的体征或有心跳节律或频率的改变，亦有部分患者无阳性体征。

【伴随症状】

1. 伴呼吸困难　常见于各种病因引起的心脏瓣膜病变（如二尖瓣及主动脉瓣关闭不全）、严重心律失常所致的心力衰竭等。

2. 伴心前区疼痛　常见于冠心病、心肌炎、心包炎及心脏神经症等。

3. 伴晕厥或抽搐　多见于高度房室传导阻滞、阵发性心动过速等严重心律失常。

4. 伴乏力、多汗、尿频等自主神经功能紊乱症状　提示为心脏神经症。

5. 伴贫血　常见于各种原因引起的血液系统疾病，如缺铁性贫血、白血病等。

九、恶心与呕吐

恶心（nausea）与呕吐（vomiting）是一组常见的临床症状。恶心是一种特殊的上腹部不适、紧迫欲吐的感觉，常为呕吐的先兆；呕吐是指胃强力收缩，迫使胃或部分小肠的内容物逆流，经食管、口腔排出体外的病理生理反射。两者均为复杂的反射动作，可由多种原因引起。

【常见病因】

1. 中枢性呕吐

（1）中枢神经系统病变：①颅内感染，如脑炎、脑膜炎。②脑血管病，如脑出血、脑栓塞、高血压脑病、偏头痛。③颅脑损伤，如脑挫裂伤、颅内血肿。④颅内占位性病变。⑤癫痫，特别是癫痫持续状态。

（2）全身性疾病：如低血糖、尿毒症、糖尿病酮症酸中毒、低钠血症、低钾血症及早孕反应等。

（3）药物：如洋地黄、吗啡、抗生素、抗肿瘤药物等。

（4）中毒：如一氧化碳、乙醇、有机磷农药、鼠药等中毒。

（5）精神因素：胃神经症、癔症、神经性厌食等。

2. 反射性呕吐

（1）消化系统疾病：①口咽部刺激，如剧咳、鼻咽部炎症等。②胃肠疾病，如急慢性胃炎、消化性溃疡、幽门梗阻、肠梗阻、急性阑尾炎等。③肝胆胰腺疾病：急性肝炎、肝硬化、急性胆囊炎、急性胰腺炎等。④腹膜及肠系膜疾病，如急性腹膜炎。

（2）其他系统疾病：如青光眼、屈光不正、尿路结石、急性肾盂肾炎、急性盆腔炎、急性心肌梗死、心力衰竭等。

3. 前庭功能障碍　呕吐见于迷路炎、梅尼埃病、晕动病等。

4. 精神性因素　如胃肠神经症、神经性厌食、癔症等。

【临床表现】

恶心多伴有面色苍白、出汗、流涎、血压降低及心动过缓等迷走神经兴奋症状，常为呕吐的前驱表现；但也可仅有恶心而无呕吐，或仅有呕吐而无恶心。

1. 呕吐的时间　妊娠呕吐多发生在晨起；幽门梗阻呕吐常发生在晚上或夜间。

2. 呕吐与进食的关系　进食过程或餐后即刻呕吐，见于幽门管溃疡或精神性呕吐；餐后1h以上的呕吐称延迟性呕吐,提示胃张力下降或胃排空延迟;餐后较久或数餐后呕吐见于幽门梗阻。

3. 呕吐特点　反射性呕吐常有恶心先兆,且胃排空后仍干呕不止。中枢性呕吐多无恶心先兆,呕吐剧烈呈喷射状,吐后不感轻松,可伴剧烈头痛和不同程度的意识障碍。由前庭功能障碍引起的呕吐多发生在头部位置改变时,常有恶心先兆,并伴有眩晕、眼球震颤等表现。

4. 呕吐物的性质　由消化道梗阻引起的呕吐,呕吐物的性状与梗阻部位有关。低位肠梗阻的呕吐物常有粪臭味,十二指肠乳头以下梗阻的呕吐物常含较多胆汁。幽门梗阻的呕吐物多为宿食,有酸臭味;霍乱的呕吐物为米泔水样;有机磷农药中毒呕吐物有大蒜味;呕吐物呈咖啡渣样见于上消化道出血。

【伴随症状】

1. 伴腹泻　多见于急性胃肠炎或细菌性食物中毒和各种原因的急性中毒。

2. 伴右上腹痛、发热、寒战及黄疸　常见于胆囊炎或胆石症。

3. 伴头痛及喷射性呕吐　常见于颅内高压症或青光眼。

4. 伴眩晕、眼球震颤　常见于前庭器官疾病。

十、呕血与便血

呕血(hematemesis)指因上消化道疾病(屈氏韧带以上的消化器官,包括食管、胃、十二指肠、肝、胆、胰腺疾病及空肠吻合术后的空肠上段疾病)或全身性疾病导致上消化道出血,血液经口腔呕出的现象。便血(hematochezia)是消化道出血后,血液经肛门排出。便血颜色可呈鲜红、暗红或黑色。

【常见病因】

（一）呕血

1. 消化系统疾病

（1）食管疾病:食管炎、食管癌、食管异物、食管贲门黏膜撕裂、食管裂孔疝等。

（2）胃及十二指肠疾病:如消化性溃疡、服用非甾体抗炎药和应激(如大手术、大面积烧伤等)所致的急性胃黏膜病变、慢性胃炎、胃癌等。

（3）肝、胆、胰腺疾病:如肝硬化门脉高压、肝癌、肝动脉瘤破裂、胆囊或胆道结石、急性胰腺炎合并脓肿、胰腺癌等。

2. 全身性疾病

（1）血液系统疾病:血小板减少性紫癜、白血病、再生障碍性贫血、血友病等。

（2）感染性疾病:如流行性出血热、钩端螺旋体病、重症肝炎等。

（3）其他:如系统性红斑狼疮、败血症、尿毒症、抗凝剂过量等。

上述病因中以消化性溃疡引起者最为常见,其次是食管或胃底静脉曲张破裂、急性胃黏膜病变和胃癌。

（二）便血

少量出血(出血量不到5ml)不造成粪便颜色改变,需经隐血试验才能确定者,称为隐血便(stool with occult blood)。粪便隐血试验阳性出血量在5~10ml;黑便提示出血量在50~70ml以上。

引起便血的病因很多,除引起呕血的病因外,还见于下消化道疾病:

1. 小肠疾病　急性出血坏死性肠炎、肠结核、小肠肿瘤等。

2. 结肠疾病　急性细菌性痢疾、溃疡性结肠炎、结肠癌、结肠息肉等。

3. 直肠肛管疾病　直肠息肉、直肠癌、痔、肛裂、肛瘘、肛管损伤等。

【临床表现】

（一）呕血

1. 呕血和黑便　呕血前患者多有上腹部不适及恶心,随之呕出血性胃内容物。呕血的颜色取决于出血量及血液在胃内停留的时间。出血量大且在胃内停留时间短,呕吐物呈鲜红色或混有凝血块;出血量少或在胃内停留时间长,则因血红蛋白与胃酸作用而形成酸化正铁血红素,呕吐物呈咖啡渣样棕褐色。呕血提示胃内积血量达250~300ml。呕血的同时因部分血液经肠道排出体外可形成黑便。

2. 周围循环障碍　为急性失血的后果,其严重程度与出血量有关。由于呕血与黑便常混有呕吐物与粪便,失血量难以估计,临床上常根据全身反应估计出血量(表1-2)。

表 1-2 出血量估计

出血程度	出血量/ml	占全身血容量	症状	血压	脉搏/（次·min⁻¹）	尿量
轻度	<500	10%~15%	皮肤苍白、头昏、发冷	正常	<100	减少
中度	800~1 000	>20%	眩晕、口干、烦躁不安、出冷汗	下降	100~110	明显减少
重度	>1 500	>30%	四肢厥冷、意识模糊、呼吸深快	显著下降	>120	少尿或尿闭

3. **血液学改变** 急性出血早期血象变化不明显,出血 3~4h 后,由于组织液渗入及输液等,血液被稀释,出现血红蛋白和红细胞数降低,即贫血表现。因此大出血早期不能仅根据血液学的改变来判断有无出血及出血量。

4. **发热** 多数出血量大的患者在 24h 内可出现发热,一般体温不超过 38.5℃,可持续 3~5d。

5. **氮质血症** 大量呕吐时部分血液进入肠道,肠道内血红蛋白分解产物被吸收入血,出血数小时后血中尿素氮开始上升,24~48h 达高峰,无继续出血 3~4d 降至正常。

（二）便血

1. **便血** 便血可表现为急性大量出血、慢性少量出血及间歇性出血。血便的颜色和性状,因病因、出血部位、出血量、出血速度及在肠道停留时间的长短而异。出血部位越低,出血量越大,排出越快,则血便颜色越鲜红。

上消化道出血主要表现为黑便(柏油样便),下消化道出血往往排出较鲜红血便。急性出血坏死性肠炎可排出洗肉水样血便,有特殊腥臭味;急性细菌性痢疾为黏液血便或脓血便;上消化道或小肠出血,血液可与粪便混合或全为血液;直肠、肛门或肛管出血,血色鲜红附于粪便表面,或为便后有鲜血滴出。

2. **失血性休克** 若出血量大可致失血性休克,其程度轻重与出血量多少、出血速度等有关。

【伴随症状】

1. **呕血伴上腹痛** 上腹部周期性与节律性疼痛多考虑消化性溃疡;中老年人伴有慢性上腹痛并有厌食、消瘦,应警惕胃癌。

2. **呕血伴肝脾大** 常见于肝硬化、肝癌等。

3. **便血伴里急后重** 提示肛门、直肠疾病等,见于细菌性痢疾、直肠炎及直肠癌。

4. **便血伴腹部肿块** 常见于肠道肿瘤、肠结核及克罗恩病等。

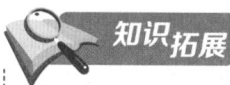

知识拓展

隐血试验

诊断便血前,须排除以下情况:

1. 食用动物血、肝等可出现黑便或隐血试验假阳性,素食后即转为正常。使用抗人血红蛋白单克隆抗体的免疫学检测,可以避免其假阳性。

2. 口腔、鼻、咽、支气管、肺等部位的出血,被咽下后也可以出现黑便或隐血试验阳性。

3. 口服某些中草药、铁剂、铋剂、炭粉等时,粪便可呈黑色,但粪便隐血试验阴性。

十一、腹泻

腹泻(diarrhea)是指排便次数增多,粪质稀薄呈水样,或带有黏液、脓血和未消化的食物。腹泻可分为急性与慢性两种,病程在 2 个月以内者为急性腹泻,病程超过 2 个月者为慢性腹泻。按发病机制分为分泌性腹泻、渗透性腹泻、渗出性腹泻、动力性腹泻及吸收不良性腹泻等。

笔记

【常见病因】

1. 急性腹泻

（1）急性肠道疾病：①急性肠道感染，病毒、细菌等感染。②细菌性食物中毒。③其他：急性出血坏死性肠炎、溃疡性结肠炎等。

（2）急性中毒：进食毒蕈、河豚、鱼胆及砷、铅、汞等化学物质。

（3）全身性疾病：败血症、伤寒或副伤寒等。

（4）药物性腹泻：泻药、拟胆碱能药、抗生素、抗癌药等。

（5）其他：过敏性紫癜、变态反应性肠炎等。

2. 慢性腹泻

（1）消化系统疾病：①胃部疾病：慢性萎缩性胃炎、胃大部切除后胃酸缺乏症等。②肝胆胰疾病：肝硬化、慢性胆囊炎与胆石症、慢性胰腺炎、胰腺癌等。③肠道疾病：慢性细菌性痢疾、结肠恶性肿瘤、溃疡性结肠炎等。

（2）全身性疾病：甲状腺功能亢进症、肾上腺皮质功能减退症、尿毒症、肠易激综合征等。

（3）药源性腹泻：利血平、甲状腺素、洋地黄类、某些抗肿瘤药药物。

【临床表现】

1. 起病的急缓、病程与排便次数　急性腹泻起病急，病程短，每天排便次数可达10次以上，粪便量多而稀薄；慢性腹泻起病缓慢，病程较长，每天排便数次。

2. 排便情况与粪便性状　①直肠和/或乙状结肠的病变：多有里急后重，每次排粪量少，有时只排出少量气体和黏液，可混有血液。②小肠病变：无里急后重，粪便呈糊状或水样。③细菌性痢疾、溃疡性结肠炎、血吸虫病、直肠癌等：粪便常带脓血，而每天排便多为数次。④小肠吸收不良：粪呈油腻状，多泡沫，有恶臭，含食物残渣。⑤肠易激综合征：多在清晨起床和早餐后发生，每天2~3次，粪便有时含大量黏液。⑥米泔水样便常见于霍乱、副霍乱。⑦果酱样便见于阿米巴痢疾。

3. 与腹痛关系　急性腹泻常有腹痛，以感染性腹泻常见；小肠疾病所致者腹痛多位于脐周，便后腹痛缓解不明显；结肠疾病所致者腹痛多位于下腹部，便后常可缓解，病变累及直肠者可有里急后重。

4. 全身或局部表现　急性腹泻可引起脱水、电解质紊乱及代谢性酸中毒；长期慢性腹泻可导致营养障碍、体重下降，甚至发生营养不良性水肿；肛周皮肤糜烂、破损。

【伴随症状】

1. 伴恶心呕吐　常见于急性胃肠炎、食物或药物中毒。

2. 伴发热　见于急性细菌性痢疾，急性肠炎、伤寒、副伤寒、肠结核等。

3. 伴里急后重　见于急性痢疾、直肠癌。

十二、黄疸

黄疸（jaundice）是由于血清中胆红素浓度增高（超过34.2μmol/L），致皮肤、黏膜和巩膜黄染。当血清中胆红素含量在17.1~34.2μmol/L时，临床不易察觉，称隐性黄疸。

【胆红素的正常代谢】

正常情况下，胆红素进入与离开血液循环保持动态平衡，故血中胆红素的浓度保持相对恒定。

1. 胆红素的主要来源　体内的胆红素主要源于血红蛋白。循环血液中衰老的红细胞经单核-巨噬细胞系统破坏和分解，产生游离胆红素或称非结合胆红素（unconjugated bilirubin，UCB）。

2. 胆红素的运输与摄取　非结合胆红素与血清蛋白结合而被输送，因其不溶于水，不能从肾小球滤出，故尿液中不出现非结合胆红素。当非结合胆红素经血液循环至肝脏时，被肝细胞摄取，经葡萄糖醛酸转移酶的作用，与葡萄糖醛酸结合，形成结合胆红素（conjugated bilirubin，CB）。结合胆红素为水溶性，可通过肾小球滤过从尿中排出。

3. 胆红素的排泄　结合胆红素随胆汁排入肠道，经肠内细菌的脱氢作用还原为尿胆原。大部分尿胆原在肠道内进一步氧化为尿胆素从粪便中排出，称粪胆素。小部分尿胆原在肠内被重吸收，经门静脉回到肝脏，其中大部分再转变为结合胆红素，又随胆汁排入肠道，形成胆红素的肠肝循环。被吸收回肝的小部分尿胆原经体循环由肾脏排出体外（图1-7）。

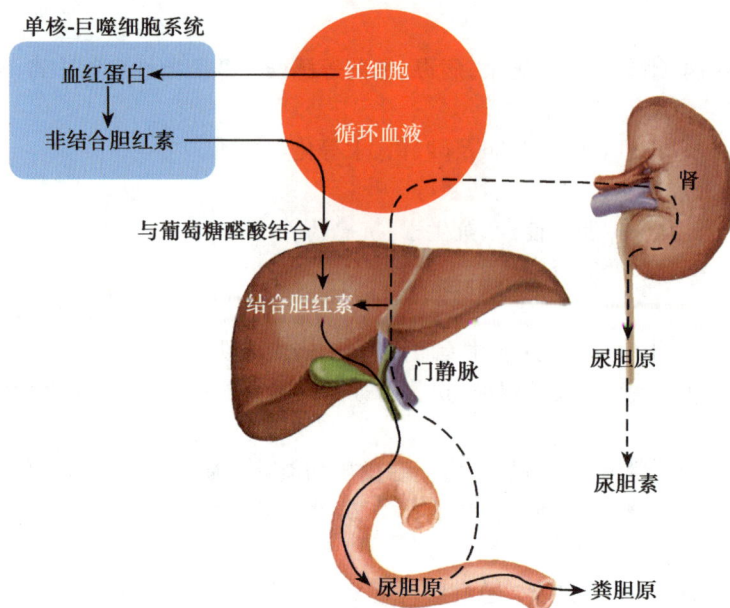

图 1-7　胆红素正常代谢示意图

【分类】

黄疸按病因学分为溶血性黄疸、肝细胞性黄疸、胆汁淤积性黄疸、先天性非溶血性黄疸,前三类最为多见;按胆红素性质分为以非结合胆红素增高为主的黄疸,以结合胆红素增高为主的黄疸。

【常见病因及发病机制】

1. **溶血性黄疸**(hematogenous jaundice)　是由于红细胞破坏过多,形成大量的非结合胆红素,超过肝细胞摄取、结合和排泌能力;加之大量红细胞破坏所致的贫血、缺氧和红细胞破坏产物的毒性作用,降低了肝细胞对胆红素的代谢能力,使得非结合胆红素在血中滞留,出现黄疸。

溶血性黄疸常见于:①先天性溶血性贫血,如遗传性球形红细胞增多症、珠蛋白生成障碍性贫血等。②获得性免疫性溶血性贫血,如自身免疫性溶血性贫血、新生儿溶血、不同血型输血后溶血等。

2. **肝细胞性黄疸**(hepatocellular jaundice)　是由于肝细胞损伤使其对胆红素的摄取、结合及排泌能力降低,导致血中非结合胆红素增加。而未受损的肝细胞仍能够将非结合胆红素转化为结合胆红素,但因肝细胞肿胀、坏死及小胆管内胆栓形成等原因,使部分结合胆红素不能顺利经胆道排出而反流入血,导致血中结合胆红素也增加,从而引起黄疸(图 1-8)。

肝细胞性黄疸常见于病毒性肝炎、中毒性肝炎、肝硬化等各种引起肝细胞广泛损害的疾病。

3. **胆汁淤积性黄疸**(cholestatic jaundice)　是由于各种原因引起胆道阻塞,使阻塞上方胆管内压力增高、胆管扩张,最终导致小胆管与毛细胆管破裂,胆汁中的胆红素反流入血,使血中结合胆红素升高。也可因肝内原因使胆汁生成和/或胆汁内成分排出障碍引起黄疸(图 1-9)。

胆汁淤积可分为肝内性和肝外性,前者见于肝内泥沙样结石、毛细胆管型病毒性肝炎、原发性胆汁性肝硬化等;后者多由胆总管结石、狭窄、炎性水肿、肿瘤及蛔虫阻塞引起。

【临床表现】

1. **溶血性黄疸**　一般黄疸较轻,皮肤呈浅柠檬黄色,不伴皮肤瘙痒,粪便颜色加深。急性溶血时可有高热、寒战、头痛及腰背痛,并有明显贫血和血红蛋白尿,重者可发生急性肾衰竭。慢性溶血以贫血、黄疸和脾大为主要表现。

2. **肝细胞性黄疸**　皮肤、黏膜呈浅黄至深金黄色,可有皮肤瘙痒,肝细胞损害的程度不同而临床表现各异,如乏力、食欲减退、肝区不适或疼痛等症状,重者可有出血倾向。

3. **胆汁淤积性黄疸**　黄疸多较严重,皮肤呈暗黄色,完全梗阻者可为黄绿或绿褐色,伴皮肤瘙痒及心动过缓。尿色加深如浓茶,粪便颜色变浅,完全梗阻者呈白陶土色。因胆汁淤积致脂溶性维生素 K 吸收障碍,常有出血倾向。

笔记

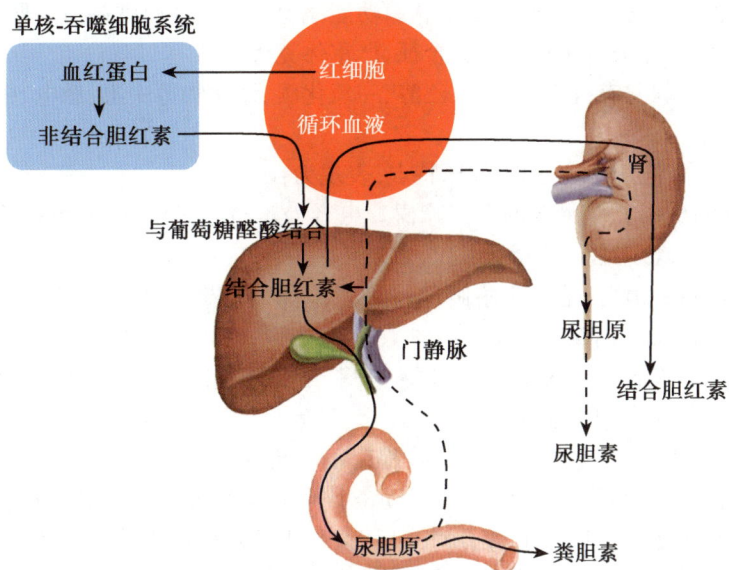

图 1-8 肝细胞性黄疸发生机制示意图

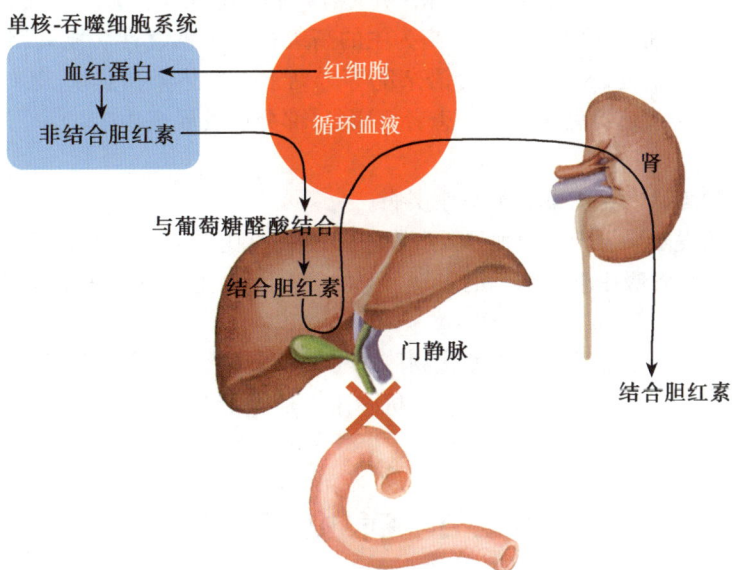

图 1-9 胆汁淤积性黄疸发生机制示意图

【伴随症状】

1. **伴发热** 见于急性胆管炎、肝脓肿、败血症、病毒性肝炎、急性溶血等。
2. **伴上腹剧痛** 见于胆道结石、肝脓肿、胆道蛔虫病。持续右上腹胀痛见于病毒性肝炎、肝癌等。

十三、意识障碍

意识障碍(disturbance of consciousness)是指人体对周围环境及自身状态的识别和觉察能力出现障碍。严重的意识障碍表现为昏迷。

【常见病因】

1. **感染性因素**
（1）颅内感染:各种脑炎、脑膜炎、脑型疟疾等。
（2）全身严重感染:败血症、中毒性肺炎、中毒性菌痢等。

2. **非感染性因素**
（1）颅脑疾病:①脑血管疾病,如脑出血、脑血栓形成等。②脑肿瘤。③脑外伤。④癫痫。

（2）内分泌与代谢障碍：甲状腺危象、甲状腺功能减退、糖尿病酮症酸中毒、肝性脑病等。

（3）心血管疾病：心律失常所致阿斯综合征、严重休克等。

（4）理化因素：催眠药、有机磷杀虫药、乙醇、一氧化碳、氰化物等中毒，触电、中暑和溺水等。

【临床表现】

不同程度的意识障碍有各自不同的临床特点，表现为：

1. **嗜睡（somnolence）**　是最轻的意识障碍。患者处于持续睡眠状态，可被唤醒，醒后能正确回答问题和做出各种反应，当刺激停止后很快又入睡。

2. **意识模糊（confusion）**　是深于嗜睡的一种意识障碍。患者能保持简单的精神活动，但对时间、地点、人物的定向能力发生障碍。

3. **昏睡（stupor）**　患者处于熟睡状态，不易唤醒，虽经压迫眶上神经、摇动身体等强烈刺激可被唤醒，但很快又入睡。醒时答话含糊或答非所问。

4. **昏迷（coma）**　是最严重的意识障碍，按程度不同又可分为：

（1）轻度昏迷：意识大部分丧失，无自主运动，对声、光刺激无反应，对疼痛刺激尚可出现痛苦表情或肢体退缩等防御反应。角膜反射、瞳孔对光反射、眼球运动和吞咽反射可存在。

（2）中度昏迷：对周围事物及各种刺激均无反应，对剧烈刺激可有防御反应。角膜反射减弱、瞳孔对光反射迟钝、无眼球运动。

（3）深度昏迷：意识完全丧失，全身肌肉松弛，对各种刺激全无反应，深、浅反射均消失。

5. **谵妄（delirium）**　是一种以兴奋性增高为主的高级神经中枢急性功能失调状态。表现为意识模糊、定向力丧失、幻觉、错觉、躁动不安、言语杂乱等。见于急性感染高热期、某些药物中毒、代谢障碍、循环障碍或中枢神经系统疾患等。部分患者可康复，部分可发展至昏迷。

【伴随症状】

1. **先发热后意识障碍**　见于重症感染性疾病。

2. **先意识障碍后发热**　见于脑出血、蛛网膜下腔出血、巴比妥类药物中毒等。

3. **伴呼吸缓慢**　是呼吸中枢受抑制的表现，可见于吗啡、巴比妥类、有机磷杀虫药等中毒，银环蛇咬伤等。

4. **伴瞳孔散大**　见于颠茄类、酒精、氰化物等中毒以及癫痫、低血糖状态等。

5. **伴瞳孔缩小**　见于吗啡类、巴比妥类、有机磷杀虫药等中毒。

（徐　旭）

第二节　病　史　采　集

病例导学

患者男性，16 岁。主因发热、咽痛伴咳嗽 5d 入院。

问题与思考：

作为住院医师，请围绕上述简要病史，请将如何询问患者现病史及相关病史的内容写在答题纸上。

病史（history）采集是指医务人员通过询问患者或相关人员获取病史资料的过程。病史采集获取的病史的完整和准确对疾病的诊治至关重要，病史采集是疾病诊断的基础，是病史采集必不可少的重要手段。是诊断疾病的必备资料，是每个临床医师必须掌握的临床技能。

采集病史是医师诊断疾病的第一步，它不但能够提供病史资料，而且是建立良好医患关系的重要时机。良好的病史采集能使患者感觉到医师的亲切、可信，有信心与医师合作从而配合疾病的诊治。通过病史采集还可以对患者进行健康教育、向患者提供信息，有时候医患交流本身也有治疗作用。

一、病史采集的内容

1. **一般项目**　包括姓名、性别、年龄、籍贯、出生地、民族、婚姻、通信地址、电话号码、工作单位、职业、入院日期、记录日期、病史陈述者及可靠程度等。需要注意的有，年龄应记录周岁，必须写实际年龄，不能用"成"或"儿"代替；职业应书写患者具体职业，如"炼钢工人"不能只写"工人"；若病史陈述者不是患者本人，应注明与患者的关系。

2. **主诉(chief complaints)**　是患者感受最主要的痛苦或最明显的症状和/或体征及其持续时间。也是促使患者本次就诊最主要的原因。通过主诉可判断是哪个系统的疾病。主诉应简练、扼要，能用一两句话概括；反映疾病的突出问题，注明自发生到就诊的时间，如"腹痛2d"。多个主要症状的患者，应按照发生的先后顺序描述，如"咳嗽、咳痰8年，加重伴右侧胸痛2d"。若没有明显的症状或者体征，也可以用主要发现及其时间，如"发现血糖升高1年"。诊断明确患者，记录主诉时不能使用诊断用语如"糖尿病5年"，应书写患者的症状及持续时间，如"多饮、多食、多尿、消瘦5年"。

3. **现病史(history of present illness)**　是病史的主体部分，它记述患者发病后的全过程，即发生、发展、演变和诊治经过。可按以下内容和程序询问：

(1) 起病情况与患病时间：起病情况重点询问患者起病急缓。如脑血栓起病急骤、多发生在夜间睡眠中；而脑出血多在饮酒、情绪激动的状态发生。患病时间是指从起病到就诊(或入院)的时间，若先后出现几个症状，应追溯到首发症状出现的时间，按时间顺序叙述，如胸痛20d、呼吸困难10d、下肢水肿1d。病史较长患者可按年、月、周、天等记录，起病急的可按小时、分钟等来记录。

(2) 主要症状及其特点：包括主要症状出现的部位、性质、持续时间和程度、缓解与加剧的因素等，了解这些特点对判断疾病所在的系统或器官以及病变的部位、范围和性质都有帮助。如右下腹急性腹痛多为阑尾炎症，上腹疼痛多为胃、十二指肠或胰腺的疾病，全腹痛则提示病变广泛或腹膜受累。对症状的性质也应作有鉴别意义的询问，如灼痛、绞痛、胀痛、隐痛，症状为持续性或阵发性，发作及缓解的时间等。

(3) 病因与诱因：尽可能了解与本次发病有关的病因和诱因，有助于明确诊断和指导治疗。病因有外伤、感染、中毒等，诱因通常有气候变化、环境改变、过度劳累、起居饮食失调和精神应激等。

(4) 病情的发展与演变：应记录患病过程中主要症状的变化或新症状的出现。症状的变化经过包括症状在逐渐加重或减轻、症状发生的时间规律变化、症状的性质改变、症状的部位和范围变化、是否出现新的伴随症状、相关的伴随症状有无消失等。

(5) 伴随症状：在现有主要症状的基础上出现的其他症状。伴随症状常常为鉴别诊断提供依据或提示出现了并发症。如发热伴咳嗽、咳痰，要考虑呼吸系统疾病；伴腹痛、腹泻，要考虑消化系统疾病；伴尿频、尿急、尿痛，要考虑泌尿系统疾病。

(6) 诊治经过：本次就诊前曾接受过其他医疗单位诊治及诊治经过或自行治疗(使用药物名称、用法、剂量和疗效)。内容包括在本次就诊前是否就诊、何时就诊、是否进行检查及检查内容和结果、能否提供相关的资料。

(7) 病程中的一般情况：包括病后的精神状态、食欲和食量、体重、睡眠、体力、大小便等。可以帮助判断患者病情轻重和预后以及选择辅助医疗措施。

4. **既往史(past history)**　包括既往健康状况、曾经患过的疾病(包括传染病)、外伤、手术、预防注射、输血、过敏等与本次发病有关的情况。

5. **系统回顾(review of systems)**　帮助患者回忆呼吸、循环、消化、泌尿等系统疾病，避免忽略或遗漏。

6. **个人史(personal history)**　①社会经历：出生地、居住地区和居留时间(疫源地和地方病流行区)、受教育程度、经济和爱好等。②职业及工作条件：具体工种，劳动环境，工业毒物的接触情况及时间。③习惯及嗜好：起居与卫生习惯、饮食的规律与质量、烟酒嗜好时间与量，有无其他异嗜物、麻醉药品、毒品等。④若考虑患病与不洁行为有关，应策略询问是否有冶游史。

7. **婚姻史(marital history)**　指未婚或已婚、结婚年龄、配偶的健康情况、夫妻关系等。

8. **月经史及生育史(menstrual and childbearing history)**　月经史询问女性患者的初潮年龄、经

期、月经周期、末次月经时间、绝经年龄。相关疾病还要询问月经量、颜色、月经的规律有无改变、白带情况、有无痛经等。生育史记录患者具体的孕产情况以及避孕措施等。

9. **家族史(family history)** 直系亲属的健康状况与疾病情况,是否与患者有相同的疾病及遗传病。死亡的直系亲属的死亡原因和年龄。如果家族中几个成员或者几代人共同发病,应进行家系调查。很多疾病或者危险因素有家族倾向,如高血压、哮喘等。某些遗传性疾病应了解父母双方亲属。

二、病史采集的方法与技巧

病史采集前与患者简单的交流,告知患者病史采集的重要性,取得患者的信任,尽可能取得真实的资料。病史采集的基本方法:

1. **病史采集的开始** 首次接诊的患者,医师首先做自我介绍,讲明自己的职责。用恰当的言语或体语表示愿意为患者解除病痛并满足他的要求。

2. **主题的切入** 从患者最痛苦的感觉提问,最不适的症状可能很多,医师应根据总体的症状归纳出主要的症状。切入主题也可以对症状出现的时间提问。

3. **以主要症状为重点的病史采集** 询问和归纳主要症状后,应仔细询问主要症状的性质和时间,按起病的先后顺序进行归纳、整理。

4. **病史采集的系统性和目的性** 除了沿主线询问外,还应按系统进行询问,尤其对症状比较复杂的患者。

5. **答非所问或依从性差的处理** 对于答非所问或喋喋不休者,应正确地引导或礼貌地打断使其回到本次疾病的主题上。

6. **避免使用医学术语** 应将医学术语转换为患者能够理解的语言进行询问,只有医护人员理解的"周期性、季节性、转移性、散在性"等词语也不使用。

7. **隐私及需要避讳的情况** 病史采集时杜绝第三人在场,以保证患者的隐私不被泄露。

8. **总结** 询问结束时,做简单的归纳总结并与患者共同核实准确性。

(张丽丽)

第三节 体格检查

病例导学

患者男性,61岁。因反复咳嗽、咳痰9年,活动后气短2年,加重伴发热3d入院。患者9年前反复咳嗽,咳白色泡沫痰,于秋冬季节交替时发作,每年累计发病时间大于3个月。2年前出现活动后气短,休息后可缓解。3d前咳嗽、咳大量黄白色黏痰,伴发热,体温38.8℃,稍活动即感气短。既往体健。吸烟46年,30支/d。

问题与思考:

1. 简述对于该患者进行体格检查时应重点检查的方面。

2. 简述可能出现的阳性体征。

体格检查(physical examination)是检查者运用自己的感觉器官或借助简便的辅助工具(如体温表、听诊器、血压计、电筒、叩诊锤等),客观地了解和检查被检查者的身体状况的一系列最基本的检查方法。

体格检查的方法有五种:视诊、触诊、叩诊、听诊和嗅诊。体格检查的注意事项:

1. 检查环境安静、温暖、舒适和具有私密性,光线充足。

2. 检查者衣着整洁,举止大方,态度和蔼,关心体贴被检查者。

3. 检查前先有礼貌地向被检查者做自我介绍,并说明检查的目的与要求,以取得被检查者的合作,同时要洗净双手。

4. 检查者站在被检查者的右侧,按照一定顺序规范、轻柔、细致地实施检查,力求检查结果准确。

5. 根据病情变化,随时复查,以发现新的体征,不断补充和修正检查结果,调整和完善诊断与治疗措施。

一、基本检查法

(一) 视诊

视诊(inspection)是检查者用眼睛来观察被检查者全身或局部情况的检查方法。全身视诊能观察被检查者全身一般状态,如年龄、性别、发育、营养、面容、表情、体位、步态等;局部视诊是对被检查者身体某个局部进行深入细致地观察,如巩膜有无黄染、皮肤有无皮疹及心尖冲动情况等。特殊部位的视诊需借助某些仪器如耳镜、喉镜、检眼镜、内镜等进行检查。

视诊方法简单,适用范围广,可提供重要的诊断资料和线索。最好在自然光线下进行,检查者应具有丰富的医学知识和临床经验,通过深入、细致的观察及反复的临床实践,才能发现有重要意义的临床征象,否则会出现视而不见的情况。

(二) 触诊

触诊(palpation)是检查者通过手的触觉来判断身体某部位有无异常的一种方法。触诊的适用范围遍及全身,尤以腹部触诊更为重要。手的不同部位对触觉的敏感度不同,指腹对触觉敏感,掌指关节掌面皮肤对震动觉敏感,手背皮肤对温度较为敏感。临床可分为浅部触诊法和深部触诊法。

1. 浅部触诊法 检查者将一手轻置于被检查的部位,利用掌指关节和腕关节的协同动作,轻柔地进行滑动触摸(图 1-10)。浅部触诊适用于体表浅在的病变(如关节、软组织、浅部的动静脉、神经、阴囊、精索等)。浅部触诊一般不引起被检查者痛苦和肌肉紧张,因此更有利于检查腹部有无压痛、抵抗感、搏动、包块和某些脏器肿大等。

2. 深部触诊法 用一手或两手重叠,由浅入深,逐步施加压力,以达深部。主要用于检查腹腔内病变和脏器的情况。根据检查目的和手法的不同又可分为:

(1) 深部滑行触诊法:检查时嘱被检查者张口平静呼吸或与其谈话以转移注意力,尽量放松腹肌,检查者以并拢的二、三、四指末端逐渐触向腹腔脏器或包块,并在其上做上下左右滑动触摸(图 1-11)。常用于腹腔深部包块和胃肠病变的检查。

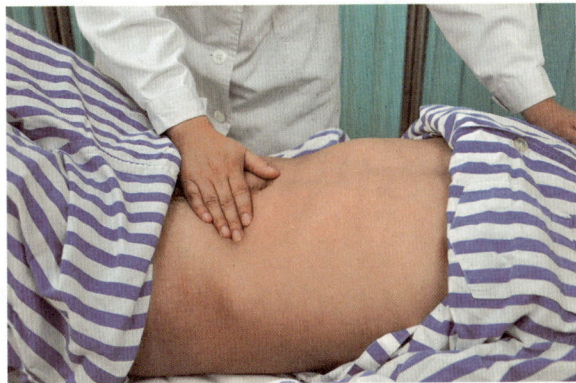

图 1-10 浅部触诊法

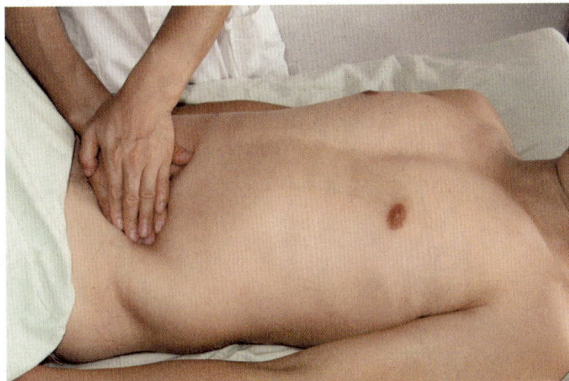

图 1-11 深部滑行触诊法

(2) 双手触诊法:检查者将左手掌置于被检查脏器或包块的背后部,并将被检查部位推向右手方向,起到固定作用,并可使被检查的脏器或包块更接近体表,以利于右手触诊(图 1-12)。多用于肝、脾、肾及腹腔肿物的触诊。

(3) 深压触诊法:用一个或两个并拢的手指逐渐深压腹壁被检查部位,以探测腹腔深在病变的部位或确定腹部压痛点,如阑尾压痛点、胆囊压痛点等。检查反跳痛时,在手指深压的基础上迅速将手抬起,同时询问被检查者有无疼痛加剧或观察其面部有无痛苦表情(图 1-13)。

(4) 冲击触诊法:检查时以右手并拢的三四个手指,取 70°～90°,放置于腹壁相应部位,做数次急速而较有力的冲击动作,冲击时会出现腹腔脏器或包块在指端浮沉的感觉。只用于大量腹水时肝、脾或腹腔包块难以触及者。此法会使被检查者感到不适,操作时应避免用力过猛。

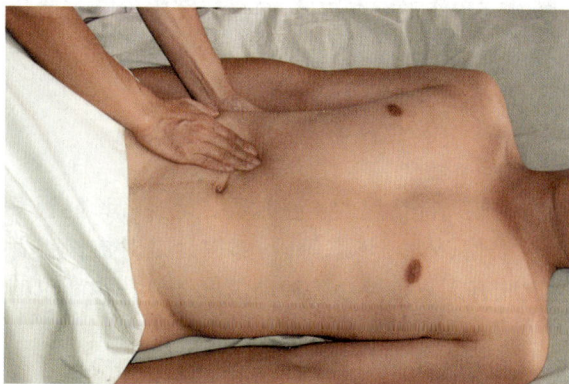
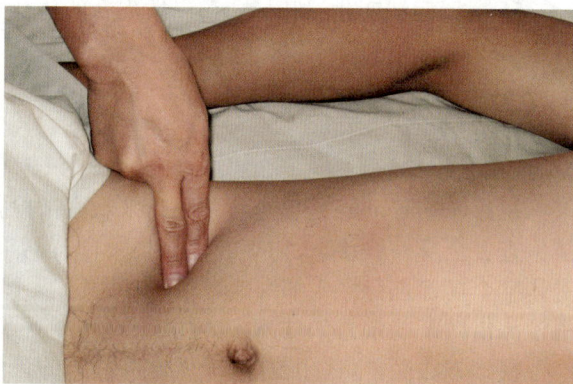

图 1-12 双手触诊法　　　　　　　　　　　图 1-13 深压触诊法

触诊注意事项:①触诊前应向被检查者说明检查目的和需要配合的动作。检查者手要温暖,动作轻柔,以免引起被检查者肌肉紧张而影响检查效果。②被检查者通常取仰卧位,双手置于体侧,双腿稍屈,尽可能放松腹肌。③触诊下腹部时,应嘱被检查者排尿,以免将充盈的膀胱误认为腹腔包块。④触诊时应手脑并用,注意病变的部位、特点和毗邻关系,以明确病变性质和来源。

(三)叩诊

叩诊(percussion)是用手指叩击或以手掌拍击身体表面的某一部位,使之震动产生音响,根据震动和声响的特点判断该部位的脏器有无异常的一种方法。叩诊多用于分辨被检查部位组织或器官的位置、大小、形状及密度,如确定肺下界、心界大小,胸腹腔有无积液或积气,肝、膀胱大小等,在胸、腹部检查方面尤为重要。

1. 叩诊方法

(1) 直接叩诊法:检查者用右手指掌面直接拍击被检查的部位,根据拍击的音响和指下的震动感来判断病变情况。主要适用于检查胸部和腹部面积较为广泛的病变,如大量胸腔积液、腹水和气胸等(图 1-14)。

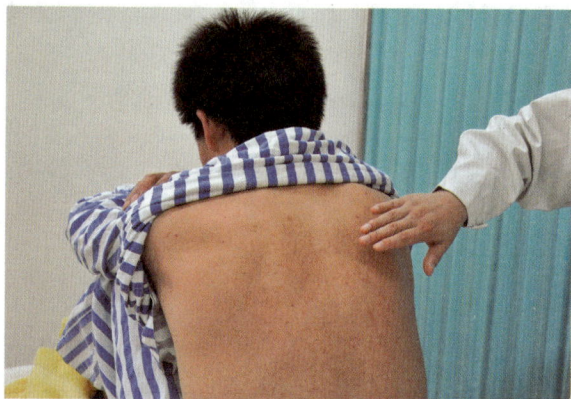
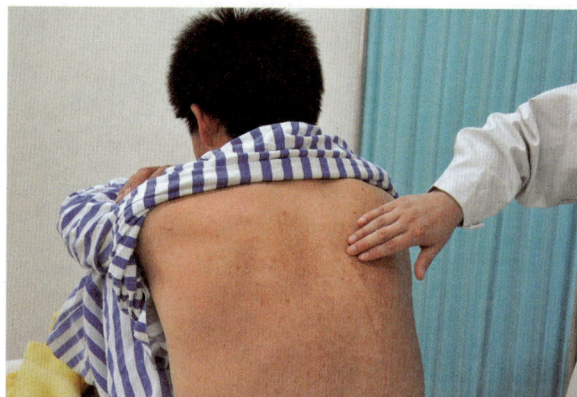

A　　　　　　　　　　　　　　　　　　　　B

图 1-14 直接叩诊法

(2) 间接叩诊法:①检查者以左手中指第二指节紧贴于叩诊部位,其他手指稍抬起,勿与体表接触。②右手指自然弯曲,以中指指端叩击左手中指末端指关节处或第二节指骨的远端。叩击方向应与叩诊部位的体表垂直。③叩诊时以腕关节与掌指关节的活动为主,避免肘关节和肩关节参与运动。④一个叩诊部位,每次连续叩击 2~3 下(图 1-15)。适用范围广,如心脏、肝脏相对浊音界、腹水叩诊、判断脏器密度变化、叩击痛等。

2. 叩诊音
由于被叩击部位组织器官的密度、弹性、含气量以及与体表的距离不同,叩诊音的音调高低、音响强弱及振动持续时间亦不同。临床分为实音、浊音、清音、过清音和鼓音,其特点和临床意义见表 1-3。

笔记

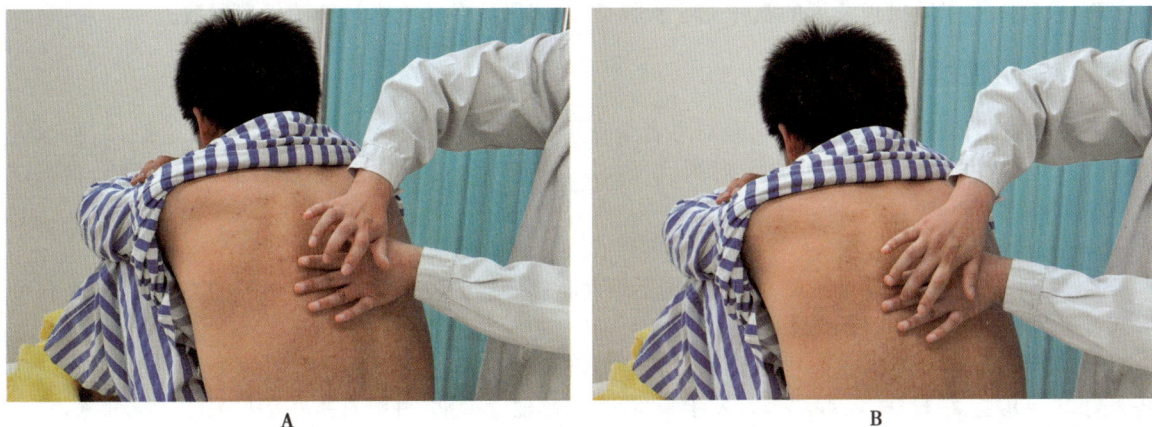

图 1-15 间接叩诊法

表 1-3 各种叩诊音的特点和临床意义

叩诊音	音响强度	音调	持续时间	正常人出现部位	临床意义
实音	最弱	最高	最短	心、肝未被肺覆盖部分	大量胸腔积液、肺实变
浊音	弱	高	短	心、肝被肺覆盖部分	肺炎、肺不张等
清音	强	低	长	正常肺部	肺脏含气量和弹性正常
过清音	更强	更低	更长	不出现	肺气肿
鼓音	最强	最低	最长	胃泡区和腹部	肺内空洞、气胸、气腹

（四）听诊

听诊（auscultation）是检查者直接或借助听诊器听取被检查者身体各部分活动时发出的声音，判断其正常与否的检查方法。听诊是身体检查的重要手段，尤其表现在心、肺检查中。根据不同情况可采用直接听诊和间接听诊两种方法。

1. 直接听诊 检查者用耳部直接贴在被检查者体表进行听诊的方法。该法听到的体内声音微弱，仅用于某些特殊情况或紧急情况时。

2. 间接听诊 为借助听诊器进行听诊的方法。因听诊器对听诊部位的声音有放大作用，且能阻隔环境中的噪声，所以听诊效果好。间接听诊法主要用于心、肺、腹部、血管的听诊。

听诊时需注意：①听诊时，环境应安静、温暖和避风以免被检查者因肌束颤动而出现的附加音。②被检查者取适当的体位。一般多采取坐位或卧位，有时需配合呼吸运动或变换体位后再进行听诊。③正确使用听诊器。听诊前应检查听诊器耳件弯曲方向向前，软、硬管腔是否通畅；体件要紧贴于被听诊的部位，避免与皮肤摩擦而产生附加音。④听诊时注意力要集中，听诊肺部时要摒除心音的干扰，听诊心脏时也要摒除呼吸音的干扰。

（五）嗅诊

嗅诊（olfactory examination）是以嗅觉判断发自被检查者的异常气味与疾病之间关系的检查方法。这些异常气味多来自皮肤、黏膜、呼吸道、胃肠道、呕吐物、排泄物、脓液和血液等。常见的异常气味及其临床意义：

1. 汗液味 酸性汗味常见于风湿热和长期口服解热镇痛药物者；特殊的狐臭味见于腋臭等患者。

2. 呼吸气味 浓烈的酒味见于饮酒后或醉酒；刺激性蒜味见于有机磷杀虫药中毒；烂苹果味见于糖尿病酮症酸中毒；氨味见于尿毒症；肝腥味见于肝性脑病。

3. 痰液味 血腥味见于大量咯血患者；恶臭味提示厌氧菌感染，多见于支气管扩张症或肺脓肿。

4. 呕吐物 呕吐物呈酸臭味提示食物在胃内滞留时间过长，见于幽门梗阻；呕吐物呈粪臭味者见于肠梗阻。

5. 粪便味 腐败性粪臭味多因消化不良或胰腺功能不良引起；腥臭味见于细菌性痢疾。

6. 脓液味 脓液恶臭提示气性坏疽或厌氧菌感染。

视、触、叩、听的基本检查法（视频）

笔记

7. **尿液味**　尿液出现浓烈的氨味见于膀胱炎,系因尿液在膀胱内被细菌发酵所致。

二、一般检查

一般检查是体格检查的第一步,是对患者全身状态的概括性观察,以视诊为主,配合触诊、听诊进行检查。包括性别、年龄、体温、呼吸、脉搏、血压、发育与营养、意识状态、面容表情、体位姿势、步态以及皮肤和淋巴结等。

(一)全身状态检查

1. **性别**　正常人的性征很明显,故性别不难判断。疾病的发生与性别有一定的关系,某些疾病可引起性征发生改变。

2. **年龄**　具体年龄通过病史采集获得。年龄与疾病的发生及预后有密切的关系。如麻疹、佝偻病等好发于儿童,结核病、风湿热等好发于青少年,心脑血管疾病、肿瘤性疾病等好发于中老年人。

3. **生命征**　生命征(vital sign)是评价生命活动存在与否及其质量的指标,包括体温、脉搏、呼吸和血压。测量之后应及时而准确地记录。

(1) 体温:测量方法有三种。①腋测法:将腋窝拭干,把体温计头端放置在腋窝深处,嘱患者用上臂将体温计夹紧,10min 后读数,正常值 36～37℃。为最常用的体温测定方法。②口测法:将消毒后的体温计置于患者舌下,嘱患者紧闭口唇,5min 后读数,正常值为 36.3～37.2℃。该法结果较为准确,但不能用于婴幼儿及神志不清者。③肛测法:嘱患者取侧卧位,将肛门体温计头端涂以润滑剂,徐徐插入肛门,深达体温计长度的一半止,5min 后读数,正常值为 36.5～37.7℃。该法测值稳定,多用于婴幼儿及神志不清者。

(2) 呼吸:观察、记录被检查者呼吸的频率和节律。正常成人平静状态下频率为 12～20 次/min。

(3) 脉搏:观察、记录被检查者脉搏的频率和节律。正常成人平静状态下频率为 60～100 次/min。

(4) 血压:观察、记录被检查者动脉血压的高低。正常成人安静状态下血压为(90～139)/(60～89)mmHg(1mmHg＝0.133kPa)。

呼吸、脉搏、血压的检测方法及临床意义详见本节"胸部检查"。

4. **发育与体型**

(1) 发育:通过观察患者年龄、智力和体格成长状态(包括身高、体重及第二性征)之间的关系进行综合评价。

身高测量方法:①嘱被检查裸足站立,身体保持挺直(足跟、臀和肩部接触墙壁),头部保持中立(枕部接触墙壁)。②测量地板与头皮最高点水平线的垂直距离。③测量时,要压住头发或分开特别厚的头发,以免过高估计身高。④身高以厘米记录(精确至0.5cm)。

成人发育正常的指标:①头部的长度为身高的1/8～1/7。②胸围为身高的1/2。③双上肢展开后,左右指端的距离与身高基本一致。④坐高等于下肢的长度。

(2) 体型:体型是身体各部发育的外观表现,包括骨骼、肌肉的生长与脂肪分布的状态等。成年人的体型可分为三种。①无力型(瘦长型):体高肌瘦,颈细长,肩下垂,胸廓扁平,腹上角小于90°。②正力型(匀称型):身体的各部分匀称适中,腹上角呈90°左右。正常人多为此型。③超力型(矮胖型):体型粗壮,颈部粗短,肩宽平,胸围增大,腹上角大于90°。

5. **营养状态**　营养状态(state of nutrition)通常根据皮肤、毛发、皮下脂肪、肌肉的发育情况进行综合判断。检查方法:①观察皮下脂肪充实的程度,前臂屈侧或上臂背侧下1/3处,为判断脂肪充实程度最方便和最适宜的部位。②在一定时间内监测体重的变化也可以反映机体的营养状态。

(1) 营养状态分级:临床上通常用良好、中等、不良三个等级对营养状态进行描述。①良好:黏膜红润、皮肤光泽、弹性良好,皮下脂肪丰满而有弹性,肌肉结实,指甲、毛发润泽。②不良:皮肤黏膜干燥、弹性降低,皮下脂肪菲薄,肌肉松弛无力,指甲粗糙无光泽、毛发稀疏。③中等:介于两者之间。

(2) 常见的营养状态异常:营养状态异常包括营养过度和营养不良两种,一般采用肥胖和消瘦进行描述。常通过标准体重、体重指数(BMI)或皮褶厚度进行判定,其中的 BMI 较准确。世界卫生组织(WHO)认定的标准体重为,男性:体重(kg)＝[身高(cm)－80]×0.7,女性:体重(kg)＝[身高(cm)－70]×0.6。BMI＝体重(kg)/[身高的平方(m²)]。实际体重超过标准体重20%以上或男性 BMI≥27、女性≥25,男性肱三头肌皮褶厚度>2.5cm、女性>3.0cm 为肥胖。实际体重低于标准体重10%以上或 BMI<

生命体征测量(视频)

18.5 为消瘦,极度消瘦者称为恶病质。

6. 意识状态 意识是大脑功能活动的综合表现,即对环境的知觉状态。正常人意识清晰,定向力正常,反应敏锐精确,思维和情感活动正常,语言流畅、准确、表达能力良好。意识障碍为影响大脑功能活动的疾病均可引起程度不等的意识改变,患者可出现兴奋不安、思维紊乱、语言表达能力减退或失常、情感活动异常、无意识动作增加等。根据意识障碍的程度可将其分为嗜睡、意识模糊、谵妄、昏睡以及昏迷。

7. 面容与表情 通过视诊即可确定患者的面容和表情。正常人表情自然,神态安怡。临床上常见面容改变:

(1)急性病容:面色潮红,烦躁不安,鼻翼扇动,口唇疱疹,表情痛苦。多见于急性感染性疾病,如肺炎球菌肺炎、疟疾、流行性脑脊髓膜炎等。

(2)慢性病容:面容憔悴,面色晦暗或苍白无华,目光暗淡。见于慢性消耗性疾病,如恶性肿瘤、肝硬化、严重结核病等。

(3)贫血面容:面色苍白,唇舌色淡,表情疲惫。见于各种原因所致的贫血。

(4)肾病面容:面色苍白,眼睑、颜面水肿,舌色淡、舌缘有齿痕。见于慢性肾脏疾病。

(5)肝病面容:面色晦暗,额部、鼻背、双颊有褐色色素沉着。见于慢性肝脏疾病。

(6)甲状腺功能亢进面容:面容惊愕,眼裂增宽,眼球凸出,目光炯炯,兴奋不安,烦躁易怒。见于甲状腺功能亢进症(图1-16)。

(7)伤寒面容:表情淡漠,反应迟钝呈无欲状态。见于肠伤寒、脑脊髓膜炎、脑炎等高热衰竭患者。

(8)二尖瓣面容:面色晦暗、双颊紫红、口唇轻度发绀。见于风湿性心瓣膜病二尖瓣狭窄(图1-17)。

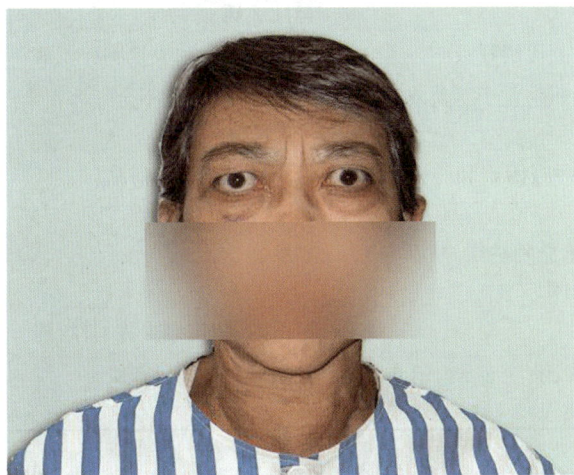

图 1-16 甲状腺功能亢进面容　　　　图 1-17 二尖瓣面容

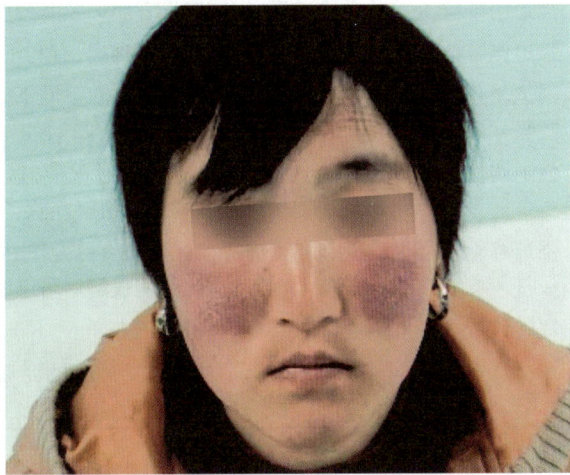

(9)肢端肥大症面容:头颅增大,面部变长,下颌增大、向前突出,眉弓及两颧隆起,唇舌肥厚,耳鼻增大。见于肢端肥大症(图1-18)。

(10)黏液性水肿面容:面色苍黄,颜面水肿,睑厚面宽,目光呆滞,反应迟钝,眉毛、头发稀疏,舌色淡、肥大。见于甲状腺功能减退症。

(11)面具面容:面部呆板、无表情,似面具样。见于帕金森病、脑炎等。

(12)满月面容:面圆如满月,皮肤发红,常伴痤疮和胡须生长。见于库欣综合征及长期应用糖皮质激素者(图1-19)。

(13)苦笑面容:牙关紧闭,面肌痉挛,呈苦笑状。见于破伤风。

8. 体位 指患者身体所处的状态。体位的改变对某些疾病的诊断具有一定的意义。常见的体位有:

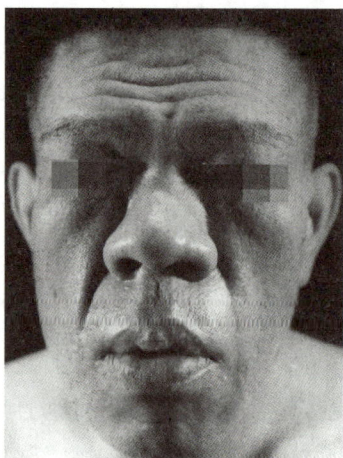

图 1-18　肢端肥大症面容

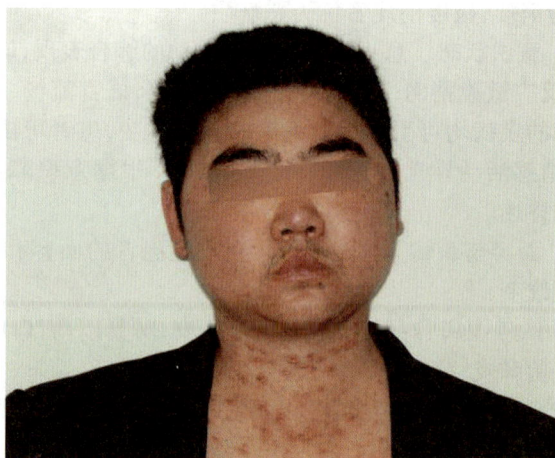

图 1-19　满月面容

（1）自主体位：身体活动自如,不受限制。常见于正常人、轻症和疾病早期患者。

（2）被动体位：患者不能自己调整或变换身体的位置。见于极度衰竭或意识丧失者。

（3）强迫体位：指患者为减轻痛苦,被迫采取某种特殊的体位。常见强迫体位的特点及临床意义见表1-4。

表 1-4　常见强迫体位的特点及临床意义

体 位	临 床 表 现	临 床 意 义
强迫仰卧位	患者仰卧,双腿屈曲,以减轻腹部肌肉紧张程度	急性腹膜炎等
强迫俯卧位	患者俯卧,以减轻脊背肌肉紧张程度	脊柱疾病
强迫侧卧位	患者卧向患侧,以减轻疼痛,有利于健侧代偿呼吸	一侧胸膜炎和大量胸腔积液
强迫坐位（端坐呼吸）	患者不能平卧而取坐位,双下肢下垂,两手置于膝盖或扶持床边	严重心、肺功能不全
强迫蹲位	患者在步行或其他活动过程中,感到呼吸困难和心悸而采取蹲踞体位或膝胸位以缓解症状	先天性发绀型心脏病
强迫停立位	患者行走时心前区疼痛突然发作,被迫立刻站住,并以右手安抚心前部位,症状稍缓解后可继续行走	心绞痛
辗转体位	患者辗转反侧,坐卧不安	胆石症、胆道蛔虫症、肾绞痛
角弓反张位	患者颈及背肌肉强直,头部极度后仰,胸腹前凸,躯干呈弓形	破伤风及小儿脑膜炎

9. 步态　指走动时所表现的姿态。当患某些疾病时可导致步态发生显著改变,并具有一定的特征性。常见的典型异常步态有以下几种：

（1）蹒跚步态：走路时身体左右摇摆似鸭行。见于佝偻病、大骨节病、进行性肌营养不良或先天性双侧髋关节脱位等。

（2）共济失调步态：起步时一脚高抬,骤然垂落,且双目向下注视,两脚间距很宽,以防身体倾斜,闭目时则不能保持平衡。见于脊髓痨患者。

（3）醉酒步态：行走时重心不稳,步态紊乱如醉酒状。见于小脑疾病、酒精及巴比妥中毒。

（4）慌张步态：起步难,起步后小步急速趋行,身体前倾,有难以止步之势。见于帕金森病患者（图1-20）。

（5）剪刀步态：双下肢肌张力增高,尤以伸肌和内收肌张力增高明显,移步时下肢内收过度,两腿交叉呈剪刀状。见于脑性瘫痪与截瘫患者（图1-21）。

（6）跨阈步态：由于踝部肌腱、肌肉弛缓,患足下垂,行走时必须抬高下肢才能起步。见于腓总神经麻痹（图1-22）。

笔记

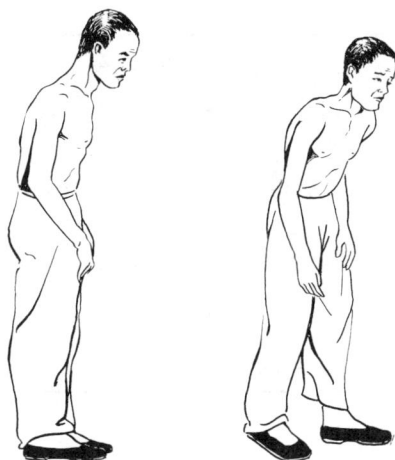

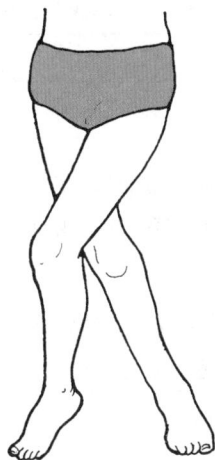

图 1-20　慌张步态　　　　图 1-21　剪刀步态　　　　图 1-22　跨阈步态

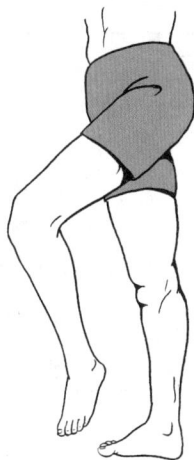

（7）间歇性跛行：步行中，因下肢突发性酸痛乏力，患者被迫停止行进，需稍休息后方能继续行进。见于高血压、动脉硬化患者。

（二）皮肤检查

皮肤检查以视诊为主，配合触诊。

1. **颜色**　皮肤的颜色与种族、遗传、毛细血管的分布、血液的充盈度、色素量的多少、皮下脂肪的厚薄有关。

（1）苍白：皮肤苍白可由贫血、末梢毛细血管痉挛或充盈不足所致。如寒冷、惊恐、休克、虚脱以及主动脉瓣关闭不全等。

（2）发红：皮肤发红是由于毛细血管扩张充血、血流加速、血量增加以及红细胞量增多所致。生理情况下见于运动、饮酒后；病理情况下可见于肺炎球菌肺炎、肺结核、猩红热、阿托品及一氧化碳中毒等。皮肤持久性发红见于库欣综合征及真性红细胞增多症。

（3）发绀：发绀是皮肤呈青紫色。常见于还原血红蛋白增多或异常血红蛋白血症。

（4）黄染：皮肤黏膜发黄。常见的原因有：①黄疸：由于血清内胆红素浓度增高而使皮肤黏膜乃至体液及其他组织黄染的现象为黄疸。②胡萝卜素增高：过多食用胡萝卜、南瓜、橘子等可引起血中胡萝卜素增高，当超过 2.5g/L 时，也可使皮肤黄染。③长期服用含有黄色素的药物：如米帕林、呋喃类等药物也可引起皮肤黄染。

（5）色素沉着：生理情况下，身体的外露部分，以及乳头、腋窝、生殖器官、关节、肛门周围等处皮肤色素较深。病理情况下常见于慢性肾上腺皮质功能减退，其他如肝硬化、晚期肝癌、肢端肥大症，使用某些药物如砷剂和抗肿瘤药物等。妇女妊娠期间，面部、额部可出现棕褐色对称性色素斑，称为妊娠斑；老年人也可出现全身或面部的散在色素斑，称为老年斑。

（6）色素脱失：正常皮肤均含有一定量的色素，当缺乏酪氨酸酶致体内酪氨酸不能转化为多巴而形成黑色素时，即可发生色素脱失。临床上常见的色素脱失有：①白癜，最常见于白癜风。②白斑：常发生于口腔黏膜及女性外阴部，部分白斑可发生癌变。③白化症：属于遗传性疾病。

2. **皮疹**　以视诊为主，辅以触诊。常见皮疹的特点及临床意义见表 1-5。

3. **皮下出血**　皮下出血根据其直径大小及伴随情况分为以下几种：小于 2mm 称为瘀点，3～5mm 称为紫癜，大于 5mm 称为瘀斑；片状出血并伴有皮肤显著隆起称为血肿。皮下出血常见于造血系统疾病、重症感染、某些血管损害性疾病以及毒物或药物中毒等。

4. **蜘蛛痣与肝掌**　皮肤小动脉末端分支性扩张所形成的血管痣，形似蜘蛛，称为蜘蛛痣（图 1-23）。多出现于上腔静脉分布的区域内，如面、颈、手背、上臂、前胸和肩部等处。检查时用棉签或火柴杆压迫蜘蛛痣的中心，其辐射状小血管网立即消失，去除压力后又复出现。常见于急、慢性肝炎或肝硬化。

慢性肝病患者手掌大、小鱼际处常发红，加压后褪色，称为肝掌，发生机制与蜘蛛痣相同（图 1-24）。

表 1-5 常见皮疹的特点及临床意义

皮疹	特点	临床意义
斑疹	既不隆起也不凹陷,皮面的局部皮肤发红,形态大小不一	斑疹伤寒、风湿性多形性红斑、丹毒等
丘疹	多为局限性、实质性、隆起的皮肤损害,可伴有皮肤颜色的改变,触之较硬,顶端可尖锐、扁平或凹陷	药物疹、麻疹、猩红热、湿疹等
斑丘疹	在丘疹周围有皮肤发红的底盘	药物疹、风疹、猩红热
玫瑰疹	2~3mm 的鲜红色圆形斑疹,压之褪色,多出现于胸腹部	伤寒和副伤寒
荨麻疹	稍隆起皮肤表面的苍白色或红色的局限性水肿	变态反应

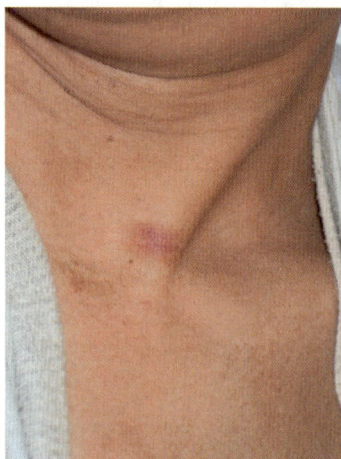

图 1-23 蜘蛛痣

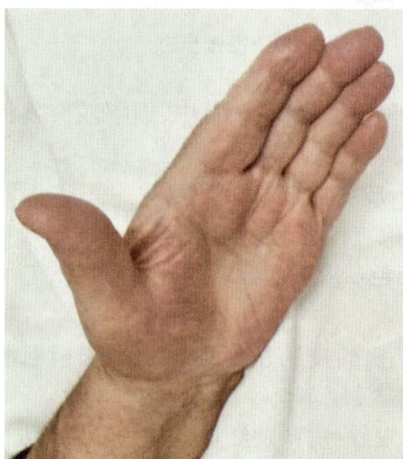

图 1-24 肝掌

5. 水肿 皮下组织的细胞内及组织间隙内液体积聚过多称为水肿。水肿可分为轻、中、重三度。

（1）轻度水肿:仅见于眼睑、眶下软组织、胫骨前、踝部皮下组织,指压后可见组织轻度下陷,平复较快。

（2）中度水肿:全身组织均见明显水肿,指压后可出现明显的或较深的组织下陷,平复缓慢。

（3）重度水肿:全身组织严重水肿,身体低位皮肤紧张发亮,甚至有液体渗出。此外,胸腔、腹腔等浆膜腔内可见积液,外阴部亦可见严重水肿。

6. 皮下结节 常见的皮下结节有:①位于关节附近,长骨骺端,无压痛,圆形硬质小结节多为风湿小结。②位于皮下肌肉表面,豆状硬韧可推动小结,无压痛,多为猪绦虫囊蚴结节。③指尖、足趾、大小鱼际肌腱部位存在粉红色有压痛的小结节,称为奥斯勒结节（Osler node）,见于感染性心内膜炎。④游走性皮下结节,见于一些寄生虫疾病,如肺吸虫病。⑤无明显局部炎症,生长迅速的皮下结节,见于肿瘤所致皮下转移。

7. 毛发 毛发的颜色、曲直与种族有关,其分布、多少和颜色可因性别与年龄而有不同,亦受遗传、营养和精神状态的影响。毛发疾病一般可分为毛发脱落、毛发过多、毛发变色、毛发变质等,临床上以毛发脱落多见。

（三）淋巴结

正常情况下,浅部淋巴结直径多在 0.2~0.5cm,质地柔软,表面光滑,与毗邻组织无粘连,不易触及,亦无压痛。

1. 浅表淋巴结分布及检查方法 常呈组群分布,一个组群的淋巴结收集一定区域的淋巴液。头颈部淋巴结及腋窝淋巴结的分布见图 1-25 和图 1-26。常采取视频和浅部触诊法,依次检查耳前、耳后、枕部、颌下、颏下、颈前、颈后、锁骨上、腋窝、腹股沟部、腘窝部淋巴结。腹股沟淋巴结位于股三角内。收集下肢、会阴、外生殖器等处淋巴液。

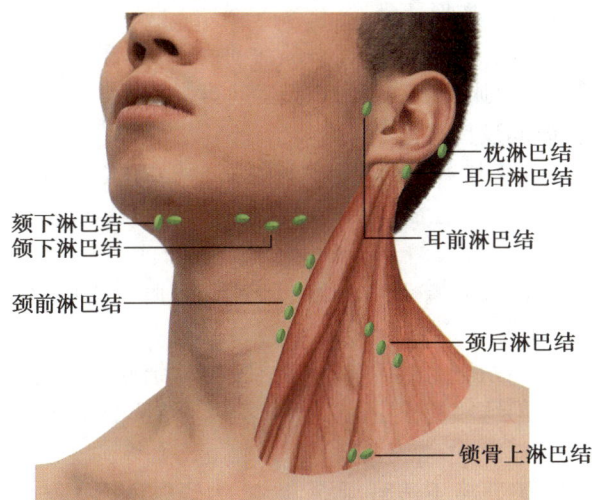

图 1-25 头颈部淋巴结

枕淋巴结
耳后淋巴结
耳前淋巴结
颊下淋巴结
颌下淋巴结
颈前淋巴结
颈后淋巴结
锁骨上淋巴结

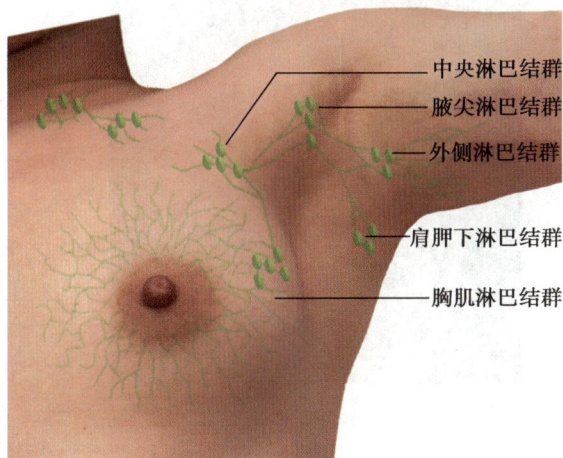

图 1-26 腋窝淋巴结

中央淋巴结群
腋尖淋巴结群
外侧淋巴结群
肩胛下淋巴结群
胸肌淋巴结群

淋巴结检查
（视频）

2. 淋巴结肿大病因及表现　淋巴结肿大按其分布可分为局限性和全身性淋巴结肿大。

（1）局限性淋巴结肿大

1）非特异性淋巴结炎：由引流区域的急、慢性炎症所引起，如急性化脓性扁桃体炎、牙龈炎可引起颈部淋巴结肿大。肿大的淋巴结柔软、有压痛，表面光滑、无粘连。

2）淋巴结结核：肿大的淋巴结常发生于颈部血管周围，多发性，质地稍硬，大小不等，可相互粘连，或与周围组织粘连，如发生干酪性坏死，则可触及波动感。晚期破溃后形成瘘管，愈合后可形成瘢痕。

3）恶性肿瘤淋巴结转移：质地坚硬，或有橡皮样感，表面可光滑或突起，与周围组织粘连，不易推动，一般无压痛。胸部肿瘤如肺癌可向右侧锁骨上窝或腋窝淋巴结群转移；胃癌多向左侧锁骨上窝淋巴结群转移，因此处系胸导管进颈静脉的入口，这种肿大的淋巴结称为 Virchow 淋巴结，常为胃癌、食管癌转移的标志。

（2）全身性淋巴结肿大：肿大淋巴结的部位可以遍及全身，大小不等，活动、无粘连、光滑、不痛，可见于淋巴瘤、急慢性白血病、系统性红斑狼疮等。

三、头部检查

（一）头发和头皮

检查头发要注意颜色、疏密度、脱发的类型与特点。头皮的检查需分开头发观察头皮颜色、头皮屑，有无头癣、疖痈、外伤、血肿及瘢痕等。

（二）头颅

头颅的检查应注意大小、外形变化和有无异常活动。头颅的大小以头围来衡量。临床常见异常颅形：

1. 小颅　小儿囟门多在 12~18 个月内闭合，如过早闭合可形成小头畸形，常伴有智力发育障碍。

2. 尖颅　亦称塔颅，头顶部尖突高起，造成与颜面的比例异常，原因为矢状缝与冠状缝过早闭合所致。见于先天性疾患尖颅并指（趾）畸形，即 Apert 综合征（图 1-27）。

3. 方颅　前额左右突出，头顶平坦呈方形，见于小儿佝偻病或先天性梅毒。

4. 巨颅　额、顶、颞及枕部突出膨大呈圆形，颈部静脉充盈，对比之下颜面很小。由于颅内压增高，压迫眼球，形成双目下视，巩膜外露的特殊表情，称落日现象，见于脑积水（图 1-28）。

5. 变形颅　发生于中年人，以颅骨增大变形为特征，同时伴有长骨的骨质

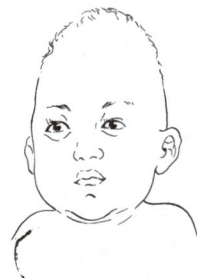

图 1-27 尖颅

笔记

31

增厚与弯曲,见于变形性骨炎。

　　头部的运动异常,常见有头部活动受限、头部不随意地颤动及与颈动脉搏动一致的点头运动等。

(三)颜面及其器官

　　检查颜面及其器官时,应注意除面部器官本身疾病外,许多全身性疾病在面部及其器官上有特征性表现。

　　1. 眼

　　(1)眼睑:注意有无睑内翻、上睑下垂、眼睑水肿、包块、压痛、倒睫等。

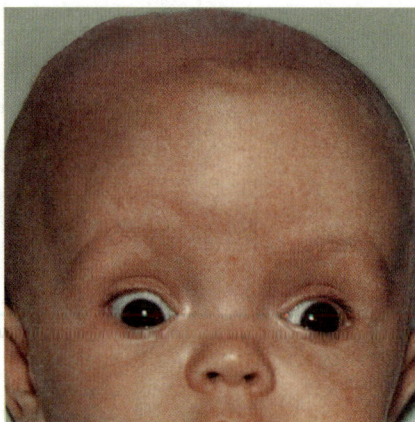

图 1-28　巨颅

　　(2)结膜:分睑结膜、穹隆部结膜与球结膜三部分。常见的改变:①结膜充血、分泌物增多。②结膜颗粒与滤泡。③结膜苍白。④结膜发黄。⑤结膜下出血等。

　　(3)巩膜:正常不透明,血管极少,为瓷白色。在发生黄疸时,巩膜比其他黏膜更先出现黄染。这种黄染在巩膜是连续的,近角膜巩膜交界处较轻,越远离此越黄。

　　(4)角膜:表现有丰富的感觉神经末梢,因此感觉十分灵敏。正常呈无色透明。常见异常有:①角膜边缘及周围出现灰白色浑浊环,多见于老年人,故称为老年环。②角膜边缘若出现黄色或棕褐色的色素环,环的外缘较清晰,内缘较模糊,称为凯-弗环(Kayser-Fleischer 环),是铜代谢障碍的结果,见于肝豆状核变性(Wilson 病)。

　　(5)虹膜:是眼葡萄膜的最前部分,中央的圆形孔洞即瞳孔,虹膜内有瞳孔括约肌与扩大肌,可调节瞳孔大小。正常虹膜纹理近瞳孔部分呈放射状排列,周边呈环形排列。

　　(6)瞳孔:是虹膜中央的孔洞,正常为圆形,直径为 3～4mm,双侧等圆、等大。对瞳孔的检查应注意瞳孔的形状、大小、位置、双侧是否等圆等大,对光反射、调节与集合反射等。

　　1)瞳孔的形状与大小:青光眼或眼内肿瘤时瞳孔可呈椭圆形;虹膜粘连时形状可不规则。生理情况下,婴幼儿和老年人瞳孔较小,在光亮处瞳孔较小,青少年瞳孔较大,兴奋或在暗处瞳孔扩大。病理情况下,瞳孔缩小,见于虹膜炎症、中毒(有机磷类农药)、药物反应(毛果芸香碱、吗啡、氯丙嗪)等;瞳孔扩大见于外伤、颈交感神经刺激、青光眼绝对期、视神经萎缩、药物影响(阿托品、可卡因)等。双侧瞳孔散大并伴有对光反射消失为濒死状态的表现。一侧眼交感神经麻痹,产生 Horner 综合征,出现瞳孔缩小、眼睑下垂和眼球下陷,同侧结膜充血及面部无汗。双侧瞳孔大小不等,常提示有颅内病变,如脑外伤、脑肿瘤、中枢神经梅毒、脑疝等。双侧瞳孔不等,且变化不定,可能是中枢神经和虹膜的神经支配障碍;如双侧瞳孔不等且伴有对光反射减弱或消失以及神志不清,往往是中脑功能损害的表现。

　　2)对光反射:分直接反射和间接反射。瞳孔对光反射迟钝或消失,见于昏迷患者。直接对光反射消失见于视网膜感光障碍、视神经(传入)障碍或动眼神经损伤;间接对光反射消失见于光照侧视网膜病损、光感传入障碍或对侧动眼神经功能损伤。

　　3)调节与集合反射:嘱患者注视 1m 以外的目标(通常是检查者的示指尖),然后将目标迅速移近眼球(距眼球 5～10cm),正常人此时瞳孔逐渐缩小,称为调节反射;再次将目标由 1m 外缓慢移向眼球,可见双眼内聚,瞳孔缩小,称为集合反射。动眼神经功能损害时,睫状肌和双眼内直肌麻痹,集合反射和调节反射均消失。

　　(7)眼球:检查眼球外形、运动及眼压。常见异常有:①眼球突出:双侧眼球突出见于甲状腺功能亢进症;单侧眼球突出,多由于局部炎症或眶内占位性病变所致,偶见于颅内病变。②眼球下陷:双侧下陷见于严重脱水;单侧下陷,见于 Horner 综合征和眶尖骨折。③眼球运动:支配眼肌运动的神经核、神经或眼外肌本身器质性病变所产生的斜视,称为麻痹性斜视,多由颅脑外伤、鼻咽癌、脑炎、脑膜炎、脑脓肿、脑血管病变所引起。④眼球震颤:为双侧眼球发生一系列有规律的快速往返运动。自发的眼球震颤见于耳源性眩晕、小脑疾患和视力严重低下等。⑤眼压改变:眼压减低可导致双眼球凹陷,见于眼球萎缩或脱水。眼压增高:见于眼压增高性疾患,如青光眼。

笔记

2. **耳**　是听觉和平衡器官,分外耳、中耳和内耳三个部分。

(1) 耳郭与外耳道:检查耳郭有无畸形、耳前瘘管、痛风结节及牵拉痛;外耳道有无溢液、流脓、出血等。耳郭皮下触及小而硬的结节,称为痛风石,见于痛风患者。

(2) 中耳:检查鼓膜是否穿孔,如有,需注意穿孔位置,如有溢脓并有恶臭,可能为胆脂瘤。

(3) 乳突:乳突由骨密质组成,内腔为大小不等的骨松质小房,乳突内腔与中耳道相连,检查时注意乳突部有无压痛及红肿。乳突压痛、红肿,见于化脓性中耳炎引流不畅导致的乳突炎。

(4) 听力:可先用粗略的方法了解,检查时在一定距离内用手表测试其听力,并与正常人作对比,如果被检查者存在耳聋,应做音叉试验或电测听仪检查。听力减退见于耳道有盯聍或异物、听神经损害、局部或全身血管硬化、中耳炎、耳硬化等。

3. **鼻**　检查包括鼻的外形、鼻腔、鼻窦等。

(1) 鼻的外形:视诊时注意鼻部皮肤颜色和鼻外形的改变。出现红色斑块,病损处高起皮面并向两侧面颊部扩展,见于系统性红斑狼疮。鞍鼻是由于鼻骨破坏、鼻梁塌陷所致,见于鼻骨折、鼻骨发育不良、先天性梅毒和麻风病。鼻尖鼻翼部皮肤发红变厚,并有毛细血管扩张和痤疮者称为酒渣鼻;鼻翼扇动见于呼吸困难或高热患者。

(2) 鼻腔:检查时应注意鼻腔是否通畅,鼻前庭有无分泌物、出血,黏膜有无红肿、糜烂、溃疡、结痂等,鼻中隔有无明显弯曲。黏膜充血伴鼻塞和流涕,见于急性鼻炎;鼻腔黏膜肿胀、组织肥厚见于慢性鼻炎。

(3) 鼻窦:为鼻腔周围含气的骨质空腔,共四对(图 1-29),都有窦口与鼻腔相通,当引流不畅时容易发生炎症。鼻窦炎时出现鼻塞、流涕、头痛和鼻窦压痛。

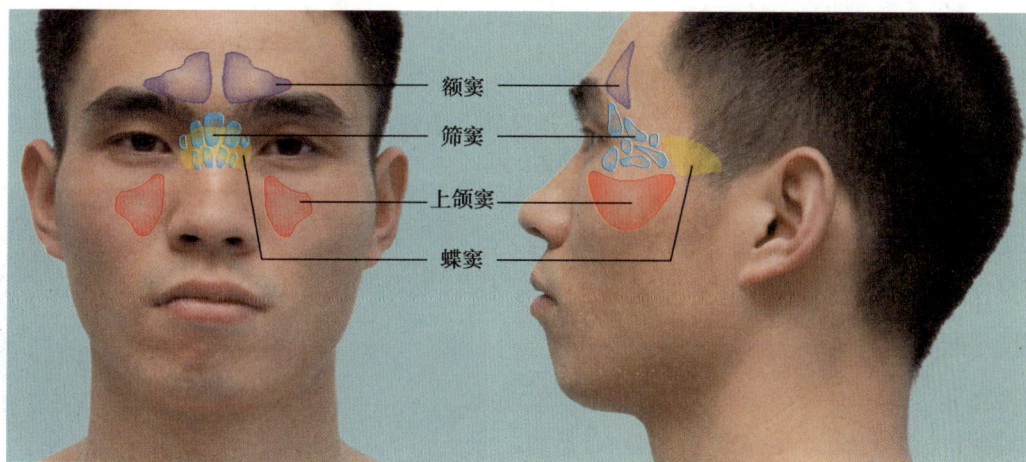

额窦
筛窦
上颌窦
蝶窦

图 1-29　鼻窦位置

4. **口**　包括口唇、口腔内器官和组织以及口腔气味等。

(1) 口唇:健康人红润光泽。口唇苍白见于贫血、虚脱、主动脉瓣关闭不全等;口唇发绀见于心力衰竭和呼吸衰竭等;口唇疱疹为口唇黏膜与皮肤交界处发生的成簇的小水疱,半透明,多为单纯疱疹病毒感染所引起。

(2) 口腔黏膜:正常光洁呈粉红色。在相当于第二磨牙的颊黏膜处出现帽针头大小白色斑点,称为麻疹黏膜斑(Koplik 斑),为麻疹的早期特征;鹅口疮(雪口病)为白念珠菌感染,多见于衰弱的病儿或老年患者,也可出现于长期使用广谱抗生素和抗肿瘤药之后。

(3) 牙:应注意有无龋齿、残根、缺牙和义齿等。

(4) 牙龈:正常呈粉红色,质坚韧且与牙颈部紧密贴合。①牙龈水肿见于慢性牙周炎,牙龈缘出血常为口腔内局部因素引起,如牙石等,也可由全身性疾病所致,如维生素 C 缺乏症、肝脏疾病或血液系统出血性疾病等。②牙龈的游离缘出现蓝灰色点线称为铅线,是铅中毒的特征。在铋、汞、砷等中毒时可出现类似的黑褐色点线状色素沉着。

(5) 舌:舌质正常淡红、湿润、柔软,活动自如,伸舌居中,无震颤,薄白苔。①干燥舌可见于鼻部疾患,严重干燥舌见于严重脱水。②舌体增大见于黏液性水肿和肢端肥大症患者。③草莓舌,舌乳头肿胀、发红类似草莓,见于猩红热或长期发热患者。④镜面舌亦称光滑舌,舌面光滑呈粉红色或红色,见于缺铁性贫血、恶性贫血及慢性萎缩性胃炎。

（6）咽部及扁桃体:咽部分为三个部分,主要检查口咽部。正常人咽部黏膜呈粉红色、平滑,扁桃体位于舌腭弓和咽腭弓之间的咽扁桃体隐窝中不易见到。

扁桃体发炎时,腺体红肿,有黄白色分泌物,表面可形成假膜,很易剥离。扁桃体增大一般分为三度:不超过咽腭弓者为Ⅰ度,超过咽腭弓者为Ⅱ度,达到或超过咽后壁中线者为Ⅲ度（图1-30）。

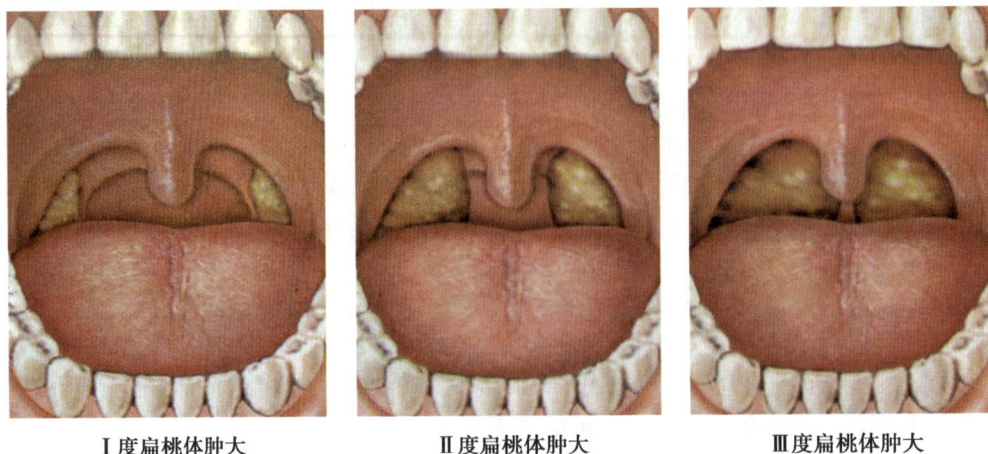

Ⅰ度扁桃体肿大　　　　Ⅱ度扁桃体肿大　　　　Ⅲ度扁桃体肿大

图1-30　扁桃体位置及其大小分度示意图

（7）腮腺:位于耳屏、下颌角、颧弓所构成的三角区内,正常腮腺体薄而软,触诊时摸不出腺体轮廓。腮腺肿大时可见到以耳垂为中心的隆起,并可触及边缘不明显的包块。腮腺导管位于颧骨下1.5cm处,横过咀嚼肌表面,开口相当于上颌第二磨牙对面的颊黏膜上（图1-31）。检查时应注意导管口有无分泌物。腮腺肿大见于急性流行性腮腺炎、急性化脓性腮腺炎、腮腺肿瘤。

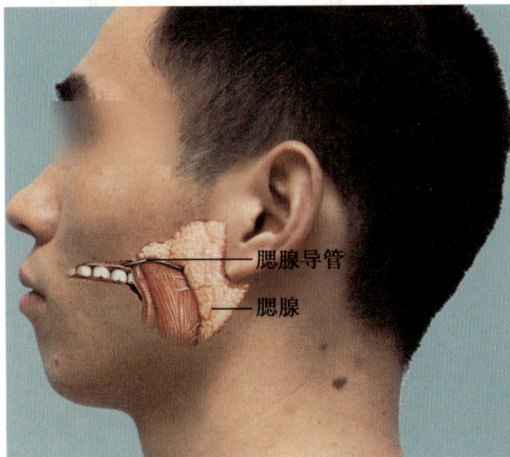

图1-31　腮腺及腮腺导管

四、颈部检查

颈部检查应注意颈部的姿势、运动及颈部血管、甲状腺和气管等情况。检查要在平静、自然的状态下进行,让被检查者取舒适坐位或仰卧位,充分暴露颈部和肩部。

（一）颈部的外形与分区

1. 外形　正常人颈部直立,两侧对称;男性甲状软骨比较突出,女性则平坦;转头时可见胸锁乳突肌突起;正常人颈部血管在静坐时不暴露。

2. 分区　根据解剖结构,颈部每侧可分为两个三角区域。颈前三角为胸锁乳突肌内侧缘、下颌骨下缘与前正中线之间的区域;颈后三角为胸锁乳突肌后缘、锁骨上缘与斜方肌前缘之间的区域。

（二）颈部姿势与运动

1. 姿势　正常人坐位时颈部直立,伸屈、转动自如。如头不能抬起,见于严重消耗性疾病的晚期、重症肌无力等。头部向一侧偏斜称为斜颈,见于颈肌外伤、瘢痕收缩、先天性颈肌挛缩或斜颈。

2. 运动　颈部运动受限并伴有疼痛,可见于软组织炎症、颈肌扭伤、肥大性脊椎炎、颈椎结核或肿瘤等。颈部强直为脑膜受刺激的特征,见于各种脑膜炎、蛛网膜下腔出血等。

（三）颈部血管

1. 颈静脉　正常人立位或坐位时颈外静脉（简称颈静脉）常不显露,平卧时可稍见充盈,30°半卧位时充盈水平限于锁骨上缘至下颌角距离的下 2/3 以内。在坐位或半坐位(30°~45°)时静脉充盈度超过正常水平,称为颈静脉怒张,提示静脉压增高,见于右心衰竭、缩窄性心包炎、心包积液或上腔静脉阻塞综合征。正常不会出现颈静脉搏动,在三尖瓣关闭不全伴有颈静脉怒张时可看到。

2. 颈动脉　正常人仅在剧烈活动后心排血量增加时可见颈动脉搏动,且很微弱。如在安静情况下出现颈动脉的明显搏动,称为异常颈动脉搏动,多见于主动脉瓣关闭不全、高血压、甲状腺功能亢进症及严重贫血患者。

3. 颈部血管听诊　正常无杂音。①如在颈部大血管区听到血管性杂音,应考虑颈动脉或椎动脉狭窄,多由大动脉炎或动脉硬化所引起。②若在锁骨上窝处听到杂音,则可能为锁骨下动脉狭窄,见于颈肋压迫。③若在右锁骨上窝听到连续性静脉"嗡鸣",则可能为颈静脉流入上腔静脉口径较宽的球部所产生,为生理性的,用手指压迫颈静脉后即可消失。

(四)甲状腺

甲状腺位于甲状软骨下方和两侧(图 1-32),呈蝶状贴于气管两侧,部分被胸锁乳突肌覆盖,表面光滑,柔软,不易触及。可随吞咽动作上下移动。

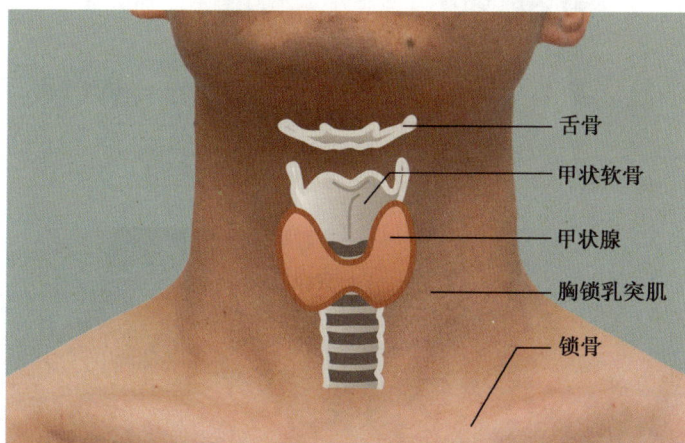

图 1-32　甲状腺位置

甲状腺肿大可分三度:不能看出肿大但能触及者为Ⅰ度;能看到肿大又能触及,但在胸锁乳突肌以内者为Ⅱ度;超过胸锁乳突肌外缘者即为Ⅲ度。引起甲状腺肿大的常见疾病如下:

1. 甲状腺功能亢进症　多为弥漫性肿大,甲状腺质地较柔软,表面光滑,无压痛,触诊时可有震颤,常闻及"嗡鸣"样血管杂音。

2. 单纯性甲状腺肿　腺体肿大很突出,多为轻、中度,质地较柔软,表面光滑,可为弥漫性,也可为结节性,不伴有甲状腺功能亢进体征。

3. 甲状腺癌　触诊时包块可有结节感,不规则、质硬、活动受限。

4. 慢性淋巴性甲状腺炎(桥本甲状腺炎)　呈弥漫性或结节性肿大,表面光滑,质地似橡胶,与周围组织无粘连。

5. 甲状旁腺瘤　生长缓慢,多为单个,呈圆形或椭圆形,无压痛,质地较韧。

(五)气管

正常人气管位于颈前正中部。根据气管的偏移方向可以判断病变的部位。如大量胸腔积液、积气、纵隔肿瘤以及单侧甲状腺肿大可将气管推向健侧,而肺不张、肺硬化、胸膜粘连可将气管拉向患侧。

五、胸部检查

胸部是指颈部以下和腹部以上的部分。胸部检查为体格检查的重要部分,主要包括胸壁、胸廓外形、乳房、纵隔、支气管、肺、胸膜、心脏、血管和淋巴结等。

(一)体表标志

利用胸廓上的一些自然体表标志和人为画线,在胸部体检时,可以准确地描述胸壁和胸腔内脏器病变所在的部位和范围。

1. 骨骼标志 有胸骨上切迹、胸骨角、胸骨柄、腹上角、剑突、肋骨、脊柱棘突、肩胛下角、肋脊角。

2. 自然陷窝和解剖分区 有锁骨上窝、锁骨下窝、胸骨上窝、肩胛间区、肩胛上区、肩胛下区。

3. 垂直线 前正中线、胸骨线、胸骨旁线、锁骨中线、腋前线、腋中线、腋后线、肩胛线和后正中线（图 1-33）

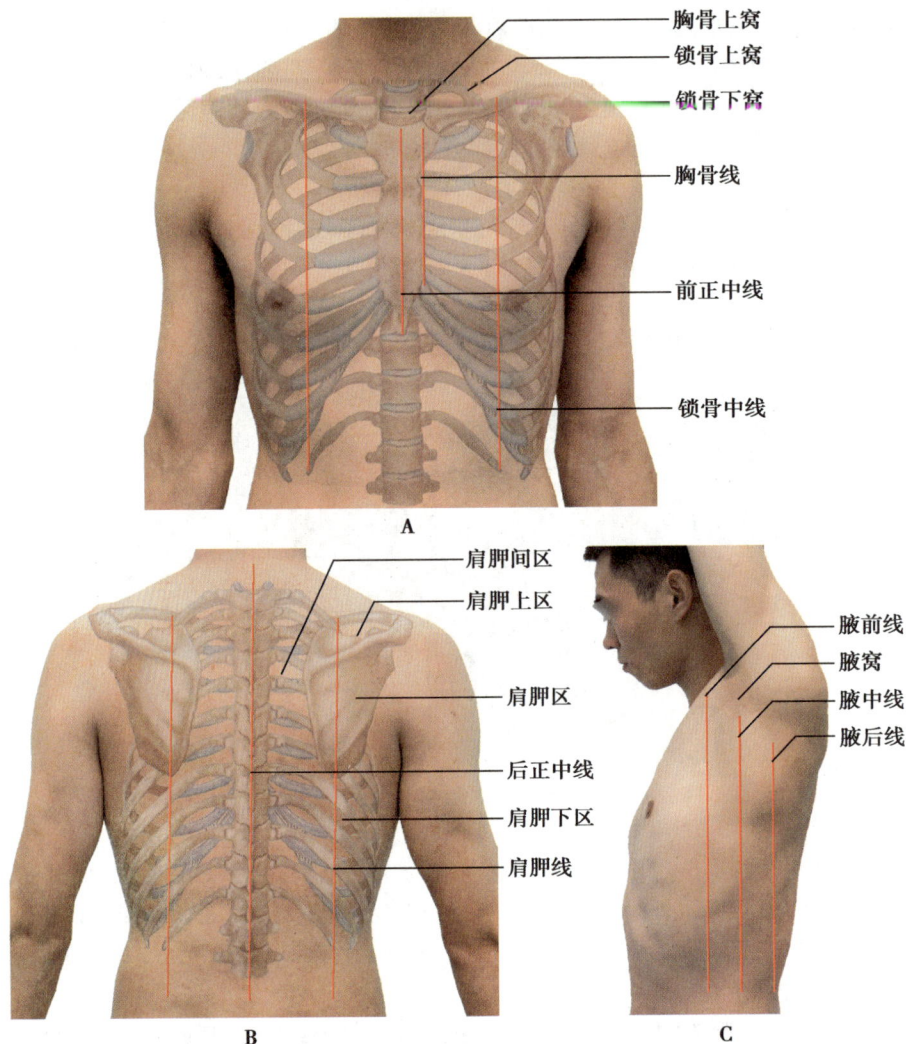

图 1-33 胸部体表标志与分区
A. 正面观；B. 背面观；C. 侧面观。

（二）胸壁、胸廓与乳房

1. 胸壁检查 胸壁除应注意营养状态、皮肤、淋巴结、肌肉和脂肪等外，还应注意检查：

（1）胸壁静脉：正常胸壁的静脉不易见到。当上腔或下腔静脉血流受阻建立侧支循环时，胸壁静脉可充盈或曲张。血流方向检查方法详见本节腹部视诊。

（2）皮下气肿：气体积聚于皮下称为皮下气肿。正常胸壁无皮下气肿。用手按压皮肤，可有捻发感或握雪感；用听诊器加压听诊，可听到类似捻头发的声音。多由于肺、气管、胸膜受损，气体逸出于皮下所致，偶见于产气（杆）菌感染。

（3）胸壁压痛：正常胸壁无压痛。当发生肋间神经炎、肋软骨炎、胸壁软组织炎及肋骨骨折时，局部胸壁可有压痛。骨髓异常增生者，胸骨有压痛和叩击痛，常见于白血病。

2. 胸廓 正常胸廓两侧大致对称，成人胸廓前后径较左右径短，两者之比约为 1:1.5（图 1-34A）。小儿和老年人胸廓前后径略小于左右径或几乎相等，呈圆柱形。

胸部体表标志（视频）

（1）扁平胸：胸廓扁平，前后径常不及左右径的一半。常见于慢性消耗性疾病，如肺结核等，也见于瘦长体型者。

（2）桶状胸：胸廓前后径与左右径几乎相等，甚或超过左右径，呈圆桶状。常见于慢性阻塞性肺疾病，亦可见于老年人或矮胖体型者（图1-34B）。

（3）佝偻病胸：见于佝偻病患儿。①佝偻病串珠（串珠肋）：沿胸骨两侧各肋软骨与肋骨交界处常隆起，形成串珠状。②肋膈沟：即哈里逊（Harrison）沟，胸部前下肋骨外翻，自胸骨剑突沿膈肌附着的部位向内凹陷形成的一带沟状。③漏斗胸：若胸骨剑突处显著内陷，形似漏斗，称为漏斗胸（图1-34C）。④鸡胸：胸廓前后径略长于左右径，胸廓上下距离较短，胸骨下端前突，胸廓前侧壁肋骨凹陷，称为鸡胸（图1-34D）。

（4）脊柱病变引起的胸廓外形改变：脊柱前凸、后凸或侧凸，导致胸廓两侧不对称，肋间隙增宽或变窄（图1-34E）；严重者可引起呼吸、循环功能障碍。常见于脊柱外伤、结核、肿瘤、先天畸形等。

（5）胸廓一侧或局部变形：胸廓一侧膨隆常见于大量胸腔积液、气胸或慢性阻塞性肺疾病。胸壁局限性隆起常见于心脏扩大、心包积液、主动脉瘤等。

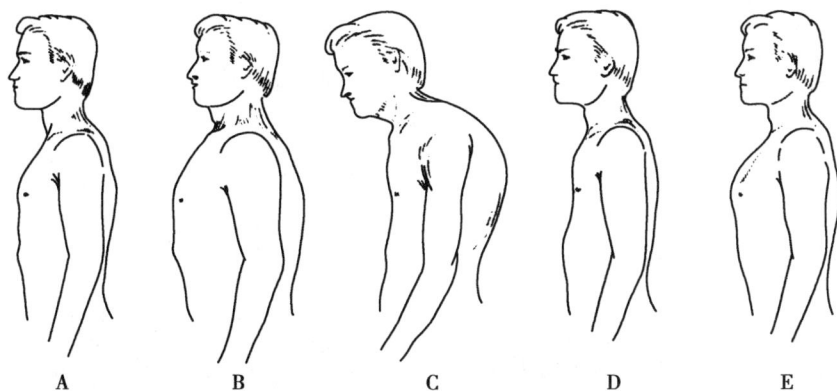

图1-34　正常胸廓及常见胸廓外形的改变
A. 正常胸廓；B. 桶状胸；C. 漏斗胸；D. 鸡胸；E. 脊柱后凸。

3. 乳房　正常男性和儿童乳头位于双侧锁骨中线第4肋间隙。女性乳房自青春期（开始）逐渐增大，呈半球形。中老年妇女乳房多下垂或呈袋状，孕妇及哺乳期乳房增大、前突或下垂，乳晕扩大，色素加深。

被检查者采取坐位或仰卧位，双手置于身体两侧，充分暴露胸部。按视诊、触诊的顺序检查双侧乳房，不能只检查病变一侧，以免漏诊。

（1）视诊：注意两侧乳房大小、形状、乳头位置是否对称。乳房皮肤有无红肿、溃疡、皮疹及回缩变化。

两侧乳房不对称，常见于一侧不发育、先天畸形、囊肿形成、炎症或肿瘤等。乳房有局限性隆起或凹陷，皮肤水肿，毛囊下陷呈橘皮状，乳头上牵或内陷，常是乳腺癌体征。乳房红、肿、热、痛，严重时破溃，提示乳腺炎。非哺乳期乳头有分泌物提示乳腺导管病变，如为血性分泌物可能为乳腺癌。乳房瘘管及溃疡形成提示乳腺结核或脓肿。男性乳房发育症常见于肝硬化、内分泌功能障碍、肿瘤及药物作用等。

（2）触诊：被检查者采取坐位，先两臂下垂，然后双臂高举超过头部或双手叉腰。先检查健侧，后检查患侧。检查者的手指和手掌应平置在乳房上，用指腹轻施压力，以旋转或来回滑动进行触诊。以乳头为中心作一垂直线和水平线，将乳房分为4个象限，检查左侧乳房时由外上象限开始，顺时针方向进行由浅入深地触诊4个象限，最后触诊乳头。以同样方式检查右侧乳房，但沿逆时针方向进行。应注意乳房质地、弹性、有无压痛和包块等。

正常乳房柔软、有弹性、有颗粒感及坚韧感，妊娠期乳房胀大而柔韧，哺乳期有结节样感。

乳房硬度增加，弹性减退，提示局部皮下组织浸润，可能为炎症或肿瘤所致。乳头失去弹性可能为乳晕下癌。乳房有压痛常见于炎症、月经前和乳腺囊性增生等。触到乳房肿块应描述其部位、外形

（状）、大小、数量、质地、活动度及有无压痛等。乳房恶性肿块多形态不规整,可呈"橘皮样",质地较硬,表面不平,活动度差,无压痛,同时应检查同侧腋窝、锁骨上窝及颈部淋巴结。

（三）肺与胸膜

检查胸部时被检者一般采取坐位或仰卧位,充分暴露胸部。室内环境应舒适、温暖、有良好的自然光线。检查顺序:先上后下,先前胸后侧胸及背部,应注意左右相应部位的对比。

1. 视诊

（1）呼吸运动:正常成年男性和儿童的呼吸以膈肌运动为主,即腹式呼吸为主;成年女性的呼吸则以肋间肌的运动为主,即胸式呼吸为主。通常两种呼吸运动均不同程度同时存在,某些疾病可使其发生改变。

（2）呼吸频率、节律及深度:正常成人静息状态下,呼吸频率为 12~20 次/min,节律规整,深浅适宜,呼吸与脉搏之比为 1:4（新生儿呼吸频率约 44 次/min）。常见呼吸类型及特点见图 1-35。

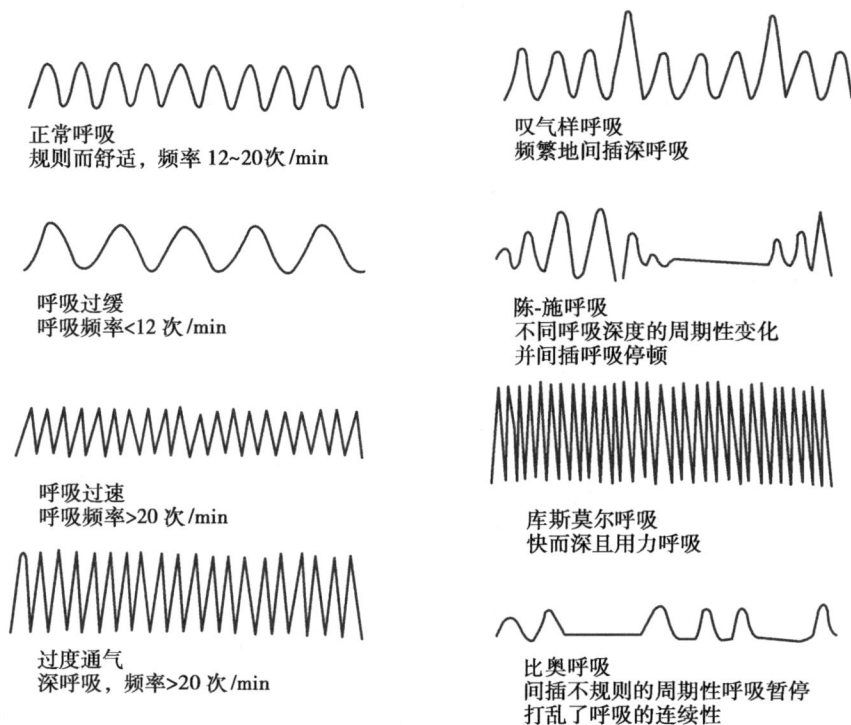

正常呼吸
规则而舒适,频率 12~20次/min

呼吸过缓
呼吸频率<12 次/min

呼吸过速
呼吸频率>20 次/min

过度通气
深呼吸,频率>20 次/min

叹气样呼吸
频繁地间插深呼吸

陈-施呼吸
不同呼吸深度的周期性变化
并间插呼吸停顿

库斯莫尔呼吸
快而深且用力呼吸

比奥呼吸
间插不规则的周期性呼吸暂停
打乱了呼吸的连续性

图 1-35 常见呼吸类型及其特点

呼吸频率、深度改变:①呼吸过速:是指呼吸频率超过 20 次/min,常见于发热、疼痛、贫血、甲状腺功能亢进症及心力衰竭等。②呼吸过缓:是指呼吸频率低于 12 次/min,呼吸浅慢常见于麻醉剂或镇静剂过量、颅内压增高等。③深长呼吸:当严重代谢性酸中毒时,会出现深而慢的呼吸,常见于糖尿病酮症酸中毒和尿毒症酸中毒等,这种呼吸称为深长呼吸,又称库斯莫尔（Kussmaul）呼吸。

呼吸节律改变:①潮式呼吸,又称陈-施（Cheyne-Stokes）呼吸,是一种由浅慢逐渐变为深快,然后再由深快转为浅慢,可长达 30s 至 2min,呼吸暂停 5~30s 后,又开始如上变化的周期性呼吸。②间停呼吸,又称毕奥（Biots）呼吸,表现为有规律呼吸几次后,突然停止一段时间,又开始有规律的呼吸,周而复始。以上两种呼吸类型提示中枢神经系统疾病等使呼吸中枢兴奋性降低。③断续性呼吸,是胸部发生剧痛所致的呼吸突然受到抑制,患者表情痛苦,呼吸呈断续性浅而快,常见于急性胸膜炎、胸膜恶性肿瘤、肋骨骨折或背（胸）部严重外伤等。④叹气样呼吸:患者自觉胸闷,间隔一段时间作一次深大呼吸,并常伴有叹息声,常见于神经衰弱、精神紧张或抑郁症。

2. 触诊

（1）胸廓扩张度:即呼吸时的胸廓活动度。在胸廓前下部检查,因呼吸时该处活动度较大。检查者两手掌平置于前胸下部两侧对称部位,两拇指分别沿两侧肋缘指向剑突,力量适中,嘱被检查者深呼吸,比较两手的活动度是否一致。若一侧胸廓扩张受限,另一侧正常或代偿性增强,见于大量胸腔积液、气胸、胸膜增厚和肺不张等;双侧活动受限,常见于肺气肿、双侧胸膜炎、胸膜增厚等。

(2)语音震颤:被检查者发出语音时,声波自喉部,沿气管、支气管及肺泡,传至胸壁引起的振动,检查者的手可触及,又称触觉语颤。检查者将左右手掌的尺侧缘或掌面轻放于两侧胸壁的对称部位,然后嘱被检查者用同等的强度重复发"yi"长音,两手掌自上而下,从内到外比较两侧相应部位语音震颤的异同,注意有无增强或减弱。

语音震颤的强弱主要取决于气管、支气管是否通畅及胸壁传导是否良好。发音强、音调低、胸壁薄及支气管至胸壁的距离近者语音震颤强,反之则弱。正常成年男性较女性强,成人较儿童强,瘦者较胖者强;前胸上部较前胸下部强,右胸上部较左胸上部强。

1)语音震颤减弱或消失:①肺泡内含气过多,如肺气肿。②支气管阻塞,如阻塞性肺不张。③大量胸腔积液或气胸。④胸膜高度增厚粘连。⑤胸壁皮下气肿。

2)语音震颤增强:①肺泡内有炎症浸润,如大叶性肺炎实变期、大片肺梗死等。②接近胸壁的肺内巨大空腔,尤其是当空洞周围有炎性浸润并与胸壁粘连,如空洞型肺结核、肺脓肿(咳出脓液后)等。

(3)胸膜摩擦感:正常脏、壁两层胸膜之间有少量浆液润滑,无摩擦感。当急性胸膜炎时,两层胸膜间因纤维蛋白沉着,使接触面变得粗糙,呼吸时脏层和壁层胸膜相互摩擦,检查者触诊胸壁时有皮革相互摩擦的感觉,称为胸膜摩擦感;常见于纤维素性胸膜炎、胸膜高度干燥、胸膜肿瘤等。

3. 叩诊 叩诊可确定肺边界和肺部含气量、液体含量及实变范围。

被检查者可取坐位或卧位,放松肌肉,均匀呼吸。①取坐位时:先检查前胸,胸部稍前挺;检查侧胸壁,请被检查者举起上臂置于枕后;检查背部,请被检查者上身稍前倾,头略低,双手交叉抱肩或抱肘。②取卧位时,先仰卧位检查前胸,后侧卧检查侧胸部及背部。③寻找肋间,用间接叩诊法进行检查。④检查顺序依次为前胸、侧胸、背部,从上而下,由外向内,两侧对比,逐个肋间进行。

(1)正常胸部叩诊音:正常胸部叩诊呈清音。①前胸上部较下部稍浊。②右上肺较左上肺叩诊音稍浊。③背部较前胸部稍浊。④右侧腋下部叩诊音稍浊。⑤肝脏、心脏无肺及胸骨、肋骨遮盖处叩诊呈实音。⑥左侧腋前线下方叩诊呈鼓音(图1-36)。

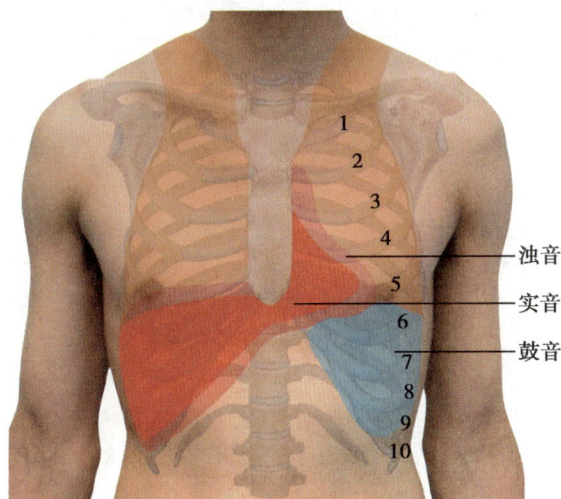

图 1-36 正常胸部叩诊音

(2)肺界叩诊:肺界叩诊采取由清音移至浊音的原则,由清音变为浊音即为相应的肺界。

肺上界:即肺尖的宽度,又称 Kronig 峡。正常为 4~6cm;正常右侧较左侧稍窄(图1-37)。

肺下界:两侧肺下界大致相同,平静呼吸时位于锁骨中线第6肋间,腋中线第8肋间,肩胛下角线第10肋间。正常肺下界可因体型、发育情况而异,如矮胖者肺下界可上升1肋间隙,瘦长者下降1肋间隙。

肺下界移动度:即相当于膈的移动范围,正常成人肺下界的移动范围为 6~8cm。

(3)肺部病理性叩诊音:正常肺脏的清音区范围内,如出现浊音、实音、过清音或鼓音时则为病理

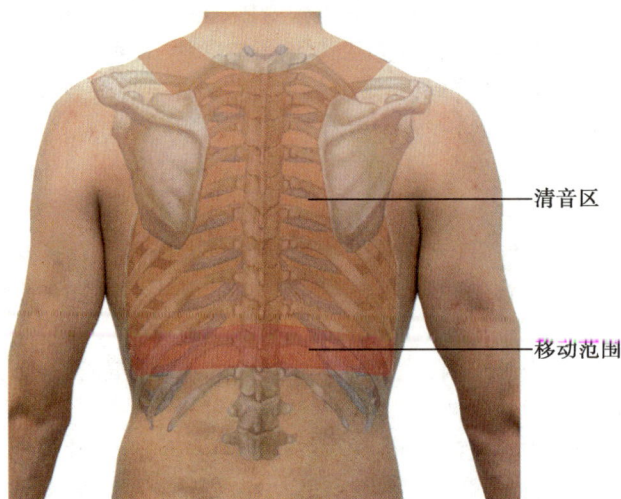

图 1-37　正常肺尖宽度与肺下界移动范围

性叩诊音,提示肺、胸膜、膈或胸壁有病理改变。异常叩诊音的类型取决于病变的性质、范围的大小及部位的深浅。一般距胸部表面 5cm 以上的深部病灶、直径小于 3cm 的小范围病灶或少量胸腔积液,常不能发现叩诊音的改变。①浊音或实音:见于肺部大面积含气量减少的病变,如肺炎、肺不张;肺内不含气的占位病变,如肺肿瘤;胸腔积液、胸膜增厚等;胸壁的水肿、肿瘤等。②过清音:由于肺泡含气量增加且弹力减弱所致,见于慢性阻塞性肺疾病。③鼓音:见于接近胸壁的肺内大空腔,其腔径大于 3~4cm,如空洞型肺结核、癌性肺空洞等;胸膜腔积气,如气胸等。

4. 听诊　肺部听诊时,被检查者取坐位或卧位。听诊的顺序与叩诊相同,自上至下逐一肋间进行,上下、左右对称的部位进行对比。

(1) 正常呼吸音:正常呼吸音的产生机制、听诊特点及听诊部位见表 1-6。

表 1-6　三种正常呼吸音的区别

	支气管呼吸音	支气管肺泡呼吸音	肺泡呼吸音
产生机制	吸入的空气经声门、气管或主支气管形成湍流所产生的声音	呼气相音响强、音调高、时相长	喉部、胸骨上窝、背部,第 6、7 颈椎及第 1、2 胸椎两侧
听诊特点	兼有支气管呼吸音和肺泡呼吸音特点的混合性呼吸音	吸气音与正常肺泡呼吸音相似,但音调较高且较响亮;呼气音与支气管呼吸音相似,但强度稍弱,音调稍低;吸气相与呼气相时相大致相同	胸骨两侧第 1、2 肋间隙,肩胛间区第 3、4 胸椎水平以及肺尖前后部
听诊部位	气体进出肺泡,肺泡弹性的变化和气流的振动所产生	声音较柔和,吸气相音响较强,音调较高,时相较长;呼气时音响较弱,音调较低,时相较短	除支气管呼吸音和支气管肺泡呼吸音以外的部位

(2) 异常呼吸音

1) 异常支气管呼吸音:亦称管样呼吸音,在正常肺泡呼吸音部位听到支气管呼吸音,则为异常支气管呼吸音。常见原因:①肺组织实变,常见于大叶性肺炎的实变期。②肺内大空腔,常见于肺脓肿或空洞型肺结核。③压迫性肺不张:胸腔积液时,于积液区上方可听到支气管呼吸音,但强度较弱且遥远。

2) 异常支气管肺泡呼吸音:即在正常肺泡呼吸音部位听到支气管肺泡呼吸音。其机制为肺部实变区域较小且与正常含气肺组织混合存在,或肺实变部位较深并被正常肺组织所覆盖。常见于支气管肺炎、肺结核、大叶性肺炎初期或在胸腔积液上方肺膨胀不全的区域。

3）异常肺泡呼吸音:肺泡呼吸音减弱或消失,与肺泡内的空气流量减少或进入肺内的空气流速减慢有关。常见于:①胸廓活动受限,如胸痛等。②呼吸肌疾病,如重症肌无力等。③支气管阻塞,如慢性阻塞性肺疾病等。④压迫性肺膨胀不全,如胸腔积液或气胸等。⑤腹部疾病,如大量腹水等。肺泡呼吸音增强:双侧增强,与呼吸运动及通气功能增强,使进入肺泡的空气流量增多或进入肺内的空气流速加快有关。常见于运动、发热、贫血、酸中毒等。

4）呼气音延长:常见于支气管哮喘、慢性阻塞性肺疾病等。

（3）啰音:啰音是呼吸音以外的附加音,正常情况下不存在。按性质不同分为干、湿啰音(图1-38)。

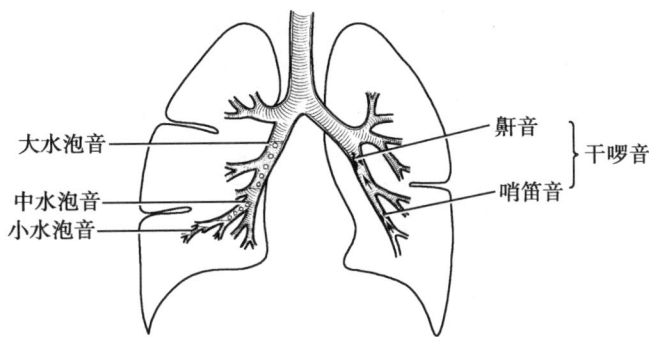

图 1-38 各种啰音发生部位

1）湿啰音

发生机制:是由于吸气时气体通过呼吸道内的分泌物如渗出液、痰液、血液、黏液等,形成的水泡破裂所产生的声音,又称水泡音;或认为由于小支气管壁因分泌物黏着而陷闭,当吸气时突然张开重新充气所产生的爆裂音。

听诊特点:①断续而短暂。②一次常连续出现多个。③于吸气时或吸气终末较为明显,有时也出现于呼气早期。④部位较恒定。⑤性质不易变。⑥中、小湿啰音可同时存在。⑦咳嗽后可减轻或消失。

临床意义:双肺满布湿啰音见于肺水肿,双肺底湿啰音见于肺淤血,固定性湿啰音见于支气管扩张,肺尖局限性湿啰音见于肺结核。

2）干啰音

发生机制:是由于气管、支气管或细支气管狭窄或部分阻塞,空气吸入或呼出时发生湍流所产生的声音。

听诊特点:干啰音为一种持续时间较长带乐性的呼吸附加音。①音调较高。②持续时间较长。③吸气及呼气时均可闻及,但以呼气时为明显。④干啰音的强度和性质易改变,部位易变换,短时间内数量可明显增减。

临床意义:干啰音发生在双侧肺部,常见于支气管哮喘、慢性支气管炎和心源性哮喘等。局限性干啰音,是由于局部支气管狭窄所致,常见于支气管内膜结核或肿瘤等。

（4）语音共振:语音共振的发生机制及临床意义与语音震颤相同。嘱被检查者重复发"yi"长音,喉部发音产生的振动经气管、支气管、肺泡传至胸壁,听诊器在胸壁可及柔和而不清楚的弱音。

（5）胸膜摩擦音:正常无胸膜摩擦音。当胸膜由于炎症、纤维素渗出而变得粗糙时,随着呼吸两层胸膜互相摩擦即出现胸膜摩擦音。听诊特点:①用一手掩耳,声音似以另一手指在其手背上摩擦时所听到的声音。②于呼气相及吸气相均可听到,一般于吸气末或呼气初较为明显,屏气时即消失。③最易听到的部位是前下侧胸壁,因呼吸时该部位的呼吸动度最大。可随体位的变动而消失或复现。

（四）心脏

心脏在胸腔的中纵隔内,位于胸骨体和第2~6肋软骨后方,第5~8胸椎前方,上方(心底部)和大血管相连,下方为膈,约2/3居前正中线左侧,心尖位于左前下方。

心脏检查是心血管疾病诊断的基本功,心脏的视诊、触诊、叩诊、听诊对于初步判断有无心脏疾病

0115
干、湿啰音临床分型(文档)

0116
肺与胸膜的听诊(视频)

笔记

以及心脏病的病因、性质、部位及程度等具有重要意义。

检查时根据病情需要嘱被检查者取卧位、左侧卧位或前倾坐位,充分暴露胸部;检查环境应安静,光线及湿度适宜。

1. 视诊

(1)心前区隆起:正常人心前区与右侧相应部位基本对称,无隆起。心前区隆起多为儿童期风湿性心瓣膜病、先天性心脏病伴右心室增大者;心前区饱满常见于大量心包积液时。

(2)心尖冲动:正常成人心尖冲动位于第5肋间,左锁骨中线内侧0.5~1.0cm,搏动直径为2.0~2.5cm,部分正常人心尖冲动不易看到。心尖冲动可出现以下改变:

1)位置改变:①生理性因素。正常情况下体位和体型对心尖冲动有一定影响。如仰卧时因膈肌抬高致心尖冲动略上移;左侧卧位时,心尖冲动向左移2.0~3.0cm;右侧卧位时向右移1.0~2.5cm;矮胖体型者、小儿及妊娠时,心脏呈横位,心尖冲动向上外移;瘦长体型者(特别是处于站立或坐位)心脏呈垂位,心尖冲动移向内下。②病理性因素,见表1-7。

表1-7 心尖冲动移位的常见病理因素

因素	心尖冲动移位情况	临床常见疾病
心脏因素		
左心室增大	向左下移位	主动脉瓣关闭不全等
右心室增大	向左侧移位	二尖瓣狭窄等
左、右心室增大	向左下移位	扩张型心肌病等
右位心	位于右侧胸壁相应部位	先天性右位心
心外因素		
纵隔移位	向患侧移位	粘连性胸膜炎或肺不张等
	向健侧移位	右侧胸腔积液或气胸等
膈肌移位	向上移位	大量腹水、腹腔内巨大肿瘤

2)强度及范围的改变:①生理性因素,剧烈运动、情绪激动及紧张时,心尖冲动增强;胸壁肥厚、乳房悬垂或肋间隙狭窄时心尖冲动弱、范围小。②病理性因素,心尖冲动增强见于高热、严重贫血、甲状腺功能亢进及左心室肥大患者。心尖冲动减弱或消失常见于心肌收缩力下降(如心肌炎、心肌病、急性心肌梗死等)、心包积液、肺气肿、左侧大量胸腔积液等。心脏收缩时心尖冲动内陷者称为负性心尖冲动,常见于粘连性心包炎,系心包与周围组织广泛粘连所致;当右心室明显增大致心脏顺钟向转位,使左心室向后移位时,也可出现负性心尖冲动。

3)心前区其他部位异常搏动:①胸骨左缘第2肋间搏动,常见于肺动脉扩张或肺动脉高压,也可见于正常青年人。②胸骨左缘第3~4肋间搏动,常见于右心室肥大等。③胸骨右缘第2肋间搏动,常见于升主动脉扩张或升主动脉夹层等。④剑突下搏动,常见于肺源性心脏病右心室肥大、腹主动脉瘤等。鉴别要点嘱患者深吸气后,如搏动增强为右心室搏动,如搏动减弱为腹主动脉搏动。

2. 触诊 检查者先用右手全手掌开始检查,置于心前区,然后逐渐缩小到用手掌尺侧(小鱼际)或示指、中指及环指指腹并拢同时触诊,必要时也可单指指腹触诊,由外向内逐渐移动触诊。

(1)心尖冲动及心前区搏动:触诊心尖冲动的位置及范围同视诊,可弥补视诊的不足。心尖冲动标志心脏收缩期的开始,可据此判断震颤、心音及杂音出现的时期。左心室肥大时,心尖冲动强且范围大,用手指触诊时,可使指端抬起片刻,称为抬举性心尖冲动,为左心室肥厚的可靠体征。

(2)震颤:震颤是血液经狭窄的瓣膜口或异常通道流至较宽广的部位所产生的湍流场,使瓣膜、心壁或血管壁产生的振动传至胸壁所致。触诊时手掌感到有种细小震动感,与在猫的喉部触摸到的呼吸震颤类似,又称猫喘。震颤是心脏有器质性病变的可靠体征。常见于某些先天性心血管病或狭窄性瓣膜病变(表1-8)。触到震颤必能听到杂音,能听到杂音不一定触及震颤。

(3)心包摩擦感:正常情况下无心包摩擦感。当发生急性心包炎时,脏壁两层心包间有摩擦,可在心前区或胸骨左缘第3、4肋间触及,收缩期和舒张期均能触及粗糙摩擦感,收缩期较明显,坐位前倾或呼气末时更易触及,心包腔内渗液增多,摩擦感消失。

表 1-8　心前区震颤的临床意义

时期	部位	常见疾病
收缩期	胸骨右缘第 2 肋间	主动脉瓣狭窄
	胸骨左缘第 2 肋间	肺动脉瓣狭窄
	胸骨左缘第 3、4 肋间	室间隔缺损
舒张期	心尖部	二尖瓣狭窄
双期(连续性)	胸骨左缘第 2 肋间及其附近	动脉导管未闭

3. **叩诊**　用于确定心界大小、形态及位置。心脏浊音界包括相对及绝对浊音界两部分,心脏左右缘被肺遮盖的部分,叩出心脏相对浊音界,不被肺遮盖的部分叩出心脏绝对浊音界(图 1-39)。

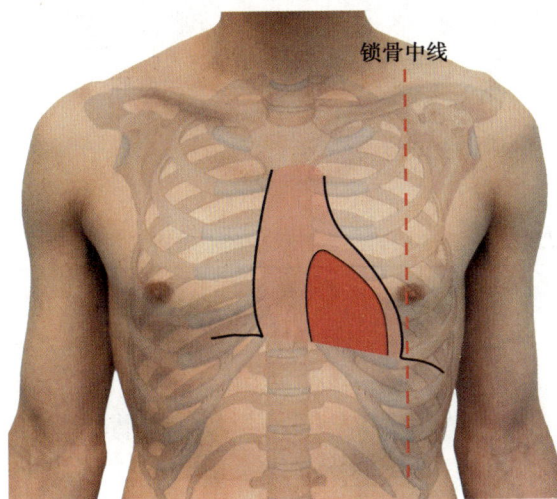

图 1-39　心脏相对浊音界和绝对浊音界

叩诊常采用间接叩诊法,被检查者取仰卧位时,以左手中指作为叩诊板指,板指与肋间平行放置;取坐位时,板指可与肋间垂直。一般先左界后右界,由外向内,自下向上逐一进行叩诊。左侧在心尖冲动外 2～3cm 处开始,由外向内,逐个肋间向上,直至第 2 肋间。右界叩诊先叩出肝上界,然后于其上一肋间由外向内,逐一肋间进行叩诊,直至第 2 肋间。对各肋间叩得的由清音变浊音部位逐一作出标记,并测量其与前正中线间的垂直距离。

(1)正常心脏相对浊音界:以前正中线至心脏浊音界的垂直距离(cm)表示正常成人心脏相对浊音界(表 1-9),即反映心脏的实际大小和形状。

表 1-9　正常成人心脏相对浊界

右界/cm	肋间	左界/cm
2～3	II	2～3
2～3	III	3.5～4.5
3～4	IV	5～6
	V	7～9

注:正常成人左锁骨中线距前正中线是 8～10cm。

(2)心脏相对浊音界各部组成:心脏左界第 2 肋间为肺动脉段,第 3 肋间为左心房耳部,第 4、5 肋间为左心室。心脏右界第 2 肋间为上腔静脉和主动脉升部,第 3 肋间以下为右心房。心脏上界为第

1、2 肋间隙水平的胸骨部分的浊音区,为心底部,是大血管在胸壁上的投影区;心脏下界为右心室及左心室心尖部组成;心腰部为主动脉与左心室交接处的凹陷部(图 1-40)。

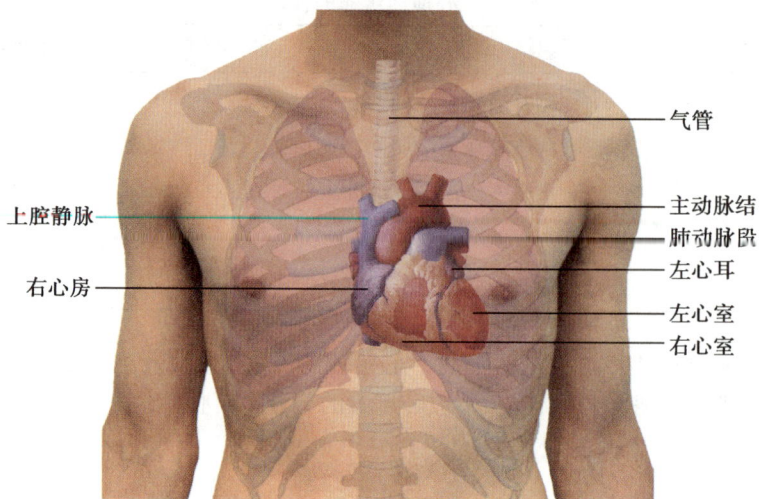

图 1-40　心脏各部在胸壁的投影

（3）心脏相对浊音界改变及其临床意义

1）心脏因素(表 1-10)

表 1-10　心脏相对浊音界改变的心脏因素与临床意义

心脏因素	心脏相对浊音界改变	临床意义
左心室增大	向左、向下增大,心腰角度变小,心界呈靴形(图 1-41)	主动脉瓣关闭不全等
右心室增大	轻度增大:绝对浊音界增大,相对浊音界无明显改变 显著增大:心界向左右两侧增大,向左侧增大显著	肺源性心脏病等
左、右心室增大	心浊音界向两侧增大,心界呈普大型	扩张型心肌病等
左心房增大及肺动脉段扩大	心腰部饱满或膨出,心界呈梨形(图 1-42)	二尖瓣狭窄等
主动脉扩张	心底部浊音区增宽	升主动脉瘤等
心包积液	两侧增大,相对、绝对浊音界几乎相同,并随体位而改变,坐位时心界呈三角形烧瓶样,仰卧位时心底部浊音增宽	心包积液

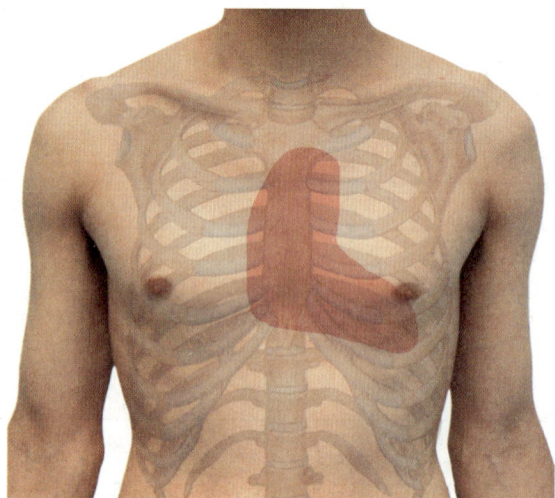

图 1-41　主动脉瓣关闭不全的心脏浊音界(靴形心)

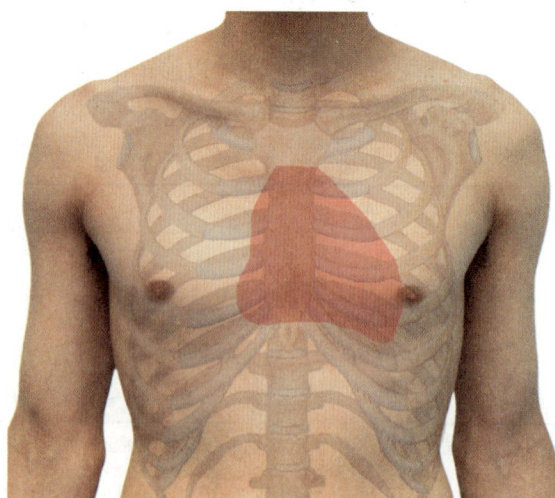

图 1-42　二尖瓣狭窄的心脏浊音界(梨形心)

典型心界改变(动画)

笔记

2）心外因素：一侧大量胸腔积液或气胸可使心界患侧叩不出，在健侧向外移；一侧胸膜粘连、增厚与肺不张则使心界向患侧移。大量腹水或腹腔巨大肿瘤可使膈肌抬高，心脏呈横位，致心界向左增大等。肺气肿时心脏浊音界变小。

4. 听诊 被检查者多取卧位或坐位，必要时可嘱被检查者变换体位。听诊器应备有钟型和膜型体件，钟型可听取低频心音和杂音，膜型可听高频心音和杂音。

心脏各瓣膜所产生的声音，常沿血流方向传导到前胸壁不同部位，听诊最清楚处，被称为瓣膜听诊区。心脏有 5 个瓣膜听诊区（图 1-43）。①二尖瓣听诊区：位于心尖部，心尖冲动最强点。②肺动脉瓣听诊区：位于胸骨左缘第 2 肋间。③主动脉瓣听诊区：位于胸骨右缘第 2 肋间。④主动脉瓣第二听诊区：在胸骨左缘第 3 肋间。⑤三尖瓣听诊区：在胸骨下端左缘，即胸骨左缘第 4、5 肋间。

听诊按逆时针方向依次听诊：二尖瓣区、肺动脉瓣区、主动脉瓣区、主动脉瓣第二听诊区、三尖瓣区。听诊内容包括心率、心律、心音、额外心音、心脏杂音和心包摩擦音等。

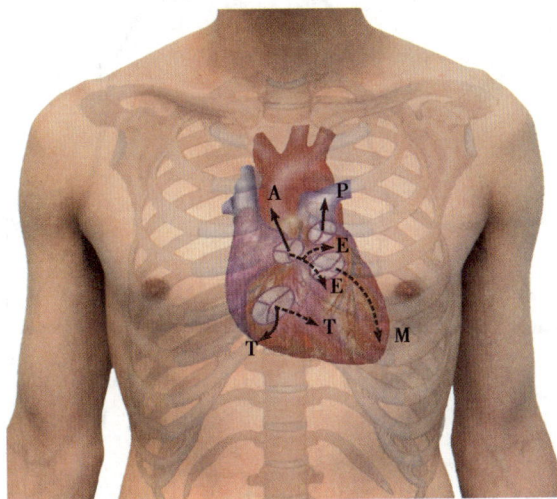

图 1-43 心脏瓣膜解剖部位及瓣膜听诊区
M:二尖瓣区；A:主动脉瓣区；E:主动脉瓣第二听诊区；
P:肺动脉瓣区；T:三尖瓣区。

（1）心率：指心脏每分钟搏动的次数。正常成人在安静、清醒的情况下心率范围为 60~100 次/min。老年人偏慢，女性稍快，3 岁以下的儿童多在 100 次/min 以上。凡成人（窦性）心率超过 100 次/min，称为窦性心动过速；心率低于 60 次/min 称为窦性心动过缓。

（2）心律：指心脏搏动的节律。正常人心律规整。部分青年人及儿童可出现随呼吸改变的心律，吸气时心率增快，呼气时减慢，称窦性心律不齐，一般无临床意义。听诊所能发现的心律失常最常见的是期前收缩和心房颤动。

期前收缩：为异位起搏点发出过早冲动致心脏提前搏动（即早搏）。在正常心搏时突然提前出现一次心搏，其后有代偿间歇；提前出现的心搏第一心音增强，第二心音减弱或难以听到；每次正常心搏后出现一次期前收缩称二联律，每两次正常心脏搏动之后出现一次期前收缩称三联律。常见于洋地黄中毒及心肌疾病。

心房颤动：为心房异位节律点发出的冲动产生的多部位折返所致。听诊表现为心律绝对不规则；第一心音强弱不等；心率大于脉率，这种脉搏脱漏的现象称为脉搏短绌（简称短绌脉）。常见于二尖瓣狭窄、高血压、甲状腺功能亢进症、冠心病等。

（3）心音：心音有 4 个，按其在心动周期中出现的先后次序，依次命名为第一心音（S_1）、第二心音（S_2）、第三心音（S_3）和第四心音（S_4）（图 1-44）。通常情况下，只能听到 S_1、S_2；S_3 可在部分健康儿童和青少年中闻及；S_4 一般听不到，如听到，属病理性。心音的产生机制和听诊特点（表 1-11），其中有 S_1 与 S_2 的鉴别，从而判断出心室的收缩期和舒张期，是心脏听诊的基本技能。

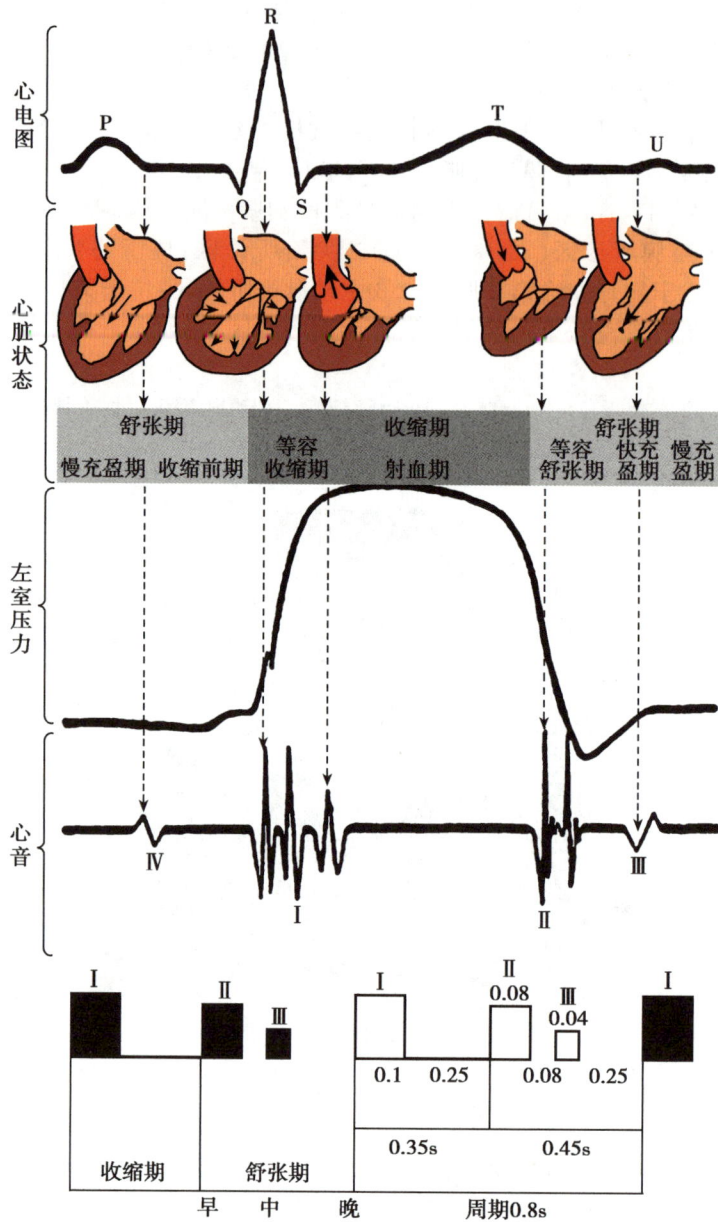

图 1-44 心动周期图

表 1-11 心音的产生机制和听诊特点

心音	产生机制	听诊特点
第一心音（S_1）	主要为心室收缩开始时二、三尖瓣骤然关闭振动所致	音调较低钝，强度较响，历时较长（持续约 0.1s），在心尖部最响，心室收缩期开始，与心尖冲动同时出现，S_1 距 S_2 与 S_2 距下一个 S_1 的时间短
第二心音（S_2）	主要为心室舒张开始时主、肺动脉瓣突然关闭振动所致	音调较高而脆，强度较 S_1 弱，历时较短（约 0.08s），在心底部最响，心室舒张期开始，在心尖冲动之后出现
第三心音（S_3）	主要为心室快速充盈期末心室肌转为被动舒张时产生紧张性振动所致	音调低钝而短促，强度弱，历时短（约 0.04s），心尖部或其内上方易听到
第四心音（S_4）	在心室舒张末期，S_4 与心房收缩导致的心肌振动所致	S_1 前 0.1s 出现，声音弱，属病理性

正常心音（音频）

笔记

（4）额外心音：正常 S_1、S_2 之外听到的病理性附加音，附加 1 个称为三音律，附加 2 个称四音律。按出现时期不同，分为收缩期和舒张期额外心音，以舒张期多见。

1）舒张期额外心音：包括奔马律、开瓣音及心包叩击音等。

奔马律：是在 S_2 之后的病理性 S_3，同时常存在心率增快，S_3 与原有的 S_1、S_2 犹如马奔跑的蹄声，称为奔马律；是心肌严重损害的体征。按出现时间的早晚可分三种。①舒张早期奔马律：又称室性奔马律，是奔马律中最常见的一种。常见于心力衰竭、急性心肌梗死等。②舒张晚期奔马律：又称房性奔马律。常见于高血压性心脏病、主动脉狭窄、心肌炎及心肌病等。③重叠型奔马律：为室性、房性奔马律同时存在，与 S_1、S_2 构成四音律，常见心肌病或心力衰竭。

开瓣音：又称二尖瓣开放拍击音。常位于 S_2 后，音调高而响亮，在心尖内侧听诊较清楚。开瓣音的存在可作为二尖瓣狭窄患者瓣叶尚具有一定的弹性，是二尖瓣分离术适应证的重要参考条件之一。

心包叩击音：心前区均可听到，以心尖部和胸骨下段左缘处听得最清楚，响度不大，具有拍击性，距 S_2 约 0.1s。常见于缩窄性心包炎。

2）收缩期额外心音：包括收缩早期、中期或晚期额外心音。收缩早期喷射音又称收缩早期喀喇音。①肺动脉收缩期喷射音：常见于肺动脉狭窄、肺动脉高压及房间隔缺损等。②主动脉收缩期喷射音：常见于高血压、主动脉扩张、主动脉缩窄等。收缩中、晚期喀喇音常见于二尖瓣脱垂。

（5）心脏杂音：心脏杂音是在心音之外的一种具有不同强度、不同频率、持续时间较长的夹杂音，与心音分开或相连续，甚至完全遮盖心音，对诊断瓣膜疾病有重要意义。

1）杂音产生的机制：正常血流呈层流状态。在血流加速、瓣膜口狭窄和或关闭不全、异常血流通道、心腔内有异常漂浮物及大血管有瘤样扩张等情况下，可使层流转变为湍流或漩涡而使心壁、瓣膜或大血管等产生振动（图 1-45），传至胸壁相应部位，闻及为杂音。

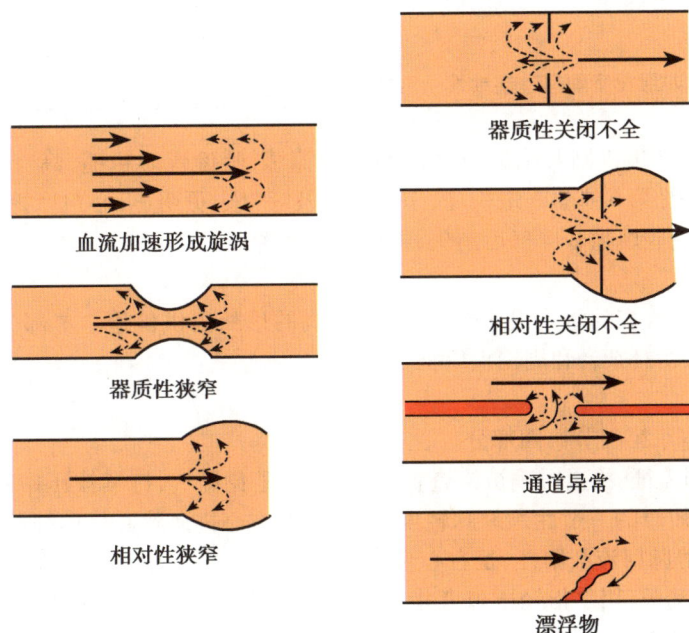

图 1-45 心脏杂音产生机制

2）杂音的临床意义：有杂音不一定有心脏病，有心脏病也可无杂音。根据心脏杂音有无器质性病变分为器质性杂音和功能性杂音。器质性杂音是指杂音产生部位有器质性病变存在，属病理性杂音；功能性杂音是心脏没有器质性损害出现的杂音或心脏有相对性的瓣膜关闭不全或狭窄，属于生理性杂音和相对性杂音。功能性杂音一般为收缩期杂音，故收缩期功能性杂音与器质性杂音的鉴别有重要临床意义（表 1-12）。

3）常见疾病的杂音特点（表 1-13）

0120

舒张期奔马律（音频）

表 1-12 功能性与器质性收缩期杂音的鉴别要点

鉴别点	功能性杂音	器质性杂音
年龄	儿童、青少年多见	不定
部位	肺动脉瓣区和/或二尖瓣区	不定
性质	柔和、吹风样	粗糙、吹风样或喷射样
持续时间	短促	较长、常为全收缩期
强度	一般≤2/6级	常为≥3/6级
震颤	无	常有震颤
传导	局限	沿血流方向传导较远而广

表 1-13 常见疾病的杂音特点

	部位	时期	性质	强度	传导	与生理活动的关系
二尖瓣狭窄	心尖部	舒张期	隆隆样	3/6级以上	局限	左侧卧位清楚
二尖瓣关闭不全	心尖部	收缩期	吹风样	3/6级以上	左腋下、左肩胛下	深吸气末增强
主动脉瓣狭窄	胸骨右缘第2肋间	收缩期	喷射性	3/6级以上	颈部	运动增强
主动脉瓣关闭不全	胸骨左缘第3、4肋间	舒张期	叹气样	3/6级以上	心尖部	前倾坐位明显
室间隔缺损	胸骨左缘第3、4肋间	收缩期	粗糙的吹风样	3/6级以上	心尖部	—
动脉导管未闭	胸骨左缘第2肋间	连续性	机器样	3/6级以上	—	—

（6）心包摩擦音:产生机制及临床意义同心包摩擦感,听诊音质粗糙、高音调,似纸张摩擦的声音;在心前区或胸骨左缘第3、4肋间最响亮,坐位前倾及呼气末更明显;心包摩擦音与心搏一致,屏气时摩擦音仍存在。而胸膜摩擦音屏气后消失,即可鉴别两者。

（五）血管

血管检查是心血管检查的重要组成部分,可为疾病的诊断提供价值。本部分重点阐述周围血管检查,包括脉搏、血压、血管杂音和周围血管征。

1. 视诊

（1）颈静脉:见本章第三节第四部分。

（2）肝-颈静脉回流征:检查时嘱被检查者平静呼吸,避免屏气,持续按压中腹部30~60s;正常人在按压开始时可出现短暂的一过性颈静脉轻度充盈;而在右心排血障碍伴体静脉淤血时,颈静脉充盈为持续性,称为肝-颈静脉回流征阳性,是右心衰竭的重要体征之一,也见于缩窄性心包炎和心包积液。

（3）毛细血管搏动征:用手指轻压患者指甲末端或玻片轻压被检查者口唇黏膜,使局部发白,当心脏收缩和舒张时发白的局部边缘发生有规律的红、白交替改变,即为毛细血管搏动征;常见于脉压增大的疾病,如重度主动脉瓣关闭不全、甲状腺功能亢进、严重贫血、动脉导管未闭等。

2. 触诊 触诊主要是动脉脉搏。一般选择桡动脉,必要时可选肱动脉、股动脉、颈动脉及足背动脉等。检查时需注意两侧对称、上下肢脉搏进行比较,以及脉率、脉律、强弱、波形、动脉壁等情况。

（1）脉率:正常成人脉率在安静、清醒的情况下为60~100次/min。应观察脉率与心率是否一致。

（2）脉律:正常人脉律规则,有窦性心律不齐者的脉律可随呼吸改变,吸气时增快,呼气时减慢。各种心律失常均可影响脉律,如心房颤动有脉搏短绌。

（3）强弱:脉搏的强弱与心排血量、脉压和周围血管阻力有关。每次心排血量大、脉压大、周围血管阻力小,则脉搏增强且振幅大,常见于高热、甲状腺功能亢进、主动脉瓣关闭不全等。反之,则脉搏减弱而振幅低,常见于心力衰竭、主动脉瓣狭窄与休克等。

(4)波形:正常脉搏波形由升支、波峰和降支三部分构成。常见异常脉搏波形:

水冲脉:脉搏骤起骤落,如潮水涨落,故称水冲脉,为脉压增大所致。检查者握紧被检查者手腕掌面,将其前臂高举过头部,则冲击感更明显。临床意义同毛细血管搏动征。

交替脉:节律规则而强弱交替的脉搏,为左心室收缩力强弱交替所致,是左心衰竭的重要体征之一,常见于高血压性心脏病、急性心肌梗死等。

奇脉:是指吸气时脉搏明显减弱或消失的现象,常见于心包积液和缩窄性心包炎,是心脏压塞的重要体征。

重搏脉:正常脉搏降支有一个小的重复上升波,波幅低,不能触及。如此波增大并可触及,似脉搏重复,称为重搏脉,常见于伤寒、发热等。

无脉:即脉搏消失,常见于严重休克及多发性大动脉炎等。

(5)动脉壁的情况:正常光滑、柔软,有一定弹性。动脉硬化明显时,动脉壁变硬,弹性丧失,呈迂曲的索条状,可有结节。

3. 听诊 正常在锁骨上窝靠近颈总动脉和锁骨下动脉可听到相当于第一心音和第二心音的血管搏动音。部分儿童和青少年在上述部位还可听到较为柔和的收缩早期杂音。病理状态可产生异常血管搏动音或在病变部位出现血管杂音。

(1)动脉杂音:甲状腺功能亢进症在甲状腺侧叶的连续性杂音,提示局部血流丰富;多发性大动脉炎的狭窄病变部位可听到收缩期杂音;肾动脉狭窄时,在上腹部或腰背部闻及收缩期杂音;外周动静脉瘘时则在病变部位出现连续性杂音。

(2)枪击音:脉压增大时可听到枪击音(Duroziez 双重杂音),即在外周较大动脉表面,如股动脉可闻及与心搏一致短促如射枪的双期杂音。临床意义同毛细血管搏动征。枪击音与水冲脉、毛细血管搏动征一起,统称为周围血管征。

4. 血压 血压通常指体循环动脉血压(blood pressure,BP),是重要的生命体征之一。

(1)测量方法:包括直接测压法和间接测压法。直接测压法,即经皮穿刺将导管由周围动脉送至主动脉,为有创方式;常采用间接测量法,即袖带加压法,以血压计测量。常用血压计有汞柱式、电子血压计。间接测量法的优点为简便易行。

被检查者半小时内禁烟、禁咖啡、排空膀胱,安静环境下在有靠背的椅子上安静休息 5～10min。取坐位或仰卧测血压,上肢裸露伸直并轻度外展,肘部置于心脏同一水平,将气袖均匀紧贴皮肤缠于上臂,使其下缘在肘窝以上 2～3cm,气袖中央位于肱动脉表面。检查者触及肱动脉搏动后,将听诊器体件置于搏动上准备听诊;然后,向袖带内充气,边充气边听诊,待肱动脉搏动声消失,再升高 30mmHg 后,缓慢放气,双眼随汞柱下降,平视汞柱表面,根据听诊结果读出血压值;首先听到的响亮拍击声代表收缩压,声音消失时的血压值即舒张压。血压至少应测量 2 次,间隔 1～2min;可以 3 次读数的平均值作为测量结果。收缩压与舒张压之差为脉压,舒张压加 1/3 脉压为平均动脉压。有疾病需要时再加测下肢血压,一般下肢血压高于上肢。

(2)血压正常范围:18 岁及以上成人正常血压范围为 60mmHg≤收缩压<140mmHg 和 60mmHg≤舒张压<90mmHg,正常高值血压为收缩压 120～139mmHg 和/或舒张压 80～89mmHg。

(3)血压变化的临床意义

高血压:在安静、清醒的条件下采用标准测量方法,至少 3 次非同日血压值达到或超过收缩压 140mmHg 和/或舒张压 90mmHg,可诊断为高血压;如仅收缩压达到标准则为单纯收缩期高血压。高血压绝大多数是原发性高血压;约 5% 继发于其他疾病,为继发性高血压,常见于肾脏疾病、甲状腺功能亢进症、颅内高压等。

低血压:凡血压低于 90/60mmHg 时称低血压。常见于休克、心肌梗死、急性心脏压塞等,也见于极度衰弱者或低血压体质者。

双侧上肢血压差别显著:正常双侧上肢血压差别达 5～10mmHg,超过此范围则属异常,常见于多发性大动脉炎或先天性动脉畸形等。

上下肢血压差异常:正常下肢血压高于上肢血压达 20～40mmHg,如下肢血压低于上肢应考虑主动脉缩窄或胸腹主动脉型大动脉炎等。

　　脉压改变:正常脉压 30~40mmHg。脉压增大,见于主动脉关闭不全、甲状腺功能亢进症、严重贫血等;若脉压减小,常见于主动脉瓣狭窄、心包积液及严重心力衰竭者。

六、腹部检查

　　腹部上起自横膈,下至骨盆,前面和侧面由腹壁组成,后面为脊柱和腰肌。腹部主要内容有腹壁、腹腔和腹腔内脏器。腹部检查应用视诊、触诊、叩诊、听诊四种方法,其中以触诊最重要。为了避免触诊引起胃肠蠕动增加,使肠鸣音发生变化,腹部检查的顺序为视、听、触、叩,但记录时为了统一格式仍按视、触、叩、听的顺序。

　　(一)体表标志及分区

　　1. 体表标志　常用的腹部体表标志:肋弓下缘、胸骨剑突、腹上角、脐、髂前上棘、腹直肌外缘、腹中线、腹股沟韧带、耻骨联合、肋脊角等(图 1-46)。

　　2. 腹部分区　目前常用的腹部分区有两种。

　　(1)四区法:通过脐画一水平线与一垂直线,两线相交将腹部分为四区,即左、右上腹部和左、右下腹部(图 1-47)。

　　(2)九区法:通过两条水平线和两条垂直线将腹部分为九区。两条水平线是两侧肋弓下缘连线和两侧髂前上棘连线,两条垂直线是由左、右髂前上棘至腹中线连线的中点所画垂线。四线相交将腹部划分为九区,即左、右上腹部(季肋部),左、右侧腹部(腰部),左、右下腹部(髂部),上腹部、中腹部(脐部)和下腹部(耻骨上区)(图 1-48)。

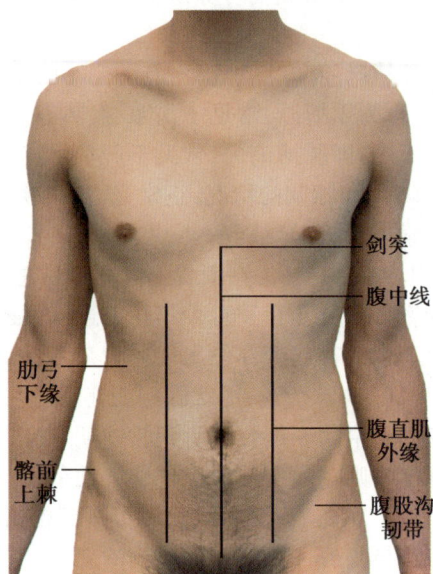

图 1-46　腹部体表标志示意图

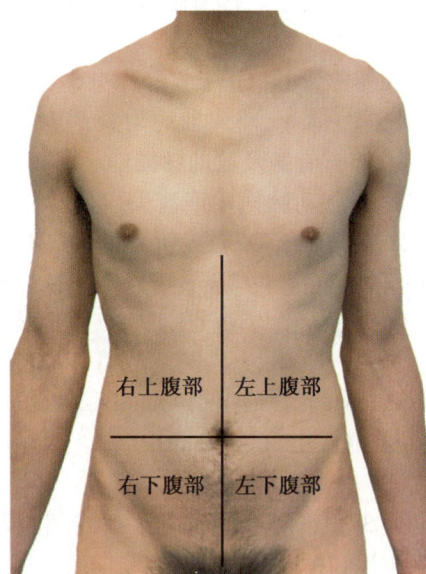

图 1-47　腹部体表分区示意图(四区法)

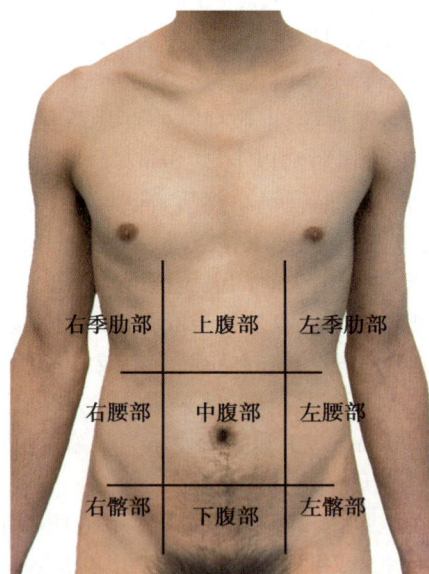

图 1-48　腹部体表分区示意图(九区法)

　　(二)视诊

　　腹部视诊应在光线充足柔和处,嘱被检查者排空膀胱,取低枕仰卧位,两手自然置于身体两侧,充分暴露全腹,上至剑突,下至耻骨联合,躯体其他部位应遮盖,暴露时间不宜过长,以免腹部受凉引起不适。医师站于被检查者右侧,首先自上而下俯瞰被检查者全腹部,然后视线处于与被检查者腹平面同水平,自侧方观察。

0121

腹部视诊检查(视频)

笔记

1. **腹部外形** 健康正常成年人平卧时,前腹壁大致处于肋缘至耻骨联合同一平面或略为低凹,坐起时脐以下部分稍前凸,称为腹部平坦。消瘦者及老年人,因腹壁皮下脂肪较少,腹壁稍低于肋缘与耻骨联合的平面,称为腹部低平。肥胖者或小儿(尤其餐后)腹部外形较饱满,腹壁稍高于肋缘与耻骨联合的平面,称为腹部饱满。上述都属于正常腹部外形。

(1) 腹部膨隆:指平卧时前腹壁明显高于肋缘与耻骨联合的平面,外观呈凸起状。生理状态见于肥胖、妊娠等,病理状态如腹水、胃肠胀气、腹腔巨大肿块等。因情况不同又可表现:

1) 全腹膨隆:腹部呈球形或椭圆形,除因肥胖、腹壁皮下脂肪明显增多,脐凹陷外,因腹腔内容物增多所致者腹壁无增厚,因腹压影响而使脐突出。

当全腹膨隆时,为观察其程度和变化,常需要测量腹围。嘱患者排尿后平卧,用软尺经脐绕腹一周,测得的周长即为腹围(脐周腹围),通常以厘米为单位;还可以测其腹部最大周长(最大腹围)。定期在同样条件下测量腹围,可以观察腹腔内容物(如腹水)的变化。

2) 局部膨隆:多由于局部器官增大或包块所致;也可由于腹壁上的包块,而非腹腔内病变所致。

(2) 腹部凹陷:指平卧位时前腹壁明显低于肋缘与耻骨联合的平面。主要见于严重消瘦和脱水者。严重时前腹壁凹陷几乎贴于脊柱,肋弓、髂嵴和耻骨联合显露,使腹外形如舟状,称舟状腹,见于恶病质,如结核病、恶性肿瘤等慢性消耗性疾病晚期。

2. **呼吸运动** 正常人可以见到呼吸时腹壁上下起伏,吸气时上抬,呼气时下陷,此为腹式呼吸运动。成年男性及小儿以腹式呼吸为主,而成年女性以胸式呼吸为主。

腹式呼吸减弱,常见于腹膜炎症、腹水、急性腹痛、腹腔内巨大肿物或妊娠等;腹式呼吸消失,常见于消化道穿孔所致急性腹膜炎或膈肌麻痹等;腹式呼吸增强少见,见于癔症性呼吸或胸腔积液等情况。

3. **腹壁静脉** 正常人腹壁皮下静脉一般不显露,在较瘦和皮肤白皙的人才隐约可见,腹壁薄而松弛的老人也可见,并可突出皮肤,但不迂曲,仍属正常。腹壁静脉曲张,常见于门静脉高压所致循环障碍或上、下腔静脉回流受阻而有侧支循环形成时,此时腹壁静脉可见迂曲变粗,称为腹壁静脉曲张。门静脉高压显著时,于脐部可见一簇曲张静脉向四周放射,如水母头。

检查血流方向可辨别腹壁静脉曲张来源。正常时脐水平线以上的腹壁静脉血液自下向上经胸壁静脉和腋静脉流入上腔静脉,脐水平线以下的腹壁静脉血液自上向下经大隐静脉流入下腔静脉。门静脉高压时,血液经脐静脉进入腹壁浅静脉,血流方向脐水平线以上自下向上,脐水平线以下自上向下;上腔静脉阻塞时,上腹壁或胸壁的浅表静脉曲张,血液均转流向下;下腔静脉阻塞时,脐以下的腹壁浅静脉血流方向也转流向上。指压法可以鉴别血流方向(图1-49)。

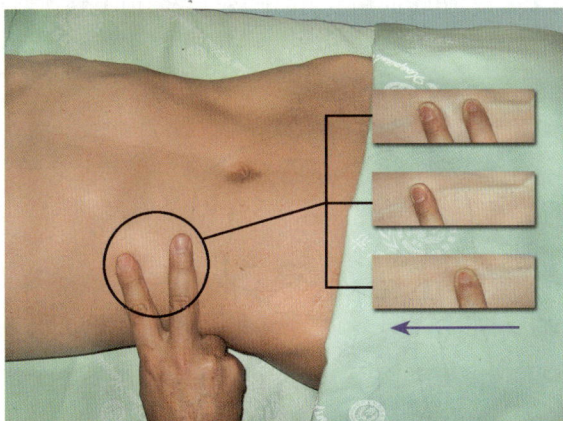

图1-49 检查静脉血流方向示意图

4. **胃肠型和蠕动波** 正常人胃肠型和蠕动波一般看不到。腹壁菲薄或松弛的老年人、经产妇或极度消瘦者有时可能见到。

胃肠道发生梗阻时,可以看到蠕动波。幽门梗阻时可见自左向右缓慢蠕动的较大的胃蠕动波;小肠梗阻所致的蠕动波多见于脐部,严重梗阻时,胀大的肠袢呈管状隆起,横行排列于中腹部,组成多层梯形肠型,可看到明显的肠蠕动波,运行方向不一致,此起彼伏,全腹膨胀。结肠远端梗阻时,其宽大的肠型多位于腹部周边,同时盲肠多胀大呈球形,随着每次蠕动波的到来而更加隆起。如果发生肠麻痹,蠕动波消失。在观察蠕动波时,侧面更容易查见,亦可用手轻拍腹壁而诱发。

5. **腹壁其他情况**

(1) 皮疹:不同类型皮疹提示不同疾病。充血性或出血性皮疹常见于发疹性高热疾病或某些传染病(如麻疹、猩红热、斑疹伤寒)及药物过敏等。紫癜或荨麻疹可能是过敏性紫癜、全身荨麻疹的全身表现中的一部分。一侧腹部或腰部的疱疹(沿脊神经走行分布)提示带状疱疹。

（2）色素：常在皮肤皱褶处（如腹股沟、系腰带部位）有褐色色素沉着者见于肾上腺皮质功能减退。脐周围或下腹壁皮肤蓝色是腹腔内大出血的征象，即 Cullen 征，见于宫外孕破裂或急性出血坏死型胰腺炎。左腰部皮肤蓝色是血液自腹膜后渗到侧腹壁皮下所致，即 Grey-Turner 征，见于急性出血坏死型胰腺炎或绞窄性肠梗阻等。妇女妊娠时，在脐与耻骨联合之间的连线上有褐色素沉着，常持续至分娩后才逐渐消退。

（3）腹纹：妊娠纹出现于下腹部和髂部，与身体长轴平行，妊娠晚期呈浅蓝色，产后渐转为白纹。腹壁紫纹常见于皮质醇增多症。白纹常见于肥胖者，为真皮开裂所致，除下腹部和臀部外，还可见于股外侧。

（4）疝：腹部疝分为腹内疝和腹外疝。腹外疝多见，为腹腔内容物经腹壁或骨盆壁的间隙或薄弱部分向体表突出而形成。脐疝常见于婴幼儿；白线疝常见于先天性腹直肌两侧闭合不良者；切口疝常见于手术瘢痕愈合不良处；股疝位于腹股沟韧带中部，多见于女性。男性腹股沟斜疝可下降至阴囊，在直立体位或咳嗽用力时明显，至卧位时可缩小或消失，可以手法还纳，有嵌顿时可引起急性腹痛。

（5）上腹部搏动：多为由腹主动脉搏动传导而来，可见于正常人较瘦者。腹主动脉瘤和肝血管瘤时，上腹部搏动明显。在二尖瓣狭窄或三尖瓣关闭不全引起右心室增大，亦可见明显的上腹部搏动。

（三）触诊

腹部触诊对腹部体征的识别和疾病的诊断具有重要的作用。被检查者排尿后取仰卧位，两手自然置于身体两侧，双腿屈曲并稍分开，使腹肌尽量松弛，做张口缓慢腹式呼吸。医生站立于被检查者右侧，剪短指甲，手要温暖。检查顺序一般自左下腹开始逆时针方向进行，依次检查腹部各区。原则为先触诊健康部位，逐渐移向病变区域，以避免患者的痛苦和感受的错觉。

1. 腹壁紧张度　正常人腹壁有一定的张力，但触之柔软，较易压陷，称腹壁柔软。某些病理情况可使全腹或局部腹肌紧张度增加或减弱。

（1）腹壁紧张度增加：急性胃肠穿孔或脏器破裂所致急性弥漫性腹膜炎，腹膜受刺激而引起腹肌痉挛、腹壁明显紧张，甚至强直硬如木板，称为板状腹。结核性炎症或其他慢性病变致腹壁柔韧有抵抗感，称为揉面感或柔韧感，也见于癌性腹膜炎。

（2）腹壁紧张度减低：多为腹肌张力降低或消失所致。常见于慢性消耗性疾病或大量放腹水后、脱水患者以及经产妇或老年体弱者。脊髓损伤所致腹肌瘫痪和重症肌无力使腹壁张力消失。

2. 压痛及反跳痛

（1）压痛：正常腹部触诊时不引起疼痛，重按时仅有一种压迫感。压痛多来自腹壁或腹腔内的病变。压痛的部位常提示存在相关脏器的病变，腹部常见疾病的压痛点位置见图示（图 1-50）。胰体、尾的炎症和肿瘤为左腰部压痛；胆囊的病变常有右肋缘下压痛。一些位置较固定的压痛点常反映特定疾病，如位于右锁骨中线与肋缘交界处的胆囊点，压痛标志胆囊的病变；位于脐与右髂前上棘连线中、外 1/3 交界处的 McBurney 点（麦氏点），压痛标志阑尾的病变等。

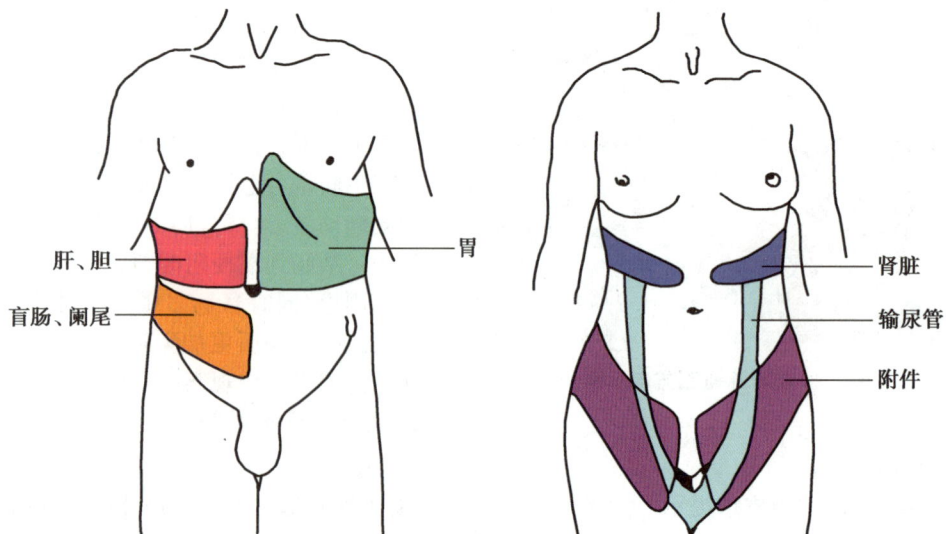

图 1-50　腹部常见疾病的压痛部位

（2）反跳痛：当医师用手触诊腹部出现压痛后，用并拢的 2~3 个手指（示、中、环指）压于原处稍停片刻，然后迅速将手抬起时，患者感觉腹痛骤然加重，并常伴有痛苦表情或呻吟，称为反跳痛。反跳痛是腹膜壁层已经受到炎症累及的征象。腹膜炎患者常有腹肌紧张，压痛与反跳痛并存，称为腹膜刺激征，又称腹膜炎三联征。当腹腔内脏炎症尚未累及壁腹膜时，可仅有压痛而无反跳痛。

3. 腹内主要脏器触诊

（1）肝脏触诊

1）触诊方法：被检查者仰卧位，双膝关节屈曲，腹壁放松。常用两种方法。

单手触诊法：较为常用，医师将右手四指并拢，掌指关节伸直，手指端与肋缘大致平行地放在右下腹部（脐水平线下方），随被检查者呼气时，压向腹壁深部，吸气时，缓慢抬起朝肋缘向上迎触下移的肝缘，即滑行触诊，如此反复进行，手逐渐向肋缘移动，直到触到肝缘或肋缘为止。并分别在右锁中线和前正中线两条线上进行触诊。

双手触诊法：医师右手放置及触诊方法同单手法，而用左手托住被检查者右腰部，拇指张开置于肋部，触诊时左手向上托起，致肝下缘紧贴前腹壁下移，且能限制右下胸扩张，增加膈下移的幅度，这样吸气时下移的肝脏就更易碰到右手指端，进而提高触诊的效果（图 1-51）。

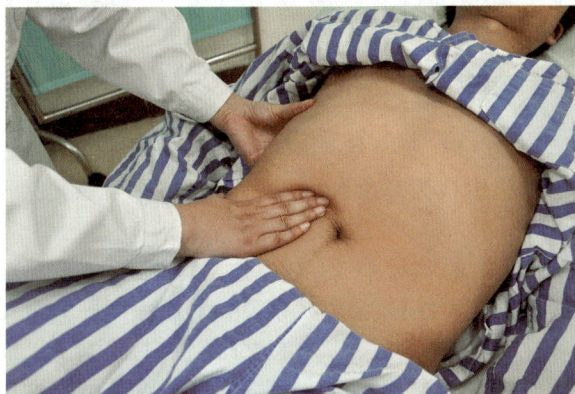

图 1-51　肝脏双手触诊法检查

2）触诊内容：触诊肝脏时，应详细体会、描述其大小、质地、边缘与表面状态、压痛及搏动等。

大小：正常成人肝脏在肋缘下未触及；但腹壁松软的瘦长体型，于深吸气时可于肋弓下触及肝下缘，在 1cm 以内；在剑突下可触及肝下缘，多在 3cm 以内，或不超过上腹部剑突下至脐连线的上 1/3 处。

质地：分为三级，即质软、质韧和质硬。正常肝脏质地柔软，如触口唇；急性肝炎及脂肪肝时肝质地稍韧，慢性肝炎及肝淤血时质韧，如触鼻尖；肝硬化时质硬，肝癌时质地最坚硬，如触前额。

边缘与表面状态：正常肝脏边缘整齐、厚薄一致、表面光滑、无结节。肝边缘圆钝，常见于脂肪肝或肝淤血。肝边缘锐利，表面扪及细小结节，常见于肝硬化。肝边缘不规则，表面不光滑，呈不均匀的结节状，常见于肝癌。

压痛及叩击痛：正常肝脏无压痛。肝包膜有炎性反应或肝大可有压痛。轻度弥漫性压痛见于肝炎、肝淤血等；局限性剧烈压痛见于较表浅的肝脓肿（常在右侧肋间隙处）；此时叩击可有叩击痛。右心衰竭致肝淤血、肝大时，会引出肝-颈静脉回流征阳性。

搏动：正常肝脏无搏动。肝脏搏动见于三尖瓣关闭不全或腹主动脉搏动。

3）肝大的临床意义：肝脏病变触诊时须逐项检查，详细描述，综合判断其临床意义。急性肝炎肝脏轻度肿大，表面光滑，边缘较钝，质地软，轻压痛，肝-颈静脉回流征阳性；脂肪肝表面光滑，质地柔软或稍韧，压痛不明显；肝硬化早期肝脏增大，晚期缩小，质地较硬，边缘锐利，表面触及结节，无压痛；肝癌时肝脏明显增大，质地坚硬，表面有大小不等的结节、巨块，边缘不整，压痛明显。

（2）胆囊触诊：正常时胆囊不能触及。胆囊肿大时可在右肋缘下、腹直肌外缘交点触到。胆囊触痛检查方法为医师以左手掌平放于患者右胸下部，以拇指指腹勾压于右肋下胆囊点处（图 1-52），嘱患者缓慢深吸气，在

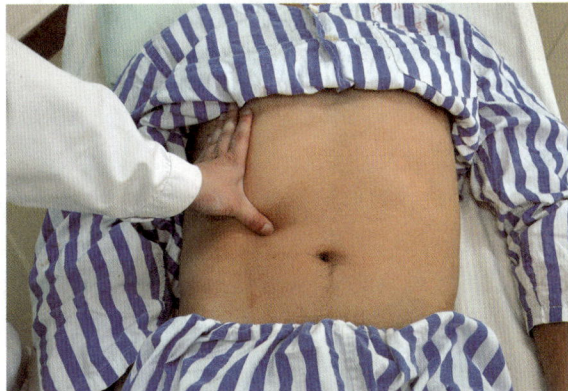

图 1-52　胆囊触痛检查

吸气过程中发炎的胆囊下移时碰到用力按压的拇指,可引起疼痛,称为胆囊触痛;如因剧烈疼痛而致吸气中止,称为墨菲(Murphy)征阳性;常见于急性胆囊炎。

(3) 脾脏触诊:正常脾脏不能触及。触诊脾脏时,被检查者取仰卧位,两腿稍屈曲,医师左手绕过被检查腹前方,手掌置于其左胸下部第 9~11 肋处,将其脾脏从后向前托起,右手掌平放于右下腹,与左肋弓大致垂直,配合腹式呼吸进行滑行触诊,直至触到脾缘或左肋缘为止(图 1-53)。

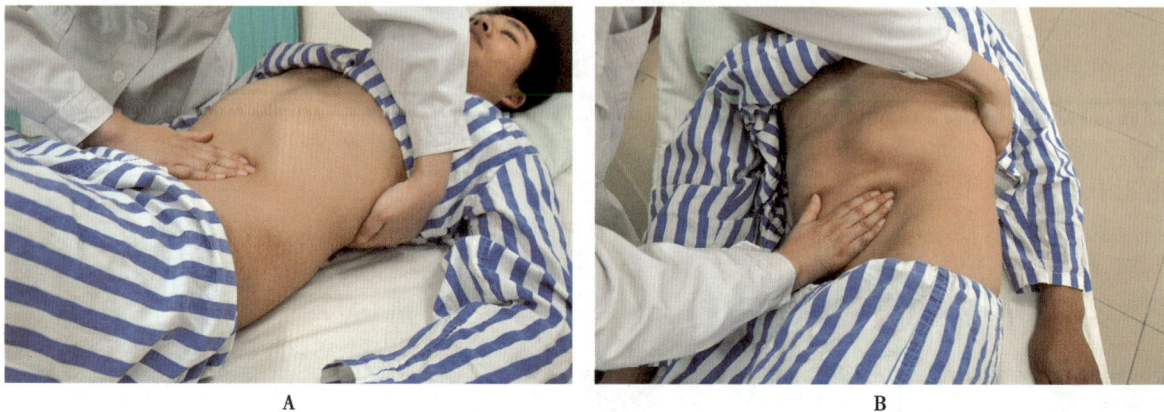

A　　　　　　　　　　　　　B

图 1-53　脾脏双手触诊检查

1) 脾大测量方法:脾大分为轻度、中度和高度。深吸气时,脾下缘不超过肋下 2cm 轻度肿大;超过 2cm、在脐水平线以上为中度肿大;超过脐水平线或前正中线为高度肿大(又称巨脾)。当触及巨脾时,临床常以三条线记录其大小(图 1-54)。

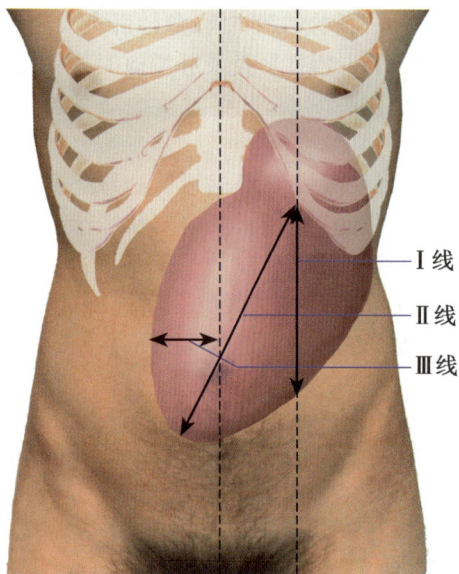

图 1-54　脾大测量方法

I 线
II 线
III 线

2) 脾大的临床意义:轻度肿大常见于急慢性肝炎、伤寒、粟粒型结核、急性疟疾等。脾脏中度肿大常见于肝硬化、疟疾后遗症、慢性淋巴细胞性白血病、淋巴瘤等。脾脏高度肿大,表面光滑者常见于慢性粒细胞性白血病、黑热病、慢性疟疾和骨髓纤维化等,表面不平滑有结节者常见于淋巴瘤和恶性组织细胞病。

(4) 肾脏触诊:检查肾脏一般采用双手触诊法,可取平卧位或立位。正常人肾脏一般不易触及。身材瘦长者,肾下垂、游走肾或肾脏代偿性增大时,肾脏较易触到。

当肾脏和尿路有炎症或其他疾病时,可在相应部位出现压痛点(图 1-55)。肋脊点和肋腰点是肾脏炎症性疾患时的压痛点,常见于肾盂肾炎、肾脓肿和肾结核等疾病。上输尿管点或中输尿管点出现压痛,提示输尿管结石、结核或化脓性炎症。

(5) 膀胱触诊:正常膀胱空虚时隐存于盆腔内,不易触到。只有当膀胱积尿,充盈胀大时,才越出耻骨上缘而在下腹中部触及。

4. **腹部肿块**　腹部触诊有时可触及一些肿块,如肿大淋巴结以及良恶性肿瘤、胃石等,要将正常脏器与病理性肿块区别开。

正常腹部可触到的结构:腹壁肌肉、腰椎椎体及骶骨岬、乙状结肠粪块、盲肠。如在腹部触及上述内容以外的肿块,则应视为异常,多有病理意义。触及这些肿块时需要注意肿块的部位、大小、形态、质地、压痛、搏动、移动度等。

5. **液波震颤**　腹腔内有大量游离液体时,如用手指叩击腹部,可感到液波震颤或波动感。用此法检查腹水,需有 3 000~4 000ml 以上的液体才能查出,不如移动性浊音敏感。

笔记

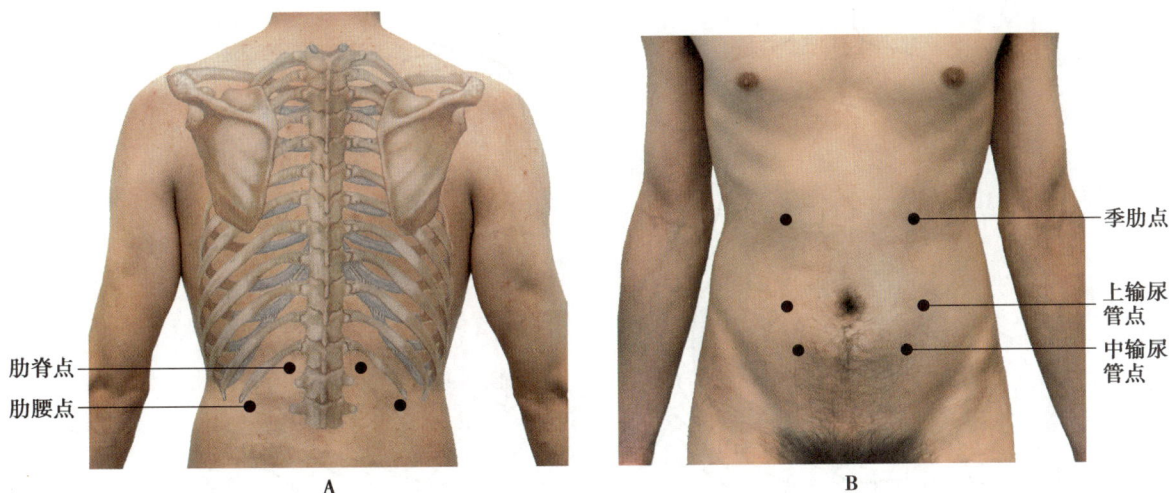

图 1-55　肾脏和尿路疾病压痛点

A 图标注：肋脊点、肋腰点
B 图标注：季肋点、上输尿管点、中输尿管点

（四）叩诊

腹部叩诊的作用在于可叩知某些脏器的大小和叩痛情况，胃肠道充气情况，腹腔内有无积气、积液和肿块等。一般多采用间接叩诊法。

1. **腹部叩诊音**　腹部正常叩诊音为鼓音，其程度随胃肠充气多少而不同。明显的鼓音可见于胃肠高度充气、麻痹性肠梗阻和胃肠穿孔等。当肝、脾或其他脏器极度肿大、肿瘤和大量腹水时，鼓音范围缩小，病变部位可出现浊音或实音。

2. **肝脏及胆囊叩诊**

（1）肝脏叩诊：用间接叩诊法叩诊肝界时一般沿三线，即右锁骨中线、右腋中线和右肩胛线，经肋间隙由肺区向下叩诊，当由清音转为浊音时，即为肝上界（肝脏相对浊音界）；再向下轻叩，由浊音变为实音处，是肝脏不再被肺所遮盖而直接贴近胸壁，即为肝绝对浊音界（亦为肺下界）；再继续下叩，由实音转为鼓音处，即为肝下界。正常人肝上下界之间的距离为 9~11cm。

肝浊音界扩大常见于肝炎、肝淤血、肝脓肿、肝癌和多囊肝等。肝浊音界缩小常见于急性重型肝炎、肝硬化和胃肠胀气等。肝浊音界消失代之以鼓音者，常见于肝脏表面覆有气体引起，为急性胃肠穿孔的一个重要征象。肝区叩击痛对诊断肝炎、肝脓肿有一定临床意义。

（2）胆囊叩诊：胆囊因位于深部，被肝脏遮盖，临床上一般不能用叩诊检查。但能检查胆囊区有无叩击痛，胆囊区有叩击痛是胆囊炎的重要体征。

3. **胃泡鼓音区叩诊**　胃泡鼓音区（又称 Traube 鼓音区）位于左前胸下部，呈鼓音，形似半圆。正常情况下其大小受胃内含气量的多少和周围器官组织病变的影响。若其扩大常见于胃扩张、幽门梗阻；若其缩小或消失常见于脾大、肝左叶扩大、左侧胸腔积液、心包积液等。

4. **移动性浊音**　检查时先嘱患者仰卧，腹中部由于含气的肠管在液面浮起，叩诊呈鼓音，两侧腹部因腹水积聚叩诊呈浊音，然后医师自腹中部脐水平面开始向患者左侧叩诊，发现浊音时，板指固定不动，嘱患者右侧卧位，再度叩诊该处，如呈鼓音，表明浊音变动，再在相反方向叩诊也有同样结果，即因体位不同而出现浊音区变动的现象，即称移动性浊音。当腹腔内游离腹水在 1 000ml 以上时，可检查出移动性浊音。此是诊断腹水的重要检查方法之一。腹水常见于肝硬化、肾病综合征、结核性腹膜炎、心力衰竭、腹膜癌等。

巨大卵巢囊肿与腹水叩诊鉴别：腹部浊音位于腹中部且不移动者为卵巢囊肿，而鼓音位于腹两侧，且随体位变化者为腹水（图 1-56）。

5. **肾脏叩诊**　嘱被检查者取坐位或侧卧位，医师用左手掌平放在其肋脊角处（肾区），右手握拳用由轻到中等力量叩击左手背。正常时肋脊角处无叩击痛。在肾炎、肾结石、肾结核及肾周围炎时，肾区有不同程度的叩击痛。

6. **膀胱叩诊**　于耻骨联合上方进行叩诊，膀胱空虚时呈鼓音，有尿液充盈时，叩诊呈圆形浊音区。女性在妊娠的子宫、子宫肌瘤或卵巢囊肿时，叩诊也呈浊音，应予以鉴别。尿潴留所致膀胱增大，排尿

腹部叩诊检查（视频）

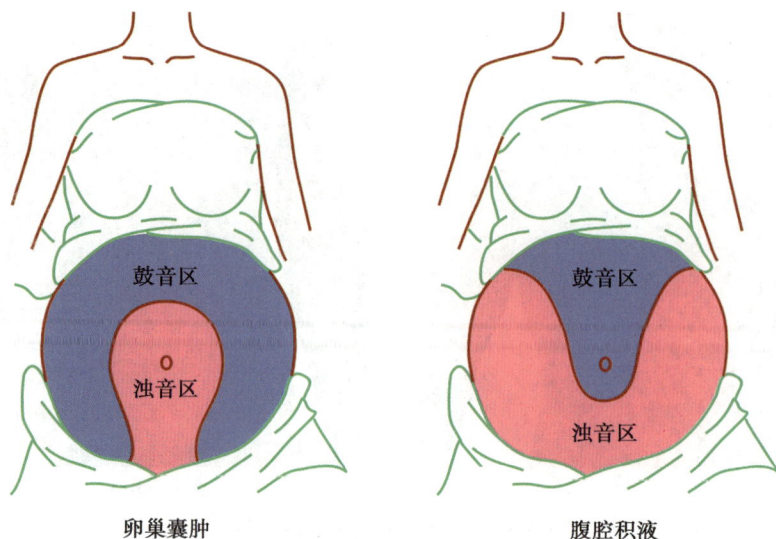

卵巢囊肿　　　　　　　　腹腔积液

图 1-56　卵巢囊肿和腹水叩诊鉴别示意图

或导尿后复查,浊音区会转为鼓音区。

（五）听诊

腹部听诊是将听诊器膜型体件置于腹壁上,全面听诊各区,尤其注意上腹部、中腹部、腹部两侧及肝、脾区。听诊的内容主要有肠鸣音、振水音、血管杂音等。妊娠 5 个月以上的妇女在脐下方深压听诊器胸件可听到胎儿心音。

1. 肠鸣音　肠蠕动时,肠管内气体和液体随之而流动,产生一种断断续续的咕噜声（或称气过水声）,即为肠鸣音。在正常情况下,肠鸣音 4~5 次/min。在肠蠕动增强时,肠鸣音可达 10 次/min 以上,但音调不是特别高亢,称肠鸣音活跃（增强）,常见于急性胃肠炎、服泻药后或胃肠道大出血时;如次数多且肠鸣音响亮、高亢,甚至呈叮当声或金属音,称肠鸣音亢进,常见于机械性肠梗阻;肠鸣音连续 3~5min 以上才听到一次,称肠鸣音减弱;始终听不到者,为肠鸣音消失,常见于急性腹膜炎或麻痹性肠梗阻。

2. 振水音　在胃内有多量液体及气体存留时可出现振水音。检查时患者仰卧,医师一手以冲击触诊法振动胃部,另一手将听诊器膜型体件置于上腹部或一耳近腹壁,可在腹部听到气、液撞击的声音。正常人在餐后或饮多量液体时可有上腹部振水音;若在清晨空腹或餐后 6~8h 以上仍有此音,则提示幽门梗阻、胃扩张或胃液分泌过多等。

3. 血管杂音

（1）动脉性杂音:腹中部的收缩期血管杂音（喷射性杂音）常提示腹主动脉瘤或腹主动脉狭窄;收缩期血管杂音在左、右上腹,常提示肾动脉的狭窄,可见于年轻的高血压患者;杂音在下腹两侧,应考虑髂动脉狭窄（图 1-57）。当左叶肝癌压迫肝动脉或腹主动脉时,也可在肿块部位听到吹风样杂音或在肿瘤部位（较表浅时）听到轻微的连续性杂音。

（2）静脉性杂音:在脐附近、胸骨剑突下,闻及静脉“嗡鸣”声,无收缩期和舒张期节奏,音低弱,压迫脾脏声音加强,常见于肝硬化伴有门静脉高压患者。

七、脊柱与四肢检查

（一）脊柱

脊柱是支持体重及维持躯体各种姿势的重要支柱,是躯体活动的枢纽。脊柱病变的主要表现为疼痛、外伤性病变、姿势异常及活动受限。正常人的四肢与关节对称,活动自如,无肿胀及压痛。四肢与关节病变的主要表现为关节疼痛、肿胀及外伤。脊柱检查的主要内容为疼痛、姿势或形态异常及活动受限。被检查者可站立位或坐位,按视、触、叩诊的顺序进行。

1. 脊柱的弯曲度　正常人直立位时脊柱有四个生理弯曲,其中颈、腰段向前凸,而胸、骶段向后

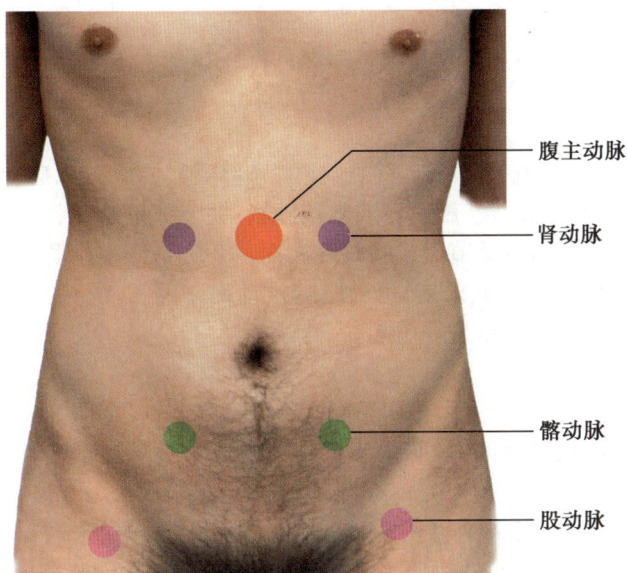

图 1-57　腹部动脉性杂音听诊部位

凸。检查者用示、中指或拇指沿脊椎的棘突尖以适当的压力自上往下划压,划压后皮肤出现一条红色充血线,以此线为准,观察脊柱有无侧弯。

（1）颈椎变形:颈段侧偏见于先天性斜颈,患者头向一侧倾斜,患侧胸锁乳突肌隆起。

（2）脊柱后凸:多发生于胸段脊柱。脊柱后凸时前胸凹陷,头颈部前倾。胸段后凸常见于小儿的佝偻病、青少年的胸椎结核、成年人的强直性脊柱炎及老年人的胸椎退行性变等,其中胸椎结核好发于下胸段,由于椎体被破坏、压缩,棘突向后明显突出,有特征性的成角畸形。

（3）脊柱前凸:多发生于腰段脊柱,患者腹部明显向前突出,臀部明显向后突出,常见于晚期妊娠、大量腹水、腹腔巨大肿瘤、髋关节结核及先天性髋关节后脱位等所致。

（4）脊柱侧凸:为脊柱离开后正中线向两侧偏曲,侧突严重时可出现肩部及骨盆畸形。根据侧凸发生部位不同,分为胸段侧凸、腰段侧凸及胸腰段联合侧凸;根据侧凸的性状分为两种。①姿势性侧凸:见于儿童发育期坐或立姿势不良、下肢长短不齐和肌力不平衡,如椎间盘突出症、脊髓灰质炎等。②器质性侧凸:见于脊柱创伤、先天性脊柱发育不全、特发性脊柱侧弯症、颈椎病或一侧颈肌麻痹、椎间盘突出症等。

2. 脊柱活动度　脊柱有一定的活动度,颈段和腰段的活动范围最大;胸段活动范围小;骶段几乎无活动性。检查颈段活动度时用手固定被检者两肩,正常前屈、后伸、左右侧弯各为 45°,旋转约 60°。检查腰段活动度时用手固定骨盆,正常前屈约 45°,后伸约 35°,左、右侧弯各 30°,旋转 45°。已有脊柱外伤可疑骨折或关节脱位时,应避免脊柱活动,以防损伤脊髓。

颈段脊柱活动受限常见于颈部肌纤维组织炎及韧带受损、颈椎病、结核或肿瘤浸润、颈椎外伤、骨折或关节脱位。腰段脊柱活动受限常见于腰部肌纤维组织炎及韧带受损、腰椎椎管狭窄、椎间盘突出、腰椎结核或肿瘤、腰椎骨折或脱位。

3. 脊柱压痛　检查时嘱被检查者取端坐位,身体稍向前倾。医师以右手拇指从枕骨粗隆开始自上而下逐个按压脊椎棘突及椎旁肌肉,正常时均无压痛。颈椎压痛可见于颈椎病、颈肋综合征、颈部肌纤维组织炎、落枕等。胸腰椎压痛可见于胸腰椎外伤或骨折、结核、椎间盘突出、腰背纤维组织炎及劳损。

4. 脊柱叩击痛　脊柱叩击方法常用直接叩击法和间接叩击法。直接叩击法:用中指或叩诊锤垂直叩击各椎体的棘突,了解有无叩击痛。但要注意该法常用于检查胸椎及腰椎,但不用于颈椎检查,尤其是颈椎骨折、损伤等。间接叩击法:也称冲击痛或传导痛,患者取坐位,医师将左手掌面放于患者头顶,右手半握拳以小鱼际部位叩击左手背,了解脊柱有无疼痛。

正常脊柱无叩击痛。如出现阳性反应,可见于脊柱骨折、结核、肿瘤、椎间盘突出等。

脊柱四肢检查（视频）

笔记

（二）四肢检查

四肢检查以视诊与触诊为主,二者相互配合。检查内容包括关节、软组织、肢体的位置和形态,功能有无异常等。

1. 形态异常

（1）腕关节变形:①腱鞘囊肿:腕关节背侧或桡侧局部隆起,圆形、无痛、坚韧、囊状隆起,可顺肌腱垂直方向稍微推动。②腱鞘滑膜炎:腕背侧或掌侧肿胀,关节部呈结节状隆起,影响关节活动,常见于类风湿关节炎或结核性病变。③腱鞘纤维脂肪瘤:常发生于腕关节背面,触之柔软或柔韧,可随肌腱推动而来回移动。腕关节肿胀还可由外伤、关节炎、关节结核等引起。

（2）指关节变形

梭形关节:关节呈梭状,常为双侧性,早期局部有红肿及疼痛,晚期明显强直、活动受限,手腕及手指向尺侧偏斜(图 1-58),指关节或掌关节活动受限。常见于类风湿关节炎。

杵状指(趾):手指或足趾的末端增生、增宽、增厚,指甲从根部到末端拱形隆起呈杵状(图 1-59)。常见于:①呼吸系统疾病,如慢性肺脓肿、支气管扩张和支气管肺癌。②某些心血管疾病,如发绀型先天性心脏病、亚急性感染性心内膜炎。③营养障碍性疾病,如肝硬化。

图 1-58　梭形关节

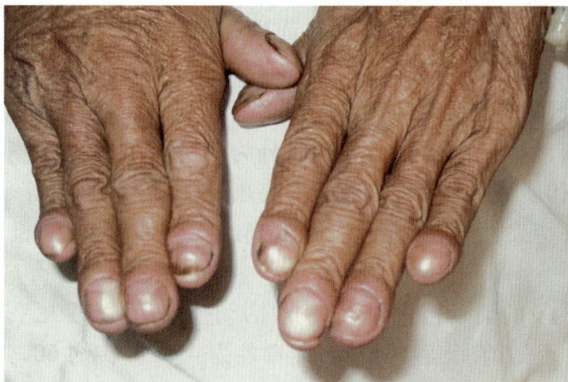

（3）膝关节变形:大量关节腔积液时,可见关节周围明显肿胀,触诊有浮动感,称为浮髌现象。检查时嘱患者平卧,医师以一手的拇指和其余手指分别固定在膝关节上方的两侧,另一手拇指和其余手指分别固定在关节下方两侧,然后用一手示指将髌骨连续垂直按压数次,按下时有髌骨与关节面的碰触感,松开时有髌骨浮起感,即为浮髌试验阳性(图 1-60)。若为结核性膝关节腔积液,因结核病变破坏关节软骨,且滑膜有肉芽增生,髌骨与关节面相碰有一种触及绒垫样的柔软感觉。

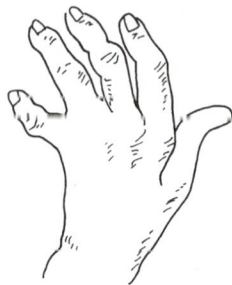

图 1-59　杵状指

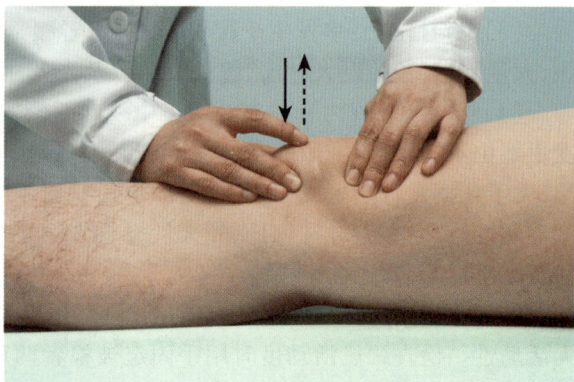

图 1-60　浮髌试验

（4）匙状指:又称反甲,特点为指甲中央凹陷,边缘翘起,指甲变薄,表面粗糙,有条纹(图 1-61)。临床常见于缺铁性贫血和高原疾病,偶见于风湿热及甲癣。

（5）膝内、外翻:正常人双脚并拢直立,双膝及双踝均能靠拢。立位时,患者双脚内踝部靠拢时两膝却向外分离形成 O 状,称 O 形腿或膝内翻(图 1-62)。立位或平卧位时,双膝靠拢,而两内踝分离使两小腿向外分离呈 X 状,称 X 形腿或膝外翻(图 1-63)。以上两种畸形常见于佝偻病和大骨节病等。

（6）足内、外翻:正常人膝关节固定时,足掌可向内翻、外翻均可达 35°。足掌部呈固定形内翻、内收畸形,称足内翻。足掌部呈固定形外翻、外展畸形,称足外翻。以上两种畸形多见于先天性畸形和脊髓灰质炎后遗症。

（7）水肿:全身性水肿时,下肢较上肢明显,常为指凹性。非指凹性水肿常见于甲状腺功能减退症。单侧肢体水肿常见于局部静脉或淋巴回流障碍所致;如血栓性静脉炎、静脉外伤受压;丝虫病引起的水肿为淋巴回流障碍,局部纤维组织增生,皮肤增厚变粗,指压后无凹陷称象皮肿。

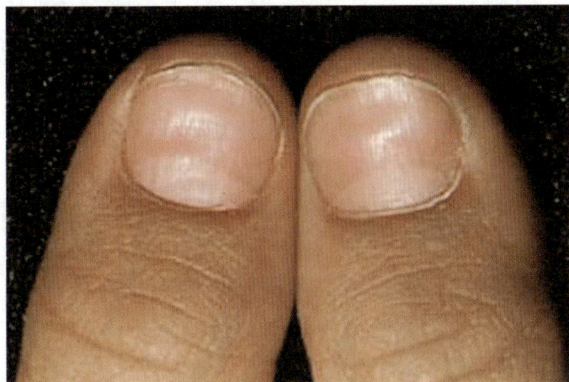

图 1-61　匙状甲

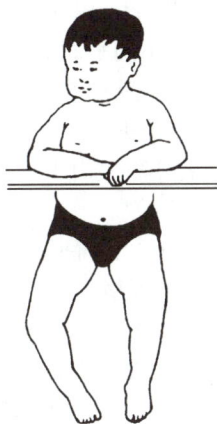

图 1-62　膝内翻

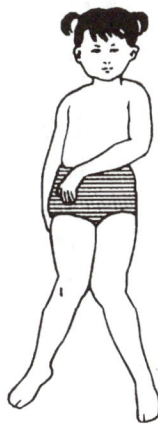

图 1-63　膝外翻

（8）骨折与关节脱位：骨折时可见肢体缩短或变形，骨折处红肿、压痛，有时可触到骨擦感，听到骨擦音。关节脱位可见肢体位置改变，关节运动受限，不能伸屈、内收、外展和旋转。

（9）下肢静脉曲张：多见于小腿，小腿静脉如蚯蚓状弯曲、突起皮面、怒张，如久立则加重，卧位抬高下肢时可减轻；严重者小腿有肿胀感，局部皮肤颜色紫暗并有色素沉着，时有痒感，甚至产生下肢浅部溃疡。

2. 运动功能异常　四肢运动是在神经组织的协调下，由肌肉、肌腱带动关节的活动来完成，神经、肌肉组织或关节的损害均可引起运动障碍。

（1）神经、肌肉组织损害：可出现不同程度的随意运动障碍。检查测试四肢的屈、伸、内收、外展、旋转及抵抗能力。肢体随意运动的肌力障碍称为瘫痪。

（2）关节损害：可使关节的主动和被动运动障碍。当各关节不能达到各自的幅度时，为关节运动受限。临床常见于骨折、脱位、关节炎、肌腱及软组织损伤、退行性变等。

八、神经反射检查

神经系统检查包括脑神经、运动系统、感觉系统、神经反射及自主神经等方面。神经反射是通过反射弧完成的，反射弧包括感受器、传入神经元、神经中枢、传出神经元与效应器等。反射弧中任何一个环节有病变都影响反射，使其减弱或消失；反射又受高级神经中枢控制，如锥体束以上病变，可使反射活动失去抑制而出现反射亢进。神经反射包括生理反射和病理反射。

（一）生理反射

根据刺激的部位不同，将生理反射分为浅反射和深反射。

1. 浅反射　浅反射是刺激皮肤、黏膜或角膜等引起的反应。包括角膜反射、腹壁反射、提睾反射、跖反射、肛门反射。

（1）角膜反射：被检者眼睛注视内上方，检查者用捻成细束的棉絮毛轻触角膜外侧，避免触及睫毛。正常反应是刺激侧的眼睑迅速闭合，称为直接角膜反射；对侧眼睑亦出现闭合反应，称为间接角膜反射。

直接与间接反射均消失见于被检查侧的三叉神经病变（传入障碍）；直接反射消失，间接反射存在，见于被检查侧（患侧）的面神经病变（传出障碍）。深昏迷患者角膜反射完全消失。

（2）腹壁反射：被检查者仰卧，双下肢稍屈曲，使腹壁松弛，然后用钝头竹签分别沿肋缘下、脐平及腹股沟上的方向，由外向内轻划两侧腹壁皮肤（图1-64），分别称为上、中、下腹壁反射。正常反应是上、中、下局部腹肌收缩。神经中枢为

浅反射、深反射检查（视频）

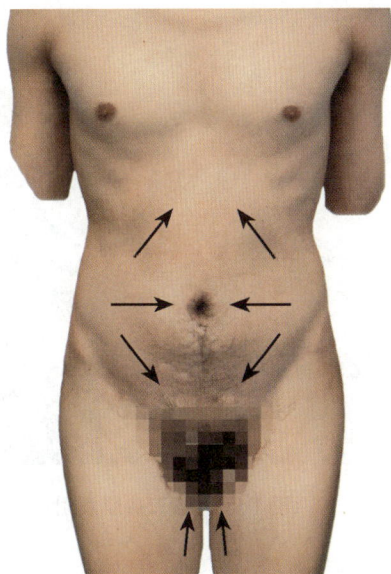

图 1-64　腹壁反射和提睾反射检查

分别为胸髓 7~8 节、9~10 节、11~12 节。

反射消失分别见于上述不同平面的胸髓病损。双侧上、中、下部反射均消失见于昏迷和急性腹膜炎者。一侧的上、中、下部腹壁反射消失见于同侧锥体束病损。肥胖、老年人及经产妇因腹壁过于松弛也会出现腹壁反射减弱或消失。

（3）提睾反射：检查者用竹签由下而上轻划被检查者股内侧上方皮肤，可引起同侧提睾肌收缩，睾丸上提。中枢为腰髓 1~2 节。

双侧反射消失为腰髓 1~2 节病损。一侧反射减弱或消失见于锥体束损害。局部病变如腹股沟疝、阴囊水肿等也可影响提睾反射。

（4）跖反射：被检查者仰卧，下肢伸直，检查者手持被检查者踝部，用钝头竹签划足底外侧，由后向前至小趾跖关节处转向大踇趾侧，正常反应为足跖屈曲。反射消失为骶髓 1~2 节病损。

（5）肛门反射：用棉签钝头轻划被检查者肛门周围皮肤，可看到肛门外括约肌收缩。中枢为骶髓 4~5 节。反射消失为骶髓 4~5 节病损。

2. **深反射**　深反射是刺激骨膜、肌腱经深部感受器完成的反射，又称腱反射。需被检查者合作，肢体肌肉放松；检查者叩击力量要均等，两侧对比。反射减弱或消失多为器质性病变，是相应脊髓节段或所属的脊神经的病变，常见于末梢神经炎、神经根炎、脊髓灰质炎、脑或脊髓休克状态等。深反射亢进见于锥体束病变，如急性脑血管病、急性脊髓休克期过后等。

（1）肱二头肌反射：被检查者前臂屈曲，检查者以左手拇指置于患者肘部肱二头肌腱上，然后右手持叩诊锤叩击左手拇指。正常反应为肱二头肌收缩，前臂快速屈曲（图 1-65）。中枢为颈髓 5~6 节。

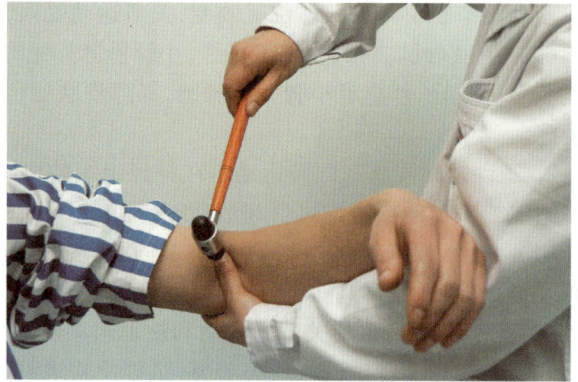

图 1-65　肱二头肌反射检查

（2）肱三头肌反射：被检查者外展上臂，半屈肘关节，检查者用左手托住其上臂，右手用叩诊锤直接叩击鹰嘴上方的肱三头肌腱。正常反应为肱三头肌收缩，引起前臂伸展（图 1-66）。中枢为颈髓 6~7 节。

（3）桡骨骨膜反射：被检查者前臂置于半屈半旋前位，检查者以左手托住其腕部，并使腕关节自然下垂，随即以叩诊锤叩桡骨茎突。正常反应为肱桡肌收缩，发生屈肘和前臂旋前动作（图 1-67）。中枢为颈髓 5~6 节。

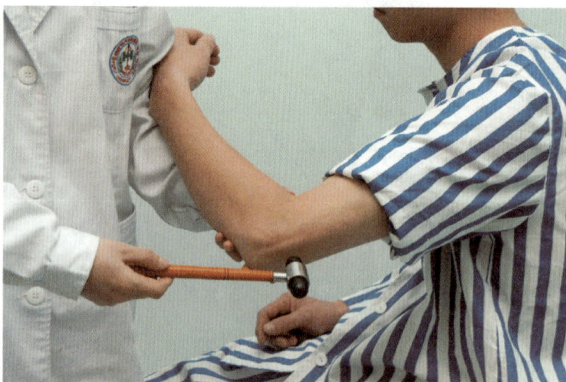

图 1-66　肱三头肌反射检查

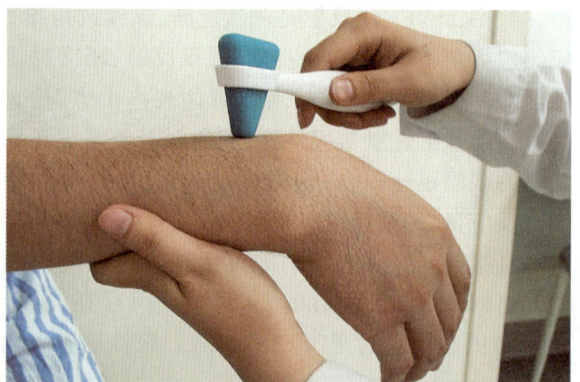

图 1-67　桡骨骨膜反射检查

（4）膝腱反射：被检查者坐位，小腿完全松弛下垂与大腿成直角，或者被检查者仰卧，检查者以左手置于腘窝托起其膝关节使之屈曲约 120°，用右手持叩诊锤叩击髌骨下方的股四头肌肌腱。正常反

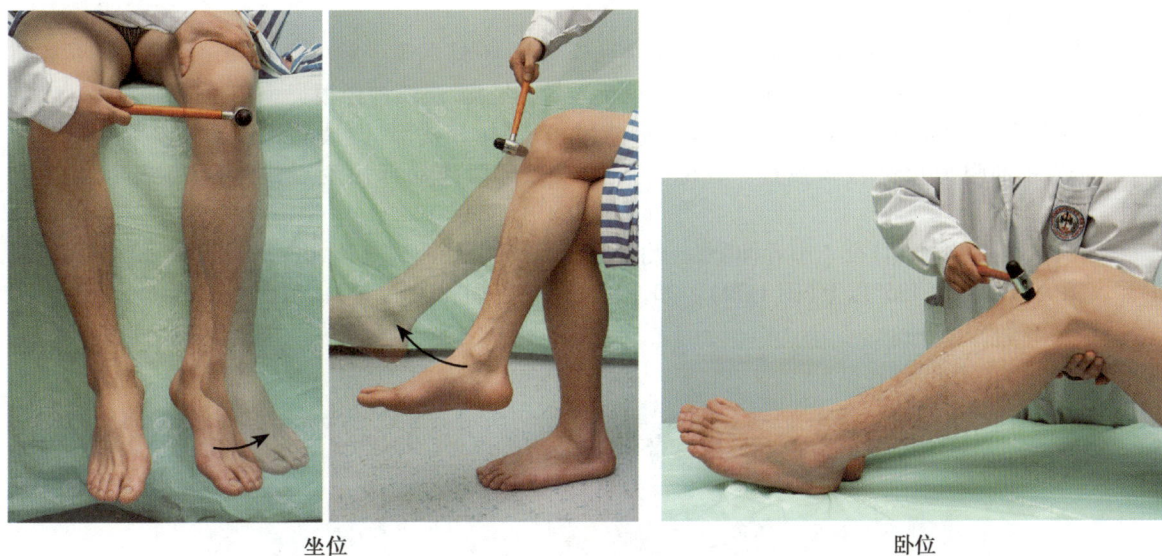

坐位　　　　　　　　　　　　　　　　　　　　卧位

图 1-68　膝腱反射检查

应为小腿伸展(图 1-68)。中枢为腰髓 2~4 节。

(5)跟腱反射(踝反射):被检查者仰卧,髋及膝关节屈曲,下肢取外旋外展位,检查者左手将被检查者足部背屈成直角,以叩诊锤叩击跟腱,反应为腓肠肌和比目鱼肌收缩,足向跖面屈曲(图 1-69)。中枢为骶髓 1~2 节。

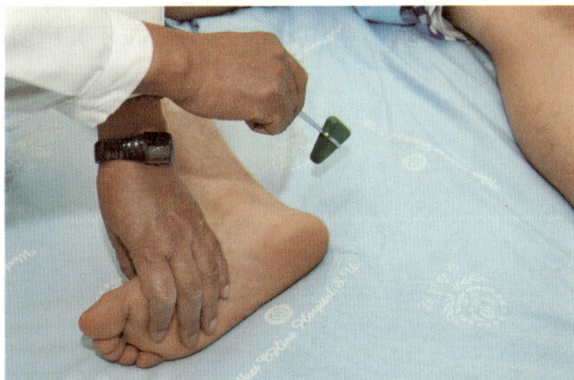

图 1-69　跟腱反射检查

(6)阵挛:当锥体束以上病变时,深反射亢进,用力使相关肌肉处于持续性紧张状态,该组肌肉会发生节律性收缩,称为阵挛。常见的有踝阵挛和髌阵挛。

1)踝阵挛:患者仰卧,髋与膝关节稍屈,医师一手持患者小腿,一手持患者足掌前端,突然用力使踝关节背屈并维持之。阳性表现为腓肠肌与比目鱼肌发生连续节律性收缩,致足部呈现交替性屈伸动作,系腱反射极度亢进表现。

2)髌阵挛:患者仰卧,下肢伸直,医师以拇指与示指控住其髌骨上缘,用力向远端快速连续推动数次后维持推力。阳性反应为股四头肌发生节律性收缩使髌骨上下移动,意义同上。

(二)病理反射

病理反射是指因锥体束病损,大脑失去了对脑干和脊髓的抑制作用而出现的异常反射。1 岁半以内的婴幼儿因神经系统发育尚未完善,可出现这类反射,非病理性。

1. 巴宾斯基(Babinski)征　患者仰卧,下肢伸直,医师用竹签沿患者足底外缘由后向前划至小趾近根部并转向内侧,阳性反应为蹈趾背伸,余趾呈扇形展开。

2. 奥本海姆(Oppenheim)征　医师弯曲示指及中指,沿患者胫骨前缘用力由上向下滑压,阳性表现同巴宾斯基征。

3. 戈登(Gordon)征　医师用手以一定力量捏压患者腓肠肌,阳性表现同巴宾斯基征。

以上 3 征临床意义相同,均提示锥体束受损,以巴宾斯基征是最典型的病理反射。

4. 霍夫曼(Hoffmann)征　医师用左手托住患者的腕部,用右手示指、中指夹持患者中指,稍向上提,使腕部处于轻度过伸拉,用拇指快速弹刮患者中指指甲,如引起其余四指轻度掌屈反应为阳性。神经中枢为颈髓第 7 节至胸髓第 1 节。多见于颈髓病变。

病理反射(视频)

61

（三）脑膜刺激征

脑膜刺激征是指脑膜受激惹的体征,临床常见于脑膜炎、蛛网膜下腔出血和颅压增高等。颈强直也可见于颈椎病、颈部肌肉病变。凯尔尼格征见于坐骨神经痛、腰骶神经根炎。

1. **颈强直**　患者仰卧,医师一只手置于胸前,另一手托其枕部,做被动屈颈动作。如有抵抗力增强,即为颈部阻力增高或颈强直。在除外颈椎或颈部肌肉局部病变后,即可认为脑膜刺激征阳性。

2. **凯尔尼格（Kernig）征**　患者仰卧,一侧下肢髋、膝关节屈曲成直角,医师将此侧小腿抬高伸膝。正常人膝关节可伸达135°以上（图1-70）。如伸膝受阻伴疼痛和屈肌痉挛,为阳性反应。

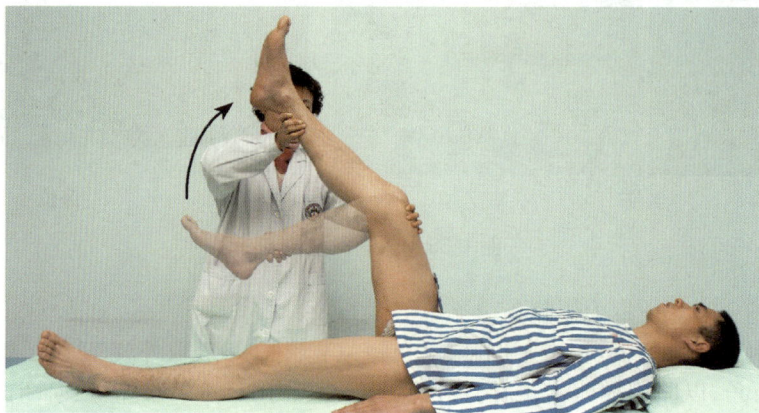

图1-70　凯尔尼格征检查

3. **布鲁津斯基（Brudzinski）征**　患者仰卧,下肢伸直,医师一手托其枕部,另一手按于其胸前（图1-71）。当头部前屈时,双髋与膝关节同时屈曲,为阳性反应。

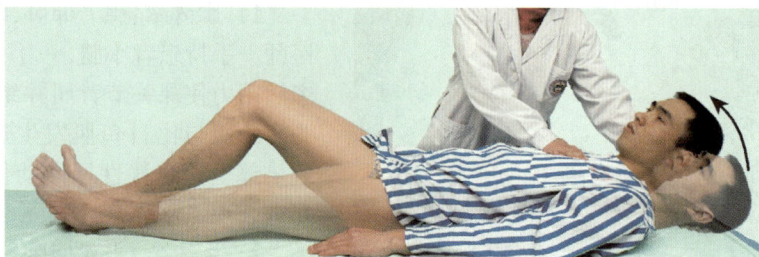

图1-71　布鲁津斯基征检查

知识拓展

肌力的六级分法

1. 0级完全瘫痪,测不到肌肉收缩。
2. 1级可见肌肉收缩而无肢体活动。
3. 2级肢体可做水平移动但不能抵抗自身重力,即不能抬离床面。
4. 3级肢体能抬离床面,但不能抗阻力。
5. 4级能抗阻力运动,但不完全。
6. 5级正常肌力。

（张丽丽　陈文江　侯建章）

第四节　常用实验室检测

病例导学

患者女性,45岁。因面黄乏力、发热、皮肤紫癜10d入院。查体:贫血貌,体温38℃,心肺无明显异常,胸骨压痛,肝肋下2cm,脾肋下1.5cm。血象:血红蛋白65g/L,白细胞计数15×10^9/L,血小板计数15×10^9/L。

问题与思考:

1. 该患者的临床初步诊断。

2. 试述为明确诊断应完善的主要实验室检查。

临床实验室检测是通过物理、化学和生物学等实验室方法对患者的血液、体液、分泌物、排泄物、细胞取样和组织等进行检查,以获得病原学、病理形态学、器官功能状态等资料,结合病史、临床症状和体征进行全面分析的诊断方法。

常用的实验室检测包括血液检测、尿液检测、粪便检测、肝肾功能检测、血生化检测、体腔液检测以及免疫病原体检测。

一、血液一般检测

血液一般检测指对外周血细胞成分数量和形态检测及与血细胞有关的实验室检测,包括红细胞、白细胞及血小板等参数检测。血细胞数量和形态检测也是临床上最常用、最基本的检测内容。

（一）红细胞检测和血红蛋白测定

红细胞计数(red blood cell count,RBC)和血红蛋白(hemoglobin,Hb)测定是血液一般检测的基本项目。

[参考区间]

健康人群红细胞及血红蛋白正常参考值见表1-14。

表1-14　红细胞及血红蛋白正常参考值

人群分类	红细胞计数/$(\times10^{12}\cdot L^{-1})$	血红蛋白/$(g\cdot L^{-1})$
成年男性	4.0~5.5	120~160
成年女性	3.5~5.0	110~150
新生儿	6.0~7.0	170~200

[临床意义]

1. 红细胞及血红蛋白增多　多次检查成年男性RBC>6.0×10^{12}/L,Hb>170g/L;成年女性RBC>5.5×10^{12}/L,Hb>160g/L时即为增多。生理性增多见于胎儿、新生儿、高原居民等。病理性增多分为:

（1）相对性增多:因血浆容量减少,使血浆容量相对增多。见于剧烈呕吐、大面积烧伤、严重腹泻、大量出汗、尿崩症等。

（2）绝对性增多:临床上称为红细胞增多症,原发性增多见于真性红细胞增多症。继发性增多见于严重的慢性心肺疾病,如阻塞性肺气肿、肺源性心脏病等。

2. 红细胞及血红蛋白减少　指单位容积中RBC及Hb低于参考值低限。生理性减少见于3个月的婴儿至15岁以前的儿童,妊娠中、晚期和部分老年人。病理性减少见于各种贫血。根据Hb减少的程度分几种。①轻度贫血:男性Hb<120g/L,女性Hb<110g/L。②中度贫血:Hb<90g/L。③重度贫血:Hb<60g/L。④极重度贫血:Hb≤30g/L。

3. **红细胞形态改变** 正常红细胞呈双凹圆盘形,在血涂片中见到为圆形,大小较一致,直径 6～9μm,平均 7.5μm。染色后四周呈橘红色,而中央淡染区大小相当于细胞直径的 1/3～2/5。病理情况下,红细胞形态可出现大小、形态、着色及结构异常。外周血红细胞及病情下常见形态异常见图 1-72。

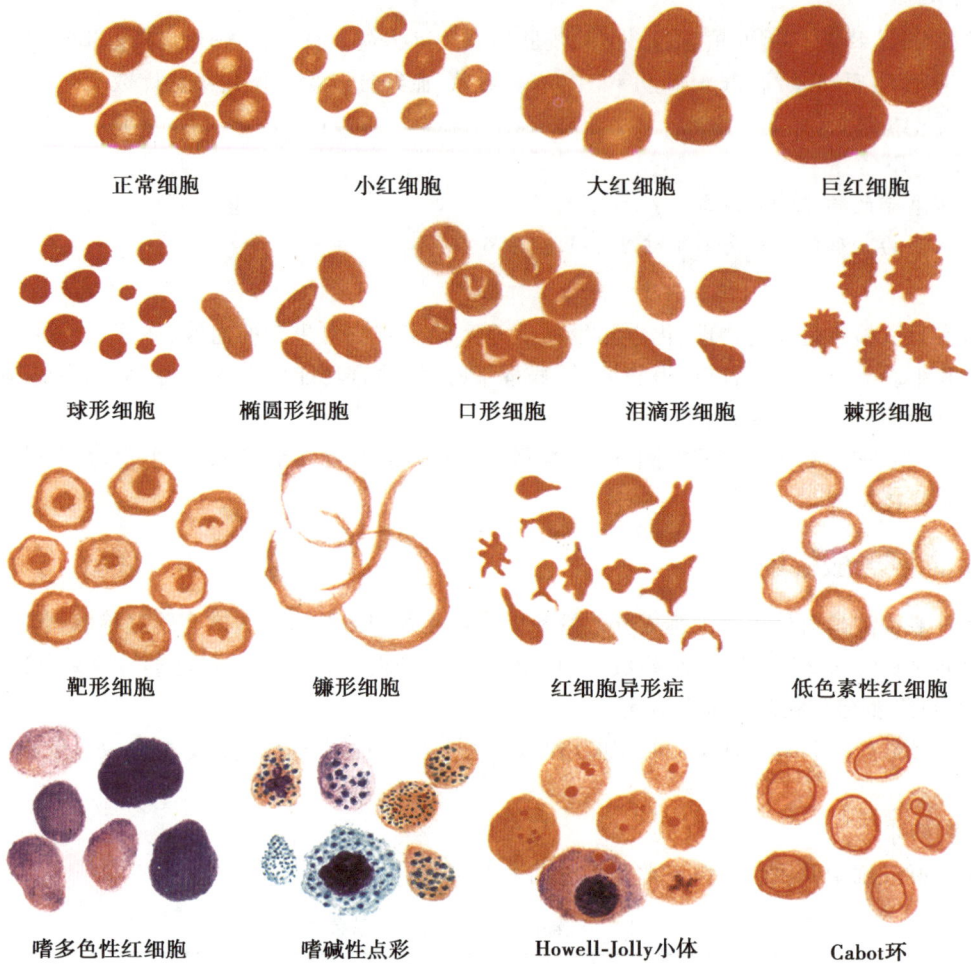

正常细胞　　小红细胞　　大红细胞　　巨红细胞

球形细胞　　椭圆形细胞　　口形细胞　　泪滴形细胞　　棘形细胞

靶形细胞　　镰形细胞　　红细胞异形症　　低色素性红细胞

嗜多色性红细胞　　嗜碱性点彩　　Howell-Jolly小体　　Cabot环

图 1-72　正常及异常红细胞

（二）白细胞计数及分类计数检测

[参考区间]

成人(4～10)×10⁹/L;儿童(5～12)×10⁹/L;6 个月至 2 岁(11～12)×10⁹/L;新生儿(15～20)×10⁹/L。白细胞分类计数见表 1-15。

表 1-15　白细胞分类计数参考值(成人)

细胞类型	百分率/%	绝对值/(×10⁹·L⁻¹)
中性粒细胞(N)		
杆状核(st)	0～5	0.04～0.5
核分叶(sg)	50～70	2～7
嗜酸性粒细胞(E)	0.5～5	0.05～0.5
嗜碱性粒细胞(B)	0～1	0～0.1
淋巴细胞(L)	20～40	0.8～4
单核细胞(M)	3～8	0.12～0.8

[临床意义]

白细胞临床意义,主要受中性粒细胞数量的影响,淋巴细胞数量上的较大改变也会引起白细胞总数的变化。

1. 中性粒细胞

(1) 增多:中性粒细胞增多常伴随白细胞总数的增多。在生理情况下,下午较早晨为高;饱餐、剧烈运动、情绪激动、严寒、高温、妊娠后期及分娩时增多。病理性增多见于:①化脓性球菌等急性感染是最常见的原因。②严重外伤、大面积烧伤、急性心肌梗死等造成的严重的组织损伤及大量血细胞破坏。③急性大出血尤其是内出血1~2h内,白细胞计数常达20×10^9/L。④代谢性中毒、急性化学药物中毒、生物性中毒等急性中毒。⑤白血病、骨髓增殖性肿瘤及一些恶性实体瘤,特别是消化道恶性肿瘤。

(2) 减少:白细胞总数<4×10^9/L称白细胞减少。中性粒细胞绝对值<1.5×10^9/L时称粒细胞减少症,<0.5×10^9/L时称粒细胞缺乏症。常见原因:①某些革兰氏阴性杆菌、病毒、原虫等感染。②再生障碍性贫血及严重缺铁性贫血等血液病。③物理因素、化学物质、化学药物等理化因素损伤。④单核-巨噬细胞系统功能亢进,如脾大或脾功能亢进等。⑤自身免疫性疾病,如系统性红斑狼疮。

(3) 核象变化:指粒细胞的分叶状况,反映粒细胞的成熟程度,核象变化可反映某些疾病的病情和预后。正常人外周血经涂片染色后可见中性粒细胞以2~3叶核为主,不分叶或分叶过多者均较少。病理情况下,中性粒细胞核象可变化,出现核左移或核右移现象(图1-73)。①核左移:周围血中出现不分叶核粒细胞(包括杆状核粒细胞,早、中、晚幼粒细胞等)的百分率增高(超过5%)时,称为核左移。常见于急性化脓性感染、急性失血及急性中毒等。白血病和类白血病也可出现核左移。②核右移:周围血中若中性粒细胞核出现5叶或更多分叶,其百分率超过3%者,称为核右移。主要见于巨幼细胞贫血及造血功能衰退,也可见于应用抗代谢药物,如阿糖胞苷等。在炎症的恢复期,可出现一过性核右移。如在疾病进展期突然出现核右移的变化,则表示预后不良。

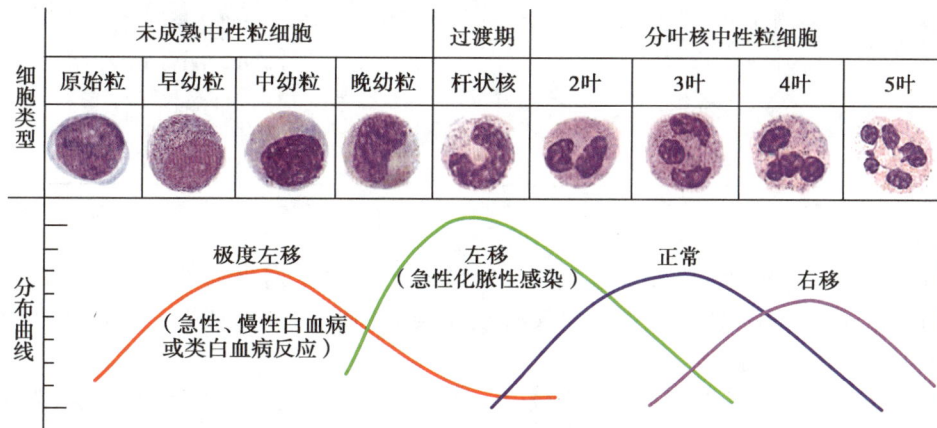

图1-73　中性粒细胞核象变化

2. 淋巴细胞

(1) 增多:生理性增多见于婴幼儿及儿童;病理性增多主要见于:①病毒感染,如水痘、病毒性肝炎等感染性疾病。②成熟淋巴细胞肿瘤。③急性传染病的恢复期。④移植排斥反应。⑤再生障碍性贫血等淋巴细胞比值增高的疾病。

(2) 减少:主要见于应用肾上腺皮质激素、免疫缺陷性疾病等。

3. 嗜酸性粒细胞　增多常见于:①变态反应性疾病,如哮喘、食物药物过敏等。②寄生虫病,如蛔虫、血吸虫等。③皮肤病,如湿疹、银屑病等。④血液病,如慢性粒细胞白血病、淋巴瘤等。⑤恶性肿瘤,如霍奇金病、肺癌等。⑥急性传染病等。

4. 嗜碱性粒细胞　增多常见于:①过敏性疾病,如过敏性结肠炎、红斑及类风湿关节炎、食物药物过敏等。②血液病:慢性粒细胞白血病、嗜碱性粒细胞白血病、骨髓纤维化等。③恶性肿瘤:主要是转移癌。④其他,如糖尿病、天花、水痘、流感、结核等。

5. 单核细胞 生理性增多见于婴幼儿、儿童;病理性增多见于某些感染、结核活动期、急性感染的恢复期及单核细胞白血病、淋巴瘤等血液病。

（三）网织红细胞检测

网织红细胞(reticulocyte,Ret)是晚幼红细胞脱核后的细胞。它较成熟红细胞稍大,直径 8～9.5μm,是瑞特染色血涂片中的嗜多色性红细胞。

[参考区间]

百分数:成人和儿童 0.5%～1.5%;新生儿 2.0%～6.0%。

绝对值:(24～84)×10^9/L。

[临床意义]

网织红细胞计数是反映骨髓造血功能的敏感指标,对贫血的诊断、鉴别诊断及疗效观察等具有重要意义。

1. 网织红细胞增多 表示骨髓红细胞系增生旺盛,常见于溶血性贫血、急性失血、缺铁性贫血、巨幼细胞贫血等。

2. 网织红细胞减少 表示骨髓造血功能降低,常见于再生障碍性贫血、急性白血病等。

（四）血小板检测

血小板检测包括血小板计数、血小板平均容积、血小板体积分布宽度检测。血小板计数(platelet count,PC)是计数单位容积(L)外周血液中血小板的数量。血小板平均容积(mean platelet volume,MPV)即每个血小板的平均体积。血小板分布宽度(platelet distribution width,PDW)是反映血小板体积大小的变异系数(CV%)表示。

[参考区间]

血小板检测项目及参考区间见表1-16。

表 1-16　血小板检测项目参考区间

检测项目	参考区间
血小板计数	(100～300)×10^9/L
血小板平均容积	7～11fl
血小板分布宽度	15%～17%

[临床意义]

1. 血小板计数 可辅助诊断出血性疾病、了解骨髓增生情况、手术前准备等。PLT<50×10^9/L,外科手术易出血;PLT<10×10^9/L,常有自发性出血倾向;PLT>600×10^9/L,提示恶性疾病存在;PLT>1 000×10^9/L,常出现血栓。

（1）减少:PLT<100×10^9/L 称为血小板减少。可见于:①血小板生成障碍,见于再生障碍性贫血、急性白血病等。②血小板破坏或消耗过多,见于上呼吸道感染、ITP、系统性红斑狼疮、DIC、血栓性血小板减少性紫癜等。③血小板分布异常,见于脾大、血液被稀释等。

（2）增多:PLT>400×10^9/L 称为血小板增多。原发性增多见于慢性粒细胞白血病、原发性血小板增多症等。反应性增多见于急性感染、急性溶血、某些癌症患者。其他见于外科手术后。

2. 血小板平均容积

（1）增加:见于 PLT 破坏增加而骨髓代偿功能良好者;造血功能抑制解除后,MPV 增加是造血功能恢复的首要表现。

（2）减少:见于骨髓造血功能不良,PLT 生成减少;多数白血病患者 MPV 减低;MPV 随血小板数而持续下降,是骨髓造血功能衰竭的指标之一。

3. 血小板体积分布宽度 增高表明血小板大小悬殊,见于急性髓系白血病化疗后、MA、慢性粒细胞性白血病等。

（五）血细胞比容测定

血细胞比容(hematocrit,HCT)又称血细胞压积(packed cell volume,PCV),是指血细胞在血液中所占容积的比值,与 RBC 的体积和数量有关。

[参考区间]

男性 0.40~0.50L/L(40~50vol%);平均 0.45L/L。

女性 0.37~0.48L/L(37~48vol%);平均 0.40L/L。

[临床意义]

血细胞比容测定可反映红细胞的增多或减少,但受血浆容量改变的影响,同时也受红细胞体积大小的影响。

1. 增高 各种原因所致的血液浓缩,血细胞比容常达 0.50 以上。临床上测定脱水患者的血细胞比容,作为计算补液量的参考。各种原因所致的红细胞绝对性增多时,血细胞比容均增加,如真性红细胞增多症时,可高达 0.60 以上,甚至达 0.80。

2. 降低 见于各种贫血。由于贫血类型不同,红细胞体积大小也有不同,血细胞比容的减少与红细胞数减少并不一定呈正比。因此必须将红细胞数、血红蛋白量和血细胞比容三者结合起来,计算红细胞各项平均值才更有参考意义。

(六)红细胞平均值

将同一份血液标本同时测得的红细胞数、血红蛋白量和血细胞比容 3 项数据,按公式可以计算出红细胞的平均体积、平均红细胞血红蛋白量及平均红细胞血红蛋白浓度。

红细胞平均体积(mean corpuscular volume,MCV)是指每个红细胞的平均体积,单位飞升(fl),$1L=10^{15}fl$;平均红细胞血红蛋白量(mean corpuscular hemoglobin,MCH)是指每个红细内血红蛋白平均含量,单位皮克(pg),$1g=10^{12}pg$;平均红细胞血红蛋白浓度(mean corpuscular hemoglobin concentration,MCHC)是指每升红细胞平均所含血红蛋白浓度,以 g/L 表示。

[参考区间]

MCV、MCH、MCHC 参考值见表 1-17。

表 1-17　MCV、MCH、MCHC 参考值

人群	MCV/fl	MCH/pg	MCHC/(g·L^{-1})
成人	82~100	27~34	316~354
新生儿	86~120	27~36	250~370

[临床意义]

三种平均值主要用于贫血的形态学分类(表 1-18)。

表 1-18　贫血的形态学分类及病因

贫血类型	MCV	MCH	MCHC	常见疾病
正常细胞性贫血	正常	正常	正常	再生障碍性贫血(AA)、急性失血性贫血、急性溶血性贫血、白血病等
大细胞性贫血	增高	增高	正常	缺乏叶酸、维生素 B_{12},如营养性巨幼细胞贫血(MA)、恶性贫血
单纯小细胞性贫血	减低	减低	正常	慢性感染、慢性肝、肾疾病性贫血等
小细胞低色素性贫血	减低	减低	减低	缺铁性贫血(IDA)及铁利用不良性贫血、慢性失血性贫血

(七)红细胞体积分布宽度

红细胞体积分布宽度(red blood cell volume distribution width,RDW)指红细胞体积大小分面的离散程度,常用变异系数(CV)表示,由血细胞分析仪测量而获得。

[参考区间]

RDW-CV:11.5%~14.5%。

［临床意义］

1. **缺铁性贫血(iron deficiency anemia,IDA)的诊断和疗效观察** 95%IDA 的 RDW 值增大,且早于 MCV、MCHC 等参数,但无特异性;铁剂治疗有效 RDW 值呈一过性进一步增大,随后恢复正常。

2. **小细胞低色素性贫血的鉴别诊断** IDA 时 RDW 值增大;轻型 β-球蛋白生成障碍性贫血则RDW 值正常。

3. **贫血的形态学分类(MCV/RDW 分类法)** 对贫血的病因分析及鉴别,此分类法比三种平均值分类法更有临床意义(表 1-19)。

表 1-19 贫血的 MCV/RDW 分类法

MCV	RDW	分 类	常 见 疾 病
减低	正常	小细胞均一性贫血	轻型-β 球蛋白生成障碍性贫血
	增大	小细胞不均一性贫血	IDA
正常	正常	正细胞均一性贫血	AA、白血病、失血性贫血等
	增大	正细胞不均一性贫血	早期 IDA、混合型营养缺乏性贫血
增大	正常	大细胞均一性贫血	部分 AA、骨髓增生异常综合征等
	增大	大细胞不均一性贫血	MA

(八)红细胞沉降率的测定

红细胞沉降率(erythrocyte sedimentation rate,ESR)简称血沉,是指红细胞在一定条件下沉降的速率。

［参考区间］

男 0~15mm/h,女 0~20mm/h。

［临床意义］

1. **生理性增快** 见于经期、妊娠(怀孕 3 个月以后)、分娩、老年人。

2. **病理性增快** 见于:①炎症,如细菌性炎症、风湿活动、结核活动、心肌炎等。②组织损伤、坏死,如心肌梗死、肺梗死、手术创伤、大面积烧伤等。③恶性肿瘤、白血病等。④其他。

二、尿液检测

尿液检测对泌尿系统疾病的诊断、疗效观察具有重要意义,对其他系统疾病的诊断、预后判断也有重要参考价值。

用清洁容器随时留取新鲜尿液 100~200ml 及时送检。肾脏疾患相关检测或做早期妊娠诊断试验时,以晨尿为好。糖尿病患者应空腹留尿,否则应注明留尿时间。细菌培养时,可用 0.1%的苯扎溴铵消毒外阴和尿道口,留取中段尿或导尿于消毒容器中。不可将粪便或其他分泌物、消毒液等混于尿标本中;成年女性应避免月经与白带混入尿内。采集 24h 尿液标本做尿蛋白或尿酮定量时,应加入防腐剂,常用甲苯 5ml。

(一)一般性状检测

尿液一般性状检测包括尿量、尿液外观、气味、酸碱反应、尿比重 5 项指标。

［参考区间］

尿液一般性状检测的参考区间见表 1-20。

［临床意义］

1. **尿量** 尿量反映肾小球滤过功能、肾小管重吸收功能及尿路是否通畅,是急性肾功能不全的重要观察指标之一。

(1)多尿:尿量>2 500ml/24h。生理性多尿见于多饮、精神紧张、输液或应用利尿剂后。病理性多尿见于内分泌疾病如糖尿病、尿崩症等,肾脏疾病如慢性肾衰早期、急性肾衰竭多尿期等。

(2)少尿或无尿:少尿指尿量<400ml/24h 或<17ml/h。无尿指尿量<100ml/24h。生理性少尿见于出汗过多、水分摄入不足等,病理性少尿见于:①肾前性疾病:各种原因所致有效循环血容量减少,

如严重脱水、休克、心功能不全等。②肾性疾病:各种肾实质受损,如急性肾衰竭少尿期、慢性肾衰竭等。③肾后疾病:各种原因所致的尿路梗阻,如尿路结石、肿瘤等。

表 1-20　尿液一般性状检测的参考区间

指标	参　考　区　间
尿量	成人为 1 000~2 000ml/24h,平均为 1 500ml/24h
尿液外观	新鲜尿液多透明,受食物药物影响可呈淡黄色至深黄色
气味	新鲜尿液无异味
酸碱反应	成人:随机尿液 pH 4.5~8.0,平均6.5
尿比重	成人随机尿为 1.015~1.025,晨尿最高,一般>1.020,婴幼儿偏低

2. 尿液外观

(1) 血尿:无色或红色,常见于泌尿系炎症、结石、肿瘤、结核等。

(2) 血红蛋白尿和肌红蛋白尿:呈浓茶色、红葡萄酒色或酱油色,可见于血管内溶血、血型不合输血引起的血红蛋白尿,以及挤压综合征所致的肌红蛋白尿。

(3) 胆红素尿:豆油样改变,见于阻塞性黄疸和肝细胞性黄疸。

(4) 脓尿和菌尿:白色浑浊或云雾状,见于肾盂肾炎、膀胱炎等。

(5) 乳糜尿和脂肪尿:乳糜尿见于丝虫病、肾脏周围淋巴管梗阻,脂肪尿见于脂肪挤压综合征、骨折等。

3. 气味　新鲜尿有氨味,见于慢性膀胱炎;烂苹果味,见于糖尿病酮症酸中毒;蒜臭味,见于有机磷农药中毒。

4. 酸碱反应　即尿 pH,是反映机体酸碱平衡状态和肾脏调节能力的指标。生理情况下,常受饮食影响,肉食者多偏酸,素食者多偏碱。尿液放置过久细菌分解尿素,使尿液偏碱性。

检测尿 pH 是诊断呼吸性(代谢性)酸中毒或碱中毒的重要指标,并可用于调节结石病患者饮食状态,以便帮助机体解毒、促进药物排泄。

pH 降低见于代谢性酸中毒、高热、痛风、糖尿病、低钾性代谢性碱中毒等;pH 升高见于碱中毒、尿潴留、膀胱炎、肾小管酸中毒、应用利尿剂。

5. 尿比重　尿比重增高见于血容量不足导致的肾前性少尿、糖尿病、急性肾小球肾炎、肾病综合征等。尿比重降低见于大量饮水、慢性肾小球肾炎、慢性肾衰竭、肾小管间质疾病、尿崩症等。

(二) 尿液化学检测

尿液化学检测对泌尿系统疾病、肝脏疾病、代谢性疾病(如糖尿病)的诊断及疗效观察有重要价值。

[参考区间]

尿液化学检测的指标与参考区间见表 1-21。

表 1-21　尿液化学检测的指标与参考区间

指标	参　考　区　间
尿蛋白	定性:阴性。定量:0~80mg/24h
尿葡萄糖	定性:阴性。定量:0.56~5.0/24h
尿酮体	阴性
尿胆红素	定性:阴性。定量:≤2mg/L
尿胆原	定性为阴性或弱阳性。定量:≤10mg/L
亚硝酸盐	阴性

[临床意义]

1. **尿蛋白**(proteinuria,PRO) 尿蛋白质含量>150mg/24h(或>100mg/L),定性试验为阳性,称蛋白尿。

(1)生理性蛋白尿:见于劳累、寒冷、精神紧张引起的功能性蛋白尿,直立或妊娠压迫引起的体位性蛋白尿,摄入性蛋白尿,均为轻度暂时性。蛋白定量<1g/24h。

(2)病理性蛋白尿:见于:①肾小球性蛋白尿。最为常见,如原发性或继发性肾小球疾病、肾缺血等。②肾小管蛋白尿,见于肾盂肾炎、中毒性肾小管损伤等。③混合性蛋白尿,见于肾小球疾病后期、肾小管间质疾病等。④溢出性蛋白尿,见于急性血管内溶血、急性肌肉损伤、多发性骨髓瘤等。⑤组织性蛋白尿,见于肾小管炎症、中毒等。⑥假性蛋白尿,见于泌尿生殖系统感染等。

2. **尿葡萄糖**(urine glucose,GLU) 血浆葡萄糖含量>8.88mmol/L,或肾小管重吸收能力下降,尿糖定性试验阳性,称为葡萄糖尿,简称糖尿。

(1)暂时性糖尿(应激性糖尿):见于脑外伤、脑出血等应激反应。

(2)血糖正常性糖尿(肾性糖尿):见于慢性肾炎或肾病综合征等。

(3)血糖增高性糖尿:多见于内分泌疾病,如糖尿病(最常见)、甲状腺功能亢进症、嗜铬细胞瘤、库欣综合征等。

3. **尿酮体**(ketonuria,KET) 酮体是β-羟丁酸、乙酰乙酸和丙酮的总称,为脂肪代谢的中间产物。当血酮体增高超过肾阈值,尿酮体检测呈阳性,称酮尿。酮尿可见于糖尿病酮症酸中毒、妊娠剧吐、子痫、饥饿、禁食、全身麻醉后等。

4. **尿胆红素与尿胆原** 尿胆原与尿胆素常同时用于黄疸的诊断和鉴别诊断:肝细胞性黄疸、溶血性黄疸尿胆原增高,胆汁淤积性黄疸时减低或阴性。此外,尿胆原测定也是反映肝细胞损伤的敏感指标,急性黄疸性肝炎尿胆原排泄量首先增加,早于黄疸症状出现。

5. **尿亚硝酸盐**(nitrite,NIT) 尿液含食物或蛋白质代谢产生的硝酸盐,如感染大肠埃希菌或其他含硝酸盐还原酶的细菌,则可将硝酸盐还原为亚硝酸盐。阳性者多为尿路感染。

(三)显微镜检查

尿液显微镜检查主要检查尿液有形成分,如来自肾脏或尿脱落、渗出的细胞,肾脏发生病理改变而形成的各种管型、结晶,以及感染的微生物、寄生虫等。

[参考区间]

尿液显微镜检查的指标与参考区间见表1-22,尿中常见各种细胞见图1-74。

表1-22 尿液显微镜检查的指标与参考区间

指标	参 考 区 间
红细胞	玻片法平均0~3个/HP,定量0~5个/μl
白细胞和脓细胞	玻片法:0~5个/HP、定量0~10个/μl
上皮细胞	①鳞状上皮细胞:男性偶见,女性为3~5个/HP;②移行上皮细胞:无或偶见;③肾小管上皮细胞:无
管型	无管型或偶见透明管型(0~1个/HP)

[临床意义]

1. **红细胞** 红细胞>3个/HP称镜下血尿,>10个/HP称肉眼血尿。多形性红细胞>80%,为肾小球源性血尿,常见于急性肾炎、急进性肾炎、慢性肾炎等;多形性红细胞<50%,为非肾小球源性血尿,见于肾结石、肾结核、尿路感染等。

2. **白细胞和脓细胞** 增多见于泌尿系统感染,如肾盂肾炎、膀胱炎、尿道炎、肾结核合并感染等。

3. **上皮细胞** ①鳞状上皮细胞:明显增多或成堆出现并伴白细胞增多,提示尿道炎。成年女性尿液混入阴道分泌物,鳞状上皮细胞会增多。②移行上皮细胞:肾盂、输尿管、膀胱炎症可大量出现,并伴白细胞和红细胞增多。③肾小管上皮细胞:出现或增多提示肾小管有病变。

4. **管型** 是蛋白质、细胞或者碎片在肾小管、集合管中凝固而成的圆柱形蛋白聚体。

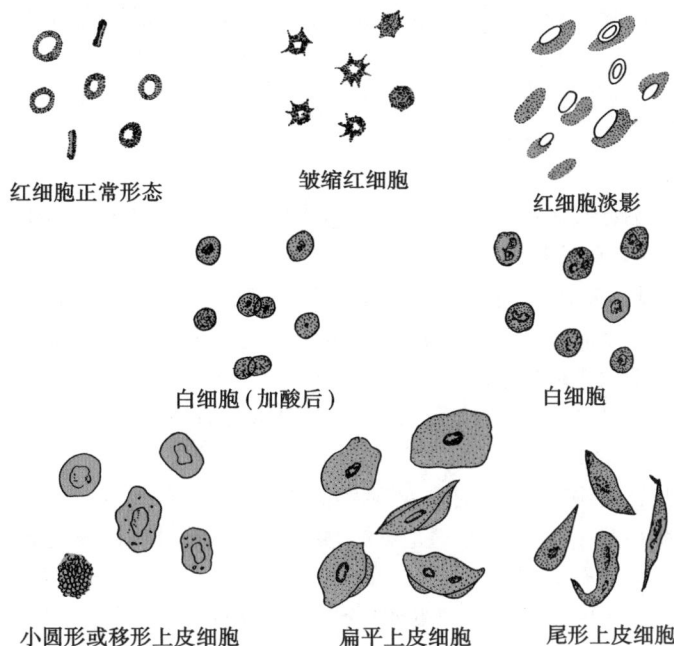

红细胞正常形态　　皱缩红细胞　　红细胞淡影

白细胞(加酸后)　　白细胞

小圆形或移形上皮细胞　　扁平上皮细胞　　尾形上皮细胞

图 1-74 尿中常见各种细胞

（1）透明管型：可见于正常人晨尿,剧烈运动、高热、心力衰竭、肾小球肾炎等。可使透明管型明显增多的药物有头孢噻啶、利尿剂等。

（2）颗粒管型：常见于慢性肾小球肾炎、肾盂肾炎等。

（3）细胞管型：上皮细胞管型提示肾小管有病变,常见于急性肾小管坏死、肾移植急性排斥反应等。红细胞管型是诊断肾小球病变的重要依据,常见于急性肾小球肾炎、慢性肾小球肾炎急性发作期、急性肾小管坏死、肾移植后急性排斥反应等。白细胞管型提示有化脓性感染,常见于急性肾盂肾炎、间质性肾炎或狼疮性肾炎等。

（4）脂肪管型：见于肾病综合征、中毒性肾病等。

（5）蜡样管型：提示局部肾单位长期阻塞,见于慢性肾小球肾炎晚期、肾衰竭、肾淀粉样变等,说明肾病严重。

三、粪便检测

粪便检测对了解消化道及肠道相通的肝、胆、胰腺等器官有无病变,间接地判断胃肠、胰腺、肝胆系统的功能状况有重要价值。

采集新鲜粪便少许,置于清洁干燥不渗漏的器皿中及时送验。无粪便而必须检查时可用肛诊采集,不可用灌肠后的粪便。做细菌培养应置标本于无菌容器内。应挑选黏液、脓血等异常成分,不应混入尿液、消毒剂等。用化学方法检测隐血试验时,试验前 3d 内应嘱患者禁食瘦肉、动物血、动物肝脏、富含叶绿素的食物,停服铁剂和维生素 C,勿咽下口咽部的出血,以免发生假阳性。

（一）一般性状检查

1. **量** 正常 100~300g/d,每天排便 1 次。健康人的粪便量随食物种类、食量及消化器官的功能状态而异。当胃肠道、胰腺有炎症或功能紊乱时,可使排便次数和排便量增多。

2. **颜色与性状** 正常成人新鲜粪便黄褐色圆柱形软便,婴儿粪便可呈黄色或金黄色糊状便。病理情况有：①黑便及柏油样便,见于上消化道出血,服用铁、铋剂、活性炭等。②白陶土样便,见于胆管阻塞等。③鲜血便,见于直肠息肉、直肠癌、痔疮、肛裂等。鲜血附在粪便表面,痔疮是便后鲜血滴落。④脓性及脓血便,见于痢疾、溃疡性结肠炎、结肠癌、直肠癌等,阿米巴痢疾果酱样便。⑤米泔样便：粪便呈白色淘米水样,见于霍乱患者。⑥乳凝块便,见于婴儿消化不良及婴儿腹泻。⑦黏液便,见于各种肠炎、痢疾等。⑧稀糊状或水样便,见于感染和非感染腹泻。⑨细条状便,多见于直肠癌、直肠狭窄的患者。

3. **气味**　正常时有臭味,患慢性肠炎、结肠癌时有恶臭味,阿米巴肠炎血腥臭味,消化不良时有酸臭味。

4. **寄生虫体和结石**　正常时无寄生虫体,寄生虫感染时可见虫体。粪便中可见到胆石、胰石、胃石、肠石等,其中胆石是最重要、最常见的。

(二)显微镜检查

1. **白细胞**　正常时不见或偶见,小肠炎症时白细胞<15/HP,痢疾可见大量白细胞。过敏性肠炎和肠道寄生虫病时嗜酸性粒细胞增多。

2. **红细胞**　正常时无红细胞,当下消化道出血、痢疾、直肠及结肠癌时可见到红细胞。细菌性痢疾时红细胞少于白细胞,散在分布,形态正常,阿米巴痢疾红细胞多于白细胞,成堆出现并有残碎现象。

3. **巨噬细胞**　见于细菌性痢疾、溃疡性结肠炎等。

4. **肠黏膜上皮细胞**　正常粪便中无肠黏膜上皮细胞,结肠炎、假膜性肠炎时肠黏膜上皮细胞增多。

5. **肿瘤细胞**　乙状结肠癌、直肠癌时可发现癌细胞。

6. **淀粉颗粒和脂肪小滴**　正常偶见。胰腺炎、胰腺功能不全时淀粉颗粒增多。腹泻、消化不良综合征时脂肪小滴增多。

7. **寄生虫和虫卵**　正常时无寄生虫和虫卵。有寄生虫感染时可见寄生虫卵或虫体。

(三)粪便隐血试验

胃肠道少量出血(出血量<5ml),粪便外观无变化,肉眼和显微镜检测均不能证实的出血,称隐血。化学或免疫学方法证实微量出血的试验,称隐血试验。

隐血试验对消化道出血鉴别诊断有一定意义。消化性溃疡呈间断性阳性,消化道恶性肿瘤呈持续性阳性,药物致胃黏膜损伤、溃疡性结肠炎、钩虫病等常为阳性。

四、肝脏功能检测

肝脏是人体最大的实质性腺体。肝脏参与蛋白质、糖脂类、维生素、激素、凝血因子等的代谢,同时还有分泌、排泄、生物转化及胆红素代谢等功能。通过肝脏功能检测,有助于了解肝脏功能状态、病变程度及损伤情况。

空腹静脉采血分离血清。不可用EDTA枸橼酸盐、草酸盐抗凝,以免抑制碱性磷酸酶、γ-谷氨酰转移酶等酶活性。不能用肝素抗凝,以免抑制DNA聚合酶,造成PCR检测假阴性。肝功能实验项目检测前1d应避免饮酒,不进食高脂肪、高蛋白食物,晚9时至第2d采血前不再进食,空腹时间一般为8~12h。

(一)反映肝细胞损伤的指标

常用于肝细胞损伤检测的是丙氨酸氨基转移酶(alanine aminotransferase,ALT)和天门冬氨酸氨基转移酶(aspartate aminotransferase,AST)。

ALT主要分布在肝脏,其次是骨骼肌、肾脏、心肌等;AST主要分布在心肌,其次是肝脏、骨骼肌和肾脏。

[参考区间]

Kamen法:ALT 5~25U/L,AST 8~48U/L,ALT/AST≤1。

[临床意义]

血清转氨酶是敏感的急性肝细胞损伤检测指标之一,但ALT与AST均为非特异性肝细胞内功能酶。

1. **急性肝细胞损伤**　病毒性肝炎、药物性或酒精中毒性肝炎早期,ALT和AST均明显升高,ALT升高更明显,ALT/AST>1。急性肝炎患者转氨酶降至正常,提示病变恢复;若转氨酶活性不能恢复正常或再升高,提示可能转为慢性。急性重症肝炎可出现胆红素明显升高,但转氨酶降低的"胆酶分离"现象,提示肝细胞严重坏死、预后不良。

2. **慢性病毒性肝炎、肝硬化和肝癌**　转氨酶轻度升高或正常,肝硬化时AST/ALT≥2,肝癌时AST/ALT≥3。

3. **其他疾病**　心血管疾病、骨骼肌疾病、肺梗死、胰腺炎、休克、肝内外胆汁淤积等可轻度升高。

（二）反映肝脏合成、储备功能的指标

[参考区间]

反映肝脏合成、储备功能的指标及参考区间见表1-23。

表1-23　反映肝脏合成、储备功能的指标及参考区间

指　标	参 考 区 间
血清总蛋白和清蛋白、球蛋白比值	血清总蛋白(STP)：60~80g/L、清蛋白(A)：40~55g/L、球蛋白(G)：20~30g/L、A/G为(1.5~2.5)：1
清蛋白电泳	清蛋白0.62~0.71，α_1球蛋白0.03~0.04，α_2球蛋白0.06~0.10，β球蛋白0.07~0.11，γ球蛋白0.09~0.18
血清前清蛋白	透射比浊法：成人250~400mg/L，儿童约为成人水平的一半，青春期急剧增加达成人水平

[临床意义]

1. 血清总蛋白和清蛋白、球蛋白比值测定　90%以上的血清总蛋白(total protein，TP)和全部的血清清(白)蛋白(albumin，A)是由肝脏合成,血清总蛋白和清蛋白检测是反映慢性肝损伤和肝实质细胞的储备功能的重要指标。血清总蛋白包括清蛋白和球蛋白(globulin，G)。

血清总蛋白>80g/L或球蛋白>35g/L为高蛋白血症,主要是球蛋白增高。血清总蛋白<60g/L或清蛋白<25g/L为低蛋白血症,主要是清蛋白减少。

（1）血清总蛋白和清蛋白增高：见于血液浓缩、肾上腺皮质功能减退症。

（2）血清总蛋白和清蛋白降低：见于肝细胞损害、营养不良、蛋白丢失过多、消耗增加及血清水分增加。

（3）血清总蛋白和球蛋白增高：见于慢性肝病、M蛋白血症、自身免疫性疾病、慢性感染与炎症。

（4）球蛋白降低：见于免疫功能抑制、先天性低γ球蛋白血症。

（5）A/G倒置：见于严重肝功能损害、M蛋白血症。

2. 清蛋白电泳　①肝脏疾病时清蛋白和α_1、α_2、β球蛋白减少,γ球蛋白增加。②M蛋白血症时清蛋白降低,β、γ球蛋白升高。③肾病综合征、糖尿病肾病时α_2、β球蛋白高,清蛋白、γ球蛋白降低。④结缔组织病时γ球蛋白增高,先天性低丙种球蛋白血症时γ球蛋白降低而α_2球蛋白增高。

3. 血清前清蛋白(prealbumin，PA)　PA测定在判断营养状态和肝脏功能方面比清蛋白更灵敏,是肝脏损伤的早期灵敏指标。

降低见于：①营养不良、慢性感染、恶性肿瘤晚期。②肝胆系统疾病,如肝炎、肝硬化、肝癌及胆汁淤积性黄疸。

（三）反映胆汁淤积、胆道梗阻的指标

[参考区间]

反映胆汁淤积、胆道梗阻的指标及参考区间见表1-24。

表1-24　反映胆汁淤积、胆道梗阻的指标及参考区间

指标	参 考 区 间
血清胆红素	成人：总胆红素(STB)3.4~17.1μmol/L 结合胆红素(CB)0~6.8μmol/L 非结合胆红素(UCB)1.7~10.2μmol/L
碱性磷酸酶	连续监测法：(37℃)成人40~110U/L
γ-谷氨酰转移酶	连续监测法：男性10~60U/L,女性7~45U/L

[临床意义]

1. 血清胆红素

（1）判断有无黄疸及其程度及演变过程：①隐性黄疸,STB 17.1~34.2μmol/L。②轻度黄疸,STB 34.2~171μmol/L。③中度黄疸,STB 171~342μmol/L。④重度黄疸,STB>342μmol/L。可以判断疗效

和指导治疗。

（2）根据黄疸程度推断黄疸的病因：①溶血性黄疸，STB 增高伴 UCB 明显增高，STB 一般＜85.5μmol/L。②胆汁淤积性黄疸，STB 增高伴 CB 明显增高，不完全梗阻性者 STB 多为 171～265μmol/L，完全梗阻性者 STB＞342μmol/L。③肝细胞性黄疸，STB、CB、UCB 均增高，STB 多为 17.1～171μmol/L。

2. **碱性磷酸酶（alkaline phosphatase，ALP）** ALP 主要分布在肝、肾、小肠及胎盘中。肝脏的 ALP 经胆汁排入小肠，胆道梗阻时，ALP 生成增加而排泄减少，引起血清中 ALP 升高。胰头癌、胆道结石等肝胆系统阻塞性疾病，AIP 明显升高；用于黄疸的鉴别诊断；骨骼疾病血清 ALP 升高；生长中儿童、妊娠中晚期血清 ALP 生理性增高。

3. **γ-谷氨酰转移酶（γ-GT 或 GGT）** 肝内 γ-GT 主要分布于肝细胞毛细胆管一侧和整个胆管系统，随胆汁入肠道。肝内合成亢进或胆汁排出受阻时，血清 γ-GT 增加。见于原发性或转移性肝癌、阻塞性黄疸、病毒性肝炎、肝硬化，以及其他原因所致的肝损伤。

五、肾脏功能检测

肾脏的主要功能是生成尿液，以维持体内水电解质、蛋白质和酸碱平衡，同时也有分泌功能，肾脏功能检测主要是检测肾小球滤过功能和肾小管重吸收、酸化等功能。目前肾小球功能检查包括内生肌酐清除率（endogenous creatinine clearance rate，Ccr）、血清肌酐（creatinine，Cr）、血清尿素氮（serum urea，BUN）。肾小管功能检查包括 β_2-微球蛋白、浓缩稀释试验（CDT）、尿渗量等。

肾脏功能检测需采集静脉血 3ml，置红色帽采血管分离血清；内生肌酐清除率测定还需要收集甲苯防腐的 24h 尿液，与血液同时送检。

（一）内生肌酐清除率

［参考区间］

80～120ml/min（以 1.73 体表面积计）。

［临床意义］

1. **判断有无肾小球损害** 是较早反映肾小球滤过功能的敏感指标，降低主要见于急、慢性肾炎和肾衰竭。

2. **评估肾功能损害程度** 根据 Ccr 一般可将肾功能损害分为：第 1 期（肾衰竭代偿期），Ccr 为 80～51ml/min；第 2 期（肾衰竭失代偿期），Ccr 为 50～20ml/min；第 3 期（肾衰竭期），Ccr 为 19～10ml/min；第 4 期（尿毒症期或终末期肾衰竭），＜30ml/min。

3. **指导治疗和护理慢性肾衰竭患者** 当 Ccr 为 30～40ml/min 时，应限制蛋白质摄入；＜30ml/min，氢氯噻嗪等利尿剂治疗常无效；＜10ml/min 应结合临床进行透析治疗。

（二）血肌酐测定

标本采集法：抽取静脉血 1ml，注入抗凝管内，充分混匀。

［参考区间］

全血肌酐：88.4～176.8μmol/L。

血清或血浆肌酐：男性 53～106μmol/L，女性 44～97μmol/L。

［临床意义］

1. **评价肾小球滤过功能损害程度** ①急性肾衰竭，Cr 进行性升高为器质性损害的指标。②慢性肾衰竭，血 Cr 升高程度与病变严重性一致：肾衰竭代偿期 Cr＜178μmol/L；肾衰竭失代偿期 Cr＞178μmol/L；肾衰竭期 Cr 445～707μmol/L；尿毒症期 Cr＞707μmol/L。

2. **鉴别肾前性和肾实质性少尿** 器质性肾衰竭 Cr＞200μmol/L、肾前性少尿 Cr＜200μmol/L。

（三）血清尿素氮测定

［参考区间］

成人：3.2～7.1mmol/L；婴儿、儿童：1.8～6.5mmol/L。

［临床意义］

血中尿素氮增高见于：①器质性肾功能损害，尿毒症期 BUN 增高与病情严重程度一致：GFR＜50%、BUN＜9mmol/L 为代偿期；BUN＞9mmol/L 为失代偿期；BUN＞20mmol/L 为肾衰竭期。②肾前性少尿、蛋白质分解或摄入过多。③肾衰竭透析充分性指标。

六、血糖及其代谢产物检测

（一）空腹血糖检测

空腹血糖(fast blood glucose,FBG)是诊断糖代谢紊乱常用和重要的指标之一,易受肝脏功能、神经因素、内分泌激素影响,也与采血部位、测定方法有关。

[参考区间]

3.9~6.1mmol/L(葡萄糖氧化酶法)、3.9~6.4mmol/L(邻甲苯胺法)。

[临床意义]

血糖监测是目前诊断糖尿病主要依据,也是判断糖尿病病情和控制程度的主要指标。

1. **FBG 增高**　FBG 增高而未达到糖尿病的标准时,称为空腹血糖受损(impaired fasting glucose,IFG);FBG>7.0mmol/L 称高血糖症,FBG 7.0~8.4mmol/L 为轻度增高,FBG 8.4~10.1mmol/L 为中度增高,FBG>10.1mmol/L 为重度增高,FBG>9mmol/L(肾糖阈)时尿糖可呈阳性。①生理性增高:高糖饮食、剧烈运动等。②病理性增高,见于糖尿病、内分泌疾病(如皮质醇增多症等)、应激性因素(如颅脑损伤、心肌梗死等)、药物影响(如噻嗪类利尿剂等)及麻醉、脱水等。

2. **FBG 减低**　FBG<3.9mmol/L 时血糖降低,FBG<2.8mmol/L 称低糖血症。①生理性减低,见于饥饿、剧烈运动等。②病理性增多,见于胰岛素过多、缺乏抗胰岛素激素、肝糖原贮存缺乏性疾病及长期营养不良、急性酒精中毒等。

（二）口服葡萄糖耐量试验（OGTT）

口服葡萄糖耐量试验(oral glucose tolerance test,OGTT)是检测葡萄糖代谢功能的试验。正常人一次口服75g 葡萄糖粉,血糖浓度仅略升高,且2h 后即恢复正常,称为耐糖现象。当糖代谢紊乱时,口服同样剂量的葡萄糖粉后,血糖水平急剧增高,短时间内不能降至正常水平,称为糖耐量异常。主要用于诊断症状不明显或者血糖升高不明显的可疑糖尿病。

标本采集法:停用影响糖代谢的药物,试验前 3d 正常进食及活动。试验日将葡萄糖75g(儿童按1.75g/kg 体重,总量不超过 75g)溶于300ml 水中空腹口服,分别在服用葡萄糖前,服后 30min、1h、2h、3h 取血测定血浆葡萄糖浓度,同时留取尿标本做尿糖定性。

[参考区间]

空腹血糖<6.1mmol/L;服糖后 30min 至 1h 血糖浓度达高峰,一般为 7.8~9.0mmol/L,峰值<11.1mmol/L;2h 血糖<7.8mmol/L;3h 血糖应恢复至空腹水平。各检测时间点的尿糖均为阴性。

[临床意义]

1. **诊断糖尿病**　①具有糖尿病症状,FBG>7.0mmol/L。②OGTT 血糖峰值>11.1mmol/L,2h 血糖仍>11.1mmol/L。③具有临床症状,随机血糖>11.1mmol/L 且尿糖阳性。临床症状不典型者,需另一天后重复检测确诊。

2. **判断糖耐量减低**　指空腹血糖<7.0mmol/L,峰值浓度>11.1mmol/L,2h 血糖浓度在 7.8~11.1mmol/L。多见于 2 型糖尿病、肥胖症、甲状腺功能亢进症及库欣病等。

3. **糖耐量增高**　指空腹血糖降低,服糖后血糖上升不明显,2h 后仍处于低水平。常见于胰岛 B 细胞瘤、腺垂体功能减退症和肾上腺皮质功能减退症等。

（三）糖化血红蛋白

糖化血红蛋白(glycosylated hemoglobin,GHb)是血红蛋白 A 与葡萄糖缓慢、连续的非酶促反应的产物,与血糖浓度呈正相关。

[参考区间]

HbA$_{1c}$ 4%~6%,HbA$_1$ 5%~8%。

[临床意义]

1. **评价糖尿病控制程度**　GHb 增高提示近 2~3 个月来血糖控制不良。

2. **筛检糖尿病**　HbA$_1$<8%,可排除糖尿病;HbA$_1$>9%,预测糖尿病准确性为 78%、灵敏度 68%、特异性 94%;HbA$_1$>10%,预测糖尿病准确性为 89%、灵敏度 48%、特异性 99%。

OGTT 的适应证(文档)

3. **预测血管并发症**　$HbA_1 > 10\%$ 提示并发症严重,预后差。

4. **鉴别高血糖**　糖尿病高血糖 GHb 水平增高;应激性高血糖 GHb 正常。

七、血清脂质和脂蛋白检测

(一)血清脂质检测

血清脂类主要包括胆固醇、甘油三酯、磷脂和游离脂肪酸。

[参考区间]

血清脂质检测指标及参考区间见表1-25。

表1-25　血清脂质检测指标及参考区间

单位:mmol/L

指标	合适水平	边缘水平	升高
总胆固醇	<5.20	5.20~6.20	>6.20
甘油三酯	0.56~1.70	1.70~2.30	>2.30

[临床意义]

1. **总胆固醇(total cholesterol,TC)**　TC 常作为动脉粥样硬化的预防、发病预测、疗效观察的参考指标。

(1)TC 增高:见于:①动脉粥样硬化所致的心、脑血管疾病。②高脂蛋白血症、阻塞性黄疸、甲状腺功能减退症、肾病综合征、糖尿病等。③长期吸烟、饮酒、精神紧张和血液浓缩等。④应用某些药物,如环孢素、糖皮质激素、阿司匹林、口服避孕药等。

(2)TC 降低:见于:①甲状腺功能亢进症。②严重肝病,如急性肝损伤和肝硬化。③贫血、营养不良和恶性肿瘤等。④应用某些药物,如雌激素、甲状腺激素、钙通道阻滞剂等。

2. **甘油三酯(triglceride,TG)**

(1)TG 增高:见于:①冠心病。②原发性高脂血症、动脉粥样硬化症、肥胖症、糖尿病、痛风、甲状腺功能减退症、肾病综合征、高脂饮食和阻塞性黄疸等。

(2)TG 降低:见于:①低 β-脂蛋白血症和无 β-脂蛋白血症。②严重的肝脏疾病、甲状腺功能亢进症、肾上腺皮质功能减退症、吸收不良等。

(二)血清脂蛋白检测

[参考区间]

血清脂蛋白检测指标及参考区间见表1-26。

表1-26　血清脂蛋白检测指标及参考区间

指标	参考区间
高密度脂蛋白	1.03~2.07mmol/L;合适水平>1.04mmol/L,减低≤0.91mmol/L
低密度脂蛋白	合适水平≤3.12mmol/L;3.15~3.16mmol/L 为边缘;>3.64mmol/L 为升高

[临床意义]

1. **高密度脂蛋白(high density lipoprotein,HDL)**　HDL 水平增高有利于外周组织清除胆固醇,从而防止动脉粥样硬化的发生,故 HDL 被认为是抗动脉粥样硬化因子。

(1)HDL 增高:对防止动脉粥样硬化,预防冠心病有重要意义。还可见于慢性肝炎、原发性胆汁性肝硬化等。

(2)HDL 降低:常见于动脉粥样硬化、急性感染、糖尿病、肾病综合征,以及应用雄激素、β 受体阻滞剂和孕酮等。

2. **低密度脂蛋白(low density lipoprotein,LDL)**　是富含胆固醇的脂蛋白,是动脉粥样硬化的危险性因素之一。

（1）LDL 增高:见于:①判断发生冠心病的危险性,LDL 增高与冠心病发病呈正相关。②遗传性高脂蛋白血症、甲状腺功能减退症、肾病综合征、阻塞性黄疸、应用雄激素、β 受体阻滞剂等。

（2）LDL 降低:常见于无 β-脂蛋白血症、甲状腺功能亢进症、吸收不良、肝硬化、低脂饮食和运动等。

八、病毒性肝炎血清标志物检测

（一）甲型肝炎病毒（HAV）标志物检测

甲型肝炎(甲肝)病毒感染常规检测项目为 HAVIgM、IgA 和 IgG 抗体。

1. **抗 HAV-IgM 阳性**　说明机体正在感染 HAV,是早期诊断甲肝的特异性指标。

2. **抗 HAV-IgA 阳性**　说明处于甲肝早期和急性期,由粪便中测得抗 HAV IgA 呈阳性反应,是早期诊断甲肝的指标之一。

3. **抗 HAV-IgG 阳性**　提示既往感染,是获得免疫力的标志,可作为流行病学调查的指标。

（二）乙型肝炎病毒（HBV）标志物检测

1. **乙型肝炎病毒表面抗原（HBsAg）阳性**　见于急性乙型肝炎(乙肝)潜伏期,HBsAg 本身不具有传染性,但因其常与 HBV 同时存在,常被用来作为传染性标志之一。

2. **乙型肝炎病毒表面抗体（抗-HBs）**　是一种保护性抗体,阳性说明机体对乙肝病毒有一定程度的免疫力。一般在发病后 3~6 个月才出现。注射过乙肝疫苗或抗-HBs 免疫球蛋白者,抗-HBs 呈现阳性。

3. **乙型肝炎病毒 e 抗原（HBeAg）阳性**　表明乙型肝炎处于活动期,并有较强的传染性。持续阳性,提示肝细胞损害较重,可转为慢性乙型肝炎或肝硬化。

4. **乙型肝炎病毒 e 抗体（抗-HBe）阳性**　表示大部分乙肝病毒被消除,复制减少,传染性减低,但并非无传染性。

5. **乙型肝炎病毒核心抗体（抗-HBc）阳性**　分为 IgM、IgG、IgA 三型,目前检测总抗体。抗-HBc 总抗体主要反应是抗-HBc-IgG;抗-HBc-IgM 阳性是乙型肝炎近期感染的指标,提示 HBV 在体内复制,并提示患者血液有传染性;抗-HBc-IgG 阳性提示既往感染,对机体无保护作用,阳性可持续终生。

6. **核心抗原（HBcAg）**　一般情况下血清中不易检测到游离的 HBcAg。HBcAg 阳性提示患者血清中有感染的 HBV 存在,表示复制活跃、传染性强、预后较差。

7. **乙型肝炎病毒 DNA 测定**　表明乙肝复制及有传染性,若 HBV-DNA 阳性表明疫苗阻断效果不佳。

（三）丙型肝炎病毒（HCV）标志物检测

1. **核酸检测**　有助于 HCV 感染的早期诊断;丙型肝炎病毒 RNA(HCV-RNA)阳性提示复制活跃、传染性强。检测 HCV-RNA,对研究丙型肝炎发病机制和传播途径有重要价值。

2. **免疫学检测**　①抗 IgM 阳性:提示现正感染 HCV,病毒正在复制,具有传染性;持续阳性易转为慢性肝炎。②抗 HCV-IgG 阳性:表明已感染 HCV,但不能作为感染的早期指标。

（四）丁型肝炎病毒（HDV）标志物检测

1. **HDVAg 阳性**　HDVAg 出现较早,仅持续 1~2 周,由于检测不及时,往往呈阴性反应;HDVAg 与 HBVAg 同时阳性,表明丁型和乙型肝炎病毒同时感染,患者可迅速发展为慢性或急性重症肝炎。

2. **抗-HDV IgG 阳性**　只能在 HBsAg 阳性的血清中测得,是诊断丁型肝炎的可靠指标,即使 HDV 感染终止后仍可保持多年。

3. **抗-HDV IgM 阳性**　可用于丁型肝炎早期诊断。HDV 和 HBV 联合感染时、抗-HDV IgM 一过性升高;重叠感染时、抗-HDV IgM 持续升高。

4. **丁型肝炎病毒 RNA（HDV RNA）阳性**　可明确诊断。

（五）戊型肝炎病毒（HEV）标志物检测

抗-HEV IgM 阳性可作为急性感染的诊断指标。戊型肝炎病毒 RNA 阳性:①早期感染的诊断。②对抗体的检测结果进行验证。③判断患者的排毒期限。④分子流行病学的研究。

（六）庚型肝炎病毒（HGV）标志物检测

抗-HGV 阳性表示感染过 HGV,多见于输血后肝炎或使用血制品引起的 HGV 合并 HCV 感染的

0129

乙型肝炎常用病毒标志物检验结果与临床意义（文档）

笔记

患者。HGV RNA 阳性表明有 HGV 存在。HGV 对人类的致病性尚存在争议。

九、肿瘤标志物检测

(一)蛋白类肿瘤标志物的检测

[参考区间]

蛋白类肿瘤标志物检测指标及参考区间见表1-27。

表1-27 蛋白类肿瘤标志物检测指标及参考区间

指标	参考区间
甲胎蛋白	定性:阴性。定量<25μg/L
癌胚抗原	定性:阴性。定量<5μg/L
组织多肽抗原	<130U/L
前列腺特异抗原	定性:阴性。定量<0.4μg/L
鳞状上皮细胞癌抗原	<1.5μg/L

[临床意义]

1. 甲胎蛋白(AFP)

(1)原发性肝细胞癌:AFP 增高,阳性率为 67.8%~74.4%,约 50%AFP>300μg/L,还有 18%原发性肝细胞癌患者不升高。

(2)生殖腺胚胎肿瘤(睾丸瘤、卵巢瘤、畸胎瘤)、胃癌、胰腺癌:AFP 可不升高。

(3)病毒性肝炎、肝硬化:升高程度<300μg/L。

(4)孕妇升高<400μg/L,双胎、先兆流产等使孕妇血液和羊水中的 AFP 升高。

2. 癌胚抗原(CEA)

(1)明显增高见于胰腺癌、直肠癌、结肠癌、肺癌、乳腺癌等患者。

(2)病情好转时 CEA 浓度下降,病情加重时可增高。

(3)胰腺炎、结肠炎、肝脏疾病、肺气肿、支气管哮喘可见轻度增高。

(4)非吸烟人群 96%~97%的人 CEA<2.5μg/L、大量吸烟人群 CEA>2.5μg/L 的人占 20%~40%、少数人>5μg/L。

3. 组织多肽抗原(TPA)

(1)恶性肿瘤患者 TPA 显著升高。

(2)好转时 TPA 降低、肿瘤复发时升高。

(3)TPA 与 CEA 同时检测可鉴别恶性与非恶性乳腺肿瘤。

(4)急性肝炎、肺炎、胰腺炎等 TPA 可升高。

4. 前列腺特异抗原(PSA) 前列腺特异抗原是一种有前列腺分泌的单链糖蛋白,在前列腺癌是可见 PSA 水平升高。

(1)60%~90%前列腺癌患者的血清总 PSA(t-PSA)明显增高,外科术后有 90%的患者 t-PSA 明显下降。

(2)若前列腺癌切除手术后 PSA 不下降反而升高增高,提示肿瘤转移或者复发。

(3)良性的前列腺疾病、如前列腺增生、前列腺炎等,有 14%的患者 t-PSA 轻度增高(4.0~10.0μg/L)。

(4)在进行肛门指检、前列腺按摩、膀胱镜等检查及前列腺手术时会引起 PSA 升高。

5. 鳞状上皮细胞癌抗原(SCC)

(1)血清中 SCC 升高:可见于肺鳞癌(25%~75%)、宫颈癌(83%),临床上常用于肺鳞癌、食管癌的治疗效果、复发、转移的评估。

(2)天疱疮、银屑病(牛皮癣)、肾功能不全、乳腺良性增生等疾病也可引起 SCC 升高。

(3)由于外界因素的影响(如汗液、唾液、其他体液的污染)SCC 会出现假阳性。

（二）糖脂肿瘤标志物检测

[参考区间]

糖脂肿瘤标志物检测指标及参考区间见表 1-28。

表 1-28　糖脂肿瘤标志物检测指标及参考区

指标	参考区间
癌抗原 125	<3.5 万 U/L
糖抗原 19-9	<3.7 万 U/L

[临床意义]

1. 癌抗原 125（CA125）

（1）观察卵巢癌治疗效果和判断复发比较敏感。

（2）可用于鉴别卵巢包块,特别是适用于绝经后妇女。

（3）肝癌、胆道癌、结肠癌、肺癌、乳腺癌、宫颈癌也可能出现阳性。

（4）部分良性卵巢瘤、子宫肌瘤也会明显升高（不超过 10 万 U/L）。

（5）肝硬化失代偿期可明显升高,早孕期（3 个月）也可升高。

2. 糖抗原 19-9（CA19-9）

（1）胰腺癌首选肿瘤标志物,特异性达到 95%、敏感性达到 80%~90%,若与 CEA 同测定敏感性更高。部分胰腺癌患者 CA19-9 不升高。

（2）急性胰腺炎、阻塞性黄疸、急性肝炎、肝硬化、胆石症时也可能升高。

十、性传播疾病病原体检测

性传播疾病（sexually transmitted disease,STD）简称性病,是通过各种性行为、类似性行为及间接接触传播的侵犯皮肤、性器官和其他脏器损害的疾病。引起性病的病原体包括细菌、病毒、支原体、螺旋体、衣原体、真菌和原虫等。

（一）人类免疫缺陷病毒抗体及核酸检测

人类免疫缺陷病毒（human immunodeficiency virus,HIV）是艾滋病的病原体,为逆转录病毒。人体感染 HIV 后可产生抗 HIV 特异性抗体。HIV 抗体检测分为筛查试验和确证试验。HIV 筛查试验包括 ELISA、化学发光法等。确证试验以免疫印迹试验最为常用。常用 HIV 病毒载量检测方法包括 RT-PCR、核酸序列扩增和分支 DNA 杂交等。

[参考区间]

筛查试验和确认试验均阴性,RT-PCR 检测 HIV-RNA 为阴性。

[临床意义]

HIV 抗体检测是 HIV 感染诊断的金标准。筛查试验阳性不能判定是否感染,必须经有资质的确证实验室进行确证试验,确证试验阳性才可诊断 HIV 感染。HIV 病毒载量检测非常灵敏,可用于疑难样本的辅助诊断,特别是在抗体筛查试验和确证试验结果未定时具有重要意义。

（二）梅毒病原体检测

梅毒诊断常依据血清学检测。梅毒螺旋体侵入人体后,血清可出现特异性抗体及非特异性抗体（反应素）。非特异性抗体定性试验包括快速血浆反应素试验（rapid plasma regain test,BPR）、不加热血清反应素玻片试验（unheated serum regain test,SR）和性病研究实验室试验（venereal disease research laboratory test,VDRL）等。特异性抗体的确诊试验包括梅毒螺旋体颗粒凝集试验、梅毒螺旋体血凝试验、荧光梅毒螺旋体抗体吸收试验等。

[参考区间]

阴性。

[临床意义]

非特异性抗体的定性试验敏感性高而特异性低,易出现假阳性,假阳性常见于自身免疫性疾、麻风、海洛因成瘾者、少数孕妇及老人。定性试验阳性时,必须进行确诊试验。确诊试验阳性,结合临床可诊断梅毒。定性试验阴性而临床高度怀疑梅毒,也可用确诊试验确诊。定性试验多用于梅选和治疗效果监测。已确诊患者经过治疗,梅毒螺旋体 IgG 抗体仍能长期甚至终身存在,故确诊不能用于观察疗效。

(三)淋病病原体检测

男性尿道口分泌物直接涂片见多形核白细胞内革兰氏阴性双球菌即可诊断,女性患者及症状轻或无症状男性患者以淋病奈瑟菌培养为宜。淋病奈瑟菌培养阴性临床又高度怀疑淋病者,也可用PCR 法检测淋病奈瑟菌 DNA。

[参考区间]

涂片、培养、DNA 阴性。

[临床意义]

培养法为诊断淋病的金标准。男性尿道口分泌物直接涂片查到革兰氏阴性双球菌可诊断淋病。PCR 法可早期快速确诊淋病奈瑟菌感染,但应注意污染。

(四)非淋菌性尿道炎病原体检测

非淋菌性尿道炎是由沙眼衣原体、解脲支原体及人型支原体等引起的尿道炎症。其主要特点为尿道刺激症状及尿道出现少量黏液性分泌物。实验室检测方法包括显微镜检测、培养、血清学试验及分子生物学法等。ELISA 法有较高的特异性和灵敏度,是目前临床上常用的检测手段。

(五)生殖器疱疹与尖锐湿疣病原体检测

生殖器疱疹与尖锐湿疣分别由单纯疱疹病毒和人类乳头瘤病毒(human papilloma virus,HPV)所致。HSV 实验室检测主要有细胞学法、培养法、血清学试验及分子生物学法等。HPV 实验室检测方法包括细胞学法、免疫组化法及分子生物学法等。

(孔凡庆)

第五节 常用医学影像学检查

医学影像学(medial imaging)是应用医学成像技术对人体疾病进行诊断和在医学成像技术引导下应用介入器材对人体疾病进行微创性诊断及治疗的医学学科。影像诊断的主要依据是图像。各种成像技术所获得的图像,不论是 X 线、CT 等都是以从黑到白不同灰度的影像显示的。不同的成像技术,其成像原理不同,正常器官与结构及其病变在不同成像技术的图像上影像表现也不同,因此,需要了解不同成像技术的基本成像原理及其图像特点,由影像表现推测其组织性质。影像诊断的确立是根据影像表现而推论出来的,有时仅依据影像学表现,尚难作出准确的诊断。必须结合临床资料,包括病史体检和实验室检查结果等,综合分析、互相印证,以期作出正确的诊断。

一、X 线检查与临床应用

1895 年德国科学家伦琴发现了 X 射线。X 线是真空管内高速行进的电子流轰击钨靶时产生的。

(一)X 线成像应用原理

X 线照射人体时,由于人体结构的密度和厚度不同,X 线透过人体时被吸收的程度也不同,达到荧光屏或胶片上的剩余 X 线量不同,从而在荧光屏和胶片上形成黑白对比度不同的影像。因此形成 X线影像必备三个基本条件。①X 线要有一定的穿透力,能穿透人体的组织结构。②被穿透组织结构密度和厚度不同。③穿透物体后剩余的 X 线必须经过荧光屏、X 线胶片显像,才能获得黑白对比、层次差异的 X 线影像。

(二)X 线检查的临床应用

1. 呼吸系统 肺组织含气,密度最低,与邻近的胸壁、纵隔及横膈形成良好的天然对比,为 X 线检查创造了极为有利的条件(图 1-75)。常见病变 X 线表现有以下几种:

(1)实变:指终末细支气管以远的含气腔隙内的空气被病理性液体、细胞或组织所替代。表现为呈肺叶或肺段分市的均匀的高密度阴影、边缘模糊;实变中心密度较高边缘区较淡;当实变达叶间胸膜时,边缘锐利。

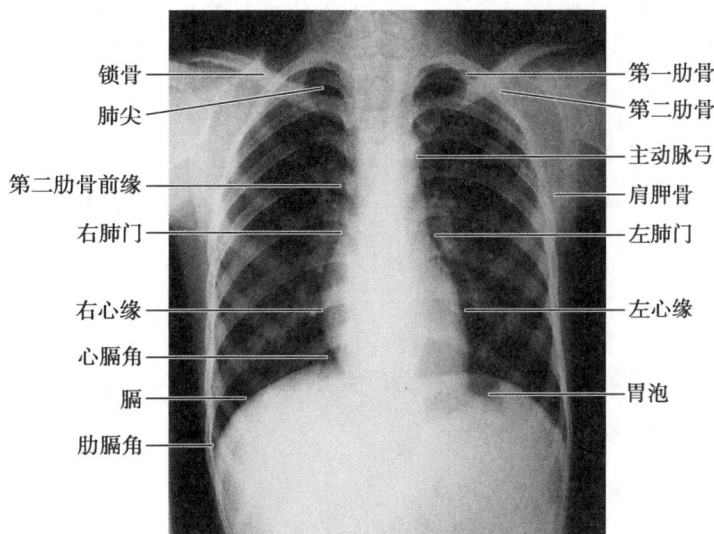

图 1-75 呼吸系统正常 X 线表现

（2）增殖：X 线呈结节状或梅花瓣状的高密度阴影、边缘清楚。

（3）纤维化：X 线呈细条索状或条索状高密度阴影。

（4）钙化：X 线呈斑点状、不规则状或球形高密度的阴影,如肺结核钙化点、淋巴结的钙化点等。

（5）肿块：X 线表现为圆形、卵圆形或不规则的致密阴影。根据病理性质不同,其密度、大小、形态及边缘各不一样。如晚期周围型肺癌呈块状致密阴影,边缘有短毛刺呈分叶状,良性肿瘤为边缘光滑、密度均匀块状阴影。

（6）空洞：X 线表现为圆形、半圆形或不规则的透亮区,内壁光滑或凹凸不平,可为中心性或偏心性空洞,空洞内可有液平或无液平。

（7）空腔：X 线表现与薄壁空洞表现类似,呈局限性边缘清楚的低密度区,无完整的壁,腔内多无液平,周围无炎症反应。

2. **循环系统** 利用 X 线透视和摄片可以了解其位置、大小、轮廓和搏动情况（图 1-76）,结合肺血管的改变,可以判断血流动力学或功能上变化,为临床提供重要的诊断依据。常见病变 X 线表现有以下几点：

（1）二尖瓣型心：呈梨形,多见于风湿性心脏病二尖瓣狭窄、肺源性心脏病、房室间隔缺损等。

（2）主动脉型心：心外形呈靴形。常见于主动脉瓣关闭不全、高血压性心脏病等。

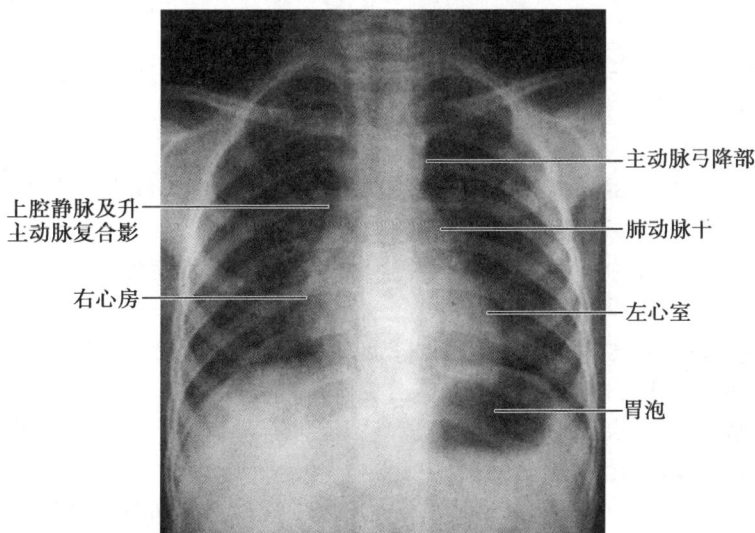

图 1-76 正常心影 X 线表现

（3）普大型心：心脏各个心腔都增大。常见于严重的心力衰竭、心包积液、扩张型心肌病等。

3. 消化系统 胃肠道疾病多采用口服或者灌注硫酸钡后运用透视加摄片的方法，既可观察动态变化又可观察细节（图 1-77）。常见病变 X 线表现有以下几点：

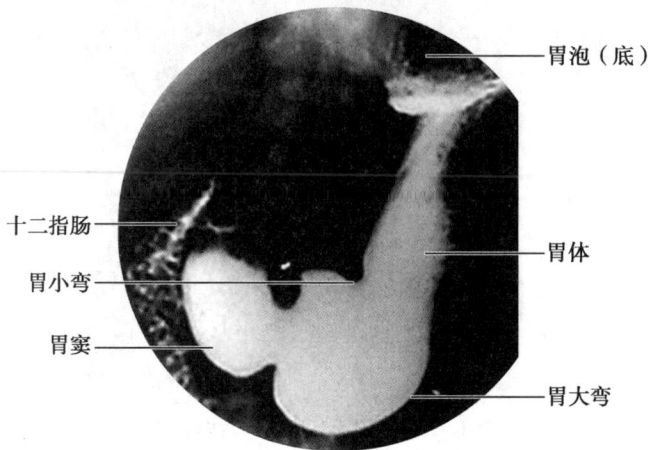

图 1-77　胃及十二指肠造影正常 X 线表现

（1）轮廓改变：病变致局部出现凹陷、造影剂填充、X 线表现的阴影呈龛影，是溃疡的直接征象。胃肠道病变向腔内突出、造影剂在局部不能充盈，称为充盈缺损。边缘光滑整齐多是良性病变，边缘不规则为恶性病变。

（2）形态改变：炎症、肿瘤、瘢痕、粘连、痉挛等可使局部管腔变窄。胃肠道平滑肌张力降低时管腔可扩张，或狭窄的管腔附近出现管腔扩张。

（3）黏膜改变：黏膜迂曲增宽，黏膜破坏、中断，黏膜皱襞纠集等。如食管静脉曲张典型 X 线表现为食管中下段黏膜迂曲增宽，呈蚯蚓状或串珠状；消化道恶性肿瘤常有黏膜皱襞破坏、中断、消失。

（4）功能改变：表现痉挛、张力低下、蠕动增强、蠕动减弱或消失、反向蠕动（亦称逆蠕动），见于胃肠道梗阻。机械性肠梗阻时立位 X 线检查可见多数高低不一、长短不等的液平面，有时排列成阶梯状。炎症溃疡等可致腺体分泌增多。

4. 泌尿系统 常取仰卧位、前后位平片，肾、输尿管和膀胱（KUB）和排泄性尿路造影。排泄性尿路造影又称静脉肾盂造影（IVP）。常见病变 X 线表现有以下几种：

（1）肾结石：平片可见肾区呈圆形、卵圆形或表面带刺的致密影，桑葚状、鹿角状等典型的肾结石。

（2）输尿管结石：平片可见黄豆或米粒状的致密阴影、一般位于输尿管狭窄处。

5. 骨、关节系统 虽然出现 CT、磁共振技术，但是 X 线成像仍是检查骨骼系统疾病最主要的检查手段。常见病变 X 线表现有以下几点：

（1）骨质疏松：指骨组织的有机成分和钙盐减少，但比例正常。X 线表现为骨密度减低。见于先天性、营养和代谢性以及内分泌疾病如甲状旁腺功能亢进症。

（2）骨质软化：X 线表现为骨密度减低，但骨小梁模糊，伴有骨骼变形。常见于维生素 D 缺乏症、肠道吸收功能减退、肾排泄钙磷过多等。

（3）骨质破坏：X 线表现为骨质局限性密度降低，骨小梁稀疏甚至消失而形成完全没有骨结构的骨质缺损。见于炎症、肉芽肿、肿瘤等。

（4）骨质增生硬化：X 线表现为骨密度增高，伴或不伴有骨骼的增大变形。见于慢性骨髓炎、骨性关节炎、骨肉瘤、转移瘤；氟骨症、石骨症、铅中毒等。

（5）骨膜增生：又称骨膜反应，X 线表现为与骨皮质平行排列的细线状、层状及洋葱皮样的骨膜反应，见于炎症、肿瘤、外伤。

（6）软骨钙化：分为生理性和病理性的。瘤软骨钙化属于病理性的钙化，见于内生软骨瘤软骨肉瘤等。

（7）其他:骨质坏死、关节脱位、关节退行性变、关节僵直、关节肿胀、关节破坏等。

二、CT 检查与临床应用

（一）概念

计算机体层成像(computed tomograghy,CT)是通过 X 线管环绕人体某一层面的扫描,测得该中各点吸收 X 线的数据,再利用电子计算机的高速运算能力及图像重建原理,求得该层面的像。

（二）CT 在临床上的应用

1. **神经系统疾病**　CT 检查对中枢神经系统疾病有较高的诊断价值,应用普遍。对颅内肿瘤、脓肿、外伤性血肿与脑血管疾病及椎管内肿瘤与椎间盘脱出诊断效果较好,可靠性高。螺旋 CT 三维血管重建,可以获得比较清断和精细的血管图像,有望取代常规脑血管造影。

2. **头颈部疾病**　CT 对头颈部疾病诊断也很有价值。如颅内占位性病变,早期鼻窦癌、中耳小胆脂瘤、听骨破坏与脱位、内耳骨迷路的轻微破坏、耳先天性发育异常以及鼻咽癌的早期等。

3. **胸部疾病**　通常采用对比增强扫描以明确纵隔和肺门有无肿块或淋巴结增大、支气管有无狭窄或阻塞,对纵隔肿瘤、淋巴结结核、中央型肺癌等的诊断也有帮助。肺内间质,实质的病变也可以很好地显示。CT 能检查到平片检查较难显示的部分,如与心脏、大血管重叠病变以及胸膜、胸壁病变,显示出优越性。

4. **心血管疾病**　主要用于心包病变的诊断。如冠状动脉和心瓣膜的钙化、大血管壁的钙化和动脉瘤等的检查。

5. **腹部及盆腔脏器疾病**　CT 对腹部及盆腔脏器疾病的检查在临床上的应用越来越多;主要用于肝、胆、胰、脾、腹膜腔、腹膜后间隙及泌尿生殖系统的疾病诊断。尤其是对占位性、炎症性和外伤性病变等疾病的诊断。胃肠道病变向腔外侵犯以及邻近和远处转移等,CT 检查也有很大价值。消化道内的病变仍主要依赖钡剂造影、内镜检查及病理活检。

6. **骨关节疾病**　主要用于脊柱和脊髓的疾病的诊断,可直接观察椎管狭窄变性、测量椎管大小,对查明病因有着重要价值。对复杂部位的骨折可以准确显示骨折部位的解剖关系并且有利于发现骨骼、椎体的畸形,有利矫形、植骨手术计划的制订。

三、磁共振检查与临床应用

（一）磁共振成像的概念

磁共振成像(magnetic resonance imaging,MRI)全称是磁共振电子计算机断层扫描术,是利用原子核在磁场内共振所产生的信号经重建成像的一种成像技术。被广泛用于临床疾病的诊断,对某些疾病的诊断成为必不可少的检查手段。可以做全身各个部位的检查,如颅脑、脊椎、胸部、腹部、盆腔、颈部、四肢等全身各大小关节。

（二）成像原理

磁共振是一种核物理现象。含单数质子的原子核,例如人体内广泛存在的氢原子核,将人体置于均匀的强外磁场中,施加特定频率的射频脉冲进行激发,能发生磁共振现象。停止发射脉冲后,氢原子核恢复原有平衡状态的恢复过程称为弛豫过程(relaxation process),所需的时间称为弛豫时间(relaxation time)。弛豫时间有两种:纵向磁矢量恢复的时间为纵向弛豫时间,简称 T_1;横向磁矢量的衰减和消失时间称为横向弛豫时间,简称 T_2。发生共振的氢原子核在弛豫过程中,会产生代表 T_1 和 T_2 值的 MR 信号。人体不同器官的正常组织与病理组织的 T_1 和 T_2 是相对固定的,而且它们之间有一定的差别,MRI 检查有两种基本成像:一种是主要反映组织间 T_1 值的差异;称为 T_1 加权成像。另一种是主要反映组织间人体内各种 T_2 值的差异;称 T_2 为加权成像。人体内各种组织及其病变,均有相对恒定的 T_1 和 T_2 值,MRI 检查就是通过图像上反映 T_1 和 T_2 值的黑白灰度的改变检出病变并进行诊断。

（三）MRI 的临床应用

1. **神经系统病变**　脑梗死、脑肿瘤、炎症、变性病、先天畸形、外伤等,为应用最早的人体系统,目前积累了丰富的经验,对病变的定位、定性诊断较为准确、及时,可发现早期病变。

2. 心血管系统 可用于心脏病、心肌病、心包肿瘤、心包积液以及附壁血栓、内膜片的剥离等的诊断。

3. 胸部病变 纵隔内的肿物、淋巴结以及胸膜病变等,可以显示肺内团块与较大气管和血管的关系等。

4. 腹部器官 肝癌、肝血管瘤及肝囊肿的诊断与鉴别诊断,腹内肿块的诊断与鉴别诊断,尤其是腹膜后的病变。

5. 盆腔脏器 子宫肌瘤、子宫其他肿瘤、卵巢肿瘤、盆腔内包块的定性定位,直肠、前列腺和膀胱的肿物等。

6. 骨与关节 骨内感染、肿瘤、外伤的诊断与病变范围,尤其对一些细微的改变如骨挫伤等有较大价值,关节内软骨、韧带、半月板、滑膜、滑液囊等病变及骨髓病变有较高诊断价值。

7. 全身软组织病变 无论来源于神经、血管、淋巴管、肌肉、结缔组织的肿瘤、感染、变性病变等,皆可做出较为准确的定位、定性的诊断。

四、超声检查与临床应用

超声检查主要用于肝胆、胰腺疾病、泌尿系统疾病及女性生殖系统疾病的诊断。

1. 原发性肝癌超声像图 肝实质内多发或单发的圆形或类圆形团块,肿块内显示均匀或不均匀的低回声、强回声和混杂回声。肿瘤周围可见完整或不完整低回声晕,在侧后方形成声影。

2. 肝脓肿声像图 肝内可见单发或多发的低回声或无回声肿块,脓肿壁厚薄不等、外壁光滑、内壁不整的强回声,可有"环中环征"。

五、核医学检查与临床应用

核医学是利用放射性核素或核射线诊治疾病和进行医学研究的医学分科,分为临床核医学和实验核医学。主要临床应用有:

1. 内分泌系统

(1) 甲状腺功能检查:①计算碘用量及亚急性甲状腺患者的诊断。②用于鉴别突眼性质。③甲状腺能减退病变部位分析。④甲状腺功能亢进的诊断。⑤判断甲状腺功能亢进或减退。⑥鉴别甲状腺炎。⑦用于原发和继发甲状腺功能减退的鉴别。

(2) 甲状腺显像:用于甲状腺的定位诊断、探测甲状腺癌的转移。

(3) 肾上腺皮质显像:判断肾上腺皮质功能亢进病变部位。

(4) 嗜铬细胞瘤显像:嗜铬细胞瘤的定位。

2. 心血管系统 ①心肌缺血、心肌梗死的定位诊断。②用于冠心病内科、外科治疗的观察以及预后的评估,局部心肌摄取葡萄糖是心肌存活的可靠标志,是判断心肌存活的"金标准"。

3. 神经系统 脑血流显像主要用于诊断脑缺血性疾病、老年痴呆、癫痫、精神性疾病和震颤性麻痹。

4. 泌尿系统 肾动态显像包括肾血流的灌注及功能的动态显像。主要诊断:①肾内占位性病变,如肿瘤、囊肿等。②先天性肾脏疾病,如异位肾、多囊肾、肾缺如等。③炎性病变,急、慢性肾炎等。

5. 骨骼系统 正常骨显像为全身骨骼显影清晰、左右对称。主要诊断:①恶性肿瘤骨转移,为诊断肿瘤骨转移的首选;发现病灶比 X 线、CT 早 3~6 个月。②原发性骨肿瘤、急性化脓性骨髓炎;代谢性骨病。③骨髓移植术后的评定。④股骨头血供情况的观察。⑤X 线难以发现的骨折。

6. 呼吸系统 主要包括肺灌注显像及肺通气显像,是诊断肺动脉栓塞的首选方法。

7. 消化系统 肝胆动态显像主要用于诊断急性胆囊炎、胆总管梗阻及新生儿肝炎与胆道闭锁的鉴别诊断。

(孔凡庆)

第六节　心电图检查

病例导学

患者男性,45岁。例行健康体检心电图,结果见图1-78。

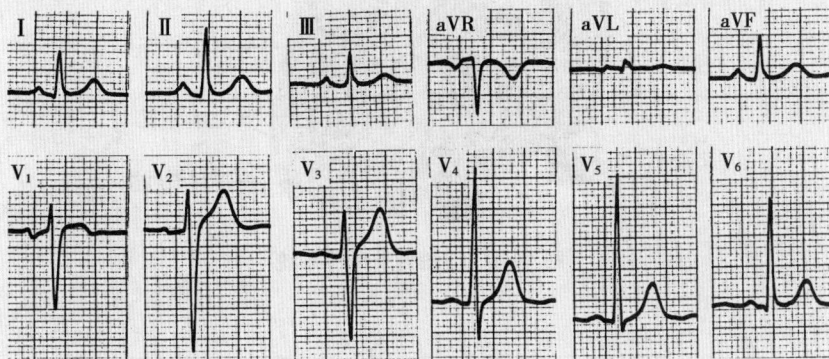

图1-78　体检心电图

问题与思考:
1. 哪些人需要做心电图检查?
2. 试述心电图能解决的问题。

在心脏发生机械收缩之前,首先发生电激动。心脏电激动所产生的微小电流可经人体组织传到体表。如果在体表不同部位放置两个电极,分别用导线连接至心电图机,即可将体表两点间的电位变化描记下来,形成一条连续的曲线,即为心电图(electrocardiogram,ECG)。心电图检查是临床上广泛应用的一种无创性检查方法,是临床上诊断心血管疾病最常用的技术之一,也是进行健康检查时不可缺少的检测项目。

一、临床心电图的基本知识

(一)心电图各波段的组成及命名

心脏特殊传导系统由窦房结、结间束(分为前、中、后结间束)、房间束(起自前结间束,称Bachmann束)、房室交界区(房室结、希氏束)、束支(分为左、右束支,左束支又分为前分支和后分支)以及浦肯野纤维构成(图1-79)。心脏的特殊传导系统与每一心动周期顺序出现的心电变化密切相关。

正常心电活动始于窦房结,其产生的激动在兴奋心房的同时经结间束传导至房室结(激动在此处延搁0.05~0.07s),然后循希氏束→左、右束支→浦肯野纤维顺序传导,最后兴奋心室。此种先后有序的电激动的传播,引起一系列电位变化,形成心电图的相应波段。

心电图上表现出不同的波段。①最早出现的幅度较小的为p波,反映心房的除极过程。②PR段反映心房复极过程及房室结、希氏束、束支的电活动;PR间期,反映从心房开始除极到心室开始除极的时间。③幅度最大的称QRS波群,反映心室除极的全过程。④心室的缓慢复极过程形成了ST段、快速复极过程形成了T波。⑤QT间期为心室开始除极至心室复极完毕全过程的时间。

首先出现的位于参考水平线以上的正向波称为R波,R波之前的负向波称为Q波;S波是R波之后第一个负向波;R′波是继S波之后的正向波,R′波后再出现负向波称为S′波、如果QRS波只有负向波,则称为QS波。采用Q或q、R或r、S或s表示则根据幅度的大小而定(图1-80)。

(二)心电图导联

目前临床上广泛采用由Einthoven创设的国际通用导联体系,称为常规12导联体系。

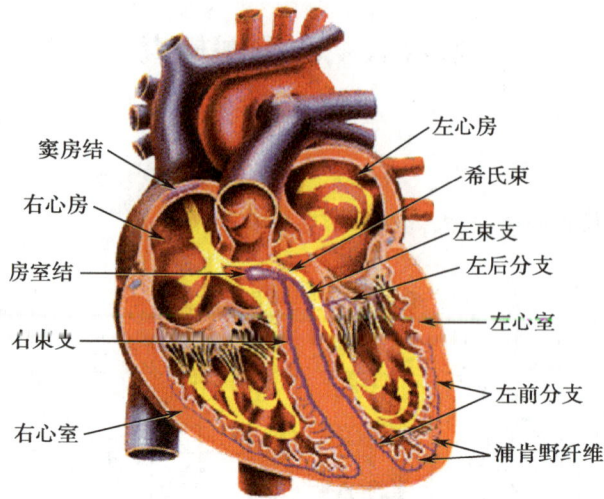

图 1-79 心脏特殊传导系统

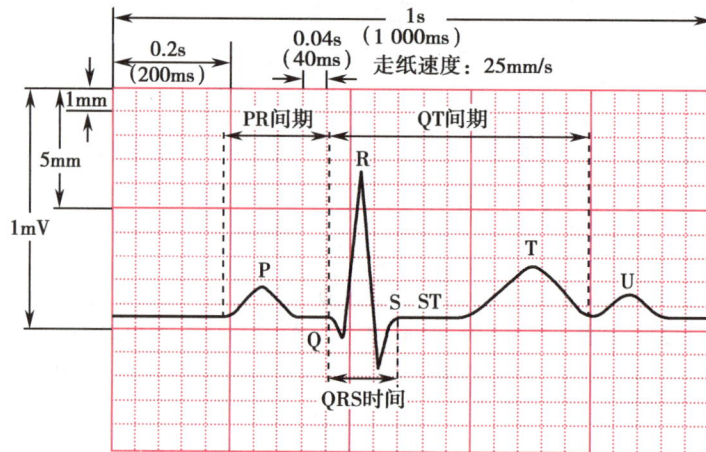

图 1-80 心电图波形、波段的命名及测量

1. 肢体导联(limb leads)

(1)标准导联:Ⅰ、Ⅱ、Ⅲ。是双极导联,反映两个电极部位的电位差的变化。

(2)加压单极肢体导联:aVR、aVL、aVF。属于单极导联,基本上代表检测部位的电位变化。

2. 胸导联(chest leads)(表 1-29)

表 1-29 胸导联位置

导联名称	位 置	导联名称	位 置
V_1	位于胸骨右缘第 4 肋间	V_6	位于左腋中线与 V_4 同一水平处
V_2	位于胸骨左缘第 4 肋间	V_7	位于左腋后线与 V_4 同一水平处
V_3	位于 V_2 与 V_4 两点连线的中点	V_8	位于左肩胛骨线与 V_4 同一水平处
V_4	位于左锁骨中线与第 5 肋间相交处	V_9	位于左脊旁线与 V_4 同一水平处
V_5	位于左腋前线与 V_4 同一水平处	$V_{3R} \sim V_{6R}$	位于右胸部与 $V_3 \sim V_6$ 对称处

临床实际操作中,无需检测者依次安放每个电极,心电图机内部已规范化,只需将 10 个电极放置在四肢及胸壁相应位置即可。连接四肢电极板的导线统一标记为红、黄、绿、黑色,并依次连于右上

肢、左上肢、左下肢、右下肢电极板（地线），下肢两电极也可置于一侧，但电极板不能相互接触，应处于隔离状态。电极板夹在两腕、两踝关节内上侧约 5cm 处。胸导联导线末端接电极处依次为红、黄、绿、褐、黑、紫色，分别代表 $V_1 \sim V_6$ 导联，胸导联通过钟型电极吸附在胸壁的相应位置。

二、心电图的正常数据

正常 12 导联心电图波形特点见图 1-78。

1. P 波　代表心房肌除极的电位。

（1）形态：P 波的形态在大部分导联上一般是钝圆形，有时可能有轻度切迹，P 方向在Ⅰ、Ⅱ、aVF、$V_4 \sim V_6$ 导联直立，aVR 导联向下，其余导联呈双向、倒置或低平。

（2）时间：<0.12s。

（3）振幅：肢体导联<0.25mV，胸导联<0.2mV。

2. PR 间期　代表心房开始除极到心室开始除极这段时间，为 0.12~0.20s，一般≤0.22s。

3. QRS 波群　代表心室肌除极的电位变化。

（1）时间：正常成年人 QRS<0.12s，大多在 0.06~0.10s。

（2）形态和振幅：①在胸导联，正常人 V_1、V_2 导联呈 rS 型，$RV_1 \leq 1.0mV$。V_5、V_6 导联可呈 qR、qRs、Rs 或 R 型，且 R≤2.5mV，胸导联 R 波自 $V_1 \sim V_6$ 导联逐渐增高，S 波逐渐缩小，V_1 导联的 R/S<1，V_5 的 R/S>1。V_3 或 V_4 导联 R 波与 S 波大致相等。②在肢体导联，Ⅰ、Ⅱ导联的 QRS 波群主波方向一般向上，Ⅲ导联的 QRS 波群主波方向变化多样。aVR 导联的 QRS 波群主波向下，呈 QS、rS、rSr' 或 Qr 型。aVL 与 aVF 导联的 QRS 波群可呈 qR、Rs、R 型或 rS。$R_{aVR} < 0.5mV$，$R_I < 1.5mV$，$R_{aVL} < 1.2mV$、$R_{aVF} < 2.0mV$。

（3）Q 波：除 aVR 导联外，时间≤0.04s，Q 波振幅≤1/4R。正常人 V_1、V_2 导联不应出现 Q 波，但偶尔可呈 QS 波。

4. J 点　QRS 波群的终末与 ST 段起始之交接点称为 J 点。J 点大多在等电位线上，通常随 ST 段的偏移而发生移位。

5. ST 段　自 QRS 波群的终点至 T 波起点间的线段，代表心室缓慢复极过程。在任一导联，ST 段下移应≤0.05mV；ST 段上抬在 $V_1 \sim V_2$ 导联≤0.3mV，V_3 导联≤0.5mV，在 $V_4 \sim V_6$ 导联及肢体导联≤0.1mV。

6. T 波　代表心室快速复极过程。

（1）形态：在正常情况下，T 波的方向大多与 QRS 主波的方向一致。T 波方向在Ⅰ、Ⅱ、$V_4 \sim V_6$ 导联向上，aVR 导联向下，Ⅲ、aVL、aVF、$V_1 \sim V_3$ 导联可向上、双向或向下。若 V_1 导联的方向向上，则 $V_2 \sim V_6$ 导联就不应再向下。

（2）振幅：除Ⅲ、aVL、aVF、$V_1 \sim V_3$ 导联外，其他导联 T 波振幅一般不应低于同导联 R 波的 1/10。T 波在胸导联有时可高达 1.2~1.5mV。

7. QT 间期　代表心室肌除极和复极全过程的时间、QT 间期的正常范围为 0.32~0.44s。

8. U 波　在 T 波之后 0.02~0.04s，代表心室后继电位，方向大体与 T 波相一致。以 $V_3 \sim V_4$ 导联较为明显；U 波明显增高常见于低血钾。

三、心电图检查的临床应用

1. 对各种心律失常的分析诊断有肯定价值，心电图特征性变化和演变规律为心肌梗死的诊断提供可靠依据（详细见第三章第四节心律失常、第五节冠状动脉粥样硬化性心脏病）。

2. 可协助心脏房室肥大、心肌损害、供血不足、药物作用和电解质紊乱的诊断。

3. 除心血管疾病外，心电图和心电监护已广泛应用于手术麻醉、用药观察、重危病患者抢救以及运动和航天等领域中。

4. 心电图的检查有局限性，许多心脏疾病，特别是早期，心电图可以正常。还有许多疾病可引起同一种图形的改变，如心肌梗死、心肌病和脑血管病，均可出现异常 Q 波。因此，心电图必须与临床资料密切结合,方能得出全面正确的结果。

(孔凡庆)

第七节　临床诊断思维

一、疾病的诊断步骤与内容

临床诊断是临床医师最重要、最基本的实践活动,是将获得的患者的各种临床资料,经过综合分析、推理、评价、整理后提出的符合临床思维逻辑的判断。诊断的过程是医师认识疾病及其客观规律的过程。只有正确的诊断,才可能有正确的治疗。由于疾病表现复杂多变,存在个体差异,同一疾病发生在不同的患者身上会有不同的表现,不同疾病有时也会出现相同或相似的表现,因此,建立正确的诊断需要通过一定的步骤和科学的思维方法,才能揭示疾病所固有的客观规律和本质。这是一个医学生从学习诊断学开始,需要毕生努力去完成的漫长过程。

临床诊断疾病主要通过四个步骤进行:搜集临床资料——分析、评价、整理资料——提出初步诊断——修正和确立诊断。

1. **搜集临床资料**　搜集内容包括病史、体格检查、实验室及其他检查等。

2. **分析、评价和整理资料**　将病史、体格检查、实验室检查和其他检查所获得的各种临床资料进行分析、评价和整理,是非常重要的诊断环节。通过对临床资料的分析、评价、归纳和整理,医师应对疾病的主要临床表现及特点、疾病的演变情况、治疗效果等,有清晰明确的认识,为初步诊断打下基础。

3. **提出初步诊断**　医师在完成对临床资料的分析整理后,总结出患者的主要问题,并以此为中心,提出可能性较大的几个疾病,逐一比较鉴别,提出肯定或否定某几个疾病的诊断依据,缩小诊断思考的范围,在综合判断后提出初步诊断。

4. **修正和确立诊断**　初步诊断是否正确,要在以后的临床实践中进一步验证。要在临床观察中继续发现新出现的症状和体征,或在初步诊断的基础上主动进行更具有针对性的检查,以验证诊断,及时补充或更正初步诊断,使诊断更符合实际,直至最后确立正确诊断。

诊断疾病是一个复杂的过程,必须按照诊断的步骤进行,不能遗漏,不能跨越,一般不容颠倒。在诊断疾病过程中,医师应严格遵循这种思维程序。

二、临床思维方法

临床诊断的思维方法是医师认识疾病和判断疾病过程中所采用的一种逻辑推理方法,是将疾病的一般规律运用到判断特定个体所患疾病的思维过程。临床思维涉及医学、哲学、心理学、社会学等多方面知识。过去临床思维方法多是通过医师在多年医疗实践中去领悟和总结,而现在应使学生较早地认识到其重要性,从接触临床开始就注重临床思维方法的基本训练和培养。临床诊断思维的原则:

1. **首先考虑常见病、多发病及当地流行病**　临床上,当有几种诊断可能同时存在的情况下,首先考虑常见病、多发病及当地流行病,这种选择原则符合概率分布的基本原理。当证实不符合常见病、多发病及当地流行病的诊断时,再考虑其他较少见的疾病。

2. **首先考虑器质性疾病**　当器质性疾病与功能性疾病鉴别有困难时,应首先考虑器质性疾病。在没有充分依据排除器质性疾病之前,不要轻易下"功能紊乱""神经官能症"等诊断。

3. **首先考虑可治愈的疾病**　当诊断有两种可能,一种是可治愈且效果好,而另一种是目前无有效治疗而且预后差,此时在诊断上首先考虑前者,并按照此诊断进行积极的治疗。如一咯血患者,胸片显示右上肺阴影不能确诊时,应首先考虑肺结核的诊断。同时严密观察病情变化和治疗效果,以便肯定或排除其他诊断。这样可最大限度地减少诊断过程中的周折,减轻患者的负担。

4. **运用"一元论"**　"一元论"即单一病理学原则,就是尽量用一种疾病去解释多种临床现象的原则。一种疾病可能影响到身体的不同部位出现多方面的临床表现,选择诊断时面临多种困扰,此时医师尽可能用一种疾病去解释和概括多种临床表现。如患者有长期发热以及皮肤、关节、心脏、肝脏、肾脏等方面的病态表现,就不能并列诊断为肝炎、肾炎、风湿热等疾病。分析综合,考虑"系统性红斑狼疮"这一个诊断可能最恰当。但是经证实确实有几种疾病同时存在时,也应实事求是将所患疾病按主次先后排列,不可勉强概括。

5. 注意个体差异　疾病具有的共同特征和表现,是诊断的重要依据。但人体之间存在着个体差异,同一疾病在不同个体身上的表现可有不同。如同是原发性高血压患者,有的无任何不适,体检中偶尔被发现;有的因明显头痛、头晕而就诊。临床经验丰富的医师对不典型的病例常能做出正确的判断,与他们积累了大量个性表现的经验相关。

6. 坚持实事求是　医师应尊重事实,实事求是地对待客观的临床资料,绝不能依据自己的知识范围和局部的经验任意取舍,牵强附会地纳入自己理解的框架之中,造成误诊和漏诊。

（侯建章）

本章小结

医学检验技术专业学生将来虽不是直接面对患者的临床医师,但要与临床密切联系,因此需要了解患者情况。诊断学是各系统疾病的基础,学生应掌握常见症状的主要表现、体格检查中正常表现及异常体征特点,明确临床诊断的方法和思维,为后续常见疾病的学习奠定坚实基础。

病例讨论

患者女性,35 岁。因剧咳后右大腿根部肿物突然增大、变硬,疼痛难忍来诊。一天后用手法还纳后,出现剧烈的持续性下腹痛,并有明显的腹肌紧张、压痛与反跳痛,临床初步诊断为急性腹膜炎。

1. 试分析应给该患者怎样做腹部的体格检查。
2. 请说明腹膜炎患者的腹部体征。

病例讨论

扫一扫,测一测

思考题

1. 简述心源性水肿与肾源性水肿的鉴别要点。
2. 昏迷按程度可分为哪几个阶段?
3. 什么叫主诉,如何书写主诉?
4. 既往史的内容包括哪些?

5. 局部和全身淋巴结肿大常见原因有哪些?

6. 干、湿啰音的听诊特点有哪些?

7. 简述 S_1 与 S_2 心音听诊特点。

8. 简述脾大的分度方法。

9. 简述脊柱叩诊的检查方法。

10. 什么是核左移? 有何临床意义?

11. 简述血清肌酐正常值及变化时的临床意义。

12. 循环系统常见病变 X 线表现有哪些?

13. 消化系统常见病变 X 线表现有哪些?

14. 正常 P 波的特点有哪些?

15. 正常 ST 段的特点有哪些?

第二章　呼吸系统疾病

学习目标

　　1. 掌握:慢性阻塞性肺疾病、支气管哮喘、原发性支气管肺癌、肺炎、肺结核、呼吸衰竭的临床表现及诊断要点。

　　2. 熟悉:肺炎、胸腔积液的实验室及其他检查;肺血栓栓塞症的诊断意义、治疗原则。

　　3. 了解:常见疾病的病因和发病机制。

　　4. 具有对呼吸系统常见疾病做出初步判断的能力,具有爱伤意识。

　　5. 能做到对呼吸系统常见疾病进行诊断和治疗。

　　呼吸系统与体外环境相通,机体通过它可摄入氧气,排出二氧化碳,为生命活动提供基本保证。肺具有广泛的呼吸面积,在呼吸过程中,外环境的各种微生物、蛋白变应原、有害气体等均可进入呼吸道及肺部引起各种疾病,加之肺循环具有低压、低阻及高容的特点、肺与全身血液及淋巴循环相通等,使呼吸系统疾病成为危害人民健康和生命的常见病和多发病。

　　2009 年卫生部全国居民死因调查结果表明,呼吸系统疾病(不包括肺癌、慢性肺源性心脏病、肺结核)在城市的死亡病因中占第四位(10.54%),在农村占第四位(14.96%)。常见的呼吸系统疾病有肺结核、各种肺炎、支气管哮喘、慢性阻塞性肺疾病、支气管肺癌、肺血栓性栓塞症、间质性肺疾病,肺血管疾病、环境和职业性肺病以及全身免疫性疾病、血液病、肾脏病等均可累及肺部。

第一节　慢性阻塞性肺疾病

病例导学

　　患者男性,72 岁。因慢性咳嗽、咳痰 20 年,气短 5 年,加重 1 周入院。20 年前每于受凉或冬春季节变化时出现咳嗽、咳痰或伴喘息症状,病情反复发作,近 5 年开始出现活动后气短,劳动耐力下降。1 周前受凉后喘息加重,咳嗽、咳黄色黏痰。既往吸烟史 30 余年,20 支/d。查体:体温 38.6℃,脉搏 86 次/min,呼吸 24 次/min,血压 130/75mmHg,神志清,球结膜轻度水肿,口唇、甲床中度发绀。桶状胸,肋间隙增宽,双肺叩诊过清音,听诊呼吸音减弱,可闻及散在干湿啰音。心率 86 次/min,节律齐,双下肢无水肿。血常规:白细胞计数 $12.1×10^9/L$,中性粒细胞占 79%;胸片:双肺纹理增粗,肺气肿征(+),双下肺片状模糊影;血气分析:PaO_2 48mmHg,$PaCO_2$ 72mmHg,动脉血氧饱和度 74%。肺通气功能(舒张后):FEV_1% 45%,FEV_1/FVC 56%。

笔记

91

问题与思考：

1. 请分析该患者的临床诊断及诊断依据。

2. 请说明该患者的治疗原则。

慢性阻塞性肺疾病（chronic obstructive pulmonary disease，COPD）简称慢阻肺，是一种以持续气流受限为特征的可以预防和治疗的疾病。其气流受限多呈进行性发展，与气道和肺组织对烟草、烟雾等有害气体或有害颗粒的异常慢性炎症反应有关。慢阻肺主要累及肺脏，但也可以引起肺外各器官的损害。

慢阻肺是呼吸系统的常见病、多发病，患病率及病死率均居高不下。因肺功能进行性减退，严重影响患者的劳动能力和生活质量，造成巨大的社会和经济负担。据"全球疾病负担研究项目"估计，2020 年慢阻肺将位居全球死亡原因的第 3 位。世界银行/世界卫生组织的资料表明，预计至 2020 年慢阻肺将成为世界疾病经济负担的第五位。

【病因和发病机制】

（一）病因

确切的病因不清楚，可能是多种环境因素与机体自身因素长期相互作用的结果。

1. **吸烟**　为重要的发病因素。烟龄越长，吸烟量越大，慢阻肺患病率越高。烟草中含焦油、尼古丁和氢氰酸等化学物质具有多种损伤效应，如损伤气道上皮细胞和纤毛运动，使气道净化能力下降；促使支气管黏液腺和杯状细胞增生肥大，黏液分泌增多；还可使氧自由基产生增多，诱导中性粒细胞释放蛋白酶，破坏肺弹力纤维，诱发肺气肿形成等。

2. **职业粉尘和化学物质接触**　职业粉尘及化学物质，如烟雾、变应原、工业废气及室内空气污染等，浓度过高或时间过长时，均可能产生与吸烟类似的慢阻肺。

3. **空气污染**　大气中的有害气体如二氧化硫、二氧化氮、氯气等可损伤气道黏膜上皮，使纤毛清除功能下降，黏液分泌增加，为细菌感染增加条件。

4. **感染因素**　呼吸道感染是慢阻肺发病和加剧的另一个重要因素。病毒和/或细菌感染是慢阻肺急性加重的常见原因。

5. **其他因素**　免疫功能紊乱、气道高反应性、营养不良、年龄增大等机体因素和气候变化等环境因素均参与慢阻肺的发生、发展。

（二）发病机制

慢阻肺的发病机制尚未完全明了。吸入有害颗粒或气体可引起肺内氧化应激增强、蛋白酶和抗蛋白酶失衡及肺部炎症反应。其中气道、肺实质及肺血管的慢性炎症是慢阻肺的特征。激活的炎症细胞（如肺泡巨噬细胞、中性粒细胞）释放多种炎性介质，包括白三烯、白介素、肿瘤坏死因子等，这时炎性介质能够破坏肺的结构和/或促进中性粒细胞炎症反应。自主神经系统功能紊乱也在慢阻肺的发病中起重要作用。此外，营养不良、气温变化等都有可能参与慢阻肺的发生发展。

【临床表现】

患者常有长期、较大量吸烟史，职业性或环境有害物质接触史，发病年龄中年以后居多，有家族聚集倾向，秋冬、初春季节多发。

（一）症状

起病缓慢、病程较长。主要症状：

1. **慢性咳嗽**　常为首发症状，初起咳嗽呈间歇性，多晨间明显，以后早晚或整日均有咳嗽，夜间有阵咳或排痰。

2. **咳痰**　一般为少量白色黏液痰或浆液性泡沫样痰，晨起为多，合并细菌感染时痰量增多，为黏液脓性，偶可痰中带血丝。

3. **气短或呼吸困难**　早期在劳力时出现，后逐渐加重，以致在日常活动甚至休息时也感到气短，是慢阻肺的标志性症状。

4. **喘息和胸闷**　部分患者特别是重度患者或急性加重时出现喘息、胸闷。

5. 其他　程度较重的患者可能会发生全身症状,如体重下降,食欲减退,外周肌肉萎缩和功能障碍、精神抑郁和/或焦虑等。

（二）体征

早期体征可无异常。随疾病发展可出现以下体征:

1. **视诊**　胸廓前后径增大,肋间隙增宽,剑突下胸骨下角增宽,称为桶状胸。呼吸运动减弱,部分患者呼吸变浅、频率增快,辅助呼吸肌参与呼吸运动、前倾体位等,缺氧患者可有口唇发绀,伴有右心衰竭者可有下肢水肿及肝脏增大。

2. **触诊**　双侧语颤减弱。

3. **叩诊**　呈过清音,心浊音界缩小,肺下界及肝浊音界下移。

4. **听诊**　双肺呼吸音减弱,呼气相延长,可闻及干啰音,双肺底或其他肺野可闻及湿啰音,心音遥远。

【实验室及其他检查】

（一）实验室检查

1. **肺功能检查**　肺功能检查是判断气流受限的主要客观指标,对慢阻肺诊断、严重程度评价、疾病进展、预后及治疗反应等均有重要意义。

第一秒用力呼气容积占用力肺活量百分比(FEV_1/FVC)下降。第一秒用力呼气容积占预计值百分比（FEV_1%预计值）,是评估慢阻肺严重程度的良好指标,其变异性小,易于操作。吸入支气管舒张药后 $FEV_1/FVC<70$%,可确定为持续气流受限。肺总量（TLC）、功能残气量（FRC）和残气量（RV）增高,肺活量（VC）减低,表明肺过度充气,有参考价值。由于 TLC 增加不及 RV 增高,故 RV/TLC 增高。

2. **血气分析**　血气分析对确定发生低氧血症、高碳酸血症、酸碱平衡失调以及判断呼吸衰竭的类型有重要价值。

3. **其他检查**　外周血早期无异常,伴有细菌性感染时白细胞及中性粒细胞增多,当低氧血症时红细胞和血红蛋白含量可增高,并发感染时痰涂片可见大量中性粒细胞,痰培养可检出病原菌,常见病原菌为肺炎链球菌、流感嗜血杆菌、卡他莫拉菌、肺炎克雷伯菌等。

（二）X 线和 CT 检查

1. **胸部 X 线检查**　慢阻肺早期胸片可无明显变化,以后可出现肺纹理增多、紊乱,肺透过度增强,膈肌下降,心脏呈悬垂位。X 线胸片改变对慢阻肺诊断特异性不高,主要作为确定肺部有无并发症及与其他肺部疾病鉴别。

2. **CT 检查**　CT 检查不作为慢阻肺的常规检查,主要用于对肺部疾病的鉴别诊断。

【诊断要点】

主要根据吸烟等危险因素史、临床症状、体征、实验室检查、胸部 X 线检查、特别是肺功能检查综合分析确定。吸入支气管扩张剂后 $FEV_1/FVC<70$% 即明确存在持续气流受限,在排除其他疾病后可确定慢阻肺诊断。慢阻肺应与支气管哮喘、支气管扩张症、充血性心力衰竭、肺结核和弥漫性泛细支气管炎等相鉴别。

目前多主张根据慢阻肺患者的临床症状、急性加重的风险、气流受限的严重程度及并发症情况进行综合评估。目的是确定慢阻肺的严重程度（表 2-1）,以指导治疗。

肺功能检查（图片）

表 2-1　慢性阻塞性肺疾病（COPD）严重程度分级

分级	分级标准
Ⅰ级:轻度	$FEV_1/FVC<70$%,$FEV_1 \geqslant 80$%预计值,有或无慢性咳嗽、咳痰症状
Ⅱ级:中度	$FEV_1/FVC<70$%,50%$\leqslant FEV_1<80$%预计值,有或无慢性咳嗽、咳痰症状
Ⅲ级:重度	$FEV_1/FVC<70$%,30%$\leqslant FEV_1<50$%预计值,有或无慢性咳嗽、咳痰症状
Ⅳ级:极重度	$FEV_1/FVC<70$%,$FEV_1<30$%预计值,或 $FEV_1<50$%预计值,伴慢性呼吸衰竭

【治疗要点】

（一）急性加重期治疗

1. **控制性氧疗**　一般用低浓度（吸氧浓度28%～30%）、低流量（1～2L/min）经鼻导管或Venturi面罩给氧[吸入氧浓度（%）= 21+4×氧流量（L/min）]，使血氧饱和度维持在88%～92%，避免吸入氧浓度过高引起或加重二氧化碳潴留。

2. **抗菌药物**　慢阻肺急性加重期多由感染诱发，故抗菌药物的应用具有重要作用，其应用指征为呼吸困难加重、咳嗽伴痰量增加、有脓痰时。临床上应根据患者所在地常见病原菌及其药物敏感情况积极选用抗生素治疗。抗菌药物推荐治疗疗程为5～10d。

3. **支气管舒张剂**　可给予短效支气管舒张剂雾化吸入，如沙丁胺醇、异丙托溴铵等雾化吸入，对于病情较严重者可考虑静脉滴注茶碱类药物，由于茶碱类药物的血药浓度个体差异较大，治疗窗较窄，监测血清茶碱浓度对评估疗效和避免发生不良反应都有一定意义。

4. **糖皮质激素**　对住院的急性加重期患者在应用支气管扩张剂的基础上可考虑短期口服泼尼松龙，或静脉滴注甲泼尼龙。

5. **机械通气治疗**　对并发呼吸衰竭者，可给予无创性或有创性机械通气。

6. **其他治疗**　补充液体、纠正酸碱失衡及电解质紊乱，加强营养支持，积极排痰，预防及治疗并发症。

（二）稳定期治疗

此期治疗目的是减轻症状，阻止病情发展；缓解或阻止肺功能下降；改善活动能力，提高生活质量；降低病死率。

1. **控制危险因素**　教育和劝导患者戒烟，控制职业性和环境污染。

2. **支气管扩张剂**

（1）β_2肾上腺素受体激动剂：短效制剂如沙丁胺醇气雾剂按需吸入，长效制剂如沙美特罗、福莫特罗等。

（2）抗胆碱药物：短效制剂如异丙托溴铵气雾剂，长效抗胆碱药如噻托溴铵。

（3）茶碱类：茶碱缓释或控释片等口服。

3. **糖皮质激素**　长期规律吸入激素适用于FEV_1占预计值百分比<50%（Ⅲ级及Ⅳ级）且有临床症状及反复加重的慢阻肺患者。常与长效β_2受体激动剂联合吸入，制剂有氟替卡松/沙美特罗、布地奈德/福莫特罗。不推荐长期口服激素及单一吸入激素治疗。

4. **祛痰药**　对痰不易咳出者可应用。常用药物有盐酸氨溴索、N-乙酰半胱氨酸等。

5. **长期家庭氧疗（LTOT）**　对慢阻肺并发慢性呼吸衰竭者可提高生活质量。目的是使患者在海平面水平静息状态下达到$PaO_2 \geq 60mmHg$和/或使SaO_2升至90%。

（连　健）

第二节　支气管哮喘

病例导学

患者女性，33岁。主诉：发作性喘息、咳嗽10余年，再发加重5d。患者10余年前淋雨后出现喘憋，有呼吸困难和窒息感，伴流涕、咳嗽，咳白色黏痰，在当地医院予"青霉素""氨茶碱"等药物治疗后上述症状缓解。此后每年4～5月份均反复发作喘息、咳嗽。半年前遵医嘱规律使用"丙酸倍氯米松""缓释茶碱片"治疗，仍有间歇发作。5d前感冒后，上述症状加重明显入院。既往有过敏性鼻炎史，其母亲有哮喘病史。查体：体温36.5℃，脉搏98次/min，呼吸22次/min，血压125/75mmHg，急性病容，自动体位；两侧呼吸运动对称，双肺呼吸音增粗，可闻及散在的哮鸣音、呼气时明显，无湿啰音；心率98次/min，律齐；腹软，肝脾未触及。辅助检查：白细胞计数$7.4×10^9/L$，中性粒细胞占56%，淋巴细胞占27%，嗜酸性粒细胞占14%；肺功能检查提示中度阻塞性通气功能障碍；胸部X线双肺透亮度增加，膈肌下降。

笔记

问题与思考：
1. 请分析该患者的临床诊断及诊断依据。
2. 请说明该患者的治疗原则。

支气管哮喘(bronchial asthma,简称哮喘)是多种细胞(嗜酸性粒细胞、肥大细胞和 T 淋巴细胞、中性粒细胞、平滑肌细胞、气道上皮细胞等)和细胞组分参与的气道慢性炎症性疾病。这种气道慢性炎症导致气道高反应性,通常出现广泛多变的可逆性气流受限。临床表现主要为反复发作性的喘息、气急、胸闷或咳嗽等症状,常在夜间和/或清晨发作、加剧,多数患者可自行缓解或经治疗缓解。

哮喘是常见的慢性呼吸道疾病,全球约有 3 亿患者。各国患病率不等,我国本病发病率 0.5% ～ 5%,估计全国有哮喘患者近 3 000 万人,并且还不断增加,儿童患病率高于成人,多在 12 岁以前发病。约 40% 的患者有过敏史或有家族史。

【病因和发病机制】
（一）病因
尚未完全清楚。目前认为哮喘与多基因遗传有关,同时受遗传因素和环境因素的双重影响。

1. **遗传因素** 哮喘是一种复杂的、多基因遗传倾向的疾病。其发病具有家族聚集现象,血缘关系越近,患病率越高;患者病情越严重,其亲属患病率也越高。

2. **环境因素** 主要包括:变应原性因素,如室内、外变应原(尘螨、家养宠物、花粉、真菌等)、职业性变应原(油漆、饲料)、食物(鱼、虾、蟹、蛋类、牛奶等)、药物(普萘洛尔、阿司匹林);非变应原性因素,如气候变化、运动、妊娠等。

（二）发病机制
尚不完全清楚,目前认为与免疫-炎症反应、神经调节机制及其相互作用有关。

1. **免疫-炎症机制**
（1）气道炎症机制:目前认为哮喘的本质为气道慢性炎症,是由多种炎症细胞、炎症介质和细胞因子共同参与相互作用的结果。体液介导和细胞介导免疫均参与发病过程。

（2）气道高反应性(airway hyperresponsiveness,AHR):表现为气道对各种刺激因子出现过强或过早的收缩反应,是哮喘患者发生发展的另一个重要因素。AHR 为哮喘患者共同的病理生理特征,有症状的哮喘患者几乎都存在 AHR。

（3）气道重构(airway remodeling):是哮喘的重要病理特征,表现为气道上皮细胞黏液化生,平滑肌肥大、增生,上皮下胶原沉积和纤维化、血管增生等。

2. **神经调节机制** 目前认为支气管哮喘与 β-肾上腺素受体功能低下和迷走神经张力亢进有关。非肾上腺素能非胆碱能(NANC)神经能释放舒张和收缩支气管平滑肌的神经介质,两者平衡失调,则可引起支气管平滑肌收缩。

【临床表现】
1. **症状** 典型症状为反复发作性伴有哮鸣音的呼气性呼吸困难、胸闷和咳嗽。严重者被迫采取坐位或呈端坐呼吸,初起时干咳,以后咳大量白色泡沫痰,但亦有以咳嗽为其唯一症状者(咳嗽变异型哮喘)。症状可在数分钟内发作,经数小时至数天,自行缓解或用支气管舒张剂后缓解。某些患者在缓解数小时后可再次发作。

2. **体征** 发作时胸部呈过度充气状态,双肺可闻及广泛分布的哮鸣音,呼气相延长。在轻症或非常严重的哮喘发作,哮鸣音可不出现,后者称"沉默肺(silent chest)",是病情危重的表现。重症患者可有心率增快、奇脉、胸腹反常运动和发绀。非发作期可无异常体征。

【实验室及其他检查】
（一）痰液检查
涂片在显微镜下可见较多嗜酸性粒细胞。

（二）呼吸功能检查
1. **通气功能检测** 哮喘发作时呈阻塞性通气功能障碍,FEV_1、$FEV_1/FVC\%$、呼气峰流速(PEF)等

沉默肺(图片)

笔记

有关呼气流速的指标均下降。

2. **支气管激发试验（BPT）**　用以测定气道的反应性。适用于 FEV₁ 在正常预计值 70% 以上的患者。常用的吸入激发剂为醋甲胆碱、组胺等，也可用物理激发因素如运动、冷空气等作为激发剂。吸入激发剂后 FEV₁ 下降≥20%，判断为阳性，提示存在气道高反应性。

3. **支气管舒张试验（BDT）**　用以测定气道的可逆性。常用的支气管舒张剂有沙丁胺醇、特布他林，吸入支气管舒张剂 20min 后重复测定肺通气功能，FEV₁ 较用药前增加≥12%，且 FEV₁ 绝对值增加 200ml，判断结果为阳性，提示存在可逆性气道阻塞。

4. **呼气峰流速（PEF）及其变异率测定**　哮喘发作时 PEF 下降。由于哮喘常于凌晨发作或加重，使其通气功能下降，若昼夜 PEF 变异率≥20，提示存在可逆性气道改变。

（三）动脉血气分析

哮喘发作时可有缺氧，PaO₂ 降低，由于过度通气可使 PaCO₂ 下降，pH 上升，表现呼吸性碱中毒。若病情进一步发展，可同时出现缺氧及 CO₂ 潴留，表现呼吸性酸中毒，提示病情危重。

（四）胸部 X 线检查

早期在哮喘发作时可见两肺透亮度增加，呈过度通气状态；在缓解期多无明显异常。如并发呼吸道感染，可见肺纹理增加及炎性浸润阴影。

（五）特异性变应原的检测

哮喘患者大多数伴有过敏体质，对众多的变应原和刺激物敏感。常用检测方法包括血清 IgE 检测、皮肤变应原试验和吸入变应原试验。

【诊断要点】

（一）诊断标准

1. 反复发作喘息、气急、胸闷或咳嗽，多与接触变应原、冷空气、物理、化学性刺激、病毒性上呼吸道感染、运动等有关。

2. 发作时双肺可闻及散在或弥漫性，以呼气相为主的哮鸣音，呼气相延长。

3. 上述症状可经治疗缓解或自行缓解。

4. 除外其他疾病所引起的喘息、气急、胸闷和咳嗽。

5. 临床表现不典型者（如无明显喘息或体征）应有下列三项中至少一项阳性：①支气管激发试验或运动试验阳性。②支气管舒张试验阳性。③昼夜 PEF 变异率≥20%。

符合 1~4 条或 4、5 条者，可以诊断为支气管哮喘。本病需与急性右心衰竭、COPD、上气道阻塞、变态反应性肺浸润等疾病相鉴别。

（二）支气管哮喘的分期及控制水平分级

支气管哮喘可分为急性发作期、慢性持续期和缓解期。

1. **急性发作期**　是指喘息、气急、咳嗽、胸闷等症状突然发生或原有症状加重，以呼气流量降低为其特征，常因接触变应原、刺激物或呼吸道感染诱发。根据其严重程度可分为轻度、中度、重度及危重 4 级。

2. **慢性持续期**　指在相当长的时间内仍有不同频度和/或不同程度地出现症状（喘息、咳嗽、胸闷等），肺通气功能下降。目前主要应用哮喘控制水平作为评估哮喘严重性的方法。哮喘控制水平分为控制、部分控制和未控制 3 个等级（表 2-2）。

表 2-2　哮喘控制水平分级

指标	控制（满足以下所有条件）	部分控制（在 1 周内出现以下 1~2 项特征）	未控制（在 1 周内出现以下 ≥3 项特征）
日间症状	无（或≤2 次/周）	>2 次/周	>2 次/周
夜间症状/憋醒	无	有	有
活动受限	无	有	有
对缓解药物治疗/急救治疗的需求	无（或≤2 次/周）	>2 次/周	>2 次/周
肺功能（PEF 或 FEV₁）	正常	<80%预计值或个人最佳值	<80%预计值或个人最佳值
急性发作	无	≥1 次/年	在 1 周内出现 1 次

3. 临床缓解期 系指经过治疗或未经治疗症状、体征消失,肺功能恢复到急性发作前水平,并维持 3 个月以上。

【治疗要点】

目前尚无特效的治疗方法,但长期规范化治疗可使大部分患者达到完全或良好的临床控制。

（一）脱离变应原

部分患者能找到引起哮喘发作的变应原或其他非特异刺激因素,使患者脱离变应原的接触是防治哮喘最有效的方法。

（二）药物治疗

治疗哮喘的药物主要分为控制药物和缓解药物。控制药物指需要长期使用的药物,以治疗气道慢性炎症,使哮喘维持临床控制;缓解药物指按需使用的药物,能迅速缓解支气管平滑肌痉挛,缓解哮喘症状。

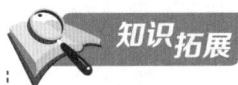

知识拓展

哮喘治疗药物分类

缓解药物	控制药物
短效 β_2 受体激动剂(SABA)	吸入型糖皮质激素(ICS)
短效吸入型抗胆碱能药物(SAMA)	白三烯调节剂
短效茶碱	长效 β_2 受体激动剂(LABA,不单独使用)
全身用皮质激素	缓释茶碱
	色甘酸钠
	抗 IgE 抗体
	联合药物(如 ICS/LABA)

定量雾化吸入（视频）

1. 糖皮质激素 是目前控制哮喘最有效的药物。吸入型糖皮质激素是目前长期治疗哮喘的首选药物。常用吸入药物有布地奈德、氟替卡松等。口服制剂有泼尼松、甲泼尼龙,用于吸入治疗无效或需短期加强的患者。重度或严重哮喘发作的患者应及早静脉应用琥珀酸氢化可的松或甲泼尼龙。

2. β_2 肾上腺素受体激动剂（简称 β_2 受体激动剂） 分为短效 β_2 受体激动剂(SABA)和长效 β_2 受体激动剂(LABA)。SABA 为控制哮喘急性发作的首选药物。常用的有沙丁胺醇、特布他林等,主要不良反应有心悸、骨骼肌震颤等。常用的 LABA 有福莫特罗、沙美特罗等,常与吸入激素联合应用,不主张 LABA 单独使用。

3. 抗胆碱药 有短效抗胆碱药(SAMA)异丙托溴铵和长效抗胆碱药噻托溴铵(LAMA)。

4. 茶碱类 是目前治疗哮喘的有效药物之一。常用药物有氨茶碱和缓释茶碱。茶碱的不良反应包括恶心、呕吐、心律失常、血压下降等,应用过程中应注意控制茶碱的用量及静脉输注速度,有条件者应监测茶碱浓度。

5. 白三烯调节剂 常用药物有孟鲁司特或扎鲁司特。

6. 抗 IgE 抗体 主要用于经吸入 ICS 和 LABA 联合治疗后症状仍未控制且血清 IgE 水平增高的重症哮喘患者。其远期疗效与安全性有待进一步临床观察。

7. 其他药物 酮替芬和新一代组胺 H_1 受体拮抗剂(氯雷他定、曲尼斯特等),有抗过敏及较弱的平喘作用,可用于过敏性哮喘的治疗。

（三）免疫疗法

分为特异性和非特异性两种,前者又称脱敏疗法(或称减敏疗法)。采用特异性变应原(如螨、花粉、猫毛等)配制成不同浓度的提取液定期反复皮下注射,剂量由低到高,以产生免疫耐受性,使患者脱(减)敏。非特异性疗法,如注射卡介苗、转移因子、疫苗等生物制品抑制变应原反应的过

笔记

程,有一定辅助的疗效。

(连　健)

第三节　慢性肺源性心脏病

病例导学

患者女性,72 岁。因慢性咳喘 30 余年,发热、咳痰、心悸,不能平卧 8d 入院。患者有慢性咳喘史 30 年,冬季常犯,服药后能缓解。6~7 年来发作频繁,近 2~3 年来症状加剧,动则即喘,伴心悸、气促,有时下肢水肿不能平卧。8d 前因感冒发热,体温 38.8℃,随后咳嗽加重,咳黄痰,呼吸困难,心悸,夜间不能平卧。既往无高血压、糖尿病史。查体:体温 38.6℃,脉搏 130 次/min,呼吸 28 次/min,血压 130/85mmHg,神清,喘息状态,口唇发绀,端坐位,两肺散在干、湿啰音。剑突下可见搏动,心音低远,心率 130 次/min,剑突附近可闻及 2 级收缩期杂音。腹软稍膨隆,肝肋下 2cm,剑突下 5cm,脾未触及,双下肢有凹陷性水肿。

问题与思考:

1. 请分析该患者的临床诊断及诊断依据。
2. 请说明该患者的治疗原则。

肺源性心脏病(corpulmonale)简称肺心病,是指由支气管-肺组织、胸廓或肺血管病变致肺血管阻力增加,产生肺动脉高压,继而右心室结构和/或功能改变的疾病。根据起病缓急和病程长短,可分为急性和慢性肺心病两类。临床上以后者多见。

慢性肺源性心脏病(chronic pulmonary heart disease,简称慢性肺心病),是由肺组织、肺血管或胸廓的慢性病变引起肺组织结构和/或功能异常,产生肺血管阻力增加,肺动脉压力增高,使右心室扩张和/或肥厚,伴或不伴右心功能衰竭的心脏病,并排除先天性心脏病和左心病变引起者。

【病因和发病机制】

(一)病因

按原发病的不同部位,可分为以下几类:

1. 支气管、肺疾病　以慢性阻塞性肺疾病(COPD)最为多见,占 80%~90%,其次为支气管哮喘、支气管扩张、重症肺结核、间质性肺疾病等。

2. 胸廓运动障碍性疾病　较少见,严重的脊柱后凸、侧凸、脊椎结核、类风湿关节炎、胸膜广泛粘连及胸廓成形术后所致的严重的胸廓或脊椎畸形,以及神经肌肉疾患如脊髓灰质炎等。

3. 肺血管疾病　慢性血栓栓塞性肺动脉高压、肺动脉炎、累及肺动脉的过敏性肉芽肿以及原因不明的原发性肺动脉高压等。

4. 其他　原发性肺泡通气不足及先天性口咽畸形、睡眠呼吸暂停低通气综合征等。

(二)发病机制

1. 肺动脉高压的形成

(1)肺血管阻力增加的功能性因素:缺氧、高碳酸血症和呼吸性酸中毒使肺血管收缩、痉挛,其中缺氧是肺动脉高压形成最重要的因素。

(2)肺血管阻力增加的解剖学因素:系指肺血管解剖结构的变化,形成肺循环血流动力学障碍。①长期反复发作的气管及支气管周围炎,累及邻近肺小动脉,引起血管炎,使肺血管阻力增加。②肺气肿压迫使肺泡毛细血管狭窄或闭塞,肺泡破裂使肺泡毛细血管网毁损。③肺微小动脉原位血栓形成、肺血管重构等。

(3)血液黏稠度增加和血容量增多:慢性缺氧产生继发性红细胞增多,血液黏稠度增加。另外缺氧可使醛固酮分泌增加,致水、钠潴留。血液黏稠度增加和血容量增多,导致肺动脉压进一步增高。

2. 心脏病变和心力衰竭　长期肺动脉高压使右心室后负荷增加,早期右心室代偿性肥厚、扩大,随着病情的进展,右心功能失代偿,右心排血量下降,右心室功能衰竭。

【临床表现】

本病发展缓慢,临床上除原基础疾病的各种症状和体征外,主要是逐步出现肺、心力衰竭以及由此引起的其他器官受累征象。按肺、心功能情况临床将本病分为两期。

（一）肺、心功能代偿期

1. **症状** 咳嗽、咳痰、气促,活动后可有心悸、呼吸困难、乏力和劳动耐力下降。感染可使上述症状加重。少有胸痛或咯血。

2. **体征** 可有不同程度的发绀,原发病的体征如肺气肿体征、肺部闻及干、湿啰音,剑突下心脏搏动增强或三尖瓣区闻及收缩期杂音,$P_2 > A_2$。部分患者因肺气肿使胸膜腔内压增高,阻碍腔静脉回流,可有颈静脉充盈,或使横膈下降致肺界下移。

（二）肺、心功能失代偿期

1. **呼吸衰竭**

（1）症状:呼吸困难加重,夜间为甚,常有头痛、失眠、食欲下降,但白天嗜睡,甚至出现表情淡漠、神志恍惚、谵妄等肺性脑病的表现。

（2）体征:明显发绀,球结膜充血、水肿,严重时可有视网膜血管扩张、视神经盘（视乳头）水肿等颅内压升高的表现。腱反射减弱或消失,出现病理反射。因高碳酸血症可出现周围血管扩张的表现,如皮肤潮红、多汗。

2. **右心衰竭**

（1）症状:气促明显,心悸、食欲减退、腹胀、恶心等。

（2）体征:发绀更明显,颈静脉怒张,心率增快,可出现心律失常（以房性心律失常为主）,剑突下可闻及收缩期杂音,甚至出现舒张期杂音。肝大且有压痛,肝-颈静脉回流征阳性,下肢水肿,重者可有腹水。少数患者可出现肺水肿及全心衰竭的体征。

（三）并发症

1. **肺性脑病** 是由于呼吸功能衰竭所致缺氧、二氧化碳潴留而引起神经精神障碍综合征。但必须除外脑血管病、严重电解质紊乱、感染中毒性脑病等。肺性脑病是慢性肺源性心脏病死亡的首要原因,应积极防治。

2. **酸碱失衡及电解质紊乱** 慢性肺心病出现呼吸衰竭时,可发生各种不同类型的酸碱失衡及电解质紊乱,使患者的病情更为恶化。应进行严密监测,并根据酸碱失衡及电解质紊乱的类型及时给予相应处理措施。

3. **心律失常** 多表现为房性期前收缩及阵发性室上性心动过速,其中以紊乱性房性心动过速最具特征性。也可有心房扑动及心房颤动。少数病例因急性严重心肌缺氧,可出现心室颤动以致心搏骤停。应注意与洋地黄中毒等引起的心律失常相鉴别。

4. **休克** 慢性肺源性心脏病休克并不多见,一旦发生,预后不良。发生原因有严重感染、失血（多由上消化道出血所致）和严重心力衰竭或心律失常。

5. **消化道出血** 由于缺氧及二氧化碳潴留、胃肠道淤血、应用糖皮质激素等,使患者常并发消化道出血。

6. **弥散性血管内凝血（DIC）** 因感染、缺氧等引起血管内皮损伤、诱发血小板聚集及释放反应等启动凝血系统。

7. **血栓形成** 部分患者可并发肺微小动脉原位血栓形成及深静脉血栓形成,可预防应用普通肝素或低分子肝素。

【实验室及其他检查】

1. **X线检查** 除肺、胸基础疾病及急性肺部感染的特征外,尚有肺动脉高压征（图2-1）,如右下肺动脉扩张,其横径 $\geq 2mm$;其横径与气管横径比值 ≥ 1.07;肺动脉段明显突出或其高度 $\geq 3mm$;肺动脉圆锥（右前斜位45°）明显凸出,或锥高 $\geq 7mm$;中心肺动脉扩张与外周动脉纤细,形成"残根征";右心室增大。具备上述任一条均可诊断。

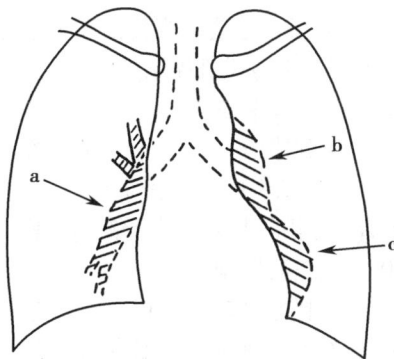

图2-1 慢性肺心病X线胸片正位
a.右下肺动脉干增宽;b.肺动脉段凸出;c.心尖上凸。

2. **心电图检查**　额面平均电轴≥+90°,电轴右偏;重度顺钟向转位;V_1 导联 R/S≥1;aVR 导联 R/S 或 R/Q≥1;V_1~V_3 导联呈 Qs、Qr、qr 型(需除外心肌梗死);$RV_1+SV_5≥1.05mV$;肺型 P 波。具有以上一条即可诊断。典型慢性肺心病的心电图表现见图 2-2。

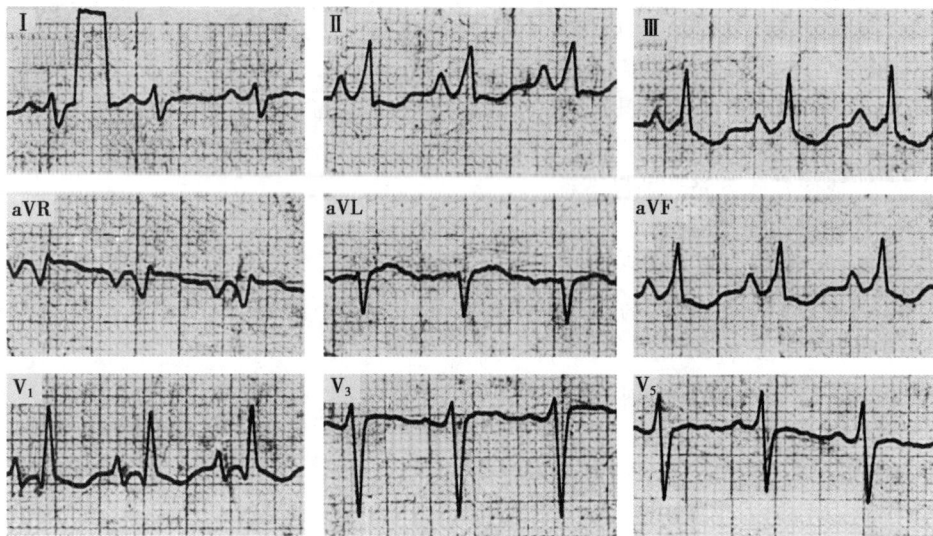

图 2-2　慢性肺心病的心电图改变
电轴右偏、顺钟向转位、肺性 P 波,V_1QRS 波群呈 qR,V_5R/S<1,$RV_1+SV_5=1.5mV$。

3. **超声心动图检查**　右心室流出道内径≥30mm;右心室内径≥20mm,右心室前壁厚度≥5mm 或前壁搏动幅度增强;左、右心室内径比值<2;右肺动脉内径≥18mm 或肺动脉干≥20mm 等,可诊断慢性肺心病。

4. **血气分析**　慢性肺心病肺功能失代偿期可出现低氧血症或合并高碳酸血症,当 PaO_2<60mmHg,$PaCO_2$>50mmHg 时,提示有呼吸衰竭。

【诊断要点】

有慢阻肺或慢性支气管炎、肺气肿等病史,或其他胸肺疾病病史,并出现肺动脉高压、右心室增大或右心衰竭的表现,如颈静脉怒张、P_2>A_2,剑突下心脏搏动增强,肝大压痛、肝颈静脉回流征阳性、下肢水肿等,心电图、胸部 X 线、超声心动图有肺动脉增宽、右心增大、肥厚的征象,可作出诊断。应注意与冠状动脉粥样硬化性心脏病、风湿性心脏病、原发性心肌病等相鉴别。

【治疗要点】

（一）肺、心功能代偿期（包括缓解期）

主要是采取中西医结合的综合措施,延缓原发病的进展,增强患者机体的免疫功能,避免或减少原发病急性加重,加强呼吸功能锻炼,改善患者生活质量。根据患者病情可长期家庭氧疗或家庭无创呼吸机治疗等。

（二）肺、心功能失代偿期（包括急性加重期）

治疗原则为积极控制感染、通畅呼吸道、改善呼吸功能,纠正缺氧及二氧化碳潴留,控制呼吸和心力衰竭,防治并发症。

1. **控制感染**　是最重要措施之一,可根据当地细菌流行情况或痰培养及药敏试验选择抗生素。社区获得性感染以革兰氏阳性球菌及支原体、衣原体等为主,医院获得性感染以革兰氏阴性杆菌感染占多数,常用的药物有半合成青霉素类和二、三代头孢菌素类,大环内酯类,氟喹诺酮类以及 β 内酰胺类/β 内酰胺酶抑制剂等。

2. **控制呼吸衰竭**　通畅呼吸道,给予扩张支气管、祛痰等治疗,改善呼吸功能,纠正缺氧和二氧化碳潴留,给予合理氧疗。必要时给予无创呼吸机辅助通气或气管插管有创呼吸机辅助通气治疗。

3. **控制心力衰竭**　慢性肺心病患者一般在积极控制感染、改善呼吸功能后心力衰竭便能得到改善,一般不需要应用利尿药和正性肌力药物,但对上述治疗后无效或右心衰竭较重的患者可适当给予利尿、正性肌力或血管扩张药物。

（1）利尿剂:原则上宜选用作用温和的利尿剂,小剂量、短疗程应用。药物如氢氯噻嗪、螺内酯。

（2）正性肌力药:慢性肺心病患者由于慢性缺氧及感染,对洋地黄的耐受性低,易致中毒,应慎用。应用指征有:①感染已控制,呼吸功能已改善,利尿治疗后右心功能无改善。②以右心衰竭为主要表现而无明显感染的患者。③合并室上性快速心律失常,如室上性心动过速、心房颤动(心室率>100次/min)者。④合并急性左心衰竭的患者。原则上选用作用快、排泄快的洋地黄药物,小剂量静脉给药,常用毒毛花苷K或毛花苷C,用药前应注意纠正缺氧,防治低钾血症。

（3）血管扩张药:钙通道阻滞剂、一氧化氮(NO)、川芎嗪等有一定的降低肺动脉压效果,对部分顽固性心力衰竭可能有一定效果。

4. 防治并发症　包括纠正酸碱平衡失调及电解质紊乱、控制心律失常、抗凝治疗、防治消化道出血等。

（连　健）

第四节　肺　炎

病例导学

患者男性,24岁。5d前因淋雨受凉后,出现畏寒,发热,体温达39~40℃,并有右侧胸痛,放射到上腹痛,咳嗽或深呼吸时加剧。咳嗽,痰少,咳铁锈色痰,同时伴有气促。查体:体温39℃,脉搏110次/min,呼吸24次/min,血压110/75mmHg,神清,急性病容,呼吸急促,口唇轻度发绀,口角可见单纯性疱疹。右胸语颤增强,叩诊浊音,可闻及支气管呼吸音。心率110次/min,律齐,未闻及杂音。腹软,上腹部轻度压痛,无反跳痛。辅助检查:白细胞计数20.0×10⁹/L,中性粒细胞占85%,淋巴细胞占15%;X线胸片见右肺下野大片淡薄阴影。

问题与思考:
1. 请分析该患者的临床诊断及诊断依据。
2. 请说明该患者的治疗原则。

一、概述

肺炎(pneumonia)是指终末气道、肺泡及肺间质的炎症。可由病原微生物、理化因素、免疫损伤、过敏及药物所致。细菌性肺炎是最常见的肺炎,也是最常见的感染性疾病之一。

正常的呼吸道免疫防御机制使气管隆突以下的呼吸道保持无菌。是否发生肺炎决定于两个因素:病原体和宿主因素。如果病原体数量多,毒力强和/或宿主呼吸道局部和全身免疫防御系统损害,即可发生肺炎。病原体可通过下列途径引起肺炎:①空气吸入。②血行播散。③邻近感染部位蔓延。④上呼吸道定植菌的误吸。肺炎还可通过误吸胃肠道的定植菌(胃食管反流)和通过人工气道吸入环境中的致病菌引起。病原体直接抵达下呼吸道后,滋生繁殖,引起肺泡毛细血管充血、水肿,肺泡内纤维蛋白渗出及细胞浸润。

【分类】
肺炎可按解剖、病因或患病环境进行分类。

（一）解剖分类

1. 大叶性(肺泡性)肺炎　病原体先在肺泡引起炎症,经肺泡间孔(Cohn孔)向其他肺泡扩散,致使部分肺段或整个肺段、肺叶发生炎症。典型表现为肺实质炎症,通常不累及支气管。致病菌多为肺炎链球菌。X线检查显示肺叶或肺段的实变阴影。

2. 小叶性(支气管性)　肺炎指病原体经支气管入侵,引起细支气管、终末细支气管和肺泡的炎症。常见病原体有肺炎链球菌、葡萄球菌、病毒、肺炎支原体及军团菌等。X线显示为沿肺纹理分布的不规则的斑片状阴影,边缘浅而模糊,无实变征象,肺下叶常受累。

3. 间质性肺炎　以肺间质为主的炎症,累及支气管壁及支气管周围组织。可由细菌、支原体、衣原体、病毒或肺孢子菌等引起。X线表现为一侧或双侧肺下部不规则阴影,可呈网格状、磨玻璃状,其

肺炎链球菌（图片）

间可有小片肺不张阴影。

（二）病因分类

1. **细菌性肺炎** 是最常见的肺炎,如肺炎链球菌、金黄色葡萄球菌、甲型溶血性链球菌、肺炎克雷伯菌、流感嗜血杆菌、铜绿假单胞菌等病原体所致肺炎。

2. **非典型病原体所致肺炎** 如军团菌、支原体和衣原体等所致肺炎。

3. **病毒性肺炎** 如冠状病毒、腺病毒、呼吸道合胞病毒、流感病毒、麻疹病毒、巨细胞病毒、单纯疱疹病毒等所致肺炎。

4. **肺真菌病** 如念珠菌、曲霉菌、隐球菌、肺孢子菌等致肺部炎症。

5. **其他病原体所致肺炎** 如立克次体、弓形虫、寄生虫等所致。

6. **理化因素所致的肺炎** 如放射性损伤引起的放射性肺炎,胃酸吸入引起的化学性肺炎,对吸入或内源性脂类物质产生炎症反应的类脂性肺炎等。

（三）患病环境分类

1. **社区获得性肺炎（community acquired pneumonia,CAP）** 是指医院外罹患的感染性肺实质炎症,包括具有明确潜伏期的病原体感染在入院后潜伏期内发病的肺炎。常见的病原体为肺炎链球菌、支原体、衣原体、流感嗜血杆菌和呼吸道病毒等。其临床诊断依据:①新近出现的咳嗽、咳痰或原有呼吸道疾病症状加重并出现脓性痰,伴或不伴胸痛。②发热。③肺实变体征和/或闻及湿啰音。④WBC>10×10^9/L 或<4×10^9/L,伴或不伴中性粒细胞核左移。⑤胸部 X 线检查显示片状、斑片状浸润性阴影或间质性改变,伴或不伴胸腔积液。以上①~④项中任何 1 项加第 5 项,除外肺结核、肺部非感染性疾病(肺不张、肺部肿瘤、间质性肺疾病、肺栓塞等)可作出诊断。

2. **医院获得性肺炎（hospital acquired pneumonia,HAP）** 亦称医院内肺炎,是指患者入院时不存在,也不处于潜伏期,而于入院 48h 后在医院(包括老年护理院、康复院等)内发生的肺炎。还包括呼吸机相关性肺炎(VAP)和卫生保健相关性肺炎(HCAP)。常见病原体为大肠埃希菌、肺炎克雷伯菌、铜绿假单胞菌、金黄色葡萄球菌、肺炎链球菌、流感嗜血杆菌等。

【临床表现】

细菌性肺炎的症状变化较大,可轻可重,决定于病原体和宿主的状态。

1. **症状** 咳嗽、咳痰或原有呼吸道症状加重,并出现脓痰或血性痰,伴或不伴胸痛。肺炎病变范围大者可有呼吸困难、呼吸窘迫。大多数患者有发热。

2. **体征** 早期肺部体征无明显异常,重症者可有呼吸频率增快,鼻翼扇动,发绀。肺实变时有典型的体征,如叩诊浊音、触诊语颤增强、听诊支气管呼吸音等,也可闻及湿啰音。并发胸腔积液者,患侧胸部叩诊浊音,语颤减弱,呼吸音减弱。

【诊断要点】

1. **确定肺炎诊断** 首先必须把肺炎与呼吸道感染区别开来。呼吸道感染虽然有咳嗽、咳痰和发热等症状,但上、下呼吸道感染无肺实质浸润,胸部 X 线检查可鉴别。其次需与肺结核、肺癌、肺血栓栓塞症及非感染性肺部浸润如间质性肺炎、肺水肿、肺不张、肺血管炎等相鉴别。

2. **评估严重程度** 如果肺炎诊断成立,评价病情的严重程度对于决定门诊或入院治疗或入住 ICU 治疗至关重要。肺炎严重性取决于三个主要因素:局部炎症程度、肺部炎症的播散和全身炎症反应程度。

🔍 知识拓展

我国重症肺炎诊断标准

美国感染疾病学会/美国胸科学会(IDSA/ATS)几经修订,于 2007 年发表了成人 CAP 处理共同指南,其重症肺炎标准如下:

主要标准:①需要有创机械通气。②感染性休克需要血管收缩剂治疗。

次要标准:①呼吸频率≥30 次/min。②氧合指数(PaO_2/FiO_2)≤250。③多肺叶浸润。④意识障碍/定向障碍。⑤氮质血症(BUN≥7mmol/L)。⑥白细胞减少(WBC<4×10^9)。⑦血小板减少(PLT<4×10^9)。⑧低体温(T<36℃)。⑨低血压,需要强力的液体复苏。

符合 1 项主要标准或 3 项次要标准以上者可诊断为重症肺炎。

3. **确定病原体** 在采集呼吸道标本进行细菌培养时尽可能在抗生素应用前采集,避免污染,及时送检,其结果才能起到指导治疗的作用。

【治疗要点】

抗感染治疗是肺炎治疗的最主要环节,同时给予对症和支持治疗。选用抗生素应遵循抗菌药物治疗原则,即对病原体给予针对性治疗。可先根据病情,按社区获得性肺炎或医院内感染肺炎选择抗生素作经验性治疗,再根据病情演变和病原学检查结果进行调整。

二、肺炎链球菌肺炎

肺炎链球菌肺炎是由肺炎链球菌(streptococcus pneumoniae)所引起的肺炎,约占社区获得性肺炎的半数。通常急骤起病,以高热、寒战、咳嗽、咳铁锈色痰及胸痛为特征。

肺炎链球菌为革兰氏染色阳性球菌,多成双或短链排列。有荚膜,其毒力大小与荚膜中的多糖结构及含量有关。肺炎链球菌不产生毒素,不引起原发性组织坏死或形成空洞。发病以冬季与初春为多,患者常为原来健康的青壮年或老年人与婴幼儿。

【临床表现】

1. **症状** 起病前常有受凉、淋雨、疲劳、醉酒、病毒感染史,多有上呼吸道感染的前驱症状。起病急骤,寒战、高热,全身肌肉酸痛,体温通常在数小时内升至 39~40℃,可呈稽留热,脉率随之增速。咳嗽、痰少,可痰中带血或咳铁锈色痰;可伴患侧胸痛,咳嗽或深呼吸时加剧。偶有恶心、呕吐、腹痛及腹泻,易被误诊为急腹症。

2. **体征** 急性病容,鼻翼扇动,口角及鼻周有单纯疱疹;病变广泛者可出现发绀。早期肺部体征不明显,典型者出现肺实变体征,如叩诊浊音、触觉语颤增强并可闻及支气管呼吸音;消散期可闻及湿啰音。

【实验室及其他检查】

(一)实验室检查

血白细胞增多,中性粒细胞比例多在 80% 以上,并有核左移。痰涂片做革兰氏染色及荚膜染色镜检,可初步作出病原学诊断。痰培养 24~48h 可确定病原体。

(二)影像学检查

胸部 X 线早期仅见肺纹理增粗,或受累的肺段、肺叶稍模糊。典型者出现大片状炎症浸润阴影或实变影,在实变阴影中可见支气管充气征,肋膈角可有少量胸腔积液。

【诊断要点】

根据典型症状与体征,结合胸部 X 线检查,易作出初步诊断。年老体弱、继发于其他疾病或呈灶性肺炎改变者,临床表现常不典型,需认真加以鉴别。病原菌检测是确诊本病的主要依据。

【治疗要点】

1. **抗菌药物治疗** 首选青霉素 G,如患者对青霉素过敏或感染耐青霉素菌株者,用呼吸氟喹诺酮类、头孢噻肟钠或头孢曲松等药物,多重耐药菌株感染者可用万古霉素、替考拉宁等。

2. **支持疗法** 患者应卧床休息,注意补充足够的蛋白质、能量及维生素。

三、葡萄球菌肺炎

葡萄球菌肺炎(staphylococcal pneumonia)是由葡萄球菌引起的急性肺化脓性炎症。常发生于有基础疾病如糖尿病、血液病、肝病等慢性病者。常见的病原体为金黄色葡萄球菌及其他凝固酶阴性的葡萄球菌。可由口咽部带菌分泌物吸入到肺部,或机体其他部位的感染病灶中的葡萄球菌经血行播散到肺导致感染。

【临床表现】

多急骤起病,可有寒战、高热、体温多高达 39~40℃,胸痛,痰脓性,带血丝或脓血痰。毒血症状明显,全身肌肉、关节酸痛,病情重者可早期出现循环衰竭。院内感染者通常起病较隐袭,体温逐渐上升。老年人症状可不典型。血源性葡萄球菌肺炎常有皮肤伤口、疖痈和中心静脉导管置入等,或静脉吸毒史,咳脓痰较少见。

早期可无异常体征,常与严重的中毒症状和呼吸道症状不平行,其后两肺可出现散在湿啰音。病变较大或融合时可有肺实变体征,气胸或脓气胸则有相应体征。

【实验室及其他检查】

外周血白细胞计数明显升高,中性粒细胞常在80%以上,核左移。痰培养多有葡萄球菌生长。胸部X线显示肺段或肺叶实变,可形成空洞或液气囊腔,X线的另一特征是X线阴影的易变性,表现为一处炎性浸润消失而在另一处出现新的病灶,或很小的单一病灶发展为大片阴影。

【诊断要点】

根据全身毒血症状,咳嗽、脓血痰,白细胞计数增高、中性粒细胞比例增加、核左移并有中毒颗粒和X线表现,可作出初步诊断。细菌学检查是确诊的依据,可行痰、血和胸腔穿刺物培养。

【治疗要点】

强调早期清除和引流原发灶,选用敏感度高的抗生素。近年来,金黄色葡萄球菌对青霉素G的耐药率已达90%左右,因此可选用耐青霉素酶的半合成青霉素或头孢菌素,如苯唑西林钠、头孢呋辛钠等,联合氨基糖苷类如阿米卡星等,亦有较好疗效。阿莫西林、氨苄西林与酶抑制剂组成的复方制剂对产酶金黄色葡萄球菌有效,亦可选用。对于耐甲氧西林金黄色葡萄球菌(MRSA),则应选用万古霉素、替考拉宁等。

四、其他病原体所在肺部感染

1. 肺炎支原体肺炎 是由肺炎支原体(mycoplasma pneumoniae)引起的呼吸道和肺部的急性炎症改变。约1/3病例症状不明显。通常起病较缓慢,主要症状为咽痛、头痛、乏力、咳嗽、发热、肌痛等。咳嗽多为阵发性刺激性呛咳,干咳或咳少量黏痰。体格检查肺部体征多不明显,偶可闻及细湿啰音。胸部X线检查显示肺部多种形态的浸润影,呈节段性分布,以肺下野多见。冷凝集试验及血清支原体IgM抗体检测有重要诊断价值。治疗大环内酯类为首选,如红霉素、罗红霉素以及阿奇霉素。

2. 病毒性肺炎(viral pneumonia) 是由各种病毒侵犯肺实质引起的肺部炎症。起病较急,发热、头痛、全身酸痛、倦怠等较突出,同时伴咳嗽、咳白色黏痰、咽痛等。小儿或老年人易发生重症病毒性肺炎,表现为呼吸困难、发绀、嗜睡、精神萎靡,甚至发生休克、心力衰竭和呼吸衰竭等并发症。体格检查常无显著的胸部体征。血白细胞计数正常、稍高或偏低。胸部X线可见肺纹理增多,磨玻璃状阴影,小片状浸润或广泛浸润、实变影。血清学检测双份血清抗体效价升高4倍或以上可确诊。治疗以对症支持治疗为主,同时可选用有效的病毒抑制药物。原则上不宜应用抗生素预防继发性细菌感染,一旦明确合并细菌性感染,应及时选用敏感抗生素。

3. 肺部真菌感染 真菌侵入肺部引起深部真菌病。主要致病菌有念珠菌、曲霉菌、新型隐球菌、组织胞质菌、肺孢子菌等,以念珠菌最多见。患者常年龄大、有基础疾病、长期大量使用广谱抗生素或糖皮质激素、细胞毒药物及免疫抑制剂、器官移植及免疫缺陷病如艾滋病等危险因素存在。症状、体征均无特异性。诊断有赖于合格的分泌物或组织培养阳性,确诊有赖于组织病理学证据。念珠菌感染X线胸片表现为支气管炎或肺炎型改变,曲霉菌感染胸部影像可有特征性表现,如晕轮征、新月体征等。治疗原则:积极治疗原发病,除去危险因素,选择敏感的抗真菌药,加强支持、对症治疗,对曲菌球可考虑外科手术切除。

几种常见肺炎的临床特点比较见表2-3。

表2-3 常见肺炎的临床特点比较表

致病菌	发病年龄	症状体征	X线征象	首选抗生素
肺炎链球菌	青壮年多见	急性起病,寒战、高热、胸痛、咳铁锈色痰,肺实变体征	肺叶或肺段实变,无空洞	青霉素
金黄色葡萄球菌	婴幼儿、老年体弱者多见	起病急骤,寒战、高热、咳脓血痰、量多,脓毒血症症状明显,无肺实变体征	肺叶或小叶浸润,早期空洞、脓胸	耐酶青霉素、红霉素

致病菌	发病年龄	症状体征	X线征象	首选抗生素
克雷伯菌	老年、久病体弱者多见	急性起病,寒战、高热、全身衰竭、气急,痰稠可呈砖红色胶冻状,肺实变及湿啰音	肺小叶实变蜂窝状脓肿,可伴胸腔积液	合成广谱青霉素
军团菌	中老年多见	高热、肌痛、相对缓脉,轻者无明显呼吸道症状,重者呼吸困难,周围循环衰竭	肺下叶斑片状浸润、进展迅速,发展为肺实变,无空洞	红霉素
肺炎支原体	儿童及青少年多见	起病缓,可有小流行,发热、乏力、肌痛、刺激性咳嗽和少量黏痰,多无肺实变征	肺下叶间质性、支气管肺炎,3～4周可自行消散	红霉素、四环素类

（连　健）

第五节　肺　结　核

病例导学

患者女性,35岁。因间断低热、咳嗽1个月,咳痰带血1周入院。1个月前开始出现发热,体温37.5℃左右,伴咳嗽,应用抗炎、止咳药物症状无好转。1周前出现咳痰,时有痰中带血。病程中伴盗汗、食欲减退、乏力。查体:体温37.4℃,双肺呼吸音清,未闻及干、湿啰音,心率90次/min,节律齐,腹部平软,双下肢无水肿。血常规:白细胞$5.8×10^9$/L,中性粒细胞占56%,淋巴细胞占44%,血红蛋白110g/L,血沉35mm/h。结核菌素试验(PPD试验):强阳性。X线胸片:右上肺见斑片状密度增高影,边缘不清,其内见空洞样病变。

问题与思考:

1. 请分析该患者临床诊断及诊断依据。

2. 请说出该患者治疗原则。

结核病介绍
(微课)

肺结核(pulmonary tuberculosis)是由结核分枝杆菌引起的肺部慢性乙类传染病。结核菌可侵及全身多个脏器,以肺部受累最常见。临床上多呈慢性过程,表现为低热、消瘦、乏力等全身症状,与咳嗽、咳痰、咯血等呼吸系统症状。结核病是全球流行的传染性疾病之一,是危害人类健康的公共卫生问题。世界卫生组织(WHO)于1993年宣布结核病处于"全球紧急状态",并推行全程督导短程化学治疗策略作为国家结核病规划的核心内容。

【病因和发病机制】

1. 病因 结核病的病原菌为结核分枝杆菌复合群,包括结核分枝杆菌、牛分枝杆菌、非洲分枝杆菌和田鼠分枝杆菌。人肺结核的致病菌90%以上为结核分枝杆菌。结核分枝杆菌抗酸染色呈红色,可抵抗盐酸酒精的脱色作用,故称抗酸杆菌。结核分枝杆菌对干燥、冷、酸、碱等抵抗力强,对紫外线比较敏感,太阳光直射下痰中结核杆菌经2～7h可被杀死。结核菌生长缓慢,培养时间一般为2～8周。结核分枝杆菌菌体结构复杂,与结核病的组织坏死、干酪液化、空洞发生以及结核变态反应有关。

2. 结核病的传播 结核病在人群中的传染源主要是结核病患者,即痰直接涂片阳性者,传染性的大小取决于痰内结核分枝杆菌量的多少。飞沫传播是肺结核最重要的传播途径,经消化道和皮肤等其他途径传播现已罕见。婴幼儿细胞免疫系统不完善,老年人、免疫缺陷病毒(HIV)感染者、免疫抑制剂使用者,慢性疾病患者等免疫力低下,都是结核病的易感人群。

3. 结核病的发生与发展

（1）原发感染:首次吸入含结核分枝杆菌的气溶胶后,是否感染取决于结核分枝杆菌的毒力和肺

笔记

泡内巨噬细胞固有的吞噬杀菌能力。如果结核分枝杆菌能够存活下来,并在肺泡巨噬细胞内外生长繁殖,这部分肺组织即出现炎性病变,称为原发病灶。原发灶中的结核分枝杆菌沿着肺内引流淋巴管到达肺门淋巴结,引起淋巴结肿大。

（2）结核病免疫和迟发型变态反应:结核病主要的免疫机制是细胞免疫,体液免疫对控制结核菌感染的作用不重要。结核分枝杆菌的菌体蛋白质以结合的形式存在,是结核菌素的主要成分,诱导机体发生迟发型变态反应。

（3）继发性结核:继发性结核有明显的临床症状,容易出现空洞和排菌,有传染性,具有重要的临床和流行病学意义。继发性结核的发病目前认为有两种方式:原发性结核感染时期遗留下来的潜在病灶中的结核分枝杆菌重新活动而发生的结核病,为内源性复发;另一种方式为受到结核分枝杆菌的再感染而发病,称为外源性重染。

【病理】

结核病的基本病理变化是炎性渗出、增生和干酪样坏死。结核病的病理过程特点是破坏与修复同时进行,故上述三种病理变化多同时存在,也可以某一种变化为主,而且可相互转化。渗出为主的病变主要表现在结核炎症初期阶段或恶化复发时,增生为主的病变为典型的结核结节,结核结节的中间可出现干酪样坏死。增生为主的病变发生在机体抵抗力较强、病变恢复阶段,干酪样坏死发生在结核分枝杆菌毒力强、感染菌量多、机体超敏反应增强、抵抗力低下的情况。

【临床表现】

（一）症状

1. 呼吸系统症状

（1）咳嗽、咳痰:是肺结核最常见症状,咳嗽较轻,干咳或少量黏液痰。有空洞形成时,痰量增多,若合并细菌感染,痰可呈脓性。支气管结核可表现为刺激性咳嗽。

（2）咯血:约1/3患者有咯血,多数患者为少量咯血,少数为大咯血。

（3）胸痛:病灶累及胸膜时可表现胸痛,为胸膜炎性胸痛,随呼吸运动和咳嗽加重。

（4）呼吸困难:多见于干酪性肺炎和大量胸腔积液者。

2. 全身症状　发热为最常见症状,多为长期午后潮热,即下午或傍晚开始升高,翌晨降至正常。部分患者有倦怠乏力、盗汗、食欲减退和体重减轻等。育龄女性患者可有月经不调。

（二）体征

体征取决于病变性质和范围。病变范围较小时,可无任何体征。渗出性病变范围较大或干酪样坏死时,则可有肺实变体征,如触觉语颤增强、叩诊浊音、听诊闻及支气管呼吸音和细湿啰音。较大的空洞性病变听诊也可闻及支气管呼吸音。当有较大范围的纤维索条形成时,气管向患侧移位,患者胸廓塌陷、叩诊浊音、听诊呼吸音减弱并可闻及湿啰音。结核性胸膜炎时可有胸腔积液体征,如气管向健侧移位,患者胸廓视诊饱满、触觉语颤减弱,叩诊浊音或实音、听诊呼吸音减弱或消失。

从感染结核菌到肺结核的形成过程见图2-3。

【实验室及其他检查】

1. 影像学检查　胸部X线检查是诊断肺结核的常规首选方法。可以发现早期结核病变,确定病变部位、范围、性质,判断病变进展、治疗反应及药物治疗效果。肺结核的影像特点是多发生在上叶的尖后段和下叶的背段,密度不均匀,边缘较清楚和变化较慢,易形成空洞和播散病灶。肺部CT能减少重叠影像,易发现隐蔽的病变,减少漏诊。

2. 痰结核分枝杆菌检查　是确诊肺结核的主要方法,也是制订化疗方案和考核治疗效果的主要依据。患者排菌具有间断性和不均匀性的特点,需多次查痰。痰涂片检查是简单、快速、易行和可靠的方法,但欠敏感。结核分枝杆菌培养灵敏度高于涂片法,结果准确可靠,常作为结核病诊断的"金标准",同时也为药物敏感测定和菌种鉴定提供菌株。

3. 支气管镜检查　主要用于支气管结核和淋巴结支气管瘘的诊断,可以在病灶部位钳取活体组织进行病理学检查和结核分枝杆菌培养。

4. 结核菌素试验　广泛应用于检出结核分枝杆菌感染,而非检出结核病。结核菌素试验对儿童、少年和青年的结核病诊断有参考意义。其阳性结果仅表示曾有分枝杆菌感染,并不一定患结核病。

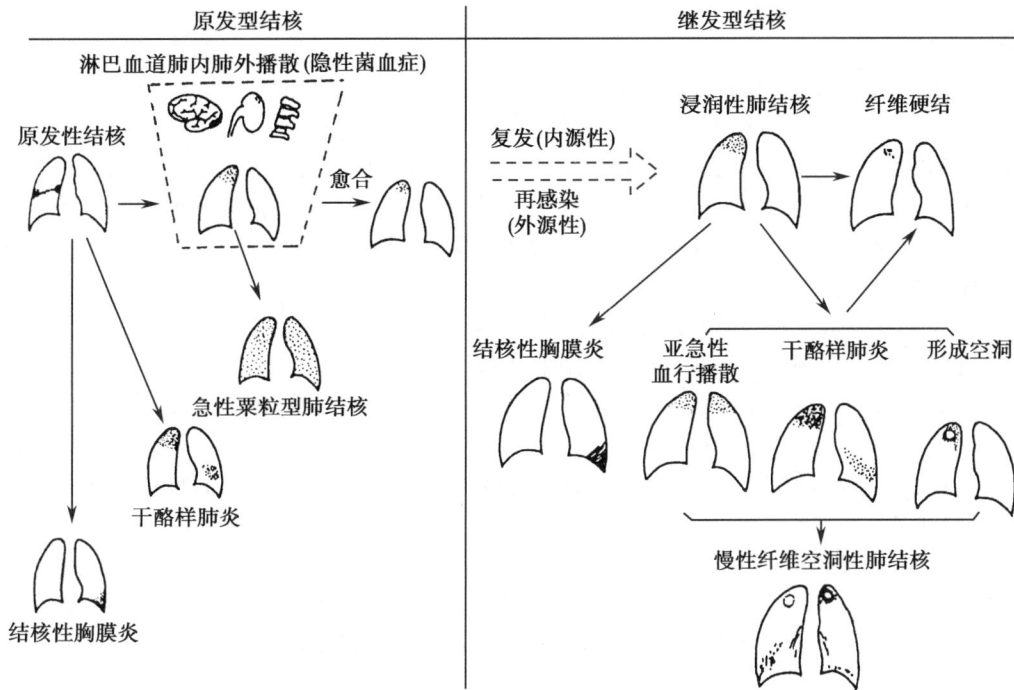

图 2-3 肺结核病自然过程示意图

目前 WHO 推荐使用的结核菌素为纯蛋白衍生物(PPD)。

【分类和诊断要点】

1. **原发型肺结核** 含原发综合征及胸内淋巴结结核。多见于儿童,无症状或症状轻微,多有结核病家庭接触史,结核菌素试验多为强阳性,X 线胸片表现为哑铃型阴影,即原发病灶、引流淋巴管炎和肿大的肺门淋巴结,形成典型的原发综合征。

2. **血行播散型肺结核** 分为急性、亚急性和慢性三种类型。急性血行播散型肺结核多见于婴幼儿和青少年,起病急,持续高热,中毒症状重,约一半以上的小儿和成人合并结核性脑膜炎。在症状出现两周左右胸部 X 线可发现由肺尖至肺底呈大小、密度和分布均匀的粟粒状结节阴影。亚急性和慢性血行播散型肺结核起病较缓,症状较轻,X 线胸片呈双上、中肺野为主的大小不等、密度不同和分布不均的粟粒状或结节状阴影,新鲜渗出与陈旧硬结和钙化病灶并存。

3. **继发性肺结核** 多发生在成人,病程长,易反复。痰结核分枝杆菌检查常为阳性,包括浸润性肺结核、空洞性肺结核、干酪性肺炎、结核球等。

(1) 浸润性肺结核:病变多发生在肺尖和锁骨下,影像学检查表现为小片状或斑点状阴影,可融合形成空洞。

(2) 空洞性肺结核:多有支气管播散病变,临床症状较多,发热、咳嗽、咳痰和咯血等。患者痰中经常排菌。

(3) 结核球:多由干酪样病变吸收和周边纤维膜包裹或干酪空洞阻塞性愈合形成,80% 以上的结核球有卫星病灶。

(4) 干酪性肺炎:多发生在机体免疫力低下、体质衰弱、有大量结核分枝杆菌感染的患者,或有淋巴结支气管瘘,淋巴结中的干酪样物质经支气管进入肺内发生。

(5) 纤维空洞性肺结核:病程长,反复进展恶化,肺组织破坏重,肺功能严重受损。结核分枝杆菌长期检查阳性且常耐药。

4. **结核性胸膜炎** 含结核性干性胸膜炎、结核性渗出性胸膜炎、结核性脓胸。

5. **其他肺外结核** 按部位和脏器命名,如骨关节结核、肾结核、肠结核等。

6. **菌阴肺结核** 为三次痰涂片及一次痰培养阴性的肺结核。

肺结核应注意与肺炎、慢性阻塞性肺疾病、支气管扩张、肺癌、肺脓肿以及纵隔和肺门疾病等相鉴别。

【治疗要点】

肺结核的治疗原则主要是抗结核化学药物治疗,化学药物治疗原则是早期、规律、全程、适量、联合。

1. 抗结核治疗 常用抗结核药物有异烟肼(isoniazid,INH,H)、利福平(rifampicin,RFP,R)、吡嗪酰胺(pyrazinamide,PZA,Z)、乙胺丁醇(ethambutol,EMB,E)、链霉素(streptomycin,SM,S)等。整个治疗方案分强化和巩固两个阶段,同时需注意监测药物不良反应,如肝、肾功能损害等。

2. 其他治疗

(1)咯血的治疗:咯血是肺结核最主要的并发症。少量咯血,嘱患者消除紧张,卧床休息,可应用氨甲苯酸、酚磺乙胺、卡巴克络等药物止血;大咯血时首选垂体后叶素。

(2)糖皮质激素:仅用于结核毒性症状严重者,且必须确保在有效抗结核药物治疗的情况下使用。

(3)外科手术治疗:经规范化学治疗后无效、多重耐药的厚壁空洞、支气管胸膜瘘和大咯血等保守治疗无效者可手术治疗。

(连 健)

第六节 原发性支气管肺癌

病例导学

患者女性,65岁。因刺激性咳嗽3个月,痰中带血丝2周入院。曾有吸烟史20余年。查体:体温36.3℃,脉搏65次/min,右上肺可闻及干啰音。X线胸片:右上肺前段约3cm×4cm大小椭圆形阴影,边缘模糊毛糙。

问题与思考:

1. 请分析该患者的临床诊断及诊断依据。

2. 请说明该患者的治疗原则。

肺癌(lung cancer)起源于支气管黏膜上皮,也称支气管肺癌(bronchogenic carcinoma)。近50年来肺癌的发病率显著增高。在欧美工业发达国家和我国的一些工业大城市中,肺癌的发病率在男性各种恶性肿瘤中已居首位,在女性发病率也迅速增高,男女之比(4~8):1,发病年龄大多在40岁以上。

【病因和发病机制】

肺癌的病因至今尚不完全明确。大量资料表明,长期大量吸烟与肺癌的发生有密切关系,发病率是不吸烟者的10~20倍,此外,被动吸烟者肺癌患病率也出现显著增加。城市居民的肺癌发病率普遍高于农村,表明与环境污染有关。长期接触石棉、铬、镍、无机砷和芳香族碳氢化合物者,长期在有放射性尘埃的厂矿工作人员,肺癌的发病率特别高。因此,应提倡不吸烟,加强工矿和城市环境的处理工作。人体内在因素如免疫状态、代谢活动、遗传因素、肺部慢性感染等,也可能对肺癌的发生有影响。

【病理】

临床上常见的病理类型有4种:鳞癌、腺癌、肺泡细胞癌和未分化癌。此外,少数肺癌患者同时存在不同类型的癌肿组织,如腺癌内有鳞癌组织,鳞癌内有腺癌组织或鳞癌与小细胞癌并存,这一类癌肿称为混合型肺癌。

肺癌的分布情况:右肺多于左肺,上叶多于下叶。起源于主支气管、肺叶支气管的肺癌,位置靠近肺门称为中心型肺癌;起源于肺段支气管以下的肺癌,位置在肺的周围部分称为周围型肺癌。

【转移途径】

肺癌的扩散和转移,主要有下列几种途径:

1. 直接扩散 癌肿不断增大,可阻塞支气管管腔,造成管腔部分或全部阻塞。癌肿可直接侵入邻近肺组织,并穿越肺叶间裂侵入相邻的其他肺叶。肺癌侵犯胸膜,造成胸膜转移及胸膜腔播散。此外,随着癌肿不断生长扩大,还可侵犯胸壁、胸内其他组织和器官。

2. 淋巴转移　淋巴转移是鳞癌和小细胞癌常见的扩散途径。癌细胞经支气管和肺血管周围的淋巴管道,首先侵入邻近的肺段或肺叶支气管周围的淋巴结,然后到达肺门或气管隆凸下淋巴结,或侵入纵隔和气管旁淋巴结,最后累及锁骨上前斜角肌淋巴结和颈部淋巴结。肺癌侵入胸壁或膈肌后,可向腋下或上腹部主动脉旁淋巴结转移。

3. 血行转移　血行转移是肺癌的晚期表现。小细胞癌和腺癌的血行转移较鳞癌更为常见。通常癌细胞直接侵入肺静脉,经左心随着体循环转移到全身各处器官和组织,常见的有肝、脑、骨骼、肾上腺等。

【临床表现】

肺癌的临床表现与癌肿的部位、大小、是否压迫或侵犯邻近器官及有无转移等情况有着密切关系。

(一) 症状

周围型肺癌在早期可无任何症状,癌肿在较大的支气管内生长,常出现刺激性咳嗽,类似伤风感冒,但咳嗽持续不愈。痰中带血点或血丝也是肺癌的常见症状。当癌肿继发肺部感染时,可以有脓性痰液,痰量也较前增多。当癌肿阻塞较大的支气管时,可在阻塞的远端发生局限性肺气肿或阻塞性肺炎,临床上出现胸闷、哮鸣、气促、发热和胸痛等症状。

(二) 体征

晚期肺癌压迫侵犯邻近器官、组织或发生远处转移时,可以产生下列征象:压迫或侵犯膈神经,引起同侧膈肌麻痹;压迫或侵犯喉返神经,引起声带麻痹,声音嘶哑;上叶尖部肺癌,可以侵入纵隔和压迫臂丛神经,产生剧烈胸肩痛、上肢静脉怒张、水肿;臂痛和上肢运动障碍;压迫颈交感神经,引起同侧上眼睑下垂、瞳孔缩小、眼球内陷、面部无汗等颈交感神经综合征。压迫上腔静脉、锁骨下动静脉,引起头面部及上肢水肿,上胸部静脉怒张。侵犯胸膜,可引起胸膜腔积液,往往为血性。癌肿侵入纵隔,压迫食管,可引起吞咽困难。

(三) 并发症

少数肺癌患者,由于癌肿产生内分泌物质,临床上呈现非转移性的全身症状,如肺源性骨关节病综合征(杵状指、骨关节痛、骨膜增生等)、库欣综合征、重症肌无力、男性乳腺增大等。切除肺癌后这些症状可能迅速消失。

【实验室及其他检查】

(一) 实验室检查

1. 痰细胞学检查　痰细胞学检查是肺癌普查和诊断的一种简便有效的方法,原发性肺癌患者多数在痰液中可找到脱落的癌细胞。中央型肺癌痰细胞学检查的阳性率可达70%~90%,周围型肺癌痰检的阳性率则仅约50%。痰液中未找到癌细胞不能排除肺癌的可能性。临床上对肺癌可能性较大者,应连续数日重复送痰液进行检查。痰细胞学检查尚可明确肺癌的病理类型。

2. 胸腔积液检查　抽取胸腔积液经离心处理后,取其沉淀作涂片检查,寻找癌细胞。

3. 常规实验室检查　对肺癌诊断意义不大,主要是例行术前常规检查,如血常规、尿常规、血清电解质、血糖、肝肾功能等。

(二) 其他检查

1. X线检查　通过X线检查可以了解肺癌的部位和大小,可能看到由于支气管阻塞引起的局部肺气肿、肺不张或病灶邻近部位的浸润性病变或肺部炎变。

2. CT检查　由于CT检查的分辨率高,可清楚显示肺野中1cm以上的肿块阴影,可用于发现一般胸部X线平片容易遗漏的较早期周围型肺癌。对于周围型肺癌肺门及纵隔淋巴结转移的情况,是否侵犯胸膜、胸壁及其他脏器,少量胸膜腔积液,癌肿空洞内部情况等都可提供详细的信息。

3. 支气管镜检查　通过支气管镜可直接窥察支气管内膜及管腔的病变情况。可采取肿瘤组织供病理检查,或吸取支气管分泌物做细胞学检查,以明确诊断和判定组织学类型。

4. ECT检查　ECT骨显像可以较早地发现骨转移灶。X线片与骨显像都有阳性发现,如病灶部成骨反应静止,代谢不活跃,则骨显像为阴性,X线片为阳性,两者互补,可以提高诊断率。需要注意的是 ECT 骨显像诊断肺癌骨转移的假阳性率可达 20%～30%,因此 ECT 骨显像阳性者需要做阳性区域骨的 MRI 扫描。

5. 经胸壁穿刺活组织检查 靠近胸壁较大的周围型肺癌,可在 X 线透视定位下经胸壁穿刺活肿瘤,取组织做病理检查,阳性率较高。

6. 剖胸探查术 肺部肿块经多种检查和短期诊断性治疗仍未能明确病变性质,肺癌的可能性又不能除外者,应做剖胸探查术。这样可避免延误病情致使肺癌患者失去早期治疗的机会。

7. 转移病灶活组织检查 已有锁骨上、颈部、腋下等处淋巴结转移或出现皮下转移结节的晚期肺癌患者,可切取转移病灶组织作病理切片检查,以明确诊断。

【诊断要点】

对于 40 岁以上成人宜定期进行胸部 X 线普查。中年以上久咳不愈或出现血痰,应提高警惕,做详细检查;如胸部 X 线检查发现肺部有肿块阴影时,应首先考虑到肺癌的诊断,宜进行详细的进一步检查,不能轻易放弃肺癌的诊断或拖延时间,必要时应开胸探查。肺癌病例按肿瘤发生部位、病理类型和病程早晚等不同情况,在临床上可以有多种表现,需要与肺结核、肺部炎症、肺部其他肿瘤及纵隔淋巴肉瘤等疾病进行鉴别。

【治疗原则】

肺癌的治疗方法主要有手术治疗、放射治疗、化学药物治疗、中医中药治疗及免疫治疗等。外科手术治疗仍然是肺癌最重要和最有效的治疗手段。综合治疗可以提高肺癌的治疗效果。

1. 手术治疗 凡非小细胞肺癌病灶较小,局限在支气管和肺内,尚未发现远处转移,患者的全身情况较好,心肺功能可以耐受者,均应采用手术治疗。

2. 放射治疗(放疗) 小细胞肺癌常在较早阶段就已发生远处转移,手术很难治愈,以放疗为主。附加预防性全脑照射等积极的综合治疗,可以明显提高疗效。

3. 化学治疗(化疗) 未分化癌对化疗较为敏感,鳞癌、腺癌亦有一定疗效。单独用于晚期肺癌,以缓解症状。与手术、放疗等综合应用,用于防止肿瘤转移复发,提高治愈率。常用药物有丝裂霉素、长春新碱、顺铂、多柔比星等。

4. 免疫治疗 常用免疫治疗的药物包括:肿瘤坏死因子,干扰素等。

(连 健)

第七节 胸腔积液

病例导学

患者男性,53 岁。因咳嗽咳痰 20d,加重伴胸闷气促 5d 入院。20d 前无任何诱因出现胸闷气促,活动后加重,咳嗽咳痰,咳少量黄色黏痰,不伴胸痛,无发热恶寒,无心慌心悸,无头痛头晕,食欲不佳,大小便正常。查体:体温 36.8℃,脉搏 86 次/min,呼吸 18 次/min,血压 119/73mmHg,气管居中,桶状胸,双下肺叩诊浊音,右侧呼吸音减弱,左肺可闻及散在湿啰音;心前区无隆起,心尖冲动未见异常,心率 86 次/min,节律绝对不齐。既往有糖尿病病史,自服二甲双胍控制血糖,目前血糖控制尚可。否认肝炎、结核等传染病史。辅助检查:白细胞计数 $6.26×10^9$/L,中性粒细胞占56%,白蛋白 39.4g/L。胸部正侧位片:右侧中等量胸腔积液,伴右下肺压迫性肺不张;左侧少量胸腔积液。

问题与思考:

1. 请分析该患者的临床诊断及诊断依据。

2. 请说明该患者的治疗原则。

胸膜腔是位于肺和胸壁之间的一个潜在的腔隙,正常情况下脏层胸膜和壁层胸膜表面有一层很薄的液体,在呼吸运动中起润滑作用。但胸膜腔中的液体并非处于静止状态,而是处于滤过与吸收的动态平衡。任何因素使胸膜腔内液体形成过快或吸收过缓,即产生胸腔积液(pleural effusions)。

【病因和发病机制】

1. **胸膜毛细血管内静水压增高**　如充血性心力衰竭、缩窄性心包炎、血容量增加、上腔静脉或奇静脉受阻,产生漏出液。

2. **胸膜毛细血管通透性增加**　如胸膜炎症(肺结核、肺炎)、风湿性疾病(系统性红斑狼疮、类风湿关节炎)、胸膜肿瘤(恶性肿瘤转移、间皮瘤)、肺梗死、膈下炎症(膈下脓肿、肝脓肿、急性胰腺炎)等,产生胸腔渗出液。

3. **胸膜毛细血管内胶体渗透压降低**　如低蛋白血症、肝硬化、肾病综合征、急性肾小球肾炎、黏液性水肿等,产生漏出液。

4. **壁层胸膜淋巴引流障碍**　癌症淋巴管阻塞、发育性淋巴管引流异常等,产生渗出液。

5. **损伤**　主动脉瘤破裂、食管破裂、胸导管破裂等,产生血胸、脓胸、乳糜胸。

6. **医源性**　药物治疗(如甲氨蝶呤、胺碘酮、β受体阻滞剂)、放射治疗、消化内镜检查和治疗、支气管动脉栓塞术、液体负荷量过大、冠状动脉旁路移植术后等。

【临床表现】

(一)症状

呼吸困难是最常见的症状,多伴有胸痛和咳嗽。一般积液量少于0.3~0.5L时症状多不明显,大量积液时纵隔脏器受压,心悸及呼吸困难更加明显。病因不同其症状有所差别。

1. **结核性胸膜炎**　多见于青年人,常有发热、干咳、胸痛,随着胸腔积液量的增加胸痛可缓解,但可出现胸闷、气促。

2. **恶性胸腔积液**　多见于中年以上的患者,一般无发热胸部隐痛,伴消瘦和呼吸道或原发部位肿瘤的症状。

3. **类肺炎性积液**　常伴发热、咳嗽、咳痰及胸痛。

4. **心力衰竭所致积液**　多为双侧,伴心功能不全的其他症状。

5. **肝脓肿所伴右侧胸腔积液**　可为反应性胸膜炎,亦可为脓胸,多有发热和肝区疼痛。

(二)体征

与积液量有关。少量积液时可无明显体征,或可触及胸膜摩擦感及闻及胸膜摩擦音;中等量至大量积液时,患侧胸廓饱满,触觉语颤减弱,局部叩诊浊音,呼吸音减低或消失,可伴有气管、纵隔向健侧移位。

【实验室及其他检查】

(一)诊断性胸腔穿刺和胸腔积液检查

对明确积液性质及病因诊断均至关重要,大多数积液的原因可通过胸腔积液分析确定(表2-4)。

表2-4　结核性胸腔积液与肿瘤性胸腔积液的鉴别

鉴别要点	结核性胸腔积液	肿瘤性胸腔积液
年龄	青、少年多见	中、老年
中毒症状	有	无
胸腔积液量	多为少、中量	多为大量、生长快
胸腔积液外观	草黄色	多为血性胸腔积液
细胞类型	淋巴细胞为主,间皮细胞<5%	肿瘤细胞或大量间皮细胞
胸腔积液腺苷脱氨酶	>45U/L	<45U/L
胸腔积液癌胚抗原	正常	升高或胸腔积液/血清CEA>1
脱落细胞检查	阴性	可找到肿瘤细胞

续表

鉴别要点	结核性胸腔积液	肿瘤性胸腔积液
沉渣细胞找结核杆菌 或结核杆菌培养	可阳性	阴性
胸膜活检	结核性肉芽肿	肿瘤组织

（二）胸部影像学检查

胸腔积液量 0.3~0.5L 时,胸部 X 线仅见肋膈角变钝;积液量增多时显示有向外侧、向上的弧形上缘的积液影。平卧时积液散开,使整个肺野透亮度降低。大量积液时患侧胸部致密影,气管和纵隔推向健侧。液气胸时有气液平面。包裹性积液时不随体位改变而变动,边缘光滑饱满,局限于叶间或肺与膈之间。肺底积液可仅有膈肌升高或形状的改变。积液时常掩盖肺内病变,故应在抽液后复查胸片,可发现肺部病变。

肺部 CT 或正电子发射计算机断层显像(PET)/CT 检查可显示少量的积液,肺内病变、胸膜间皮瘤、胸内或胸膜转移性肿瘤、纵隔和气管旁淋巴结等病变。

（三）超声检查

临床用于估计胸腔积液的深度和积液量,协助胸腔穿刺定位。B 超引导下胸腔穿刺用于包裹性和少量的胸腔积液。

（四）胸膜活检

经皮闭式针刺胸膜活检对胸腔积液的病因诊断有重要意义,可发现肿瘤、结核和其他胸膜肉芽肿病变。胸膜针刺活检具有简单、易行、损伤性较小等优点,CT 或 B 超引导下活检可提高成功率。

（五）胸腔镜

对于上述检查不能确诊时,必要时可经胸腔镜或剖胸直视下活检。胸腔镜检查对于恶性胸腔积液的病因诊断率最高,可达 70%~100%。

【诊断要点】

1. **胸腔积液的诊断**　根据胸闷、气促、呼吸困难等症状,查体患侧叩诊浊音、呼吸音减低或消失,结合胸部 X 线胸片、胸部超声等辅助资料,不难确定胸腔积液的诊断,但对少量积液在胸片上仅表现肋膈角变钝,需与胸膜肥厚相鉴别,行患侧卧位胸片或胸部 CT 及超声等可鉴别。

2. **确定漏出液或渗出液**　诊断性穿刺胸腔穿刺可区别积液的性质。可根据胸腔积液的外观、比重、细胞数、蛋白质含量等相鉴别。目前多根据 Light 标准区别漏出液与渗出液。

3. **胸腔积液的病因诊断**　胸腔积液的病因很多,首先确定是漏出液还是渗出液,然后根据病史、症状、体征、X 线胸片、胸腔积液等各项检查作出病因诊断,必要时需行胸膜活检和胸腔镜检查以明确诊断。

【治疗要点】

1. **漏出液**　主要针对病因治疗,充血性心力衰竭引起者给予强心、利尿治疗,低蛋白血症引起者给予补充人血白蛋白等治疗。漏出液一般不需抽胸腔积液治疗。

2. **渗出液**　最常见的病因为结核性胸膜炎,应规律抗结核治疗,同时反复抽胸腔积液以减轻压迫、减少胸膜粘连,对于全身毒性症状重、胸腔积液量大者,在抗结核治疗的同时可给予短期糖皮质激素治疗。对于类肺炎性胸腔积液,少量的积液经有效的抗生素治疗即可吸收,积液量多者应胸腔穿刺抽液,胸腔积液 pH<7.2 应插管引流。对恶性胸腔积液,除积极治疗原发病外,常需反复胸腔穿刺抽液或胸腔内插管持续引流,或者行化学性胸膜固定术。虽经上述多种治疗,恶性胸腔积液预后不良。

（连　健）

第八节　肺血栓栓塞症

病例导学

患者男性,50 岁。因间断胸闷 8d,一过性晕厥 4d 入院。患者 8d 前搬重物后突发胸闷、憋气,活动后加重,并伴出汗、双下肢酸胀,无胸痛、咯血、黑蒙,无恶心、呕吐、腹痛、腹泻,约 10min 后缓解,病初程度较轻,未予重视。6d 前患者再次出现活动后胸闷、憋气,静息状态可缓解,症状进行性加重。无发热、咯血、胸痛,无咳嗽、咳痰,无头晕、黑蒙、晕厥,无双下肢水肿。4d 前,胸闷、憋气加重,伴意识丧失约 10min,意识状态自行缓解,但仍存在活动后胸闷、憋气加重,遂入院就诊。查体:体温 36.5℃,脉搏 96 次/min,呼吸 20 次/min,血压 137/108mmHg。颈静脉无怒张,双肺呼吸音清,未闻及干/湿啰音。心率 96 次/min,律齐,P_2 略亢进,双下肢无水肿。辅助检查:血气分析(未吸氧)pH 7.491;PaO_2 65.7mmHg;$PaCO_2$ 26.8mmHg。D-二聚体为 2.4mg/L,下肢静脉血管超声显示左腓静脉急性血栓形成,心脏超声显示右心房增大,中度肺动脉高压,轻-中度三尖瓣关闭不全。

问题与思考:

1. 请分析该患者的临床诊断及诊断依据。

2. 请说明该患者的治疗原则。

肺血栓栓塞症(pulmonary thromboembolism,PTE)指来自静脉系统或右心的血栓阻塞肺动脉或分支所致的以肺循环和呼吸功能障碍为主要临床和病理生理特征的疾病。肺栓塞(pulmonary embolism,PE)是以各种栓子阻塞肺动脉系统为其发病原因的一组疾病或临床综合征的总称,包括 PTE、脂肪栓塞综合征、羊水栓塞、空气栓塞等。PTE 为 PE 最常见的类型,通常所称的 PE 指 PTE。PTE 常发生于右肺和下肺叶。引起 PTE 的血栓主要来源于深静脉血栓形成(deep venous thrombosis,DVT)。DVT 与 PTE 实质上为一种疾病过程在不同部位、不同阶段的表现,两者合称为静脉血栓栓塞症(venous thromboembolism,VTE)。

按发生过程可分为急性肺血栓栓塞症和慢性肺血栓栓塞性肺动脉高压,前者包括大面积 PTE、非大面积 PTE 和次大面积 PTE 亚型三类,后者包括肺动脉高压和肺心病两类。

【病因和发病机制】

（一）病因

导致血栓形成的危险因素(包括任何可以导致静脉血液瘀滞、静脉系统内皮损伤和血液高凝状态的因素)均为 PTE 的病因。

1. **年龄与性别**　肺栓塞的发病率随年龄的增加而上升,儿童患病率约为 3%,60 岁以上者可达 20%。肺栓塞以 50~60 岁年龄段最多见,90% 致死性肺栓塞发生在 50 岁以上。性别与肺栓塞的发生在儿童及青春期无明显差别,20~39 岁年龄组女性深静脉血栓病的发病比同龄男性高 10 倍。

2. **血栓性静脉炎、静脉曲张**　美国每年约有 200 万患者深静脉血栓形成,其中发生肺栓塞者约 10%。72% 的急性脊柱损伤和 34% 的急性心肌梗死患者可发生深静脉血栓形成,后者在 70 岁以上患者 71% 患深静脉血栓形成。急性心肌梗死后下肢深静脉病的增多与高凝状态、休克、心力衰竭及卧床(超过 5d)等有关。

3. **心肺疾病**　慢性心肺疾病是肺血栓栓塞的主要危险因素,25%~50% 肺栓塞患者同时有心肺疾病,并发于心血管疾病者占 12%,特别是心房颤动伴心力衰竭患者尤易发生。

4. **创伤、手术**　肺栓塞并发于外科或外伤者约占 43%,其中创伤患者约 15% 并发肺栓塞,尸检发现胫骨骨折 45%~60%、骨盆骨折 27%、脊柱骨折 14% 患者发现肺栓塞。大面积烧伤和软组织创伤也可并发肺栓塞,后者推测可能为受伤组织释放的某些物质损伤了肺血管内皮,引起多发性肺微血栓形成。

5. **肿瘤癌症**　能增加肺栓塞发生的危险,根据尸检资料,胰腺癌患者 35%、肺癌 20%、泌尿道癌

下肢静脉血栓形成（图片）

19%、结肠癌19%、胃癌16%、乳腺癌15%合并肺栓塞,其他肿瘤未见增多。恶性肿瘤患者易并发肺栓塞的原因可能与凝血机制异常有关。

6. **制动下肢骨折、偏瘫、手术后、重症心肺疾病及健康人**　不适当的长期卧床或长途乘车(或飞机),肢体活动减少,丧失肌肉的按摩动作,降低静脉血流的驱动力,血流轴向运动减慢,血液停滞。

7. **妊娠和避孕药**　孕妇血栓栓塞病的发病率比同龄未孕妇女多7倍,易发生于妊娠的头3个月和围生期,确切机制不清。服避孕药的妇女静脉血栓形成的发生率比不服药者高4~7倍。临床已证明避孕药能引起凝血因子、血小板、纤维蛋白溶酶系统变化,改变血浆脂蛋白、甘油三酯和胆固醇含量,这些可能与血栓病的多发有关。

8. **其他**　如肥胖,超过标准体重20%者栓塞病的发生率增加。脱水、某些血液病(镰状细胞病、红细胞增多症)、代谢性疾病(糖尿病等)及静脉内插管等也易发生血栓病。

（二）发病机制

绝大多数的肺栓塞是以下肢静脉病开始,以肺疾病终结。栓子最多来自骨盆或四肢静脉,据统计,血栓85%来自下肢;源于腹腔、盆腔、胸腔和上肢以及头颈静脉者各占5%。栓子也可来源于肺循环本身,右心和左向右心内分流的左心附壁血栓,三尖瓣、肺动脉瓣心内膜炎,起搏导管及中心静脉高营养输液管感染等,栓子也可能是转移的恶性肿瘤、羊水、寄生虫、骨髓及空气等。

肺栓塞一旦发生,血管腔堵塞,血流减少或中断,引起不同程度的血流动力学和呼吸功能改变。轻者可无任何变化;重者肺循环阻力突然增加,肺动脉压升高,心排血量下降,休克,脑血管和冠状血管供血不足,导致晕厥,甚至死亡。

【临床表现】

PTE症状多样,缺乏特异性,可从无症状到血流动力学不稳定,甚至猝死。

1. **症状**

(1) 呼吸困难及气促:多数原因不明,尤以活动后明显,此为PTE最常见症状。

(2) 胸痛:包括胸膜炎胸痛及心绞痛样胸痛。

(3) 晕厥:可为PTE首发或唯一的临床症状。

(4) 咯血:常为少量咯血,大咯血少见。

(5) 烦躁不安、惊恐,甚至濒死感,咳嗽、心悸等。

不同病例可出现以上症状的各种组合。临床上有时出现"三联征",即同时出现呼吸困难、胸痛及咯血,但仅见于20%的患者。

2. **体征**

(1) 呼吸系统:呼吸急促最常见;发绀;肺部有时可闻及哮鸣音和细湿啰音;合并肺不张和胸腔积液时出现相应的体征。

(2) 循环系统:心动过速,主要表现为窦性心动过速,也可发生房性心动过速、心房颤动/心房扑动或室性心律失常;多数患者血压可无明显变化,大面积PTE可有血压下降,甚至休克;颈静脉充盈、怒张,或搏动增强;肺动脉瓣区第二心音亢进或分裂,三尖瓣可闻收缩期杂音。

(3) 其他:可伴发热,多为低热。

【实验室及其他检查】

（一）实验室检查

1. **血浆D-二聚体**　敏感性高而特异性差。急性PTE时常$>500\mu g/L$,若$<500\mu g/L$有重要的排除诊断价值。

2. **动脉血气分析**　常表现为低氧血症、低碳酸血症,肺泡-动脉血氧分压差$P_{(A-a)}O_2$增加($>15mmHg$)。

（二）影像学检查

1. **心电图**　常见的改变是电轴右偏;肺型P波。

2. **X线胸片**

(1) 肺动脉阻塞征:区域性肺血管纹理纤细、稀疏或消失,肺野透亮度增加。

（2）肺动脉高压征及右心扩大征：右下肺动脉干增宽或伴截断征，肺动脉段膨隆以及右心室扩大。

（3）肺组织继发改变：肺野局部片状阴影，尖端指向肺门的楔形阴影，肺不张或膨胀不全，肺不张侧可见膈肌抬高，有时合并胸腔积液。

3. 超声心动图　对提示 PTE 和除外其他心血管疾病有重要价值。

4. 下肢深静脉超声检查　为诊断 DVT 最简便的方法。

5. 螺旋 CT　目前最常用的 PTE 确诊手段。对怀疑 PTE 患者行 CT 肺动脉造影，能够准确发现肺段以上肺动脉内的血栓。①直接征象：肺动脉内的低密度充盈缺损，部分或完全包围在不透光的血流之间，或者呈完全充盈缺损，远端血管不显影。②间接征象：肺野楔形密度增高影，条带状高密度区或盘状肺不张，中心肺动脉扩张及远端血管分支减少或消失。

6. 放射性核素肺通气／血流灌注（V/Q）显像　典型征象是呈肺段分布的肺血流灌注缺损，并与通气显像不匹配。高度可能的征象为至少两个或更多肺段的局部灌注缺损，而该部位通气良好或 X 线胸片无异常。

7. 磁共振显像（MRI）肺动脉造影（MRPA）　可以直接显示肺动脉内栓子及 PTE 所致的低灌注区，可确诊 PTE。

8. 肺动脉造影　为诊断 PTE 的经典与参比方法，属于有创性检查，不作为 PTE 诊断的常规检查方法。其影像特点：血管腔内充盈缺损，肺动脉截断，栓塞区域血流减少及肺动脉分支充盈及排空延迟。肺动脉造影可显示直径 1.5mm 的血管栓塞。

【诊断要点】

症状和体征是诊断肺血栓栓塞症的重要依据，特别是在高危病例出现不明原因的呼吸困难、胸痛、晕厥和休克，或伴有单侧或双侧不对称性下肢肿胀、疼痛等对诊断具有重要的提示意义。结合心电图、X 线胸片、动脉血气分析等基本检查，可以初步疑诊 PIE。应与冠状动脉粥样硬化性心脏病、主动脉夹层和其他原因所致的晕厥相鉴别。

对疑诊病例合理安排进一步检查以明确 PIE 诊断，如安排核素肺通气/灌注扫描检查或在不能进行通气显像时进行单纯灌注扫描。

【治疗要点】

肺血栓栓塞症多起病较急，病情危重，常伴有严重胸痛和呼吸困难，患者容易产生焦虑、恐惧心理。

（一）监护及呼吸循环支持治疗

对高度疑诊或确诊 PTE 的患者应卧床休息，进行严密的监护，积极氧疗以纠正低氧血症。合并右心功能不全、休克的患者可用多巴酚丁胺、多巴胺及去甲肾上腺素等强心及血管活性药物维持生命体征的稳定。

（二）抗凝治疗

如无禁忌，临床一旦疑诊 PTE 时，即应开始抗凝治疗，可选择的药物有普通肝素、低分子肝素、磺达肝癸钠、华法林和 Ⅹa 因子抑制剂利伐沙班等新型抗凝药物。

（三）溶栓治疗

对大面积 PTE 和有明显右心功能不全的次大面积 PTE，应考虑用链激酶、尿激酶或重组组织型纤溶酶原激活剂进行溶栓治疗。溶栓时间窗一般为 14d 以内，溶栓前需排除活动性内出血、近期自发性颅内出血、两周内的大手术、分娩、严重创伤等禁忌证。

（四）其他

有禁忌证无法溶栓或经溶栓治疗无效者，可采用肺动脉导管碎解和抽吸血栓或行肺动脉血栓摘除术。有深静脉血栓再次脱落风险者，可放置腔静脉滤器。对存在发生 PTE 危险因素的患者可采用梯度加压弹力袜、间歇充气压缩泵或使用低分子肝素、华法林等药物预防 PTE 的发生。

（连　健）

第九节　呼 吸 衰 竭

病例导学

　　患者男性,70岁。主诉:反复咳嗽、咳痰30年,伴心悸、气促8年,再发加重7d。患者近30年来反复发作阵发性咳嗽,咳痰,多为白色黏液痰,每遇天气变凉或冬春季节常反复发作。近8年来感心悸、气促,休息后可缓解。入院前7d淋雨后症状加重,以COPD、肺心病并呼吸衰竭收入院。既往有40年吸烟史。查体:体温38.0℃,脉搏120次/min,呼吸32次/min,血压135/80mmHg。慢性病容,端坐位;口唇发绀;颈静脉怒张;桶状胸,两侧呼吸运动对称,触觉语颤减弱,叩诊过清音,两肺呼吸音减弱、肺底可闻及细湿啰音和少许哮鸣音;剑突下见心脏搏动,P_2亢进,三尖瓣区可闻及3级收缩期杂音腹平软,肝肋缘下3cm,肝颈静脉回流征阳性;双下肢明显凹陷性水肿。辅助检查:血象:白细胞计数14.8×10^9/L,中性粒细胞占86%,淋巴细胞占12%;血气分析:pH 7.4,PaO_2 50.6mmHg,$PaCO_2$ 62.8mmHg;胸部X线检查示肺心病。

　　问题与思考:
　　1. 请分析该患者的临床诊断及诊断依据。
　　2. 请说明该患者的治疗原则。

　　呼吸衰竭(respiratory failure)指各种原因引起的肺通气和/或换气功能严重障碍,导致缺氧和/或二氧化碳潴留,从而引起一系列生理功能和代谢紊乱的临床综合征。在海平面大气压下,静息条件下呼吸室内空气时,$PaO_2<60$mmHg和/或$PaCO_2>50$mmHg,并排除心内解剖分流和原发于心排血量降低等因素可诊断为呼吸衰竭。

　　呼吸衰竭按发病急缓分为急性和慢性;按病变部位分为中枢性和周围性;按动脉血气分析分为Ⅰ型(即缺氧性呼吸衰竭,$PaO_2<60$mmHg,$PaCO_2$降低或正常)和Ⅱ型(即高碳酸血症型呼吸衰竭,$PaO_2<60$mmHg,同时伴有$PaCO_2>50$mmHg);按病情严重程度分为轻度、中度和重度。

【病因和发病机制】
　　1. **气道阻塞性病变**　气管-支气管炎症、痉挛、肿瘤、异物,如COPD、重症哮喘等引起气道阻塞和肺通气不足,或伴有通气/血流比例失调,导致缺氧和/或二氧化碳潴留。

　　2. **肺组织病变**　各种累及肺实质和/或肺间质的病变,如肺炎、严重肺结核、肺水肿、肺气肿、弥漫性肺纤维化等,导致肺泡减少、有效弥散面积减少、肺顺应性减低、通气血流比例失调,导致缺氧或合并二氧化碳潴留。

　　3. **肺血管疾病**　肺血管炎和肺栓塞可引起肺通气/血流比例失调,或部分静脉血未经氧合直接流入肺静脉引起呼吸衰竭。

　　4. **胸壁及胸膜病变**　严重的自发性或外伤性气胸、脊柱畸形、大量胸腔积液、胸膜肥厚粘连等。

　　5. **神经肌肉疾病**　脑血管意外、脑炎,以及吗啡、苯巴比妥等镇静催眠药中毒等可直接或间接抑制呼吸中枢。脊髓颈段或高位胸段损伤、脊髓灰质炎、重症肌无力、有机磷农药中毒以及严重钾代谢紊乱,均可累及呼吸肌,造成呼吸肌无力、麻痹,引起肺通气不足导致呼吸衰竭。

【临床表现】
　　除原发病症状外,其临床表现主要与缺氧和高碳酸血症有关。
　　1. **呼吸困难**　最早、最突出的表现,表现为呼吸浅速,出现三凹征,严重者有呼吸节律的改变。呼吸中枢受损时,呼吸频率变慢且常伴节律的变化。

　　2. **发绀**　是缺氧的典型表现,可见口唇、指甲等处发绀。如同时肢端皮肤厥冷,常提示周围循环不良;如上肢发绀而温暖湿润,则多属肺泡通气不足、二氧化碳潴留导致血管扩张所致。

张力性气胸(图片)

3. 精神神经症状

（1）缺氧：早期脑血流量增加，出现搏动性急性头痛；轻度缺氧出现注意力分散，智力、定向力减退；缺氧程度加重，出现烦躁不安、神志恍惚、嗜睡、昏迷。

（2）CO_2 潴留：轻度表现兴奋症状，如多汗、烦躁、嗜睡、失眠；重度则抑制中枢神经系统，表现神志淡漠、间歇抽搐、昏睡、昏迷等现象，称肺性脑病。

4. 循环系统症状 早期血压升高，心率加快；晚期心率减慢、血压下降、心律失常至心脏停搏。皮肤温暖、湿润，与 CO_2 潴留引起外周血管扩张有关。

【实验室及其他检查】

（一）实验室检查

1. 动脉血气分析 对于判断呼吸衰竭和酸碱失衡的严重程度及指导治疗具有重要意义。pH 可反映机体的代偿状况，有助于对急性或慢性呼吸衰竭加以鉴别。当 $PaCO_2$ 升高、pH 正常时，称为代偿性呼吸性酸中毒；若 $PaCO_2$ 升高、pH<7.35，则称为失代偿性呼吸性酸中毒。

2. 电解质检查 呼吸性酸中毒合并代谢性酸中毒时，常伴有高钾血症；呼吸性酸中毒合并代谢性碱中毒时，常有低钾和低氯血症。

3. 肺功能检测 能判断通气功能障碍的性质（阻塞性、限制性或混合性）及是否合并有换气功能障碍，并对通气和换气功能障碍的严重程度进行判断。

4. 痰液检查 痰涂片与细菌培养的检查结果，有利于指导用药。

（二）影像学检查

1. 胸部影像学检查 包括普通 X 线胸片、胸部 CT 和放射性核素肺通气/灌注扫描、肺血管造影等，有助于明确呼吸衰竭的病因。

2. 纤维支气管镜检查 对于明确大气道情况和取得病理学证据具有重要意义。

【诊断要点】

呼吸衰竭患者多有支气管、肺、胸膜、肺血管、心脏、神经肌肉或严重器质性疾病史，常见的诱因是感染，特别是呼吸道感染；其次是手术、创伤和使用麻醉药等。

除原发病症状外主要为缺氧和二氧化碳潴留的表现，如呼吸困难、呼吸急促、精神神经症状、心血管系统症状等，并发肺性脑病时，还可有消化道出血。

【治疗要点】

治疗主要原则为加强呼吸支持，包括保持呼吸道通畅、纠正缺氧和改善通气等；呼吸衰竭病因和诱发因素的治疗；加强一般支持治疗和对其他重要脏器功能的监测与支持。

1. 氧疗 COPD 是导致慢性呼吸衰竭的常见呼吸系统疾病，患者常伴有 CO_2 潴留，氧疗时需注意保持低浓度吸氧。

2. 机械通气 根据病情选用无创机械通气或有创机械通气。在 COPD 急性加重早期给予无创机械通气可以防止呼吸功能不全加重，缓解呼吸肌疲劳，减少后期气管插管率，改善预后。保持呼吸道通畅和有效通气量，可给予解除支气管痉挛和祛痰药物，如沙丁胺醇（舒喘灵）、硫酸特布他林（博利康尼）解痉，乙酰半胱氨酸、盐酸氨溴索（沐舒坦）等药物祛痰。必要时可用肾上腺皮质激素静脉滴注。

3. 抗感染 慢性呼吸衰竭急性加重的常见诱因是感染，一些非感染因素诱发的呼吸衰竭也容易继发感染。抗感染治疗，抗生素的选择可以参考相关章节。

4. 呼吸兴奋剂的应用 慢性呼吸衰竭患者可服用呼吸兴奋剂都可喜（阿米三嗪萝巴新片）。

5. 纠正酸碱平衡失调 当以机械通气等方法较迅速地纠正呼吸性酸中毒时，应当注意同时纠正潜在的代谢性碱中毒，通常给予盐酸精氨酸和补充氯化钾。

（连 健）

无创机械通气（图片）

本章小结

　　呼吸系统疾病是一种严重危害人民健康的常见病及多发病,发病率及病死率均高,且许多疾病起病隐袭,肺功能逐渐损害,致残率高,严重影响患者的生活和生命质量。本章的重点内容是慢性阻塞性肺疾病、支气管哮喘和肺炎。慢性阻塞性肺疾病的重点为临床表现及诊断标准,戒烟和防治大气污染是预防其发生发展的重要措施。支气管哮喘重点掌握其临床表现及诊断标准,吸入糖皮质激素为目前哮喘长期治疗的首选药物。掌握肺炎的分类及各型肺炎的临床特点,合理选择抗生素是肺炎治疗的关键,病原学检查是确诊各型肺炎的主要依据,并指导临床抗菌药物应用。

病例讨论

病例一

　　患者男性,50 岁。因咳嗽、咳痰 20 年,加重伴发热 1 周入院。患者于 20 年前,无明显诱因常于秋冬季节出现咳嗽、咳痰,晨起及夜间入睡时为重。痰量不多,为白泡沫状。不伴发热、胸痛、咯血等。间断服用中药治疗,无效。1 周前,受凉后出现发热,体温 38℃,痰量增多,为黄色脓痰,口唇发绀,气短、喘憋加重,休息时也感呼吸困难,为进一步诊治入院。既往否认高血压、冠心病等病史。吸烟 30 年,每天 20 支。无毒物、粉尘接触史。家族史无特殊。

　　查体:体温 38℃,脉搏 100 次/min,呼吸 25 次/min,血压 110/70mmHg。慢性病容,神志清楚,端坐呼吸,喘息。口唇发绀,浅表淋巴结未及肿大,巩膜无黄染。心界不大,心音低,心率 100 次/min,律齐,无杂音。桶状胸,双肺叩诊过清音,呼吸音低,散在哮鸣音,右肺可闻及少量湿啰音。腹平软,肝脾未及。双下肢有轻度可凹性水肿。

　　辅助检查:白细胞计数 $10×10^9$/L,中性粒细胞占 85%,血小板计数 $180×10^9$/L,血红蛋白 150g/L,尿常规(-);肺功能检查:FEV_1/FVC 为 50%,FEV_1 占预计值 40%。

　　1. 根据患者情况,临床初步诊断是什么?

　　2. 诊断的依据有哪些?

病例二

　　患者女性,21 岁,学生。因寒战、高热、头痛 1d 入院。患者 1d 前淋雨后出现寒战,继而发热、头痛,在校医务室肌内注射退热药(药名不详)后,体温稍有下降,但 1h 后又出现发热,并伴有恶心。2h 前患者突然面色苍白,出现烦躁、四肢厥冷、出汗,倒在地上,故急诊入院。

　　查体:体温 39.5℃,脉搏 112 次/min,呼吸 26 次/min,血压 75/50mmHg。急性热面容,神志模糊,烦躁不安,口唇发绀,四肢厥冷。右下肺叩诊呈浊音,语颤增强,可闻及管音,律齐,心脏各瓣膜听诊区未闻及杂音,心率 112 次/min,腹软,无压痛,肝脾未触及肿大,双下肢无水肿,指端发绀。

　　辅助检查:白细胞计数 $13×10^9$/L,淋巴细胞占 8%,中性粒细胞占 92%。

　　1. 根据患者情况,临床初步诊断是什么?

　　2. 诊断的依据有哪些?

病例讨论

扫一扫,测一测

思考题

1. 慢性肺心病的主要诊断依据有哪些?
2. 试述支气管哮喘典型发作的表现。
3. 40 岁以上男性长期重度吸烟者,出现哪些情况应警惕肺癌?
4. 试述肺结核的化学治疗原则。
5. 试述呼吸衰竭的定义和分型(按动脉血气分类)。
6. 简述肺结核的分型。

笔记

第三章　循环系统疾病

学习目标

1. 掌握：心脏骤停基本生命支持的操作流程及循环系统常见疾病的临床表现。
2. 熟悉：心脏骤停的诊断；循环系统常见疾病的实验室及其他检查的诊断意义及治疗原则；常见心律失常的心电图改变。
3. 了解：循环系统常见疾病的病因及发病机制。
4. 能够现场初步识别呼吸心脏骤停；具有对循环系统常见疾病做出临床初步诊断的能力和爱伤意识。
5. 能做到准确及时进行现场徒手心肺复苏操作；能做到对急性心力衰竭、高血压急症、心绞痛、急性心肌梗死、休克采取急救措施。

第一节　心脏骤停与心肺脑复苏

病例导学

患者男性，35岁。平素身体健康。因触电，将其脱离现场后2min，呼叫无反应。查体：患者面色苍白，触摸颈动脉无搏动，胸廓无明显起伏，瞳孔散大。

问题与思考：
1. 对该疾病做出初步诊断。
2. 简述该患者目前的紧急处理措施。

心脏骤停（cardiac arrest）是指各种原因引起的突发性心脏停止搏动，造成有效泵血功能丧失、全身血液循环中断、呼吸停止和意识丧失的临床危急症。导致心脏骤停的病因包括心源性及非心源性因素两类。

心脏骤停的临床表现：意识突然丧失；大动脉搏动消失；自主呼吸断续呈叹息样或停止；瞳孔散大并固定；面色苍白或发绀；心电图检查见心室颤动、心室静止、无脉性电活动波形等改变。一旦确定心脏骤停，应立即进行心肺复苏。

心肺脑复苏（cardiopulmonary cerebral resuscitation，CPCR）是对心搏和呼吸停止的患者所采取的以恢复循环、呼吸和中枢神经系统功能为目的的急救措施。其过程可概括为三个阶段：基本生命支持

（初期复苏）、高级生命支持（二期复苏）和复苏后治疗（后期复苏）。

一、基本生命支持

基本生命支持（又称初期复苏）是呼吸、循环骤停时现场急救的措施，初期复苏的最佳时间是在伤后4~6min内。一般在事发现场都是徒手进行的，其任务是快速有效地恢复生命器官的血液灌注和氧气供应。该阶段的主要操作步骤是C→A→B：C（circulation），建立有效的人工循环；A（airway），保持呼吸道通畅；B（breathing），有效的人工呼吸。以现场胸外心脏按压和口对口（鼻）人工呼吸为主要措施。

（一）建立有效的人工循环

1. **检查意识及反应**　发现患者倒地，确认现场安全。判断患者意识，轻拍患者双肩，同时对准耳部大喊"同志，你怎么了？"（轻拍重喊），观察患者有无意识及反应。对有反应者使其头偏向一侧，避免误吸发生；无反应者应协助患者采取平卧位，立即呼救。

2. **呼救**　患者无意识、无反应，应立即向周围呼救，如大叫"来人啊！救命呀！请拨打120！"拨打120时向急救医疗服务系统（EMSS）调度员说明事故现场的位置、事情经过、事故人数以及相应的病情，采用的急救措施等，亦可听从调度员的电话指导。

3. **检查呼吸、脉搏**　检查有无呼吸或是否为叹息样呼吸（即濒死的无效呼吸），同时检查大动脉搏动，检查方法为用示指及中指指尖先触及气管正中部位的环状软骨，然后向一侧滑移2~3cm，在气管旁软组织深处轻轻触摸颈动脉；同时将耳朵贴近患者的口鼻部位，目视患者胸廓，判断有无呼吸。检查应在10s之内完成。判断已无呼吸或仅有异常呼吸，且不能明确地触及大动脉搏动时，应立即开始心肺复苏（CPR）。

4. **调整体位**　使患者仰卧于硬地面或木板上，两手臂放于身体两侧，解开衣领及裤带。如不得不转动体位，必须将头部、颈部与身体保持在同一个平面移动，避免扭曲。

5. **胸外心脏按压**　进行胸外心脏按压时，抢救者跪于患者右侧，解开上衣纽扣或拉链，暴露其胸部。胸骨中、下1/3交界处为按压点。将一手掌根部置于按压点，另一手掌根部覆于前者之上，手指向上方翘起，手臂伸直，以自身重力通过双臂和双手掌，垂直向胸骨加压，使胸骨下陷>5cm，然后立即放松，但双手不应离开胸壁，使胸廓自行恢复原位（图3-1、图3-2）。如此反复操作，按压时心脏排血，松开时心脏充盈，形成人工循环。按压与松开的时间比为1:1时心脏排血量最大，按压频率>100次/min。按压30次后立即开放气道，进行人工呼吸。按压与吹气交替进行，无论现场单人操作或是双人操作，实施心肺复苏时胸外心脏按压与人工呼吸的比例是30:2。

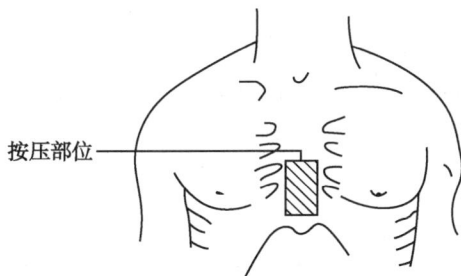

图 3-1　胸外心脏按压部位

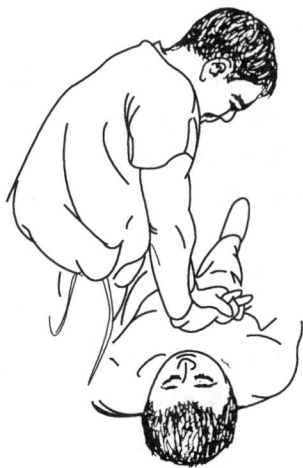

图 3-2　胸外心脏按压手法

（二）开放气道

抢救者检查患者颈部有无损伤，若颈部无损伤，将患者头偏向一侧，抢救者用纱布保护手指，迅速清除患者口腔、鼻腔异物或分泌物，如有活动义齿一并清除，畅通气道。开放气道手法有仰面举颏法、仰面抬颈法、托下颌法。

1. **仰头抬颏法** 为首选方法。抢救者左手小鱼际肌（手掌外侧缘）垂直置于伤病者的前额，同时用右手示指及中指将下颌骨托起，使下颌角与耳垂的连线与地面垂直（成人）。注意抢救者的手指不要深压颏下软组织，以免压迫气道（图 3-3）。

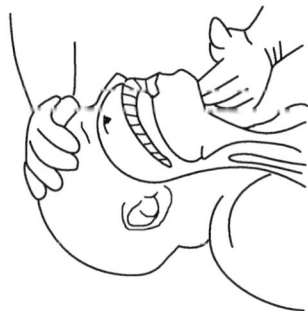

2. **双手托颌法** 抢救者双手置于患者头部两侧，肘部支撑在患者平躺的平面上，紧握下颌角，用力向上托起下颌（图 3-4）。此法费力，主要适用于合并颈椎骨折或颈部损伤的患者。

图 3-3 仰头抬颏法

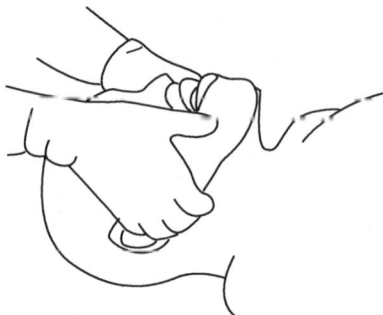

图 3-4 托颌法

（三）人工呼吸

现场人工呼吸以口对口人工呼吸法最常用。抢救者保持患者压额抬颏，并用左手拇指和示指捏闭患者鼻孔，然后抢救者吸一口气，对准患者口部吹入。吹气频率为成人 10~12 次/min，儿童及婴儿 12~20 次/min 为宜。吹气成功的标志是吹气时看到胸廓有起伏，每次吹气后将口移开，同时松开捏紧鼻孔的拇指、示指，依靠患者胸廓的弹性回缩完成被动呼气。吹气时间至少 1s 以上，应避免过快、过大、过多和过度通气。

经过 5 个周期（1 个周期为 30 次按压+2 次吹气）急救后再次评估患者，不超过 10s。复苏成功标志：大动脉搏动出现；自主呼吸恢复；测得血压；瞳孔缩小、对光反射存在；发绀减退。如无循环征象重新开始心肺复苏。终止复苏指征：心肺复苏 30min 以上仍无自主大动脉搏动和呼吸。

二、高级生命支持

高级生命支持是初期复苏的延续，借助仪器、设备和先进的复苏技术和专业知识以达到更佳疗效的复苏阶段。

（一）药物复苏

使用各种药物可以防治心律失常，并增强心肌的收缩力，调整各种酸碱失衡，补充体液和电解质。

1. **肾上腺素** 是心肺复苏的首选药物。适用于任何类型的心脏骤停患者的复苏。

2. **阿托品** 适应于心脏停搏，以及心动过缓和房室阻滞患者。

3. **利多卡因** 适应于室性心律失常，包括室性期前收缩、室性心动过速和心室颤动患者。

4. **碳酸氢钠** 是纠正急性代谢性酸中毒的主要药物。

（二）电击除颤

以直流电除颤法使用较为广泛。使用双向波电除颤机，一般选择 120~200J；单向波电除颤机，首次选用 360J 除颤。电除颤可反复进行，一般不超过 4 次，能量选取要高于上次。电极板放置位置：一电极板放置于左胸壁心尖部，另一电极板放置于胸骨右缘第 2 肋间。操作时先充电，在检查电极板放置无误后，确认所有人员与患者脱离接触，然后双手同时按下放电按钮完成一次电除颤。

（三）简易人工呼吸器

简易人工呼吸器操作简便，可利用加压面罩直接给氧，使患者得到充分氧气供应，改善组织缺氧状态。操作步骤：开放气道，清除呼吸道分泌物，松解患者衣领和裤带。连接面罩与呼吸囊，将呼吸囊与输氧管连接，调节氧气流量 5~10L/min。操作者站于患者头侧，使患者头后仰，托起下颌，将面罩罩住患者口鼻，按紧不漏气。两手捏住呼吸囊中间部分，两拇指相对朝内，四指并拢或略分开，两手用力均匀挤压呼吸囊，待呼吸囊重新膨起后开始下一次挤压，应尽量在患者吸气时挤压呼吸囊。挤压频率为 8~10 次/min。

（四）胸内心脏按压

胸内心脏按压的适应证:胸廓严重畸形,胸外伤引起的张力性气胸,多发性肋骨骨折,心脏压塞,胸主动脉瘤破裂需要立即进行体外循环者,以及心脏骤停发生于已行开胸手术者。开胸后,将手指竖行伸进胸腔并将心脏托与掌心,以除拇指以外的四指握住心脏对准大鱼际肌群进行按压。忌用指端着力,以免损伤心肌。

三、复苏后治疗

复苏后治疗主要针对原发病或并发症的处理。防治多器官功能障碍和缺氧性脑损伤是后期复苏的主要内容。重点是保持呼吸和循环功能的良好和稳定。

（一）维持良好的呼吸功能

当患者自主呼吸未恢复,存在通气或氧合功能障碍,应实施机械通气,并根据血气分析的结果调整呼吸机以维持良好的呼吸评估指标。维持良好的通气功能可以降低颅内压力,减缓脑水肿的发展。

（二）保证循环功能的稳定

循环功能稳定是保证复苏效果的关键。复苏后期要严密监测循环功能。监测项目包括动脉压、中心静脉压及尿量、肺毛细血管楔压和心指数等。

（三）防治肾衰竭

心脏骤停可加重肾脏损害,严重时可发生急性肾衰竭。处理原则:维持血液循环稳定,保证肾脏灌注,尽量避免使用使肾脏血管收缩及损害肾脏的药物,纠正酸碱失衡、电解质紊乱及使用肾血管扩张的药物等。

（四）脑复苏

脑是周身需氧最多而且最不能耐受缺氧的器官,为防治心脏骤停后缺氧性脑损伤采取的措施称为脑复苏。脑复苏的任务是防治脑水肿和颅内压升高;原则是防止或缓解脑组织肿胀和水肿;主要措施是脱水、降温、肾上腺皮质激素、高压氧。

1. **脱水** 应在血压恢复后尽早使用。以渗透性利尿为主,快速利尿药为辅。20%甘露醇是最常用的渗透性利尿药。

2. **降温** 降低脑耗氧量、减少乳酸聚积、降低颅内压、防治脑水肿。方法为药物降温和物理降温。

3. **肾上腺皮质激素** 多数学者认为早期、短期应用皮质激素可能对脑复苏有益。一般疗程 3~4d,长期应用可致继发性感染。

4. **高压氧治疗** 可减轻脑水肿、降低颅内压。

（陈文江）

第二节 心力衰竭

病例导学

患者男性,64 岁。6 年前出现气促,伴下肢水肿,逐渐加重,3 年前诊断为冠心病,行经皮冠状动脉介入治疗(PCI)。1 年前因上述症状加重及胸腔积液,多次入院治疗。有夜间阵发性呼吸困难,无畏寒、发热、胸痛,无咯血。3d 前因气促水肿,食欲减退,腰痛,进一步加重而入院。查体:血压 85/55mmHg,呼吸 23 次/min,脉搏 110 次/min,声音嘶哑,两肺少量湿啰音,右下肺呼吸音消失,心界增大,心音低钝。肝大,腹水征(+),双下肢中度凹陷性水肿。

问题与思考:

1. 试述心力衰竭概念及其主要病因。
2. 说明心力衰竭的主要治疗原则。

心力衰竭(heart failure,HF)是各种心脏结构或功能性疾病导致心室充盈和/或射血功能受损,心排血量不能满足机体组织代谢需要,以肺循环和/或体循环淤血,器官、组织血液灌注不足为临床表现的一组综合征,主要表现为呼吸困难、体力活动受限和体液潴留。

心力衰竭根据分类不同,主要有以下类型:

1. 左心衰竭、右心衰竭和全心衰竭 左心衰竭由左心室代偿功能不全所致,以肺循环淤血为特征,临床上较为常见。单纯的右心衰竭主要见于肺源性心脏病及某些先天性心脏病,以体循环淤血为主要表现。左心衰竭后肺动脉压力增高,使右心负荷加重,右心衰竭继之出现,即为全心衰竭。

2. 急性和慢性心力衰竭 急性心力衰竭临床上以急性左心衰常见,表现为急性肺水肿或心源性休克。

3. 收缩性和舒张性心力衰竭 收缩功能障碍,心排血量下降并有循环淤血的表现,即为收缩性心力衰竭,临床常见。舒张性心力衰竭是由心室主动舒张功能障碍或心室肌顺应性减退及充盈障碍所导致。

一、慢性心力衰竭

慢性心力衰竭是大多数心血管疾病的最终归宿,也是最主要的死亡原因。冠心病、高血压已成为慢性心力衰竭的最主要病因。风湿性心脏病虽在病因构成中的比例已趋下降,但瓣膜性心脏病仍不可忽视。同时,慢性肺源性心脏病和高原性心脏病在我国也具有一定的地域高发性。

【病因和发病机制】

慢性心力衰竭主要由原发性心肌损害和心脏长期容量和/或压力负荷过重导致心肌功能由代偿最终发展为失代偿所致。病因主要有两大类。

1. 原发性心肌损害 包括缺血性心肌损害,如冠心病心肌缺血、心肌梗死是引起心力衰竭最常见的原因之一;心肌炎和心肌病,以病毒性心肌炎及原发性扩张型心肌病最为常见;心肌代谢障碍性疾病,以糖尿病性心肌病最为常见。

2. 心脏负荷过重 ①压力负荷(后负荷)过重:见于高血压、主动脉瓣狭窄、肺动脉高压、肺动脉瓣狭窄等使左、右心室收缩期射血阻力增加的疾病。心肌代偿性肥厚以克服增高的阻力,保证射血量,久之终致心肌结构、功能发生改变而失代偿。②容量负荷(前负荷)过重:见于心脏瓣膜关闭不全,血液反流及左、右心或动、静脉分流性先天性心血管病。此外,伴有全身循环血量增多的疾病,如慢性贫血、甲状腺功能亢进症、围生期心肌病等,心脏的容量负荷增加。早期心室腔代偿性扩大,心肌收缩功能尚能代偿,但心脏结构和功能发生改变超过一定限度后即出现失代偿表现。

心力衰竭的诱因常见于:

(1)感染:呼吸道感染是最常见、最重要的诱因,感染性心内膜炎也不少见,常因其发病隐匿,而易漏诊。

(2)心律失常:心房颤动是诱发心力衰竭最重要的因素。

(3)血容量增加:如钠盐摄入过多,静脉液体输入过多、过快等。

(4)过度体力消耗或情绪激动:如妊娠后期及分娩过程、暴怒等。

(5)治疗不当:如不恰当停用利尿药物或降血压药等。

(6)原有心脏病变加重或并发其他疾病:如冠心病发生心肌梗死、风湿性心瓣膜病出现风湿活动、合并甲状腺功能亢进或贫血等。

【临床表现】

(一)左心衰竭

与肺循环压力增高及肺淤血和心排血量降低有关。

1. 心源性呼吸困难 劳力性呼吸困难,是左心衰竭最早出现的症状;夜间阵发性呼吸困难:患者入睡后突然因憋气而惊醒,被迫取坐位,重者可有哮鸣音,称为心源性哮喘。多于端坐休息后缓解;随着病情加重,肺淤血达到一定程度时,患者不能平卧被迫采取端坐位;严重时,可发展为急性肺水肿,是左心衰竭呼吸困难最严重的形式。

2. 咳嗽、咳痰、咯血 咳嗽、咳痰是肺泡和支气管黏膜淤血所致,开始常于夜间发生,坐位或立位时咳嗽可减轻,白色浆液性泡沫状痰为其特点,偶可见痰中带血丝。急性左心衰竭发作时可出现粉红色泡沫样痰。

3. 心排血量不足表现　乏力、疲倦、头晕、食欲下降、嗜睡、烦躁等,甚至出现少尿及肾功能损害等症状。

4. 体征　心脏体征一般有第一心音低钝,心脏扩大引起相对性二尖瓣关闭不全的反流性杂音、肺动脉瓣区第二心音亢进及心尖区舒张期奔马律等。病情早期双肺底可闻及湿啰音,有时伴有哮鸣音。随着病情的加重,肺部啰音可从局限于肺底部直至全肺。

（二）右心衰竭

与体循环压力增高,体循环静脉淤血有关。

1. 消化道症状　由于胃肠道及肝脏淤血引起腹胀、食欲不振、恶心、呕吐等,是右心衰竭最常见的症状。

2. 劳力性呼吸困难　继发于左心衰竭的右心衰竭和单纯性右心衰竭均有明显呼吸困难。

3. 心源性水肿　是右心衰竭患者典型体征。表现为始于身体低垂部位的对称性凹陷性水肿。也可表现为胸腔积液,以双侧多见,单侧者以右侧多。

4. 颈静脉征　颈静脉搏动增强、充盈、怒张是右心衰竭时的主要体征,肝颈静脉反流征阳性是右心衰竭最具有特征性体征。

5. 肝大　肝脏因淤血肿大常伴压痛,持续慢性右心衰竭可致心源性肝硬化,晚期可出现黄疸、肝功能受损及大量腹水。

6. 心脏体征　除基础心脏病的相应体征外,可出现右心室扩大、剑突下心尖冲动,右心衰竭时可因右心室显著扩大而出现三尖瓣关闭不全的反流性杂音,是右心衰竭较特异体征。

（三）全心衰竭

右心衰竭继发于左心衰竭而形成全心衰竭。当右心衰竭出现之后,由于右心排血量减少,肺淤血减轻,阵发性呼吸困难等肺淤血症状有所减轻。

【实验室及其他检查】

1. 常规检查　对于老年及长期服用利尿剂、肾素-血管紧张素-醛固酮系统(RASS)抑制剂类药物的患者,需监测血常规、尿常规、肝肾功能、血糖、血脂、电解质等。

2. 利钠肽、肌钙蛋白　肌钙蛋白伴利钠肽同时升高,是心力衰竭预后的强预测因子。

3. X 线检查　是确诊左心衰竭肺水肿的主要依据,并有助于心力衰竭与肺部疾病的鉴别。主要表现为肺门血管影增强。肺动脉压力增高可见右下肺动脉增宽,进一步出现间质性肺水肿可使肺野模糊,Kerley B 线是在肺野外侧清晰可见的水平线状影,是慢性肺淤血的特征性表现。急性肺泡性肺水肿时肺门呈蝴蝶状,肺野可见大片融合的阴影。

4. 超声心动图　可提供心腔大小、心脏瓣膜结构及血流动力学状况,能较好地反映心室的收缩和舒张功能,是目前诊断心力衰竭最好的无创检查方法之一。

5. 放射性核素检查　放射性核素心血池显影,除有助于判断心室腔大小外,还可反映心脏舒张功能。

【诊断要点】

综合病史、症状、体征及辅助检查可作出慢性心力衰竭的诊断。主要诊断依据为原有基础心脏病的证据及循环淤血的表现。

【治疗要点】

心力衰竭的治疗目标为防止和延缓心力衰竭的发生发展;缓解临床症状,提高生活质量;改善长期预后,降低病死率与住院率。治疗原则:采取综合治疗措施,调节心力衰竭的代偿机制,减少其负面效应,阻止或延缓心室重塑的进展。

（一）一般治疗

1. 积极防治病因及诱因　应用青霉素治疗链球菌感染预防风湿性心瓣膜病,积极治疗高血压、冠状动脉病变、心肌缺血、心脏瓣膜病、先天性心脏病等基础疾病;消除心力衰竭的诱因,如呼吸道抗感染治疗、控制心房颤动所致心室率增快等,可减少或防止心力衰竭的发生。

2. 休息与运动　急性期或病情不稳定者应限制体力活动,卧床休息,以降低心脏负荷,有利于心功能的恢复。但长期卧床易发生深静脉血栓甚至肺栓塞。因此,应鼓励病情稳定的心衰患者逐步增加有氧运动。

3. 控制钠盐摄入 可减少体内水潴留,减轻心脏的前负荷,是治疗心力衰竭的重要措施。

(二)药物治疗

1. 利尿剂 可排出体内潴留过多的液体,减轻心脏的前负荷,减轻全身各组织和器官的水肿。常用制剂:①噻嗪类,为轻度心力衰竭首选,常用的有氢氯噻嗪。②袢利尿剂,作用快而强,适用于急性左心衰竭或顽固性心力衰竭。常用的有呋塞米。③保钾利尿剂,单用利尿效果较差,常与排钾利尿药合用,但肾功能不全者慎用。常用的有螺内酯、氨苯蝶啶、阿米诺利。

2. RAAS 抑制剂 ①血管紧张素转换酶抑制剂(ACEI):ACEI 早期足量应用除可缓解症状,还能延缓心力衰竭进展,降低不同病因、不同程度心力衰竭患者及伴或不伴冠心病患者的死亡率。常用 ACEI 药物有卡托普利、贝那普利、培哚普利、雷米普利、咪达普利、赖诺普利等。②血管紧张素受体阻滞剂(ARB):心力衰竭患者治疗首选 ACEI,当 ACEI 引起干咳、血管性水肿时,不能耐受者可改用 ARB。

3. β受体阻滞剂 心力衰竭患者长期应用β受体阻滞剂能减轻症状、改善预后、降低死亡率和住院率。常用药物包括美托洛尔、比索洛尔等。β受体阻滞剂的禁忌证为支气管痉挛性疾病、严重心动过缓、二度及二度以上房室传导阻滞、严重周围血管疾病(如雷诺病)和重度急性心力衰竭。临床应避免突然停用β受体阻滞剂,可因此导致心力衰竭症状恶化。

4. 正性肌力药 洋地黄类是临床治疗心力衰竭应用最多的增强心肌收缩药物。主要适于心力衰竭,对缺血性心脏病、高血压性心脏病、心瓣膜病和先天性心脏病所致的慢性心力衰竭有效,尤其是伴有心房颤动等快速室上性心律失常者效果明显。洋地黄过量或中毒、肥厚梗阻性心肌病、房室传导阻滞等为禁忌证。常用制剂:①地高辛,适用于中度慢性心力衰竭的维持治疗,持续口服。②毛花苷 C(西地兰)、毒毛花苷 K 均为快速起效的静脉注射用制剂,适用于急性心力衰竭或慢性心力衰竭加重时。

(三)心脏再同步治疗(CRT)

CRT 通过改善房室、室间和/或室内收缩同步性增加心排血量,可改善心力衰竭症状、运动耐量,提高生活质量,减少住院率并明显降低死亡率。

二、急性心力衰竭

急性心力衰竭是指由于急性心脏病变引起心排血量显著、急骤降低导致的组织器官灌注不足和急性淤血综合征。

【临床分类】

1. 急性左心衰竭 急性发作或加重的心肌收缩力明显降低、心脏负荷加重,造成急性心排血量骤降、肺循环压力突然升高、周围循环阻力增加,出现急性肺淤血、肺水肿并可伴组织器官灌注不足和心源性休克的临床综合征。包括慢性心衰急性失代偿、急性冠脉综合征、高血压急症、急性心瓣膜功能障碍、急性重症心肌炎、围生期心肌病和严重心律失常。

2. 急性右心衰竭 右心室心肌收缩力急剧下降或右心室的前后负荷突然加重,引起右心排血量急剧减低的临床综合征,常由右心室梗死、急性大面积肺栓塞、右心瓣膜病所致。

3. 非心源性急性心衰 常由高心排血量综合征、严重肾脏疾病(心肾综合征)、严重肺动脉高压等所致。

【临床表现】

急性心力衰竭的主要表现形式为急性肺水肿。症状为突发严重呼吸困难,呼吸频率常达 30~40 次/min,强迫坐位、面色灰白、发绀、大汗、烦躁,同时频繁咳嗽,咳粉红色泡沫状痰。极重者可因脑缺氧而致神志模糊。发病开始可有一过性血压升高,病情如不缓解,血压可持续下降直至休克。体征有听诊出现两肺满布湿啰音和哮鸣音,心尖部第一心音减弱,频率快,同时伴有舒张早期奔马律,肺动脉瓣第二心音亢进。严重急性心力衰竭可出现心源性晕厥、心源性休克、心脏骤停。

【实验室及其他检查】

1. X 线检查 可见自肺门伸向肺野中部及周围的扇形云雾状阴影。

洋地黄中毒及处理(文档)

2. **心电图检查**　常有窦性心动过速和各种心律失常。

3. **超声心动图**　左心房、左心室扩大,心室壁运动幅度显著减弱,左心室射血分数降低及基础心脏病表现。

4. **血流动力学监测**　对早期诊断和指导治疗十分重要,肺毛细血管楔压增高,心排血量和心脏指数下降。

【诊断要点】

根据典型症状与体征,可作出急性心力衰竭诊断。

【治疗要点】

急性左心衰竭时的缺氧和严重呼吸困难是致命的威胁,必须尽快缓解。

1. **体位**　患者取坐位,双腿下垂,以减少静脉回流。

2. **氧疗**　立即高流量鼻管给氧,经50%乙醇湿化吸入,降低肺泡及气管内泡沫的表面张力。

3. **镇静**　吗啡静脉缓注,可以镇静以减少躁动和舒张小血管,从而减轻心脏的负荷。伴有意识障碍、慢性阻塞性肺疾病、支气管哮喘、休克等患者禁用吗啡。

4. **快速利尿**　呋塞米静脉注射。本药除利尿作用外,还有静脉扩张作用,有利于肺水肿的缓解。

5. **血管扩张剂**　给予硝普钠、硝酸甘油或酚妥拉明静脉滴注,根据血压调整用量,使收缩压维持在100mmHg左右。

6. **洋地黄类药物**　可考虑用毛花苷C静脉给药,最适用于有心房颤动伴快速心室率并已知有心室扩大伴左心室收缩功能不全者。对急性心肌梗死第一个24h内、单纯二尖瓣狭窄所致的肺水肿,不宜用强心苷药物。

7. **解痉**　氨茶碱可解除支气管痉挛,并有一定的正性肌力、扩张血管及利尿作用,可辅助治疗。

8. **其他**　应用四肢轮流三肢结扎法减少静脉回心血量,也能对缓解病情有一定的作用。主动脉内球囊反搏(IABP)可用于冠心病急性左心衰患者。

（陈　军）

第三节　原发性高血压

病例导学

患者男性,33岁。反复头晕、头痛1个月余。2d前自觉加重,无胸闷、心悸、气促等不适,睡眠差,遂入院就诊,测血压220/140mmHg。入院诊断为原发性高血压。

问题与思考:

1. 试述该患者血压分级及依据。

2. 试述原发性高血压的治疗原则。

原发性高血压(primary hypertension)是以体循环动脉压升高为主要临床表现的心血管综合征,简称高血压。高血压人群中多数为原发性高血压,但明确诊断原发性高血压,需首先除外继发性高血压。高血压常与其他心血管病危险因素共存,是重要的心脑血管疾病危险因素,可损伤心、脑、肾等重要脏器的结构和功能,最终导致器官的功能衰竭。

【病因和发病机制】

目前认为原发性高血压是一种某些先天性遗传基因与许多致病性增压因素和生理性减压因素相互作用而引起的多因素疾病。这些因素主要包括:

1. **遗传因素**　原发性高血压是一种多基因遗传性疾病。高血压具有明显的家族聚集性。

2. **饮食**　不同地区人群血压水平和高血压患病率与钠盐平均摄入量显著正相关。钾摄入量与血压呈负相关。高蛋白质、过多饱和脂肪酸摄入,以及过量饮酒都属于升压因素。

3. 超重和肥胖、精神应激、吸烟、药物(如口服避孕药、非甾体抗炎药等)、睡眠呼吸暂停低通气综合征(SAHS)等是血压升高的重要危险因素。

【临床表现】

大多数原发性高血压见于中老年,起病隐匿,进展缓慢,缺乏特殊临床表现,病程长达十多年至数十年,初期很少有症状,约半数患者仅在测量血压时或发生心、脑、肾等并发症时才被发现。

（一）一般症状及体征

常见症状有头晕、头痛、疲劳、心悸等,也可出现视物模糊、鼻出血等较重症状,典型的高血压头痛在血压下降后即可消失。高血压体征一般较少。周围血管搏动、血管杂音、心脏杂音等是重点检查的项目。应重视的是颈部、背部两侧肋脊角、上腹部脐两侧、腰部肋脊处的血管杂音,较常见。心脏听诊可有主动脉瓣区第二心音亢进、收缩期杂音或收缩早期喀喇音。

（二）靶器官损害

心脏和血管是高血压病理生理作用的主要靶器官,早期可无明显病理改变。长期高血压引起的心脏改变主要是左心室肥厚和扩大。而全身小动脉病变则主要是壁/腔比值增加和管腔内径缩小,导致重要靶器官如心、脑、肾组织缺血(表3-1)。

表 3-1 靶器官损害表现

靶器官	病理	临床疾病
心脏	左心室肥厚和扩张	高血压性心脏病、冠状动脉粥样硬化
肾脏	肾小球纤维化、萎缩,肾动脉硬化	慢性肾衰竭
脑	脑动脉粥样硬化	腔隙性脑梗死、微动脉瘤
主动脉	主动脉夹层	主动脉夹层破裂

【实验室及其他检查】

（一）实验室检查

为明确诊断,了解心血管危险因素、靶器官损害及合并相关疾病的情况,需进行以下实验室检查,包括血液生化(钾、空腹血糖、总胆固醇、甘油三酯、高密度脂蛋白胆固醇、低密度脂蛋白胆固醇和尿酸、肌酐);全血细胞计数、血红蛋白和血细胞比容;尿液分析(蛋白、糖和尿沉渣镜检)。

（二）其他检查

24h 动态血压监测、超声心动图、颈动脉超声、餐后 2h 血糖、血同型半胱氨酸、眼底、胸部 X 线检查、脉搏波传导速度以及踝臂血压指数等。

动态血压监测可诊断白大衣高血压,发现隐蔽性高血压,检查顽固难治性高血压的原因,评估血压升高程度、短时变异和昼夜节律以及治疗效果等。

【诊断要点】

高血压诊断主要根据诊室测量的血压值,采用经核准的水银柱或电子血压计,测量安静休息坐位时上臂肱动脉部位血压,一般需非同日测量三次血压值收缩压均 ≥140mmHg 和/或舒张压均 ≥90mmHg 可诊断高血压。患者既往有高血压史,正在使用降压药物,血压虽然正常,也诊断为高血压。根据血压升高水平,又进一步将高血压分为 1~3 级(表3-2)。

表 3-2 血压水平分类和定义

单位:mmHg

类别	收缩压		舒张压
正常血压	<120	和	<80
正常高值	120~139	和/或	80~89
高血压			
1 级(轻度)	140~159	和/或	90~99
2 级(中度)	160~179	和/或	100~109
3 级(重度)	≥180	和/或	≥110
单纯收缩期高血压	≥140	和	<90

注:当收缩压和舒张压分属于不同分级时,以较高的级别作为标准。以上标准适用于任何年龄的成年男性和女性。

【治疗要点】

原发性高血压治疗的最终目标是减少高血压患者心、脑血管病的发生率和死亡率。

（一）生活方式干预

改善生活方式适用于所有高血压患者。主要措施:减轻体重;减少钠盐摄入,补充钾盐;减少脂肪摄入;戒烟限酒,增加运动;减轻精神压力,保持心态平衡;必要时补充叶酸制剂。

（二）降压药物治疗

高血压2级或以上患者;高血压合并糖尿病,或者已经有心、脑、肾靶器官损害或并发症患者;凡血压持续升高,改善生活方式后血压仍未获得有效控制者。从心血管危险分层的角度,高危和很高危患者必须立即开始降压药物治疗。

1. 血压控制目标　目前一般主张血压控制目标值应<140/90mmHg。糖尿病、慢性肾脏病、心力衰竭或病情稳定的冠心病合并高血压患者,血压控制目标值<130/80mmHg。对于老年收缩期高血压患者,收缩压控制于150mmHg以下,如果能够耐受可降至140mmHg以下。应尽早将血压降低到上述目标血压水平,但并非越快越好。

2. 降压药物种类　目前常用降压药物可归纳为五大类:利尿剂、β受体阻滞剂、钙通道阻滞剂(CCB)、血管紧张素转换酶抑制剂(ACEI)和血管紧张素Ⅱ受体阻滞剂(ARB)。

(1)利尿剂:降压作用主要通过排钠,减少细胞外容量,降低外周血管阻力。噻嗪类使用最多,主要不良反应是低血钾症和影响血脂、血糖、血尿酸代谢,往往发生在大剂量时,因此推荐使用小剂量。

(2)β受体阻滞剂:通过抑制中枢和周围肾素-血管紧张素-醛固酮系统(RAAS),抑制心肌收缩力和减慢心率发挥降压作用。常用的有美托洛尔、阿替洛尔等,不良反应主要有心动过缓、乏力、四肢发冷。

(3)钙通道阻滞剂(CCB):降压作用主要通过阻滞电压依赖L型钙通道,降低阻力血管的收缩反应。常用药物包括硝苯地平、维拉帕米和地尔硫草等。主要缺点是开始治疗时有反射性交感活性增强,引起心率增快、面部潮红、头痛、下肢水肿等,尤其使用短效制剂时。

(4)血管紧张素转换酶抑制剂(ACEI):降压作用主要通过抑制循环和阻滞血管紧张素转换酶,使血管紧张素Ⅱ受体(ATⅡ)生成减少,同时抑制激肽酶使缓激肽降解减少。此外ACEI具有改善胰岛素抵抗和减少尿蛋白作用。常用药物有卡托普利、依那普利等。不良反应主要是刺激性干咳和血管性水肿,停用后可消失。高血钾症、妊娠妇女和双侧肾动脉狭窄患者禁用。

(5)血管紧张素Ⅱ受体阻滞剂(ARB):降压作用主要通过阻滞ATⅡ受体亚型AT,更有效地阻断ATⅡ的血管收缩、水钠潴留与重构作用。常用药物有氯沙坦、缬沙坦等。直接与药物有关的不良反应较少,一般不引起刺激性干咳,持续治疗依从性高。治疗对象和禁忌证与ACEI相同。

3. 降压治疗的用药原则　小剂量开始,优先选择长效制剂,联合应用及个体化。大多数无并发症的患者可单独或联合使用一类降压药物,治疗宜从小剂量开始,逐渐增加剂量。2级高血压患者在开始时就可以采用两种降压药物联合治疗。我国临床主要推荐应用优化联合治疗方案:ACEI/ARB+二氢吡啶类CCB;ARB/ACEI+噻嗪类利尿剂;二氢吡啶类CCB+噻嗪类利尿剂;二氢吡啶类CCB+β受体拮抗剂。

（陈　军）

0306

高血压急症
（文档）

第四节　心　律　失　常

病例导学

患者男性,60岁。因胸闷心悸2h入院。患者既往有风湿性心脏病史。查体:双肺呼吸音清,心率130次/min,心律不齐,二尖瓣区可闻及粗糙舒张中期杂音。腹软,无压痛,肠鸣音正常。心电图示心房颤动。

问题与思考:

1. 试述心房颤动的主要病因。

2. 简述心房颤动的主要心电图表现。

笔记

心律失常(cardiac arrhythmia)是指心脏冲动的频率、节律、起源部位、传导速度或激动次序的异常。心律失常的常见原因有各种器质性心脏病、全身疾病、药物作用、先天因素、心脏手术、饮酒、吸烟、兴奋性饮料等。按其发生原理,可分为冲动起源异常和冲动传导异常两大类。

一、冲动起源异常的心律失常

(一)窦性心律失常

正常心律起源于窦房结,节律规则,称为窦性心律(sinus rhythm)。心电图表现:①P 波在Ⅰ、Ⅱ、aVF、$V_4 \sim V_6$ 导联直立,aVR 导联倒置。②PR 间期>0.12s。正常窦性心律时成人心率为 60~100 次/min;超过 100 次/min 称窦性心动过速,低于 60 次/min 称窦性心动过缓。

窦性心律失常无症状者无需治疗。有症状者积极治疗原发病。症状明显者,窦性心动过速可用 β 受体阻滞剂如美托洛尔口服;窦性心动过缓者可用阿托品提高心率治疗。

(二)期前收缩

期前收缩(premature beat)是指起源于窦房结以外的异位起搏点自律性增高,提前发出激动,又称过早搏动或早搏,是最常见的心律失常。

【病因和发病机制】

正常人与各种心脏病患者均可发生期前收缩。情绪激动、饱餐、过劳、上呼吸道感染、胆道疾病、过量的烟酒、电解质紊乱、药物作用等均能引发期前收缩。

【临床表现】

主要表现为心悸,一些患者有胸闷、乏力症状,自觉有停跳感,有些患者可能无任何症状。多为功能性,在各种器质性心脏病如冠心病、肺源性心脏病、心肌病等患者中,期前收缩的发生率明显增加。

【心电图表现】

1. 房性期前收缩　为房性期前收缩的 P 波提前发生,与窦性 P 波形态不同;房性期前收缩下传的 QRS 波形态通常正常;包括期前收缩在内前后两个窦性 P 波的间期短于窦性 PP 间期的两倍,称为不完全性代偿间歇(图 3-5)。

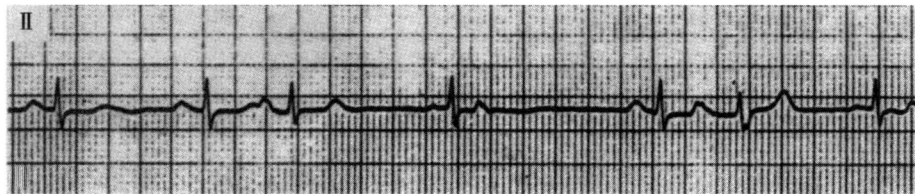

图 3-5　房性期前收缩

2. 室性期前收缩　①提前出现的 QRS-T 波,前无 P 波或无相关的 P 波。②提前出现的 QRS 波群宽大畸形,时间>0.12s,T 波方向多与 QRS 主波方向相反。③包括期前收缩前后的两个窦性 P 波间距等于正常 PP 间距的 2 倍,即完全性代偿间歇(图 3-6)。

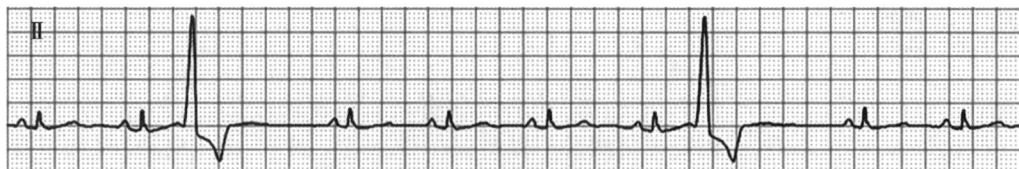

图 3-6　室性期前收缩

【治疗要点】

无症状者无需治疗;有器质性心脏病者积极治疗原发病;症状明显者可用 β 受体阻滞剂,如普萘洛尔或维拉帕米。

（三）心房扑动与心房颤动

心房扑动简称房扑,是介于房性心动过速和心房颤动之间的快速性心律失常。心房颤动简称房颤,是一种常见的心律失常,是指规则有序的心房电活动丧失,代之以快速无序的颤动波,是严重的心房电活动紊乱。

【病因和发病机制】

健康者很少见,患者多伴有器质性心脏病。心房扑动的病因包括风湿性心脏病、冠心病、高血压性心脏病、心肌病等。心房颤动常发生于原有心血管疾病者,常见于风湿性心脏病、冠心病、高血压性心脏病等。

【临床表现】

1. **心房扑动**　患者的症状主要与心房扑动的心室率相关。心室率不快时,患者可无症状;心房扑动伴有极快的心室率,可诱发心绞痛与充血性心力衰竭。也可产生心房血栓,进而引起体循环栓塞。体格检查可见快速的颈静脉搏动。

2. **心房颤动**　症状的轻重受心室率快慢的影响。心室率超过 150 次/min,患者可发生心绞痛与充血性心力衰竭。心室率不快时,患者可无症状。易并发体循环栓塞,二尖瓣狭窄或二尖瓣脱垂合并心房颤动时,脑栓塞的发病率高。心脏听诊第一心音强度变化不定,心律极不规则,当心室率快时可发生脉搏短绌。

【心电图表现】

1. **心房扑动**　心房活动呈现规律的锯齿状扑动波,称为 F 波;典型房扑的频率常为 250～300 次/min;QRS 波形态正常(图 3-7)。

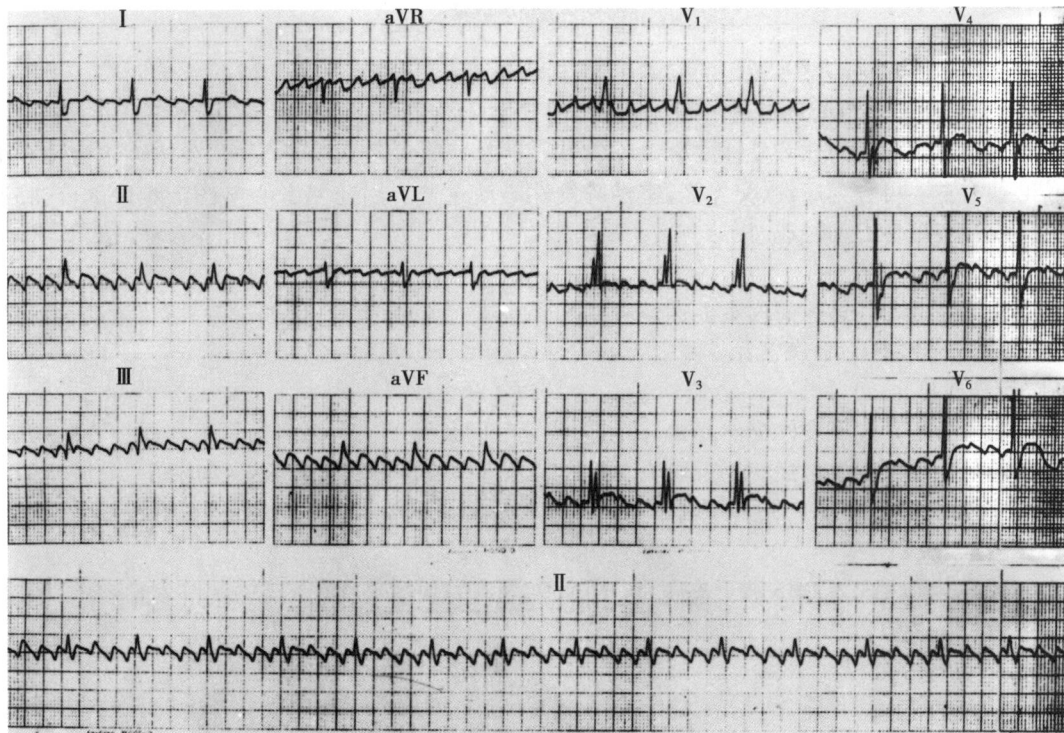

图 3-7　心房扑动

2. **心房颤动**　心电图表现为 P 波消失,代之以小而不规则的基线波动,形态与振幅均变化不定,称为 f 波;心室率极不规则;QRS 波形态通常正常(图 3-8)。

【治疗要点】

直流电复律是终止心房扑动最有效的方法。房颤治疗措施主要有:①抗凝治疗:心房颤动患者的栓塞发生率较高。对于合并瓣膜病患者,需应用华法林抗凝。②将心房颤动转复为窦性心律:方法包括药物转复、电转复及导管消融治疗。③控制心室率:控制心室率的药物包括 β 受体阻滞剂、钙通道

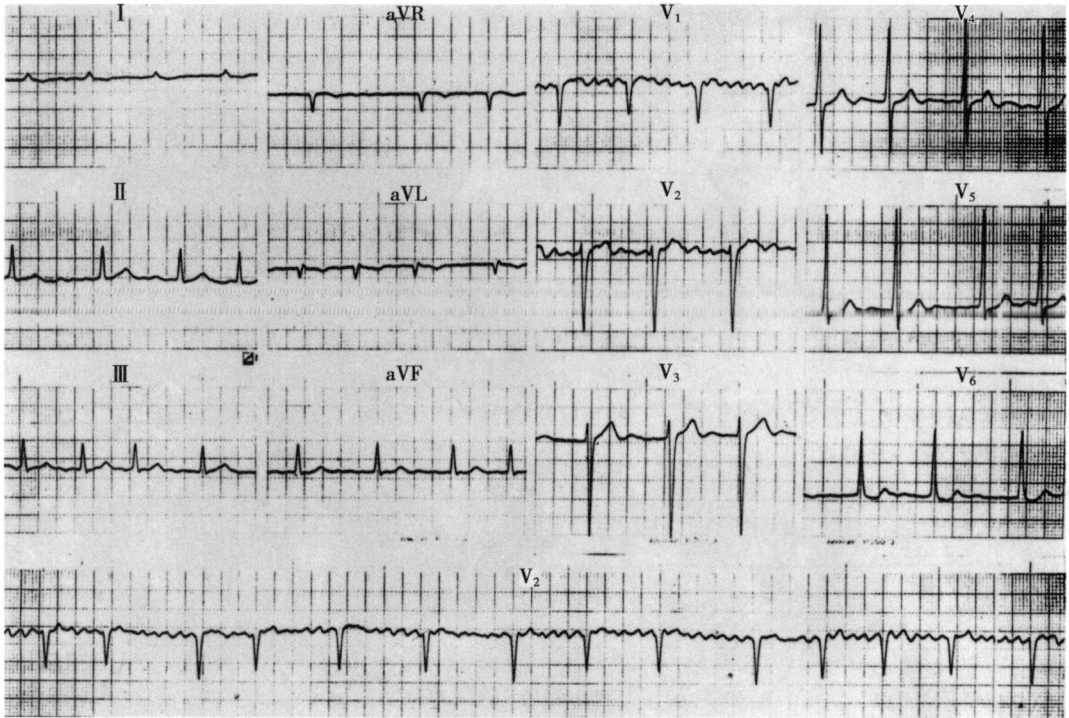

图 3-8　心房颤动

阻滞剂或地高辛。对于心室率较慢的房颤患者，症状显著者，可考虑植入起搏器治疗。

（四）阵发性室上性心动过速

心动过速有阵发性与非阵发性之分。阵发性心动过速是一种以突然发作、突然终止为特点的快速异位心律失常。可分为房性、交界区、室性阵发性心动过速。因前两者心电图上难以区分，临床上统称为阵发性室上性心动过速。

【病因和发病机制】

阵发性室上性心动过速简称室上速，多发生于无器质性心脏病者，例如过劳、情绪激动、烟酒过量等，也可发生于器质性心脏病患者。

【临床表现】

临床表现为心动过速发作突然起始与终止，持续时间长短不一。患者通常无器质性心脏病表现，不同性别与年龄均可发生。症状轻重取决于发作时心室率快速的程度以及持续时间。心脏听诊心尖区第一心音强而固定不变。

【心电图表现】

大多数心电图表现为 QRS 波形态正常、RR 间期规则的快速心律（图 3-9）。阵发性室上性心动过速心率可达 150~250 次/min，节律规则。

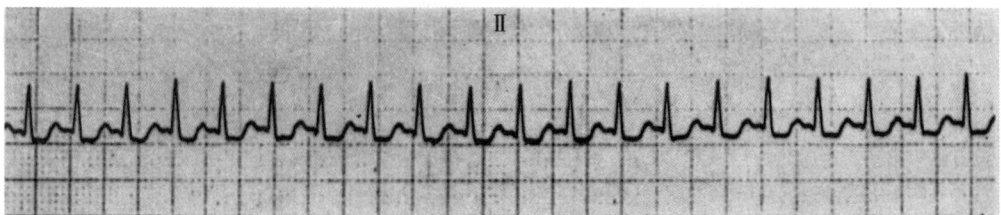

图 3-9　阵发性室上性心动过速

【治疗要点】

对于室上性心动过速急性发作期患者，如患者心功能与血压正常，可先尝试刺激迷走神经的方法。按摩一侧颈动脉窦(患者取仰卧位,先行右侧,每次 5~10s,切莫双侧同时按摩),Valsalva 动作(深吸气后屏气、再用力作呼气动作)、诱导恶心、将面部浸没于冰水内等方法可使心动过速终止。

药物治疗首选药物为腺苷,起效迅速。如腺苷无效可改静注维拉帕米或地尔硫草,其他药物还包括洋地黄、β 受体阻滞剂、普罗帕酮等。

(五)室性心动过速

室性心动过速简称室速,发作时间超过 30s,为持续性室速,需药物或电复律终止;发作时间小于 30s,称为非持续性室速,常自行终止。

【病因和发病机制】

室性心动过速常发生于各种器质性心脏病患者,最常见为冠心病,尤其是曾有急性心肌梗死的患者。亦可见于心肌炎、心肌病、心力衰竭、二尖瓣脱垂、心瓣膜病、电解质紊乱等。偶可见于无器质性心脏病者,称为特发性阵发性室性心动过速。

【临床表现】

室性心动过速患者症状取决于基础心脏病情况、发作时心室率及持续时间。非持续性室性心动过速或无器质性心脏病者,可无症状或心悸;持续性室性心动过速、心室率过快或基础心脏病严重者,常伴有明显血流动力学障碍和心肌缺血,临床症状包括头晕、乏力、呼吸困难、心绞痛、心力衰竭、休克、猝死等。体格检查可见颈静脉搏动强弱不等或较强的颈静脉波;心脏听诊心律略不规则,S_1 强度不等,偶可闻及大炮音。

【心电图表现】

①QRS 波群呈宽大畸形,QRS 波时限>0.12s,并有继发性 ST-T 改变。②心室率多为 140~200 次/min,节律略有不齐。③QRS 波与 P 波无固定关系(房室分离),P 波频率慢于 QRS 波频率,此可明确诊断。④室性心动过速时可有 P 波下传,夺获心室,形成"正常化"的 QRS 波(心室夺获),或部分夺获心室,形成室性融合波,更支持室性心动过速诊断。

【治疗要点】

积极治疗病因,祛除诱因,尽快终止持续性室性心动过速发作,预防复发,避免发展为心室扑动和颤动。

1. 终止发作

(1)同步直流电复律:是治疗室性心动过速最有效的方法之一。对于急性心肌梗死、心力衰竭伴严重血流动力学障碍者首选同步电复律。对血流动力学稳定,但药物治疗无效者或不耐受者也可电复律治疗。

(2)药物治疗:对血流动力学稳定的室性心动过速,可以静脉给药,如利多卡因、胺碘酮、普罗帕酮等。

(3)人工心脏起搏:电复律和药物治疗无效者,可通过心导管技术,右心室超速起搏抑制终止室速发作。

(4)植入型心律转复除颤器(ICD):适用于遗传性心律失常、心肌梗死、心脏骤停等室性心动过速反复发作患者,可迅速、高效地终止室性心动过速,但价格昂贵。部分患者植入 ICD 后因清醒状态时遭受电击而产生恐惧感。

2. 预防复发 对发作频繁、持续时间长、血流动力学不稳定的室性心动过速者可口服药物维持治疗,必要时行介入或外科手术治疗予以根治。

(六)心室扑动与心室颤动

【病因和发病机制】

心室扑动与颤动常见于缺血性心脏病。此外,抗心律失常药物,严重缺氧、缺血、预激综合征合并心房颤动与极快的心室率、电击伤等亦可引起。心室扑动与颤动为致命性心律失常。

【临床表现】

临床症状包括意识丧失、抽搐、呼吸停顿甚至死亡、听诊心音消失、脉搏触不到、血压亦无法测到。如患者不能得到及时抢救则迅速死亡,此为心脏性猝死。

【心电图表现】

心室扑动呈正弦图形,波幅大而规则,频率150~300次/min(通常在200次/min以上)。心室颤动的波形、振幅与频率均极不规则,无法辨认QRS波、ST段与T波(图3-10)。

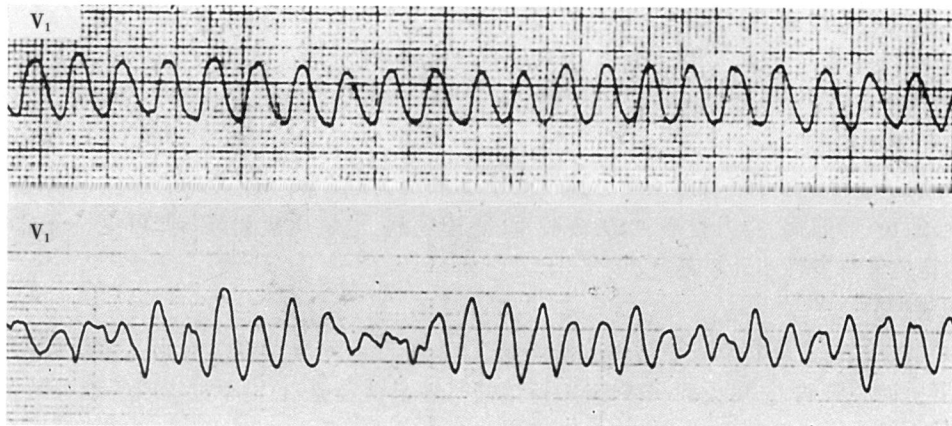

图3-10　心室扑动与心室颤动

【治疗要点】

心室扑动与颤动发生时,应立即按照心脏骤停与心脏性猝死处理进行抢救。如立即胸外按压,通畅呼吸道,尽快非同步直流电复律,开放静脉通道,应用肾上腺素、胺碘酮、利多卡因等药物治疗。

二、冲动传导异常的心律失常

心脏传导阻滞是指冲动在心脏传导系统任何部位的传导均可发生减慢或阻滞。如发生在窦房结与心房之间,称窦房传导阻滞。在心房与心室之间,称房室传导阻滞。位于心房内,称房内阻滞。位于心室内,称为室内阻滞。临床上以房室传导阻滞多见。本节只介绍房室传导阻滞。

【病因和发病机制】

房室传导阻滞又称房室阻滞,是指房室交界区脱离了生理不应期后,心房冲动传导延迟或不能传导至心室。正常人或运动员可发生文氏型房室阻滞(莫氏Ⅰ型),与迷走神经张力增高有关,常发生于夜间。心脏病变,如急性心肌梗死、冠状动脉痉挛、病毒性心肌炎、心内膜炎等亦可导致房室阻滞。

【临床表现】

一度房室传导阻滞患者通常无症状。二度房室传导阻滞可引起心搏脱漏,可有心悸症状,也可无症状。三度房室传导阻滞的症状取决于心室率的快慢与伴随病变,症状包括疲倦、乏力、头晕、晕厥、心绞痛、心力衰竭。

【心电图表现】

按照传导阻滞的严重程度,将其分为三度。

1. 一度房室传导阻滞　成人P-R间期>0.20s,每个P波后均有下传的QRS波群。

2. 二度房室传导阻滞　一部分P波后无QRS波群,分为两型:Ⅰ型和Ⅱ型。①Ⅰ型阻滞又称文氏阻滞,表现为P-R间期进行性延长,直至P波不能下传,出现QRS波群脱落。②Ⅱ型阻滞表现为P-R间期恒定,或在正常范围或延长;P波后QRS波群出现周期性脱落,之后形成的长间歇多为正常R-R间期的2倍(图3-11)。

3. 三度房室传导阻滞　又称完全性传导阻滞,表现为所有的P波与QRS波群无固定关系,房室分离,心室率慢而匀齐,常为30~40次/min。

【治疗要点】

房室传导阻滞患者应针对不同的病因进行治疗。一度房室传导阻滞与二度Ⅰ型房室传导阻滞心室率不太慢者,无需特殊治疗。二度Ⅱ型与三度房室传导阻滞如心室率显著缓慢,伴有明显症状或血流动力学障碍,甚至阿斯综合征发作者,应给予起搏治疗。

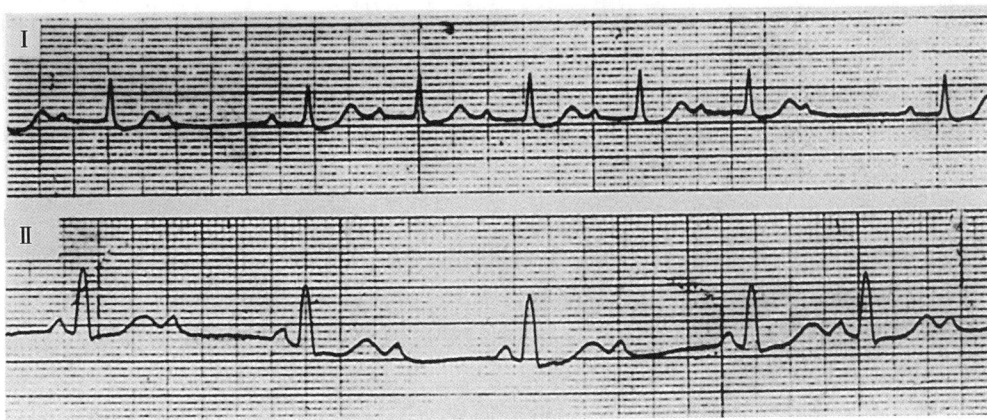

图 3-11 二度房室传导阻滞

(陈 军)

第五节 冠状动脉粥样硬化性心脏病

病例导学

患者男性,58 岁。近 3d 感觉心前区不适,今日上午突感心前区压榨样疼痛,持续 30min,舌下含化硝酸甘油不缓解,遂来诊。既往有高血压病史 10 年,吸烟史 20 年。查体:血压 175/110mmHg,心肺听诊无异常。心电图示:Ⅱ、Ⅲ、aVF 导联出现病理性 Q 波,ST 段弓背向上抬高。

问题与思考:

1. 分析该患者的临床诊断及诊断依据。

2. 说出患者进一步检查项目。

3. 简述该疾病治疗原则。

一、概述

冠状动脉粥样硬化性心脏病(coronary atherosclerotic heart disease)是指冠状动脉发生粥样硬化使血管狭窄或闭塞,和/或因冠状动脉痉挛,导致心肌缺血缺氧,甚至坏死而引起的心脏病,简称冠心病,亦称缺血性心脏病。

(一)危险因素

冠心病是动脉粥样硬化导致器官病变的最常见类型,动脉粥样硬化的发生与多种因素(临床上称为危险因素)有关,主要有:

1. **年龄和性别** 本病多见于 40 岁以上中老年人,男性多于女性,因为雌激素有抗动脉粥样硬化作用,故女性绝经期后发病率迅速增加。

2. **高血压** 高血压患者患冠心病概率比血压正常者高 3~4 倍。可能由于高血压时,动脉壁承受较高的压力,内皮细胞损伤,低密度脂蛋白胆固醇进入动脉壁,刺激平滑肌细胞增生,引发动脉粥样硬化。

3. **血脂异常** 脂质代谢异常是动脉粥样硬化最重要的危险因素。主要表现为血清总胆固醇(TC)、甘油三酯(TG)、低密度脂蛋白(LDL-C)、极低密度脂蛋白(VLDL-C)、载脂蛋白 B(apo B)增高;高密度脂蛋白(HDL-C)、载脂蛋白 A(apo A)降低都被认为是危险因素。在临床实践中,以总胆固醇和低密度脂蛋白增高最受关注。

4. **吸烟** 吸烟者冠心病的发病率和死亡率比不吸烟者高 2~6 倍,且与每天吸烟的量成正比,被动吸烟也是危险因素。

5. **糖尿病和糖耐量异常** 糖尿病者冠心病发病率较无糖尿病者高出数倍,且病变进展迅速,冠心病患者糖耐量减低者也十分常见。近年来的研究认为,胰岛素抵抗与动脉粥样硬化的发生有密切关系。

　　6. 肥胖　肥胖可导致甘油三酯和胆固醇水平增高,并常伴发高血压或糖尿病。近年研究认为肥胖者常有胰岛素抵抗,导致动脉粥样硬化的发病率明显增高。

　　7. 饮食　经常摄入高热量、高动物脂肪、高胆固醇、高糖、高盐食物者,易患本病。

　　8. 家族史　有高血压、冠心病、糖尿病、血脂异常家族史者,动脉粥样硬化的发病率明显增高,可5倍于无前述情况者。

　　（二）临床分型

　　根据冠状动脉病变部位、范围、血管阻塞程度和心肌供血不足发生发展的速度、范围和程度的不同,1979年世界卫生组织将冠心病分为五种临床类型。

　　1. 隐匿型或无症状型冠心病　患者无症状,但静息时或负荷试验后有ST段压低,T波低平或倒置等心肌缺血的心电图改变。

　　2. 心绞痛　有发作性胸骨后疼痛,为一过性心肌供血不足引起。病理学检查心肌无明显组织形态改变。

　　3. 心肌梗死　症状严重,由冠状动脉闭塞导致心肌急性缺血性坏死所致。

　　4. 缺血性心肌病　临床表现为心脏扩大、心力衰竭和心律失常,为长期心肌缺血导致心肌纤维化引起。

　　5. 猝死　由于原发性心脏骤停而猝然死亡。多为缺血心肌局部发生电生理紊乱,引起严重的室性心律失常所致。

　　近年趋向根据发病特点和治疗原则不同分为两大类:慢性冠脉病(chronic coronary artery disease,CAD),也称慢性心肌缺血综合征(chronic ischemic syndrome,CIS);急性冠脉综合征(acute coronary syndrome,ACS)。前者包括稳定型心绞痛、缺血性心肌病和隐匿型冠心病等;后者包括不稳定型心绞痛、心肌梗死和猝死。本节重点讨论心绞痛和急性心肌梗死两种类型冠心病。

> **知识拓展**
>
> **急性冠脉综合征**
>
> 　　急性冠脉综合征是一组由急性心肌缺血引起的临床综合征,其发生并不直接与冠状动脉狭窄程度相关,是由于其不稳定斑块破裂、血管收缩、局部血栓形成而导致管腔急性部分或完全闭塞。ST段抬高型心肌梗死多为急性血栓形成造成管腔完全闭塞,因此治疗强调尽早实施经皮介入血管重建或溶栓再灌注治疗。不稳定型心绞痛、非ST段抬高型心肌梗死通常为血管的非完全闭塞所致,故不主张急诊溶栓,而以抗凝、抗血小板治疗为主,强调尽早评价危险程度,择期冠状动脉造影及介入或外科血管重建治疗。

二、心绞痛

　　心绞痛是以发作性胸痛为主要表现,为心肌急性、暂时性的缺血缺氧所致。根据其发作的特点,可分为稳定型心绞痛(stable angina pectoris)和不稳定型心绞痛(unstable angina pectoris,UA)。

　　【病因和发病机制】

　　（一）病因

　　最基本的病因是冠状动脉粥样硬化引起的冠状动脉狭窄和/或痉挛,劳累、情绪激动、饱餐、寒冷、吸烟、休克等可诱发。

　　（二）发病机制

　　稳定型心绞痛的发病机制主要是冠状动脉存在固定狭窄或部分闭塞的基础上发生需氧量增加。当冠状动脉狭窄或部分闭塞时,其扩张性减弱,血流量减少,心肌的供血量相对固定,如减少的心肌血供尚能应付心脏平时需要,则休息时可无症状。一旦心脏负荷突然增加,心率增快、心肌张力和心肌收缩力增加等而致心肌耗氧量增加时,而冠状动脉的血供却不能相应增加,则可引起心绞痛。

不稳定型心绞痛为不稳定粥样硬化斑块破裂或糜烂基础上血小板聚集、并发血栓形成、冠状动脉痉挛、微血管栓塞导致急性或亚急性心肌供血供氧的减少。虽然可因劳力负荷诱发,但劳力负荷终止后心绞痛并不能缓解。

【临床表现】

（一）稳定型心绞痛

1. 症状 以发作性胸痛为主要特征。

（1）部位:主要在胸骨体上段或中段之后,可波及心前区,范围如手掌大小、界限不很清楚。常放射到左肩、左臂内侧达环指和小指,或至颈、咽、下颌部。

（2）性质:常为压迫、发闷或紧缩感,也可有烧灼感,不像针刺或刀割样痛,偶伴恐惧、濒死感。发作时常迫使患者停止正在进行的活动,直至症状缓解。

（3）持续时间:一般持续数分钟至10min缓解,多为3~5min,一般不超过30min。可1d内多次发作,亦可数日、数周或更长时间发作1次。

（4）诱因:常见诱因为体力劳动或情绪激动(如愤怒、焦虑等)、饱餐、寒冷、心动过速、休克等亦可诱发。疼痛多发生于体力劳动或情绪激动的当时,而不是在劳累之后。

（5）缓解方式:休息或舌下含服硝酸甘油几分钟内缓解。

2. 体征 平时一般无异常体征。疼痛发作时常见心率增快、血压升高、面色苍白、出冷汗、表情焦虑,有时可闻及第三或第四心音奔马律、暂时性心尖部收缩期杂音等。

（二）不稳定型心绞痛

不稳定型心绞痛根据临床表现可以分为三种。①静息型心绞痛:发作于休息时,持续时间通常超过20min。②初发型心绞痛:通常在首发症状1~2个月内、很轻的体力活动可诱发。③恶化型心绞痛:在相对稳定的劳力性心绞痛基础上心绞痛逐渐增强。

1. 症状 不稳定型心绞痛患者胸部不适的性质与稳定型心绞痛相似,通常程度更重,持续时间更长,胸痛在休息时也可发生,常规休息或舌下含服硝酸甘油只能暂时甚至不能完全缓解。但症状不典型者也不少见,尤其在老年女性和糖尿病患者中常见。

2. 体征 同稳定型心绞痛。

【实验室及其他检查】

1. 心电图 是发现心肌缺血、诊断心绞痛最简便、最常用的方法。约半数患者静息心电图在正常范围。

（1）心绞痛发作时心电图:绝大多数患者出现暂时性心肌缺血性ST段压低(≥0.1mV),T波倒置。变异型心绞痛特征为静息心绞痛,是不稳定型心绞痛的一种特殊类型,其发病机制为冠状动脉痉挛,心电图表现为一过性ST段抬高。

（2）心电图负荷试验:是通过运动增加心脏负荷诱发心肌缺血以协助对可疑心绞痛者的诊断。

（3）动态心电图:是连续记录24h以上心电图,可发现心电图异常出现的时间与患者活动和症状的关系,有助于确定心绞痛的诊断,也可检出无痛性心肌缺血。

2. 血清心肌损伤标志物 包括C反应蛋白(CRP)、心肌肌钙蛋白I(cTnI)和肌钙蛋白T(cTnT)、肌酸激酶(CK)及肌酸激酶同工酶(CK-MB)。

（1）C反应蛋白:多数急性冠脉综合征的患者血清CRP水平升高,可能与活动进展期动脉粥样斑块的炎症刺激和组织损伤有关。CRP升高的程度与急性冠脉事件的发生有明显的相关性,可作为判断预后的指标。

（2）心肌肌钙蛋白:cTnI和cTnT具有高度心肌特异性和敏感性,不稳定型心绞痛时可轻微升高,是目前临床上判断心绞痛的危险程度的重要指标之一。cTnI或cTnT的出现和增高的动态演变是诊断急性心肌梗死的重要依据,是鉴别和诊断是否为非ST段抬高型心肌梗死的重要依据。

（3）肌酸激酶同工酶:CK-MB升高2倍以上通常被认为是心肌坏死的确切指标之一,其动态演变是鉴别非ST段抬高型心肌梗死与不稳定型心绞痛的重要依据。

3. 冠状动脉造影 冠状动脉造影(图3-12)为有创性检查手段,目前仍然是诊断冠心病较准确的方法。

137

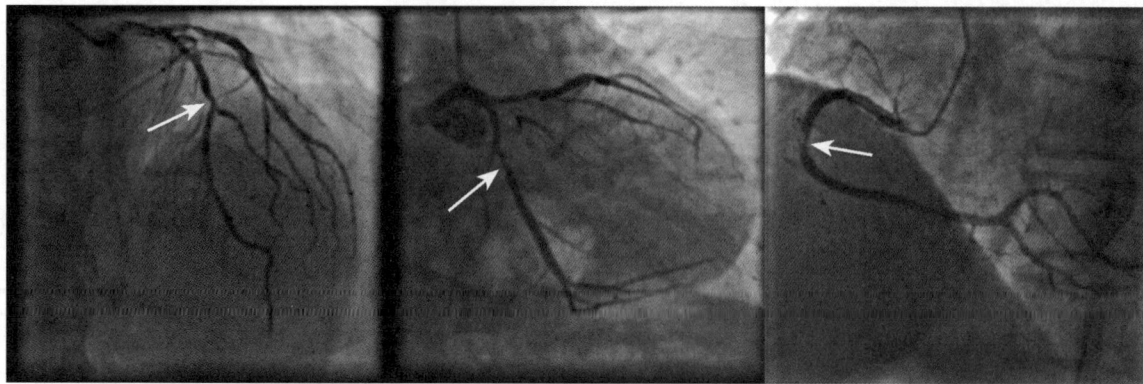

图 3-12 选择性冠状动脉造影显像

左图箭头所示为左前降支中段病变部位;中图箭头所示为左回旋支近中段病变部位;右图箭头所示为右冠状动脉中段病变部位。

4. 多层螺旋 CT 冠状动脉成像(CTA) 进行冠状动脉二维或三维重建,由于判断冠状动脉管腔狭窄程度和管壁钙化情况,对判断管壁斑块分布范围和性质也有一定意义。冠状动脉 CTA 有较高阴性预测价值,若未见狭窄病变,一般可不进行有创检查。

5. 其他 放射性核素检查、多普勒超声检查等均有助于心绞痛的诊断。

【诊断要点】

根据典型的发作特点和体征,含服硝酸甘油后缓解,结合年龄和存在冠心病易患因素,及发作时心电图有 ST-T 改变,除外其他原因所致的心绞痛,一般即可确立诊断。诊断有困难者可考虑行选择性冠状动脉造影,胸痛严重患者需查心肌损害的血清学标志物,与急性心肌梗死相鉴别。

【治疗要点】

治疗原则是增加冠状动脉血供和降低心肌耗氧量以改善患者症状,提高生活质量,同时治疗冠状动脉粥样硬化,预防心肌梗死。

(一)发作时的治疗

1. 休息 发作时应立刻休息,保持环境安静,对过度紧张者,可给予小剂量镇静药物。

2. 药物治疗 选用作用迅速、疗效高的硝酸酯制剂,这类药物除扩张冠状动脉,增加心肌供血外,同时扩张外周血管,减轻心脏负荷。常用药物有:①硝酸甘油,舌下含化 0.5mg,1~2min 开始起作用,必要时每隔 3~5min 增加 0.5mg,连续 3 次若仍无效,可采用硝酸甘油静脉滴注。②硝酸异山梨酯 5~10mg,舌下含化,2~5min 起效,作用维持 2~3h。

(二)缓解期的治疗

1. 一般治疗 尽量避免各种诱发因素。调节饮食;戒烟限酒;调整日常生活与工作量;减轻精神负担;保持适当的体力活动,以不发生疼痛症状为度;一般不需卧床休息。

2. 药物治疗 常规接受抗心肌缺血及改善远期预后的药物,选用作用时间长、副作用小、适合长期使用的药物,可单独或交替联合使用。

(1)硝酸酯类:这类药物既可扩张冠状动脉增加冠脉血流量,还可扩张外周血管减低心脏前后负荷和心肌的氧耗,从而缓解心绞痛。常用硝酸甘油、硝酸异山梨酯。

(2)β 受体阻滞剂:能抑制心脏 β 肾上腺素受体,减慢心率、减弱心肌收缩力、降低血压,从而降低心肌耗氧量以减少心绞痛发作和增加运动耐量,减少心肌梗死的发生,对改善近、远期预后均有重要作用。常用 β₁ 受体阻滞剂,如美托洛尔、比索洛尔。

(3)钙通道阻滞剂:可有效减轻心绞痛症状,可以作为治疗持续性心肌缺血的次选药物。钙通道阻滞剂为变异性心绞痛的首选药物,能有效降低心绞痛的发生率。常用硝苯地平控释片、地尔硫草缓释片。

(4)ACEI 或 ARB:可以使冠心病患者的心血管死亡、非致死性心肌梗死等主要终点事件的相对危险性显著降低。在稳定型心绞痛患者中,合并高血压、糖尿病、心力衰竭或左心收缩功能不全的高危患者建议使用 ACEI。常用依那普利、雷米普利,不能耐受 ACEI 类药物者可换用 ARB 类药物,如缬沙坦、氯沙坦等。

（5）他汀类调脂药:他汀类药物能有效降低胆固醇和低密度脂蛋白,还有延缓斑块进展、稳定斑块和抗炎等调脂以外的作用。所有冠心病患者,无论其血脂水平如何,均应给予他汀类药物,并根据目标低密度脂蛋白水平调整剂量。临床常用药物有辛伐他汀、普伐他汀等。

（三）不稳定型心绞痛的治疗

均应住院卧床休息,密切连续监护心电图、心肌损害的血清标志物,进行内科积极治疗,尽快控制症状,防止发生心肌梗死。治疗诱发因素,促进心绞痛稳定或好转。胸痛剧烈者可用吗啡、哌替啶,静脉滴注硝酸甘油。尽早使用阿司匹林,首次嚼服 300mg,随后 75～100mg,每天 1 次长期维持。严重者可考虑抗凝治疗,皮下注射或静脉滴注肝素。常规应用硝酸酯类、β 受体阻滞剂、钙通道阻滞剂、ACEI、他汀类调脂药物。

（四）血管重建治疗

1. **经皮冠状动脉介入治疗（PCI）**　是一组经皮介入技术,包括经皮球囊冠状动脉成形术（PTCA）、冠状动脉内支架植入术和粥样斑块消融术等。

2. **冠状动脉旁路移植术（CABG）**　取患者大隐静脉作为旁路移植材料,一端吻合在主动脉,另一端吻合在有病变的冠状动脉段的远端,改善该冠状动脉所供心肌的血流供应。

三、急性心肌梗死

急性心肌梗死(acute myocardial infarction,AMI)是指在冠状动脉病变的基础上,发生冠状动脉血供急剧减少或中断,使相应的心肌严重而持久的缺血引起心肌坏死。依据发病早期 ST 段是否抬高而将急性心肌梗死分为 ST 段抬高型心肌梗死和非 ST 段抬高型心肌梗死。ST 段抬高型心肌梗死是通常所指的典型的急性心肌梗死,将重点讲述。

【病因和发病机制】

（一）病因

最基本的病因是冠状动脉粥样硬化,造成一支或多支管腔狭窄,而侧支循环未充分建立。在此基础上,一旦血供急剧减少或中断,使心肌严重而持久急性缺血达 20min 以上,即可发生急性心肌梗死。

（二）发病机制

绝大多数急性心肌梗死是由于不稳定的粥样斑块溃破,继而出血和管腔内血栓形成,从而使管腔闭塞。少数情况下粥样斑块内或其下发生出血或血管持续痉挛,也可使冠状动脉完全闭塞。

（三）诱因

促使斑块破裂出血及血栓形成的因素有:①晨起 6～12 时交感神经活动增加,机体应激反应性增强,心肌收缩力、心率、血压增高,心肌耗氧量增加。②饱餐特别是进食多量脂肪后,血脂增高、血黏稠度增高、局部血流缓慢、血小板易于集聚而致血栓形成。③重体力活动、情绪过分激动、血压剧升或用力排便时,致左心室负荷明显加重,儿茶酚胺分泌增多,心肌耗氧量增加,造成冠状动脉供血明显不足,诱发或加重急性心肌梗死。④休克、脱水、出血、外科手术或严重心律失常,致心排血量骤降,冠状动脉灌注量锐减。

【临床表现】

与梗死的部位、面积大小及冠状动脉侧支循环情况密切相关。

（一）先兆

多数患者发病前数日至数周有乏力、胸部不适,活动时心悸、气促、心绞痛等症状,其中以初发型或恶化型心绞痛最常见。心绞痛发作更频繁,程度更重,时间更长,硝酸甘油疗效差,诱因不明显等。此时如能及时处理,可使部分患者避免发生心肌梗死。

（二）症状

1. **疼痛**　是心肌梗死最早出现的最突出的症状。多发生于清晨,无明显诱因,其性质、部位与心绞痛相似,但疼痛程度常较重,持续时间较长,达数小时或更长,休息和含服硝酸甘油多不能缓解,患者常伴烦躁不安、出汗、恐惧或濒死感。少数患者无疼痛,一开始即表现为休克或急性心力衰竭。

2. 全身表现　有发热,体温一般38℃左右,很少超过39℃,自发病24~48h开始,持续约1周,由坏死物质吸收所致。

3. 胃肠道症状　疼痛剧烈时常伴有频繁的恶心、呕吐和上腹胀痛,与迷走神经受坏死心肌刺激和心排血量降低、组织灌注不足等有关。亦可出现肠胀气,重者还可发生呃逆。

4. 心律失常　见于75%~95%的患者,常发生于病初1~2周内,尤以24h内最多见。可伴乏力、头晕,甚至晕厥。各种心律失常中以室性心律失常多见,尤其是室性期前收缩、成对或短阵室性心动过速、多源性或Ron T现象的室性期前收缩,多为心室颤动的先兆。前壁心肌梗死如发生房室传导阻滞表明梗死范围广泛,情况严重。

5. 低血压和休克　疼痛时血压下降常见,未必是休克。如疼痛缓解而收缩压仍低于80mmHg,有烦躁不安、面色苍白、脉搏细数、大汗淋漓、皮肤湿冷、尿量减少、神志迟钝,甚至昏迷,则为心源性休克。休克常发生在起病后数小时至数日,多为心肌广泛坏死,心排血量急剧下降所致,也有神经反射引起周围血管扩张及血容量不足的因素参与。

6. 心力衰竭　急性左心衰竭常见。见于起病初几天内发生,主要表现为呼吸困难、咳嗽、发绀等症状,严重者出现肺水肿,而后可出现右心衰竭表现。为梗死后心肌收缩力显著减弱或不协调所致。

（三）体征

1. 心脏体征　心脏浊音界可正常或增大。心尖部第一心音减弱,可闻及第三心音、第四心音奔马律。10%~20%患者在起病第2~3d出现心包摩擦音,为反应性纤维素性心包炎所致。心尖区出现粗糙收缩期杂音伴收缩中晚期喀喇音,提示二尖瓣乳头肌功能失调或断裂。胸骨左缘第3~4肋间闻及粗糙收缩期杂音伴震颤,常提示室间隔穿孔。

2. 血压　除早期血压可增高外,几乎所有患者均有血压下降。起病前有高血压者,发病后血压可降至正常,且可能不再恢复到起病前水平。

3. 其他　可有心律失常、心力衰竭或休克的相关体征。

（四）并发症

1. 乳头肌功能失调或断裂　发生率达50%左右,因为二尖瓣乳头肌缺血坏死,常致二尖瓣脱垂并关闭不全,心尖区出现收缩中晚期喀喇音和吹风样收缩期杂音,轻者可恢复,重者可发生急性左心衰竭。乳头肌整体断裂极少见,但病情较重,数日后死亡。

2. 心脏破裂　很少见,多发生在起病1周内,常为心室游离壁或室间隔破裂,致心包积血或心力衰竭而死亡。

3. 心室壁瘤　主要见于左心室,发病率5%~20%,心电图表现为ST段持续抬高,超声心动图、左心室造影、放射性核素心脏血池显像可见局部心缘突出、搏动减弱或有反常搏动。

4. 栓塞　少见。见于起病后1~2周内发生,可发生在体循环或肺循环。

5. 心肌梗死后综合征　发生率10%左右,多发生在急性心肌梗死后数周至数月,主要表现为发热、胸痛,体格检查可闻及心包摩擦音或胸膜摩擦音,可能为机体对坏死物质的变态反应。

【实验室及其他检查】

1. 心电图　心电图的动态演变对心肌梗死的诊断、定位、估计病情演变和判断预后都有价值。

（1）特征性改变:在面向坏死区周围心肌损伤的导联上出现ST段抬高呈弓背向上型;在面向透壁心肌坏死区的导联上出现宽而深的Q波;在面向损伤区周围心肌缺血区的导联上出现T波倒置。

（2）动态演变:发病后数分钟至数小时,T波高耸,称为超急性期改变;继之ST段弓背向上抬高,与直立的T波连接形成单向曲线,数小时至数天内病理性Q波出现,同时R波降低,此为急性期改变(图3-13);抬高的ST段持续数日至2周回到基线水平,T波则变为平坦或倒置,此为亚急性期改变;数周至数月后,T波倒置稳定不变或永久存在,此为慢性期改变。T波也可在数月至数年内逐渐恢复,但异常Q波常持续存在。

（3）心电图定位诊断(表3-3)

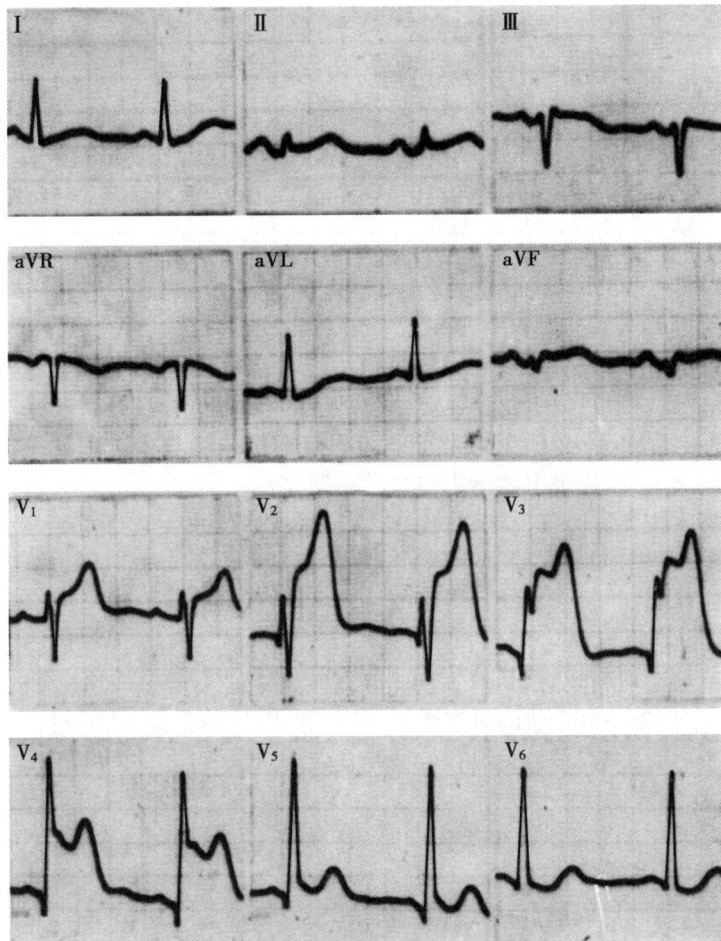

图 3-13　急性前壁心肌梗死的心电图

图示 V_1、V_2、V_3、V_4、V_5 导联 ST 段抬高，V_3、V_4、V_5 导联 QRS 波群呈 qR 型。

表 3-3　心肌梗死的心电图定位诊断及冠状动脉供血区的关系

导联	梗死部位	供血的冠状动脉
$V_1 \sim V_3$	前间壁	左前降支
$V_3 \sim V_5$	前壁	左前降支
$V_1 \sim V_5$ +（Ⅰ、aVL）	广泛前壁	左前降支
Ⅰ、aVL	高侧壁	左前降支或左回旋支
$V_7 \sim V_9$	正后壁	回旋支或右冠状动脉
Ⅱ、Ⅲ、aVF	下壁	右冠脉（多数）或左回旋支（少数）

注：广泛前壁心肌梗死在Ⅰ、aVL 导联可能出现梗死图形。

2. 实验室检查　血清心肌损伤标志物增高水平与心肌坏死范围及预后明显相关。①肌红蛋白起病后 2h 内升高，12h 内达高峰；24~48h 内恢复正常。②肌钙蛋白 I（cTnI）或肌钙蛋白 T（cTnT）在发病 3~4h 后升高，cTnI 在发病 11~24h 达高峰，7~10d 恢复正常，cTnT 在发病 24~48h 达高峰，10~14d 恢复正常，这些心肌结构蛋白含量的增高是诊断急性心肌梗死的敏感指标。③肌酸激酶的同工酶（CK-MB）在起病后 4h 内升高，16~24h 达高峰，3~4d 恢复正常，其增高的程度能准确反映心肌梗死的范围，依据其高峰出现的时间是否提前有助于判断溶栓治疗是否成功。

笔记

知识拓展

心肌损伤标志物

对心肌损伤标志物的测定应进行综合评价,如肌红蛋白在急性心肌梗死后出现最早,也十分敏感,但特异性不很强;cTnI 和 cTnT 出现稍延迟,但特异性很高。CK-MB 虽不如 cTnI 和 cTnT 敏感,但对早期(<4h)急性心肌梗死的诊断有较重要价值。

3. **影像学检查**　超声心动图、放射性核素检查有助于观察心室壁的运动和左心室功能、诊断梗死部位,判断有无室壁瘤和乳头肌功能失调,检测心包积液及室间隔穿孔等并发症。

【诊断要点】

依据典型的临床表现、心电图的动态演变以及血清心肌损害标志物检查结果,诊断本病并不困难。急性心肌梗死的诊断标准:必须至少具备下述 3 条标准中的 2 条。①缺血性胸痛的临床病史。②心电图的动态演变。③心肌损害血清标志物浓度动态改变。

对老年患者,突然发生严重心律失常、休克、心力衰竭或突然发生较严重而持久的胸闷或胸痛者,都应考虑本病的可能。宜先按急性心肌梗死来处理,并于短期内进行心电图、血清心肌损害标志物测定等动态观察,以确定诊断。

【治疗要点】

对急性 ST 段抬高型心肌梗死患者,应在 30min 内收入冠心病监护病房(CCU)开始溶栓或 90min 内开始介入治疗。尽早恢复缺血心肌的血液灌注,挽救濒死的心肌、防止梗死扩大或缩小缺血心肌范围,同时及时处理严重心律失常、心力衰竭和各种并发症。

（一）监护和一般治疗

1. **监护**　患者入住冠心病监护病房,持续心电图、血压、血氧饱和度监测,及时发现心律失常、血流动力学异常和低氧血症。

2. **休息**　急性期卧床休息,防止便秘,保持病室安静、舒适、减少探视,避免精神上的不良刺激,使情绪放松。

3. **吸氧**　患者应及早采用鼻导管吸氧(4~6L/min)或面罩吸氧(6~8L/min),吸氧可使血液中氧的张力升高,使氧气较容易向缺氧的心肌层扩散。

4. **镇痛**　给予吗啡 2~4mg 静脉注射或哌替啶(杜冷丁)50~100mg 肌内注射,硝酸甘油 0.5mg 含服等,并观察胸痛的变化。

5. **硝酸酯类**　急性心肌梗死患者使用硝酸酯类可轻度降低病死率。早期通常给予硝酸甘油静脉滴注 24~48h,使用过程中注意观察患者有无头痛、发作性心动过速和低血压。

（二）再灌注治疗

1. **溶栓治疗**　溶栓是指心肌梗死发病 6h 内,没有溶栓禁忌证(出血、出血倾向或出血史、颅内肿瘤、可疑为主动脉夹层)的患者,使用纤溶酶原激活剂,可溶解冠状动脉内的血栓,使冠状动脉再通,恢复心肌灌注。常用尿激酶或重组链激酶;新型溶栓剂有重组组织型纤维蛋白溶酶原激活剂(rt-PA)对血栓溶解有高度选择性、起效快,但价格贵。溶栓前常规检查血常规、血小板、出凝血时间和血型。

2. **经皮冠状动脉介入治疗(PCI)**　急诊冠状动脉成形术结合支架植入术可取得良好的再通效果。但该技术需要有经验的介入心脏病医生和心血管造影设备。

3. **紧急冠状动脉旁路移植术(CABG)**　介入治疗失败或溶栓治疗无效有手术指征者,宜争取 6~8h 内行 CABG 手术。

（三）抗心律失常

心肌梗死后室性心律失常可引起猝死,必须及时处理。若发生室性期前收缩或室性心动过速,首选利多卡因;发生心室颤动,立即行非同步直流电复律;发生严重房室传导阻滞、心动过缓时,及早植入心脏起搏器。

（四）抗血小板和抗凝治疗

1. **抗血小板治疗**　无禁忌证者常规立即嚼服阿司匹林 300mg,然后长期 75~150mg,每天 1 次维

溶栓适应证（文档）

笔记

持。欲行急诊 PCI 者尚应服用氯吡格雷 300~600mg,植入支架后患者服用维持剂量 75mg,每天 1 次,依据支架种类不同,维持时间不等。

2. 抗凝治疗　凝血酶使纤维蛋白原转变为纤维蛋白是最终形成血栓的关键环节,因此抑制凝血酶非常重要。所有急性心肌梗死患者如无抗凝禁忌证,均应常规应用肝素或低分子肝素。

（五）β 受体阻滞剂

应用 β 受体阻滞剂可防止梗死范围的扩大,改善心肌梗死预后,降低发病率和死亡率。常用美托洛尔、比索洛尔,口服从小剂量开始(相当于目标剂量 1/4),逐渐递增,使静息心率降至 55~60 次/min。

（六）血管紧张素转换酶抑制剂或血管紧张素 II 受体阻滞剂

血管紧张素转换酶抑制剂(ACEI)能改善恢复期心肌的重构,降低心肌梗死的病死率和心力衰竭的发生。除非有禁忌证,应全部选用。常用卡托普利、依那普利、福辛普利等,一般从小剂量口服开始,防止首次应用发生低血压,在 24~48h 逐渐增加到目标剂量。如不能耐受 ACEI 引起的刺激性干咳,可选用血管紧张素 II 受体阻滞剂(ARB),氯沙坦和缬沙坦替代。

（七）调脂治疗

他汀类药物在急性期应用可促使内皮细胞释放一氧化氮,有类硝酸酯的作用,远期有抗炎症和稳定斑块的作用,能降低冠状动脉疾病的死亡和心肌梗死发生率。

（八）其他治疗

患者出现休克和心力衰竭症状,应及时抗休克和纠正心力衰竭治疗,出现并发症的及时处理并发症。

（王喜梅）

第六节　心 肌 疾 病

病例导学

患者女性,16 岁。因头晕、乏力、心悸、胸闷 3d 入院。患者两周前有腹泻伴发热病史,服药治疗好转,用药不详。查体:双肺呼吸音清,心率 110 次/min,律齐,各瓣膜听诊区未闻及杂音。腹软,无压痛,肠鸣音正常。心电图示窦性心动过速,偶发室性期前收缩,CK-MB 高于正常值 2 倍。

问题与思考:

1. 结合病史,分析患者的初步诊断。

2. 分析该疾病的诊断依据。

心肌病亦称原发性心肌病,是由不同病因(遗传性病因较多见)引起的以心肌病变导致心肌机械和/或心电功能障碍,常表现为心室肥厚或扩张。其他心血管疾病继发的心肌病理性改变不属于心肌病范畴,如心脏瓣膜病、高血压性心脏病、先天性心脏病、冠心病等所致心肌病变。目前心肌病的分类具体如下:

1. 遗传性心肌病　肥厚型心肌病、右心室发育不良心肌病、左心室致密化不全、糖原贮积症、先天性传导阻滞、线粒体肌病、离子通道病(包括长 QT 综合征、Brugada 综合征、短 QT 综合征、儿茶酚胺敏感室性心动过速等)。

2. 混合性心肌病　扩张型心肌病、限制型心肌病。

3. 获得性心肌病　感染性心肌病、心动过速心肌病、心脏气球样变、围生期心肌病。

本节仅对常见的扩张型心肌病、肥厚型心肌病、病毒性心肌炎作简要介绍。

一、扩张型心肌病

扩张型心肌病(dilated cardiomyopathy,DCM)是一类以左心室或左右心室均扩大伴收缩功能障碍为特征的心肌病。临床主要表现为心脏扩大、心力衰竭、心律失常、血栓栓塞及猝死。本病预后差,确诊后 5 年生存约 50%,10 年生存约 25%。

【病因和发病机制】

多数扩张型心肌病病因不清,部分患者有家族遗传性。病因可大致分为遗传因素、病毒感染和其他细胞毒物质、免疫因素。

（一）遗传因素

25%~50% 的扩张型心肌病病例有基因突变或家族遗传背景,遗传方式主要为常染色体显性遗传。目前已发现超过 30 个染色体位点与常染色体显性遗传的扩张型心肌病有关,2/3 的致病基因位于这些位点。

（二）病毒感染

病毒直接侵袭和由此引发的慢性炎症和免疫反应是造成心肌损害的机制。常见病毒有柯萨奇病毒 B、孤儿病毒、小儿麻痹病毒、流感病毒、腺病毒、巨细胞病毒、人类免疫缺陷病毒等。

（三）免疫障碍

免疫障碍分两大部分。一是引起机体抵抗力下降,机体易于感染;二是以心肌为攻击靶位的自身免疫损伤。

（四）其他

其他原因包括中毒(包括酒精等)、内分泌和代谢紊乱、精神创伤等。

【病理】

扩张型心肌病以心室腔扩大为主,心室壁相对变薄,且常伴有附壁血栓。瓣膜、冠状动脉多无异常。组织学为非特异性心肌细胞肥大、变性,心肌发生纤维化。

【临床表现】

（一）症状

本病起病隐匿,早期心脏扩大但可无症状,继之出现劳力性呼吸困难和劳动耐力下降。随着病情加重患者出现夜间阵发性呼吸困难和端坐呼吸等左心衰竭症状,并逐渐出现食欲下降、腹胀及双下肢水肿等右心衰竭的症状。合并心律失常可表现为心悸、头晕,甚或晕厥。持续顽固性低血压往往是扩张型心肌病终末期的表现。肺栓塞最多见。

（二）体征

主要体征为心脏浊音界扩大,听诊心音减弱,常可闻及第三或第四心音,心率增快时呈奔马律。由于相对性二尖瓣关闭不全,心尖部可闻及收缩期杂音。肺部听诊可闻及湿啰音,仅局限于肺底,随着心力衰竭加重和出现急性左心衰竭时湿啰音可以遍布双肺或伴哮鸣音。颈静脉怒张、肝大及双下肢水肿等左右心衰竭的体征。

【实验室及其他检查】

1. **超声心动图** 超声心动图是诊断及评估扩张型心肌病最常见最重要的检查手段。疾病早期仅表现为左心室轻度扩大,后期各心腔均扩大,以左心室扩大为著。室壁运动普遍减弱,心肌收缩功能下降,左心室射血分数显著下降。可伴有二、三尖瓣功能性反流。

2. **胸部 X 线检查** 普大心影,心胸比>50%。可有肺淤血、肺水肿和肺动脉高压的 X 线表现。

3. **血液学检查** 扩张型心肌病可出现脑钠肽或神经末端脑钠肽前体升高,此有助于鉴别呼吸困难的原因。部分患者可出现心肌肌钙蛋白 I 轻度升高,但缺乏诊断特异性。血常规、电解质、肝肾功能等常规检查虽然对扩张型心肌病的诊断无特异性,但有助于对患者总体情况的评价和判断预后。

4. **心血管造影和心导管检查** 冠状动脉造影多无异常,心室造影可见左心室明显扩大,室壁运动减弱,心室射血分数降低。心导管检查可见左心室舒张末压、左心房压和肺毛细血管楔压均增高,心排血量、心脏指数减低。

5. **心肌活检** 可见心肌细胞肥大、变性、间质纤维化等,缺乏特异性,不能单独作为诊断依据,但可作为评价病变程度和预后的参考,并有助于排除心肌炎。

6. **其他** 心脏磁共振、冠状动脉 CT 检查、心肌核素显像等检查有助于扩张型心肌病的诊断和鉴别。

【诊断要点】

扩张型心肌病缺乏特异性诊断指标,当患者有慢性心力衰竭临床表现,超声心动图证实有心腔扩大与心脏收缩功能减弱,即可考虑。需要排除冠心病、高血压性心脏病、心瓣膜病、病毒性心肌炎、先天性心脏病等疾病。

【治疗要点】

治疗原则旨在阻止基础病因介导的心肌损害,阻断造成心力衰竭加重的神经体液机制,控制心律失常和预防猝死,预防栓塞,提高生活质量和延长生存。对无症状的患者,应预防感染,防止过劳,戒烟限酒,以防发生心力衰竭。已发生心力衰竭者,按慢性心力衰竭治疗指南进行治疗。

二、肥厚型心肌病

肥厚型心肌病(hypertrophic cardiomyopathy,HCM)是一种遗传性心肌病,以心室壁非对称性肥厚为特征。根据左心室流出道有无梗阻可分为梗阻性肥厚型心肌病和非梗阻性肥厚型心肌病。

【病因】

肥厚型心肌病为常染色体显性遗传,具有遗传异质性。是青少年和运动员猝死最常见的原因。目前已发现至少18个疾病基因和500种以上突变,其中最常见的基因突变为β-肌球蛋白重链及肌球蛋白结合蛋白C的编码基因。此外,儿茶酚胺代谢异常、高血压和高强度体力活动可能是本病的促进因素。

【病理】

大体解剖为心室肥厚,尤其是室间隔肥厚,部分患者可以是左心室游离壁及心尖部位肥厚。组织学改变为心肌细胞排列紊乱、小血管病变、瘢痕形成。

【临床表现】

(一)症状

起病缓慢,症状不明显,部分患者在体检时发现,有些患者因猝死尸体解剖才发现有肥厚型心肌病。非梗阻性肥厚型心肌病患者的临床表现与扩张型心肌病相似。梗阻性肥厚型心肌病患者的主要症状有呼吸困难、心绞痛、头晕、黑矇、晕厥、心悸、心力衰竭,甚至猝死。

(二)体征

体格检查可见心脏轻度增大,左心室流出道梗阻患者胸骨左缘第3~4肋间可闻及粗糙的喷射性收缩期杂音。心尖部可闻及收缩期杂音,系二尖瓣前叶移向室间隔导致二尖瓣关闭不全所致。凡增强心肌收缩力(如运动)或左心室容积减少(如屏气、含服硝酸甘油等)时,可使杂音增强;反之降低心肌收缩力(使用β受体阻滞剂)或左心室容积增加(如下蹲位)时,可使杂音减弱。

【实验室及其他检查】

1. **超声心动图** 对本病具诊断意义,心室不对称肥厚而无心室腔增大为其特征。舒张期室间隔厚度达15mm或与左心室后壁厚度比值≥1.3。伴有流出道梗阻的患者可见室间隔流出道部分向左心室内突出、二尖瓣前叶在收缩期前移、左心室顺应性降低致舒张功能障碍等。

2. **心电图** 主要表现为左心室肥大和继发性ST-T改变,病理性Q波也较常见。

3. **心血管造影和心导管检查** 冠状动脉造影多无异常,左心室造影显示心室变形,可呈香蕉状、犬舌状或纺锤状(心尖部肥厚时)。心导管检查可显示左心室舒张末期压力增高,左心室腔与左心室流出道压差大于20mmHg者则可诊断梗阻存在。

4. **心内膜心肌活检** 可见心肌细胞肥大、排列紊乱、局限性或弥散性间质纤维化。心肌活检对除外浸润性心肌病有重要价值。

5. **其他** 放射性核素心肌显影、心脏磁共振等检查有助于本病的诊断和鉴别诊断。

【诊断要点】

依据病史及体格检查,超声心动图示舒张期室间隔厚度达15mm或与后壁厚度之比≥1.3。如有阳性家族史(猝死、心肌肥厚等)更有助于诊断。基因检查有助于明确遗传性异常。

本病需与高血压性心脏病、冠心病、先天性心血管病和主动脉瓣狭窄等疾病相鉴别。

【治疗要点】

肥厚型心肌病的治疗原则是改善症状、减少合并症和预防猝死。可用β受体阻滞剂及主要作用于心脏的钙通道阻滞剂。对严重梗阻性肥厚型心肌病患者可植入起搏器、室间隔化学消融术及肥厚的室间隔切除术等方法治疗。

三、病毒性心肌炎

病毒性心肌炎常是全身性疾病在心肌上的炎症性表现,由病毒感染引起,多见于儿童和青少年,轻者可无临床症状,严重者可致猝死,诊断及时并经适当治疗者,可完全治愈。迁延不愈者,可形成慢性心肌炎或导致心肌病。

【病因和发病机制】

(一)病因

很多病毒均可引起心肌炎,以柯萨奇病毒、脊髓灰质炎病毒、孤儿病毒等多见。特别是柯萨奇 B 组病毒占 30%~50%。此外,流感病毒、人类腺病毒、风疹病毒、单纯疱疹病毒、肝炎病毒等均可引起心肌炎。

(二)发病机制

发病机制主要包括:①早期病毒直接侵犯心肌,造成心肌直接损害。②病毒介导的免疫损伤,主要由 T 淋巴细胞介导。此外还有多种细胞因子和 NO 等介导的心肌损害和微血管损伤。这些因素均可损害心肌组织结构和功能。

【临床表现】

(一)症状

病毒性心肌炎患者的临床表现与心肌病变的广泛程度、轻重有密切关系,可无任何症状,也可发生心源性休克或猝死。大多患者在发病前 1~3 周有病毒感染的前驱症状,如发热、全身倦怠和肌肉酸痛,或恶心、呕吐等消化道症状。继之出现心悸、胸闷、胸痛、呼吸困难、水肿,甚至晕厥、猝死。临床诊断的病毒性心肌炎绝大部分是以心律失常为主诉或首见症状就诊。

(二)体征

常有各种心律失常,特别是房性、室性期前收缩及房室传导阻滞最常见。心率增快与体温不相称。心界扩大,第一心音减弱,心肌损害严重或心力衰竭者可闻及舒张期奔马律,合并心包炎者可闻及心包摩擦音。心力衰竭者可有肺部湿啰音、颈静脉怒张、肝大等。

【实验室及其他检查】

1. **病毒血清学检测**　仅对病因有提示作用,不能作为诊断依据。确诊有赖于心内膜、心肌或心包组织内病毒、病毒抗原、病毒基因片段或病毒蛋白的检出。

2. **心肌损伤标志物**　12%的患者 CK 及 CK-MB 升高,32%的患者 cTnT 和/或 cTnI 升高。

3. **心内膜心肌活检**　心内膜心肌活检有助于本病的确诊及病情预后的判断。但因其为有创检查,一般不能作为常规检查。

4. **心电图**　心电图异常的阳性率高,主要表现为各种心律失常、ST 段下移、T 波低平或倒置、病理性 Q 波等。

5. **X 线检查**　心脏扩大,左心衰竭者可有肺淤血。

6. **超声心动图**　轻者正常,重者可有左心室增大,室壁运动减低,左室收缩功能减低,附壁血栓等。

7. **心脏磁共振**　对心肌炎诊断有较大价值。

【诊断要点】

病毒性心肌炎的诊断主要为临床诊断。依据典型的前驱感染病史、相应的症状和体征,结合心电图、心肌酶学检查、超声心动图、心脏磁共振等检查,应考虑此诊断。确诊有赖于心内膜心肌活检。

【治疗要点】

病毒性心肌炎尚无特异性治疗。患者应避免劳累,适当休息,可辅用改善心肌代谢药物辅酶 Q_{10}、维生素类等。出现心力衰竭时酌情使用利尿剂、血管扩张剂、ACEI 等。出现快速心律失常者,可采用抗心律失常药物治疗。出现高度房室传导阻滞,特别是有阿斯综合征者应植入临时心脏起搏器。

(王喜梅)

第七节 休 克

病例导学

患者男性,25 岁。因车祸后左上腹部疼痛 3h 入院。查体:体温 36.3℃,脉搏 135 次/min,呼吸 25 次/min,血压 75/50mmHg。神志淡漠,结膜苍白,心律齐,未闻及杂音,双肺呼吸音清。腹稍膨隆,有压痛,轻反跳痛,肝脾触诊不满意,移动性浊音阳性,其他无异常。腹部 B 超示:脾破裂,腹腔内大量积血。

问题与思考:

1. 分析该患者应属何种休克。

2. 简述该患者目前的紧急处理措施。

一、概述

休克(shock)是由多种原因引起机体有效循环血量减少、组织灌注不足,导致细胞缺氧、代谢紊乱和功能受损为主要病理生理改变的临床综合征,有效循环血量锐减是其共同特点。氧供应减少和机体对氧需求增加导致氧代谢障碍是休克的本质。因此,恢复对组织细胞的有效供氧,促进其有效利用,重新建立氧的供需平衡和保持正常的细胞功能是治疗休克的关键环节。

按病因将休克分为低血容量性、心源性、感染性、过敏性、神经性休克等。外科常见的是低血容量性和感染性休克。

【临床表现】

休克的临床表现可分为两个阶段:休克代偿期和休克抑制期。

（一）休克代偿期

在休克早期,有效循环血量的减少启动机体的代偿机制。中枢神经系统兴奋性提高,交感肾上腺轴兴奋,患者表现为神情紧张、烦躁不安,面色苍白,心率、呼吸加快,脉压缩小,尿量正常或减少等。在此阶段,若能及时作出诊断并予以积极治疗,休克多可较快被纠正。否则,病情继续发展,则进入休克抑制期。

（二）休克抑制期

患者可出现神情淡漠、反应迟钝,甚至意识模糊或昏迷,还有出冷汗、口唇肢端发绀、脉搏细数、血压进行性下降。严重时,全身皮肤、黏膜明显发绀,四肢厥冷,脉搏摸不清,血压测不出,尿少甚至无尿。若皮肤、黏膜出现瘀斑或消化道出血,提示病情已发展至弥散性血管内凝血阶段。若出现进行性呼吸困难、烦躁、发绀,给予一般的吸氧治疗不能改善呼吸状态,应考虑已发生呼吸窘迫综合征。

【诊断要点】

各种类型休克的临床表现各有特点,症状和体征都不尽相同。临床诊断要更多地注重休克的原因和早期指标,待休克发展到共同通路的阶段,就会呈现出一致的规律。

1. **诊断标准** 根据病史和临床表现,休克的诊断一般不难,关键在于休克早期(代偿期)的诊断和抢救。其诊断要点:患者出现面色苍白、皮肤黏膜发绀、四肢冰冷、外周静脉塌陷、反应迟钝、神志淡漠,收缩压<90mmHg、脉压<20mmHg,脉搏细数(>100 次/min),尿量<25ml/h。

2. **休克程度** 可分为轻度、中度和重度(表 3-4)。

【监测】

休克的监测对判断病情轻重、明确诊断,以及指导抢救都具有十分重要的意义。在休克过程中监测病情变化,以便采取有效措施。

（一）一般监测

1. **意识状态** 反映脑组织血流灌注。脑组织血流灌注不足,就会出现意识改变。意识障碍不仅可由脑血流减少所致,还可由缺氧、毒血症、代谢紊乱等其他原因所致。若患者神志清楚,对外界的刺激能正常反应,则提示患者循环血量已基本足够。相反,若患者表情淡漠、烦躁不安、谵妄或嗜睡,甚至昏迷,则提示脑组织血液循环不足,提示休克存在。

休克的病理生理(文档)

表 3-4　休克的临床表现和程度

临床表现	轻度(微循环收缩期)	中度(微循环扩张期)	重度(微循环衰竭期)
意识	神志清楚,精神紧张	神志尚清楚,表情淡漠	意识模糊,甚至昏迷
口渴 皮肤色泽	口渴 开始苍白	很口渴 苍白	非常口渴,可能无主诉 显著苍白,肢端发绀
皮肤温度	正常,发凉	发冷	厥冷(肢端更明显)
脉搏	100 次/min 以下,尚有力	100~200 次/min	速而细弱,或摸不清
血压	正常或稍高,脉压小	收缩压 90~70mmHg,脉压小	收缩压小于 70mmHg
体表血管	正常	浅静脉塌陷	毛细血管充盈非常迟缓
尿量	正常	尿少,25~15ml/h	无尿,小于 15ml/h
失血量[*]	20%以下(800ml 以下)	20%~40%(800~1 600ml)	40%以上(1 600ml 以上)

注:[*]成人的低血容量性休克。

2. **皮肤和肢体表现**　反映体表血流灌注。休克时,面色苍白,皮温降低,出冷汗常提示交感神经兴奋,微血管收缩。皮肤及口唇发绀,甲下毛细血管充盈和浅静脉充盈时间延长,腹壁皮肤大理石样紫纹,常提示微循环淤滞;皮肤瘀斑常提示 DIC 发生。如患者的四肢温暖,轻压指甲或口唇时,局部暂时缺血呈苍白,松压后色泽迅速转为正常,表明末梢循环已恢复、休克好转。

3. **脉搏和血压**　脉率增快多出现在血压下降之前,是休克早期的诊断指标。血压变化是休克的重要指标之一。低血容量休克早期舒张压可因周围血管收缩而增高,而收缩压明显降低,故脉压缩小。一般当收缩压<90mmHg,或原发高血压者收缩压降低 30mmHg 或更多,表示周围血液循环不良。判断休克程度还可用休克指数来估计,休克指数=脉率(次/min)/收缩压(mmHg),正常为 0.5 左右,如为 1.0~1.5,表示存在休克,>2.0 为重度休克。

4. **呼吸**　呼吸深快表示有代谢性酸中毒。呼吸急促,血氧饱和度<90%,动脉血氧分压(PaO_2)<60mmHg,吸入高浓度氧后仍无明显升高,提示有急性呼吸窘迫综合征(ARDS)。此外呼吸急促,由深快到浅快,到潮式呼吸,则常提示合并有脑水肿及颅内高压。

5. **尿量**　尿量是反映肾血流灌注情况很有价值的指标。据此,尿量也能反映生命器官的血流灌注情况,尿少通常是早期休克和休克复苏不完全的表现。对休克者,应留置导尿管并连续监测其每小时尿量。尿<30ml/h,常提示肾血管痉挛,如尿比重高,则提示血容量不足;如尿量<20ml/h 时,比重低且恒定在 1.010 左右,尿中有管型,常提示有急性肾衰竭。

(二)特殊监测

1. **中心静脉压(CVP)**　代表了右心房或胸腔段腔静脉内压力变化,在反映全身血容量及心功能状态方面较动脉压早。通过颈内、颈外静脉等处置入导管可以监测 CVP,正常值为 5~10cmH₂O。当 CVP<5cmH₂O 提示血容量不足;当 CVP>15cmH₂O 则提示心功能不全或静脉血管床收缩。CVP 受血容量、静脉回心血量、右心室排血功能的影响,还受胸腔、心包压力及静脉血管张力等因素的影响。连续动态监测 CVP 更有实用价值。

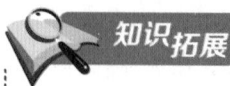

知识拓展

中心静脉压与血压

测定中心静脉压(CVP)和血压:CVP 低、血压低,表示血容量不足,要加快输液;CVP 高、血压低,表示心能不全,应减慢补液速度并给予强心剂;CVP 正常、血压低,表示血容量不足或心功能不全,可作补液试验,于 10min 内静脉输入生理盐水 250ml,若血压升高、CVP 不变为血容量不足,而 CVP 升高、血压不变为心功能不全。

2. 肺毛细血管楔压(PCWP)　用 Swan-Ganz 漂浮导管可测得肺动脉压(PAP)和肺毛细血管楔压(PCWP),可反映肺静脉、左心房和左心室压。PAP 正常值为 10~22mmHg;PCWP 正常值为 6~15mmHg,与左心房内压接近。PCWP 低于正常值反映血容量不足(较 CVP 敏感);PCWP 增高反映左心房压力增高如肺水肿时。虽然 PCWP 临床价值很大,但由于肺动脉导管技术属有创性,且有发生严重并发症的可能(发生率 3%~5%),故应当严格掌握适应证。

3. 动脉血气分析　是休克时不可缺少的监测项目。动脉血酸碱度(pH)反映机体总体的酸碱平衡状态,正常为 7.35~7.45。pH 降低反映休克时无氧代谢引起的代谢性酸中毒。若在使用碱性药物过程中呈现血 pH 增高,则提示已转为医源性代谢性碱中毒。休克时可因缺氧而表现通气过度,$PaCO_2$ 可以有所降低。若在通气良好的情况下,$PaCO_2$ 反而呈现增高,则表示有肺功能不全。若在保证通气并给予高浓度氧的情况下,PaO_2 依然<60mmHg 则表示有休克肺,并提示有可能发生急性呼吸窘迫综合征。

4. 动脉血乳酸盐测定　正常值为 1~1.5mmol/L,危重患者允许达到 2mmol/L。乳酸盐值越高,预后越差,若超过 8mmol/L,几乎无生存可能。

5. DIC 的检测　需要测定血小板、凝血因子及纤溶活性等指标。当血小板计数<80×10^9/L;凝血酶原时间延长 3s 以上;纤维蛋白原低于 1.5g/L;3P(血浆鱼精蛋白副凝)试验阳性;血涂片中破碎红细胞超过 2% 等可确诊为 DIC。

【治疗要点】

尽早去除休克的病因,尽快恢复有效循环血量,保证充足的组织灌注及氧合是休克治疗的主要目标。另外,防治并发症、恢复机体正常代谢也是休克治疗的部分。

（一）抢救原则

去除病因,对症治疗,密切监护,防治并发症。

（二）急救措施

确诊休克,立即给患者安置 4 条管道:即两条静脉输液管,一作快速补液用,一作 CVP 测量;一条鼻管给氧气;一条留置尿管测每小时尿量。患者应置于上身抬高 20°~30°,双下肢抬高 15°~20° 体位,以利呼吸以及下肢静脉血回心。如有高热,应行酒精擦浴或冰袋降温;有外伤出血者应立即压迫或止血带止血;有肝脾破裂者,应尽早手术止血。有血气胸者应行急诊胸腔闭式引流。具体措施包括:

1. 恢复有效循环血量　是纠正休克引起的组织低灌注和缺氧的关键,即扩充血容量(简称扩容),补液时应结合患者具体情况选择输液的成分、剂量和速度。

2. 病因治疗　针对病因积极治疗,是抢救成功的关键。如病因不去除,无论何种抗休克措施都不能奏效,休克会进一步恶化。外科疾病引起的休克多需要手术处理。

3. 纠正酸碱及水电解质失衡　休克早期由于呼吸加深加快,呼出过多的 CO_2,则发生呼吸性碱中毒。一般中度以上休克,由于缺血缺氧,糖、脂肪及蛋白分解代谢亢进,大量酸性代谢产物堆积而发生代谢性酸中毒。根据病情合理纠正,一般成人中度以上休克应补 5% 碳酸氢钠 250~500ml,也可根据公式计算。

4. 血管活性药物的应用

5. 其他治疗　包括激素的应用。

二、低血容量性休克

低血容量休克(hypovolemic shock)是外科患者中最常见的休克,包括失血性休克和损伤性休克。

（一）失血性休克和失液性休克

失血、失液后血容量降低成为休克的主要病因,主要是由于回心血量和心排血量均降低,超过了机体代偿机制的限度,其后果与失血量或失液量密切相关。

【病因】

1. 各种疾病发展导致出血　如上消化道出血,常见有胃、十二指肠溃疡出血,门静脉高压症食管-

休克恢复有效循环血量的方法(文档)

胃底静脉曲张出血等。

2. 各种疾病导致大量血浆或体液的丧失 如大面积烧伤引起大量血浆丧失,急性肠梗阻或幽门梗阻大量消化液丢失。内科的严重腹泻也可引起休克。

【治疗要点】

1. 补充血容量 失血性休克可根据临床表现和休克指数协助判断失血量,首先补平衡液,然后补充适量血液,低分子量右旋糖酐、代血浆也可适当使用。此外还要根据血流动力学指标,如 CVP、P、BP、PCWP 的变化,每小时尿量及周围微循环情况来调节输液、输血的量及速度。

2. 纠正酸碱及水电解质失衡 肠梗阻由于大量碱性肠液、胆汁、胰液的丢失而常发生代谢性酸中毒,并伴有钠、钾、氯等电解质的缺失。幽门梗阻由于酸性胃液及钾离子大量丧失,常伴低钾低氯性代谢性碱中毒,应补充等渗盐水加 10% 氯化钾。

3. 病因治疗 要达到休克完全好转的目标,必须对病因进行治疗。

(1)失血性休克:除了创伤出血,常见的病因有消化性溃疡、门静脉高压症食管胃底静脉曲张、宫外孕等。上消化道出血大多可以用止血药、垂体后叶素、三腔二囊管(对食管胃底静脉曲张)或者内镜局部处理,缓解出血。少数患者的出血用以上方法仍不能缓解,则需要紧急手术止血,应一边快速扩容、一边施行创伤较轻的手术处理。

(2)失液性休克:常见的病因是大面积烧伤、高温环境中脱水、急性胰腺炎、急性肠梗阻等,由于失液的成分不同,或加上细胞受损和介质、细胞因子等释出,治疗上需要区别对待。例如,急性胰腺炎并发休克,除了扩容,应及时引流含有胰酶的腹腔液和清除坏死组织;急性肠梗阻则应设法及时解除梗阻,以免肠内有害物质继续进入血流和肠管血液循环障碍加重。

(二)损伤性休克

损伤性休克(traumatic shock)见于严重外伤,如复杂性骨折、挤压伤或大手术等,引起血液或血浆丧失、损伤处炎性肿胀和体液渗出,导致低血容量。损伤性休克的病情往往比较复杂。其治疗要点如下:

1. 输液、输血 虽然不同创伤致休克主要发病机制不一,但恢复有效循环血量是一致的,一般与失血性休克相似,如有大量失液,应根据丢失液体的性质和量调整输液的种类和量。

2. 纠正酸碱失衡 早期轻度休克由于过度换气,常出现呼吸性碱中毒,中度休克多为代谢性酸中毒,晚期或重度休克有急性呼吸衰竭,常伴呼吸性酸中毒,应酌情及早纠正。

3. 药物治疗 在补充血容量后使用血管活性药物、强心剂、药理剂量皮质激素,合并 DIC 者应抗凝治疗。

4. 创伤处理 应针对创伤尽早进行相应的手术处理,如清创缝合术,胸腔闭式引流处理血气胸等。只有抗休克与创伤处理同时进行,才能有效地治愈患者。

三、感染性休克

感染性休克(septic shock)是由脓毒症引起的低血压状态,又称脓毒症休克。多见于烧伤、腹膜炎、化脓性胆管炎、重症胰腺炎、绞窄性肠梗阻、泌尿系感染等。

【临床分型】

外科感染性休克患者常表现为原发感染病症状、体征、白细胞增多;同时伴有寒战、高热,脉细数,神志障碍(烦躁不安、表情淡漠、嗜睡、昏迷),面色苍白,皮肤发绀,湿冷,少尿或无尿,血压下降等;如并发 DIC 则有出血倾向,以及多器官功能障碍或衰竭。

感染性休克的血流动力学改变有高动力型和低动力型两种(表 3-5)。高动力型即高排低阻型休克,表现为外周血管扩张、阻力降低,心排血量正常或增高。患者皮肤温暖干燥,又称暖休克。低动力型(又称低排高阻型),表现为外周血管收缩,微循环淤滞,大量毛细血管渗出致血容量和心排血量减少。患者皮肤湿冷,又称冷休克,临床较多见。

表 3-5　感染性休克的血流动力学分型

临床表现	低排高阻型	高排低阻型
神志	烦躁、淡漠、嗜睡或昏迷	清醒
皮肤色泽	苍白、青紫或发绀	淡红或潮红
皮肤温度	湿冷或冷汗	温暖,干燥
毛细血管充盈时间	延长	$1\sim2s$
脉搏	细速	较慢,有力
脉压(mmHg)	<20	>20
尿量	<25ml/h	>30ml/h

【治疗要点】

1. **补充血容量**　感染性休克患者除广泛微循环开放和血液淤滞必须超过正常量补液外,还要考虑感染炎性渗出、呕吐、肠麻痹、肠内液体增多,以及高热出汗、不能进食等因素导致体液的额外丢失,也包括电解质的丧失。

2. **病因治疗**

(1) 抗感染药物的应用:这类药物选用是否合理,与感染性休克的转归密切相关。感染性休克应尽早做血培养或脓液、渗出物培养,按照体外药敏结果选择敏感抗生素。使用抗生素时,应注意休克过程中机体内药物动力学特点。另外,还要注意抗生素的变态反应等。

(2) 感染病灶的处理:感染性休克的外科患者大都有明确的原发感染病灶。因此,病灶须及早处理,否则细菌和毒素源源不断进入血液循环,休克难以好转或暂时好转后又发生。近半数的感染性休克可能需要紧急外科处理。

3. **纠正酸碱失衡**　包括处理早期的呼吸性碱中毒,中期的代谢性酸中毒及晚期的呼吸性酸中毒。一般中度休克应补充5%碳酸氢钠250ml,以后再根据血气分析结果变化调整。

4. **激素的应用**　对感染性休克有较好的作用,应尽早使用,剂量要大,一般用 $2\sim3d$ 即可撤除。

5. **血管活性药物**　根据不同血流动力学情况选用不同药物,对冷休克应用扩血管药,暖休克则用缩血管药。

6. **保护重要脏器功能**　对心、肺、肾、肝、脑应作相应的支持保护治疗。

（陈文江）

本章小结

　　心脏骤停、休克为临床急危重症,病因复杂,严重威胁患者生命。多数起病急骤,病情变化多样,需要紧急做出判断和处理。紧急处理的措施为实施正确、有效的心脑肺复苏,纠正休克。心力衰竭、原发性高血压、心律失常、冠状动脉粥样硬化性心脏病、心肌疾病为临床常见的心血管疾病,是目前危害人民健康和社会劳动力较大的疾病。诊断心血管疾病应根据病史、临床表现、实验室及其他检查等资料作出综合分析。目前治疗心血管疾病的方法越来越多,但药物治疗仍然是重要的首选方法,介入治疗也已经成为心脏疾病非常重要的治疗手段,其技术不断发展,极大改善患者的预后和生活质量。

病例讨论

病例一

患者男性,18 岁。身体健康。因游玩不慎溺水,速将其拖至岸边,呼叫无反应。

查体:患者面色苍白,触摸颈动脉无搏动,胸廓无明显起伏,瞳孔散大。

1. 根据患者情况,高度怀疑的临床诊断是什么?

2. 现场如何处理?

病例二

患者男性,52 岁,公务员。因持续性胸骨后持续性疼痛 1h 入院。患者 1h 前因情绪激动,突发胸骨后持续性疼痛,并出现呼吸困难,不能平卧,咳粉红色泡沫痰,舌下含化硝酸甘油不缓解,随来医院就诊。患者近 3 年有阵发性心前区疼痛病史,多于劳累、饭后发作,休息或服用硝酸甘油后缓解。

体格检查:心率 126 次/min,律不齐,血压 76/42mmHg,双肺布满湿啰音,心前区闻及心包摩擦音。

1. 根据患者情况,高度怀疑的临床诊断是什么?

2. 该疾病的诊断依据有哪些?

3. 为确定诊断,应进一步做哪些检查?

病例讨论

扫一扫,测一测

思考题

1. 简述心脏骤停的临床表现。

2. 简述现场心肺复苏的主要步骤。

3. 简述按血压水平高血压的分级。

4. 简述心房颤动的听诊及心电图特点。

5. 简述休克的临床表现和程度及诊断。

6. 简述慢性心力衰竭的主要病因。

7. 简述常用降压药的种类和作用机制。

8. 简述急性心肌梗死的并发症。

笔记

第四章　消化系统疾病

04章 PPT

学习目标

1. 掌握:消化系统常见疾病的临床表现。
2. 熟悉:消化系统常见疾病的诊断要点及治疗要点。
3. 了解:消化系统常见疾病的病因和发病机制。
4. 具有对消化系统常见疾病初步判断的能力,具有爱伤意识。
5. 能对消化系统常见疾病进行初步治疗。

消化系统疾病包括食管、胃、肠、肝脏、胆囊、胰腺及腹膜、肠系膜、网膜等脏器的器质性或功能性疾病,疾病种类多,为临床常见病和多发病。引起消化系统疾病的病因复杂,一种疾病可由某一种或多种病因引起,同样某一种病因可引起多种消化系统疾病,常见的病因有感染、理化因素、免疫因素、代谢因素、外伤、遗传、神经精神因素、医源性因素等。消化系统疾病的常见症状有恶心、呕吐、吞咽困难、腹胀、黄疸、腹痛、腹泻、便秘、呕血、黑便等。常见疾病有胃食管反流病、胃炎、消化性溃疡、溃疡性结肠炎、急性阑尾炎、肝硬化、肝性脑病、原发性肝癌、胆石症、急性胰腺炎、上消化道出血等。

第一节　胃食管反流病

胃食管反流病(gastroesophageal reflux disease,GERD)是一种由胃十二指肠内容物反流入食管引起不适症状和/或并发症的疾病。可引起咽喉、气管等食管以外的组织损害,出现食管外症状。根据是否导致食管黏膜糜烂、溃疡,分为反流性食管炎(reflux esophagitis,RE)和非糜烂性反流病(nonerosive reflux disease,NERD)。GERD 在欧美国家较常见,人群中 10%~20% 有胃食管反流症状,我国患病率约为 5.8%。

【病因和发病机制】

GERD 的发病主要是由于抗反流防御机制的减弱和反流物对食管黏膜攻击作用的结果。抗反流防御机制主要包括食管下括约肌抗反流屏障、食管对反流物清除、黏膜对反流物攻击作用的抵抗,在食管抗反流防御功能下降的基础上,反流物刺激、损害食管黏膜而导致 GERD。反流物中的主要攻击因子是胃酸和胃蛋白酶,在胃大部切除术、食管空肠吻合术后或伴有十二指肠-胃反流时,主要攻击因子则为胆汁、胰酶。这些攻击因子可引起食管黏膜充血、水肿、糜烂、溃疡等损害,也可引起咽喉炎、哮喘和吸入性肺炎等食管以外组织的损害。

笔记

153

知识拓展

食管下括约肌（LES）

LES 是指食管末端 3～4cm 长的环形肌束。正常人静息时 LES 压为 10～30mmHg，为一高压带，防止胃内容物反流入食管。LES 部位的结构受到破坏时可使 LES 压下降，如贲门失弛缓症手术后易并发反流性食管炎。

【临床表现】

临床表现多样，轻重不一，不少患者呈慢性复发的病程。

（一）症状

1. **胃灼热和反酸** 为最常见症状，胃灼热是指胸骨后或剑突下烧灼感，常在餐后 1h 出现，卧位、弯腰或腹压增高时可加重。本病反流物多为酸性，反酸常伴有胃灼热。

2. **吞咽困难和吞咽痛** 部分患者有吞咽困难，症状呈间歇性，进食固体或液体食物时均可发生。少部分患者吞咽困难是由食管狭窄引起的，吞咽困难可呈持续性进行性加重。有严重食管炎或并发食管溃疡，可伴有吞咽疼痛。

3. **胸骨后痛** 胸骨后或剑突下疼痛，严重时可为剧烈刺痛，可放射到后背、胸部、肩部、颈部等，酷似心绞痛。

4. **食管以外组织损害的表现** 咳嗽、哮喘、咽喉炎等，部分患者食管以外组织损害可为主要症状。

（二）体征

一般无异常体征，疾病发作时可见心率增快、血压升高、表情焦虑、皮肤湿冷或出汗。

（三）并发症

1. **上消化道出血** 食管黏膜糜烂或溃疡可引起急性或慢性出血，表现为呕血和/或黑便。

2. **食管狭窄** 严重食管炎反复发作使纤维组织增生，最终导致瘢痕狭窄，可有吞咽困难。

3. **Barrett 食管** 是食管腺癌的癌前病变，在食管黏膜修复过程中，鳞状上皮被柱状上皮取代，称为 Barrett 食管。Barrett 食管发生的溃疡称为 Barrett 溃疡。

【实验室及其他检查】

（一）实验室检查

1. **常规检查** 如血常规、尿常规、血清电解质、血糖、糖化血红蛋白、血脂等检查，有助于对食管反流病的诱因、诊断与鉴别诊断提供依据，指导治疗。

2. **24h 食管 pH 监测** 便携式 pH 记录仪可对患者进行 24h 食管下段 pH 连续监测，有助于明确是否存在异常的胃酸食管反流和阐明胸痛与酸反流的关系。

（二）其他检查

1. **内镜检查** 是诊断反流性食管炎最准确的方法，能直接观察食管黏膜炎症程度和有无并发症，结合活检病理检查有助于明确病变性质。镜下可见食管黏膜充血、糜烂、溃疡等病变，内镜见到有反流性食管炎可确立胃食管反流病的诊断，但无反流性食管炎不能排除胃食管反流病。

2. **食管吞钡 X 线检查** 是了解有无胃食管反流的简易方法，但诊断敏感性不高，还可发现是否合并食管裂孔疝、贲门失弛缓症及食管肿瘤等。

3. **食管测压检查** 能显示 LES 压力和一过性 LES 松弛，但检测值与正常人有很大重叠，对诊断帮助不大。

【诊断要点】

有下列条件之一者可诊断为胃食管反流病：①有明显反酸、胃灼热反流症状，内镜下有反流性食管炎表现，并排除其他病因的食管炎。②有明显反酸、胃灼热反流症状，虽然内镜下无反流性食管炎的诊断依据，但 24h 食管 pH 连续监测提示有胃食管异常反流或用质子泵抑制剂（PPI）治疗（奥美拉唑 20mg，2 次/d，连服 7d）疗效显著。

【治疗要点】

治疗原则是控制症状、治愈食管炎、减少复发和防治并发症。

（一）一般治疗

避免餐后平卧、睡前 2h 进食,睡觉时将床头抬高 10～20cm,可减少胃食管反流。戒烟酒,肥胖者减轻体重,对一些可降低 LES 压力的药物要慎用或停用。

（二）药物治疗

1. **抑酸药物** 减少胃酸、胃蛋白酶对食管黏膜的损害,可选用 H_2 受体阻滞剂如雷尼替丁、法莫替丁等,或 PPI 如奥美拉唑、兰索拉唑等,一般疗程为 8 周,个别疗效不佳者可与促胃肠动力药物合用。

2. **促胃肠动力药物** 常用的有多潘立酮、西沙必利等,疗程 8 周。

（三）抗反流手术治疗

疗效尚有争议,手术方法一般采用胃底折叠术或内镜下治疗,指征为严格内科治疗无效的症状持续性食管炎、不愿意或不能耐受长期 PPI 治疗的年轻患者、有严重咽喉炎或哮喘等反流所致的症状。

（四）并发症的治疗

食管狭窄有吞咽困难者可行内镜下食管扩张治疗。Barrett 食管应积极治疗 GERD,加强随访,合并重度异型增生者应手术治疗。

（高健群）

第二节 胃 炎

胃炎(gastritis)是胃黏膜对胃内各种刺激因素的炎症反应,显微镜下表现为组织学炎症。胃炎是最常见的消化系统疾病之一。按临床发病缓急和病程的长短,一般分为急性胃炎和慢性胃炎两大类。

一、急性胃炎

急性胃炎(acute gastritis)是指各种病因引起的胃黏膜急性炎症。内镜检查可见胃黏膜充血、水肿、糜烂和出血等一过性病变,本病病程短,病理过程为自限性,病因如能及时去除短期内可治愈。临床以急性单纯性胃炎最常见,其次为急性糜烂出血性胃炎,少数因大量出血或反复出血而危及生命。

【病因和发病机制】

1. **饮食** 如进食过热、过冷、过硬或过于粗糙的食物以及浓茶、浓咖啡、刺激性调味品等均可刺激胃黏膜,破坏胃黏膜屏障造成胃黏膜损伤和炎症。

2. **药物** 最常引起胃黏膜炎症的药物有非甾体抗炎药(non-steroidal anti-inflammatory drugs, NSAID)如阿司匹林、吲哚美辛等以及糖皮质激素,可通过抑制胃黏膜生理性前列腺素的合成,削弱胃黏膜的保护作用。乙醇、铁剂、抗肿瘤药物及某些抗生素等均可直接破坏胃黏膜上皮层,引起胃黏膜糜烂、出血。

3. **急性应激** 可由严重脏器功能衰竭、大面积烧伤、全身感染、颅脑病变、严重创伤、大手术和休克等引起。发病机制未完全明确,可能是应激的生理性代偿功能不足以维持胃黏膜微循环运行,使胃黏膜血流减少,黏膜缺血、缺氧、坏死而发生糜烂、出血。

4. **感染因素** 幽门螺杆菌(helicobacter pylori,Hp)感染引起的急性胃炎称为急性幽门螺杆菌胃炎。如不予抗菌治疗,幽门螺杆菌可长期存在并发展为慢性胃炎。其他有沙门氏菌、嗜盐杆菌、致病性大肠杆菌等,主要通过进食被细菌或毒素污染的不洁食物而致病。

5. **其他** 十二指肠液反流通过胆汁酸、磷脂酶 A 和其他胰酶破坏胃黏膜,造成胃黏膜糜烂、出血。老年动脉硬化、胃区放射治疗、腹腔动脉栓塞治疗后血管闭塞等均可引起急性胃炎。

【病理】

急性胃炎病理改变为胃黏膜充血、水肿、糜烂和出血,病变可弥漫分布于全胃或局限于胃窦、胃体。

【临床表现】

多数急性起病,但因病因不同而临床表现不一,轻者症状不明显,或仅出现上腹不适、饱胀、隐痛、

Hp（图片）

恶心、呕吐等表现。若为非甾体抗炎药或急性应激所致者,胃出血常见,胃出血一般为呕吐物略带血性、间歇性发作、自行停止,也可发生大量出血,表现为呕血和/或黑便,大量出血可引起晕厥或休克。体征为可有不同程度的上腹压痛。

【实验室及其他检查】

(一)实验室检查

1. **粪便检查** 粪便隐血试验阳性。

2. **胃液分析** 测定基础泌酸量、最大泌酸量及胃液 pH。

(二)其他检查

胃镜检查镜下可见胃黏膜多发性糜烂、出血灶和浅表溃疡,表面附有黏液和浆性渗出物。因病变多在短期内消失,应在大出血后 24~48h 内进行急诊胃镜检查以确诊。

【诊断要点】

诊断依靠病史、临床表现及内镜检查,但需注意与急性胆囊炎、急性胰腺炎等疾病相鉴别。

【治疗要点】

针对病因和原发疾病采取防治措施。由感染因素所致者应及早使用有效抗生素;由非甾体抗炎药等所致者,停止用药,并给予抑制胃酸分泌药(如 H_2 受体阻滞剂、质子泵抑制剂)或胃黏膜保护药物(如硫糖铝、米索前列醇);急性应激所致者应积极治疗原发病,同时给予抑酸治疗。呕吐、腹泻剧烈者,可暂禁食,静脉维持营养及纠正水、电解质、酸碱紊乱;发生大出血时,按上消化道大出血进行处理。

二、慢性胃炎

慢性胃炎(chronic gastritis)是指各种病因引起的胃黏膜慢性炎症病变。本病临床上十分常见,发病率为各种胃病之首,男性多于女性。慢性胃炎的分类方法很多,目前采用国际上新悉尼系统的分类方法,将慢性胃炎分为非萎缩性(以往称浅表性)、萎缩性和特殊类型三大类。

【病因和发病机制】

1. **幽门螺杆菌感染** 幽门螺杆菌感染是慢性胃炎最主要的病因。发病机制可能通过幽门螺杆菌的鞭毛运动及黏附素直接侵袭胃黏膜;或其产生的尿素酶分解尿素产生氨而损害胃黏膜;或通过该菌产生的蛋白酶、脂肪酶和磷脂酶 A 降解胃液中的黏液糖蛋白、脂质和脂蛋白,破坏黏液层的完整性;或通过产生的毒素如细胞空泡毒素 A 使上皮细胞受损,细胞毒素相关基因蛋白引起强烈的炎症反应;幽门螺杆菌菌体胞壁可作为抗原产生免疫反应。这些因素长期存在可引起胃黏膜的慢性炎症。

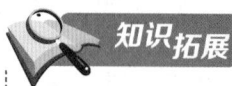

知识拓展

幽门螺杆菌

1982 年两位澳大利亚医生确认了幽门螺杆菌的存在及其在胃炎、消化性溃疡等疾病中的作用。幽门螺杆菌为革兰氏阴性微需氧菌,长 2.5~4μm,宽 0.5~1.0μm,呈弯曲螺旋状,该菌的一端有 2~6 根鞭毛。幽门螺杆菌可产生多种酶,如尿毒酶及其代谢产物氨、过氧化氢酶、蛋白溶解酶、磷脂酶 A 等,亦产生细胞毒素如细胞空泡毒素、细胞毒素相关蛋白 A。

2. **免疫因素** 患者血液中可检测到壁细胞抗体(parietal cell antibody,PCA),伴有恶性贫血者还可检出内因子抗体(intrinsic factor antibody,IFA)。壁细胞损伤后作为自身抗原激发机体产生壁细胞抗体和内因子抗体,壁细胞抗原和壁细胞抗体形成免疫复合体在补体的参与下,破坏壁细胞,使壁细胞总数减少,导致胃酸分泌减少或缺乏。

3. **理化因素** 长期饮酒、浓茶、咖啡和吸烟,摄入过热、过冷、过于粗糙的食物可导致胃黏膜损害;经常服用非甾体抗炎药、糖皮质激素等药物可抑制胃黏膜前列腺素的合成,破坏胃黏膜屏障,为幽门螺杆菌和其他因素的致病创造了条件。

4. **其他因素** 如幽门功能不全造成的胆汁反流、老年人胃黏膜退行性病变、胃黏膜营养因子缺乏如促胃液素缺乏、高盐饮食、缺乏新鲜蔬菜以及某些疾病如心力衰竭、肝硬化门静脉高压、尿毒症等均可使胃黏膜受损。

【病理】

慢性胃炎病理变化是胃黏膜损伤和修复互相作用的结果,主要病理改变是胃黏膜炎症、萎缩和化生。在慢性胃炎发展过程中,增生的上皮或肠化生的上皮在再生过程中发育异常,可形成异型增生,又称不典型增生,不典型增生被认为是胃癌的癌前病变。

【临床表现】

1. **症状**　慢性胃炎病程迁延,进展缓慢,缺乏特异性症状,症状轻重与胃黏膜病变程度并非一致。多数患者常无明显症状或有程度不等的消化不良症状,如上腹痛或不适、饱胀、食欲不振、嗳气、反酸、恶心和呕吐等。自身免疫性胃炎患者可有厌食、贫血、消瘦、舌炎等症状,少数患者可有反复小量上消化道出血。

2. **体征**　体征多不明显,有时可有上腹轻压痛。

【实验室及其他检查】

(一)实验室检查

1. **胃液分析**　浅表性胃炎胃酸多正常。自身免疫性胃炎时胃酸缺乏,多灶萎缩性胃炎时胃酸分泌正常或偏低。

2. **血清学检查**　自身免疫性胃炎时血清促胃泌素水平明显升高,抗壁细胞抗体和抗内因子抗体可阳性,维生素 B_{12} 浓度明显低下。多灶萎缩性胃炎时血清促胃泌素水平视 G 细胞破坏程度而定,可正常或偏低。

3. **幽门螺杆菌检查**　可通过胃镜检查获取胃黏膜标本做培养、涂片、尿素酶试验及血清幽门螺杆菌抗体测定、^{13}C 或 ^{14}C 尿素呼吸试验等方法进行检查。

(二)其他检查

胃镜及胃黏膜活组织检查是诊断慢性胃炎的最可靠方法。非萎缩性胃炎病变以胃窦部最明显,病变黏膜充血、水肿、呈花斑状红白相间的改变,以红为主,可有局限性糜烂和出血点;活检可见黏膜浅层炎性细胞浸润,腺体多正常。萎缩性胃炎胃黏膜呈淡红色、灰色、灰黄色或灰绿色,也可红白相间,但以白色为主,黏膜层变薄,可见黏膜下树枝状或网状紫蓝色血管纹,黏膜表面无炎症渗出物,活检显示腺体减少,伴不同程度的炎性细胞浸润,可有肠腺化生、假性幽门腺化生及不典型增生等。

【诊断要点】

检查幽门螺杆菌可明确病因,疑为自身免疫性胃炎应做相关检查,确诊依赖胃镜及胃黏膜活组织检查。

【治疗要点】

慢性胃炎尚无特效治疗。对无症状的慢性非萎缩性胃炎无需进行治疗,有症状的慢性胃炎治疗包括病因治疗和对症治疗。

(一)病因治疗

1. **饮食**　以高热量、高蛋白、高维生素、易消化的饮食为原则。注意饮食卫生,纠正不良卫生习惯,进食宜少量多餐、定时进餐、细嚼慢咽的饮食卫生习惯;忌暴饮暴食及餐后从事重体力劳动,避免粗糙、辛辣、过冷、过热等刺激性食物和饮料,尽量少吃或不吃烟熏、腌制食物,减少食盐摄入量,多吃蔬菜、水果,戒烟酒;胃酸缺乏患者最好食用完全煮熟的食物,以利消化吸收,并可食用刺激胃酸分泌的食物如浓肉汤、鸡汤等;胃酸偏高者应避免食用浓肉汤、酸性食品、多脂肪食物,以免引起胃酸分泌过多,可食用牛奶、菜泥、面包等,口味要清淡;提供舒适的进餐环境,避免不良刺激,鼓励患者晨起、睡前、进食前后刷牙或漱口,保持口腔清洁舒适、促进食欲。

2. **根除幽门螺杆菌感染**　根除幽门螺杆菌治疗适用于慢性萎缩性胃炎、合并肠上皮化生或不典型增生、有胃癌家族史患者及其他慢性胃炎合并幽门螺杆菌感染者。根据具体情况选择进行根除幽门螺杆菌治疗。目前推荐三联疗法,即以一种质子泵抑制剂或一种胶体铋剂为基础加上两种抗菌药物,如奥美拉唑或枸橼酸铋钾(CBS)加上阿莫西林和甲硝唑或克拉霉素,2 周为 1 个疗程,三联治疗失败者,可用铋剂、质子泵抑制剂加两种抗生素组成的四联疗法。注意观察药物的疗效和不良反应,使

慢性萎缩性
胃炎(图片)

用促胃动力药因可促进胃排空,应在餐前1h与睡前服用,不宜与阿托品、山莨菪碱等解痉药合用。用抗胆碱药缓解腹痛时,应注意口干、心率加快、汗闭、胃排空延缓等不良反应。胃酸缺乏者服用1%稀盐酸时,宜用吸管将药物送至舌根部咽下,服后温开水漱口。使用枸橼酸铋钾(CBS)治疗时,应餐前半小时服用,不得与牛奶同服,不宜与强制酸药物同服,服药过程可使牙齿、舌变黑,可用吸管直接吸入,服药后大便可呈黑褐色,停药后可自行消失,少数患者可有恶心、一过性血清转氨酶升高等。阿莫西林服用前应询问患者有无青霉素过敏史,用药过程中注意有无变态反应。甲硝唑可引起恶心、呕吐等胃肠道反应,应在餐后半小时服用,并可用甲氧氯普胺、维生素 B_6 等拮抗。

(二)对症治疗

囚 NSAID 引起者,应停药并给予抗酸剂和胃黏膜保护药。非萎缩性胃炎以反酸、腹痛为主要表现者,可给予黏膜保护剂如硫糖铝、抑酸剂如 H_2 受体阻滞剂或质子泵抑制剂;黏膜萎缩、伴明显肠上皮化生患者治疗宜以黏膜保护剂为主,同时给予维生素 C、维生素 E、叶酸等抗氧化维生素及锌、硒等微量元素以助其逆转,并定期随访。有胃动力学改变者,可应用促胃肠动力药如多潘立酮、西沙必利等;对胃酸缺乏者,可应用胃蛋白酶合剂或1%稀盐酸溶液;萎缩性胃炎伴恶性贫血者,可给予维生素 B_{12} 和叶酸治疗。

(三)胃黏膜异型增生的治疗

除上述治疗外,关键是定期随访,对萎缩性胃炎伴重度不典型增生可选择预防性内镜下胃黏膜切除术。

(高健群)

第三节　消化性溃疡

病例导学

> 患者男性,36 岁。因反复上腹痛 10 年余,加重伴恶心、呕吐 1 周入院。患者 10 年来反复出现上腹烧灼样疼痛,多于餐后 3h 发生,并有夜间痛,伴反酸、嗳气,进食或服用抗酸药后缓解,既往胃镜检查示十二指肠溃疡。1 周前上腹部疼痛加剧,伴恶心、呕吐。查体:神清,急性病容,心肺(-),腹软,上腹轻度压痛,无反跳痛,无移动性浊音。
>
> 问题与思考:
> 1. 该患者需进一步完善哪些实验室及其他检查?
> 2. 分析该患者的临床诊断。
> 3. 如何对消化性溃疡患者进行治疗?

消化性溃疡(peptic ulcer,PU)指胃肠黏膜发生的炎性缺损,通常与胃液的胃酸和消化作用有关,病变穿透黏膜肌层或达更深层次。消化性溃疡常发生在胃和十二指肠,即胃溃疡(gastric ulcer,GU)和十二指肠溃疡(duodenal ulcer,DU),临床上 DU 较 GU 多见,两者之比约为 3∶1。本病呈世界性分布,是消化系统疾病中的常见病,我国总患病率为 10%~12%,南方的患病率较北方高,城市高于农村,秋冬至冬春之交常为本病的好发季节。可发生于任何年龄,男性发病率远远高于女性,DU 好发于青壮年,GU 的发病年龄一般较 DU 约迟 10 年。

【病因和发病机制】

消化性溃疡的病因和发病机制尚未完全明确。一般认为是一种多因素疾病,幽门螺杆菌感染、胃酸和胃蛋白酶的消化作用、胃十二指肠黏膜的黏液-黏膜屏障作用削弱是引起消化性溃疡的主要环节。消化性溃疡的发生是由于黏膜侵袭因素和防御/修复因素失衡的结果,GU 主要是防御/修复因素减弱,DU 则主要是侵袭因素增强。

1. **幽门螺杆菌感染**　是消化性溃疡已确认的主要病因,DU 患者的幽门螺杆菌检出率约为 90%,GU 为 70%~80%。幽门螺杆菌感染导致消化性溃疡的机制尚未阐明,可能是凭借其鞭毛运动和热休克蛋白等定植因子,在胃黏膜上皮和十二指肠胃上皮化生处定居、繁殖,产生毒性酶(如尿素酶、蛋白酶等)诱发局部炎症,并产生细胞因子、白细胞介素、氧自由基等损害胃黏膜;同时,幽门螺杆菌产生的毒素如细胞空泡毒素和细胞毒素相关蛋白可通过直接细胞毒作用造成胃黏膜上皮细胞空泡变性,又促进了十二指肠胃上皮化生,为幽门螺杆菌在十二指肠定居和繁殖创造了条件,使十二指肠黏膜上皮分泌黏液和碳酸氢盐减少,进而削弱了胃十二指肠黏膜屏障功能;加之幽门螺杆菌感染通过直接和间接作用于胃黏膜的 G 细胞、D 细胞,导致胃酸分泌增加,上述协同作用最终导致溃疡的发生。

2. 胃酸和胃蛋白酶 是消化性溃疡发生的决定因素,消化性溃疡的最终形成是由于胃酸和胃蛋白酶对黏膜自身消化的结果。一般来说,胃酸的致溃疡作用只有在黏膜防御和修复功能遭到破坏时才会发生。

3. 非甾体抗炎药 非甾体抗炎药如阿司匹林、吲哚美辛等是引起消化性溃疡的另一重要因素。非甾体抗炎药致溃疡及发生并发症的危险性与药物的种类、剂量、疗程及是否同时服用糖皮质激素、抗凝剂等有关。NSAID 导致消化性溃疡的机制可能为药物在胃、十二指肠黏膜上皮细胞内聚积,细胞内高浓度 NSAID 产生细胞毒而损害胃、十二指肠黏膜上皮,并抑制胃黏膜内前列腺素 E 合成,进一步削弱胃、十二指肠黏膜屏障功能,导致消化性溃疡的发生。

4. 其他因素 吸烟、饮食因素、遗传、应激、胃十二指肠运动异常可能对消化性溃疡的发生有不同程度的影响。

【临床表现】

消化性溃疡的临床表现不一,部分患者可无症状或以出血、穿孔等并发症为首发症状。典型的消化性溃疡临床特征:①慢性过程:历时数月、数年反复发作。②周期性发作:发作与缓解周期性交替出现,发作期可为数周或数月,缓解期也长短不一,发作多在秋冬或冬春之交发病,可因不良精神刺激、饮食失调、过度劳累而诱发。③发作时节律性上腹痛:疼痛或缓解与进食有关。

(一)症状

1. 腹痛 上腹痛是本病的主要症状,可为钝痛、灼痛、胀痛或饥饿样疼痛,疼痛一般较轻,患者多能忍受,少数穿透性溃疡疼痛较剧烈,休息、制酸剂或用手按压疼痛部位等方法可使疼痛减轻或缓解。GU 多在中上腹或稍偏左,DU 多在上腹偏右,有局限性轻度压痛。疼痛与饮食之间有明显的相关性,GU 的疼痛多在餐后 1h 内出现,经 1~2h 后逐渐缓解,至下餐进食后再次出现疼痛,即进食-疼痛-缓解的规律;DU 的疼痛表现为空腹痛,常在餐后 2~4h 出现,持续至下次进餐后才缓解,即疼痛-进食-缓解的规律,有的患者于午夜出现疼痛,称为午夜痛。部分患者可无上述典型表现,可仅表现为无规律性的上腹隐痛不适,或因并发症而改变疼痛性质及节律。

2. 其他症状 消化性溃疡可伴有恶心、呕吐、食欲减退、反酸、嗳气、上腹饱胀等症状,部分患者也可有失眠、多汗、脉搏缓慢等自主神经功能失调表现。

(二)体征

溃疡活动期可有上腹部固定而局限的轻压痛,缓解期常无明显体征。病程长者可有消瘦、体重下降。

(三)并发症

1. 上消化道出血 是消化性溃疡最常见的并发症,尤其是 DU。上消化道出血引起的临床表现取决于出血的速度和量,表现为呕血与黑便,严重者可出现失血性休克。

2. 穿孔溃疡 病灶向深部发展穿透浆膜层所致,分为急性穿孔和慢性穿孔,前者最常见,穿孔后胃肠内容物渗入腹膜腔而引起急性弥漫性腹膜炎,表现为上腹突然剧痛并迅速向全腹弥散的持续性腹痛,并有腹肌紧张、压痛、反跳痛、肝浊音界消失等体征;慢性穿孔为溃疡穿透并与邻近器官、组织粘连,使胃肠内容物不流入腹腔,又称穿透性溃疡,表现为疼痛规律发生改变,呈顽固而持久的疼痛,向背部放射。

3. 幽门梗阻 主要由 DU 或幽门管溃疡引起,表现为上腹饱胀不适和呕吐,上腹饱胀以餐后为甚,呕吐后减轻,呕吐物量多,内含发酵宿食,患者可有脱水和低钾低氯性碱中毒等表现;上腹部胃蠕动波、空腹振水音及清晨空腹抽出胃液量>200ml 是幽门梗阻的特征性表现。引起幽门梗阻的原因主要有两类:一类是由于溃疡周围组织炎性水肿和幽门部痉挛引起的暂时性梗阻,内科治疗有效,可随溃疡好转而消失;另一类是由于溃疡处瘢痕形成收缩所致的器质性梗阻,内科治疗无效,多需外科手术或内镜下扩张治疗。

4. 癌变 约 1% 的 GU 可发生癌变,DU 极少癌变;对长期慢性 GU 病史、年龄在 45 岁以上、经严格内科治疗 4~6 周无效、粪便隐血试验持续阳性者,应怀疑癌变,应尽快做胃镜及活组织检查以明确诊断和定期随访。

【实验室及其他检查】

（一）实验室检查

1. 胃液分析 DU 患者胃酸分泌增多,GU 患者胃酸分泌正常或低于正常。

2. 幽门螺杆菌检测 消化性溃疡的常规检测项目,阳性的出现常提示溃疡活动期。常用方法有快速尿素酶试验、组织学检查和培养、血清学（抗 Hp IgG 抗体检测）、^{13}C 或 ^{14}C 尿素呼气试验等,尤其是后者的敏感性和特异性较高而无需胃镜检查,常作为根除治疗后复查的首选方法。

3. 粪便隐血试验 溃疡活动期可呈阳性反应,如 GU 患者持续阳性则怀疑癌变的可能。

（二）其他检查

1. 胃镜检查及活检 可直接观察溃疡部位、病变大小、性质,并可在直视下取活组织检查和幽门螺杆菌检测,是确诊消化性溃疡的首选检查方法。胃镜下,溃疡多呈圆形或椭圆形,边缘光滑,底部有灰黄或灰白色渗出物,溃疡周围黏膜可充血、水肿,可见皱襞向溃疡集中。

2. X 线钡剂造影 适用于对胃镜检查有禁忌或不愿接受胃镜检查者。龛影为溃疡的 X 线直接征象,是诊断消化性溃疡的可靠依据之一,局部压痛、十二指肠球部激惹和变形、胃大弯侧痉挛性切迹等为间接征象,提示溃疡的可能。

【诊断要点】

慢性病程、周期性发作的节律性上腹痛,疼痛可为进食或抗酸药所缓解,可作出初步诊断,但确认有赖胃镜或 X 线钡剂造影。

【治疗要点】

消化性溃疡的治疗宜整体治疗与局部治疗并重,药物与非药物治疗并重,内科治疗与外科治疗并重。治疗的目的是去除病因、控制症状、促进溃疡愈合、预防复发和避免并发症。

（一）一般治疗

1. 心理治疗 消除焦虑、紧张情绪,保持乐观态度;活动期应注意休息,劳逸结合,生活有规律。

2. 饮食 合理调整饮食结构,维持营养;戒烟、酒、浓茶、咖啡;停用或慎用 NSAID 和糖皮质激素等药物。合理饮食可避免或减轻疼痛,改善营养状况,促进康复。选择营养丰富、搭配合理、清淡、易消化的食物,以利于促进胃黏膜的修复和提高抵抗力。一般无需规定特殊食谱,选择营养丰富刺激性小的食物,以稀饭、面食等偏碱性食物为宜;脱脂牛奶有中和胃酸作用,但牛奶中的钙质可刺激胃酸分泌,故不宜多饮,并宜安排在两餐之间饮用;适量摄取脂肪,因脂肪虽能刺激小肠黏膜分泌肠抑胃素,抑制胃酸分泌,但同时又可引起胃排空延缓,胃窦扩张,致胃酸分泌增多;烹调方法以蒸、煮、炖、烩、氽等为主,戒烟酒,忌咖啡、浓茶等刺激性饮料,避免进食过冷、过热、酸、辣、油炸等刺激性食物和调味品。正确指导患者有规律定期进食,注意调节进餐时的情绪,提供愉快的进餐环境,避免精神紧张。溃疡活动期应少食多餐,每天 5~6 餐,避免餐间零食和睡前进食。少食多餐可中和胃酸,减少胃的饥饿性蠕动,同时可避免过饱所引起的胃窦过度扩张,刺激促胃液素的分泌,以减少胃酸对病灶的刺激,利于溃疡的愈合。进食时细嚼慢咽,避免过饥过饱。恶心、呕吐剧烈者暂禁食,采用静脉维持营养,必要时按医嘱使用镇吐药物,症状缓解后逐渐恢复至正常饮食。

（二）降低胃酸的药物

包括抗酸药和抑制胃酸分泌药两类。

1. 抗酸药 具有中和胃酸、降低胃蛋白酶活性、缓解疼痛、促进溃疡愈合的作用。常用的有氢氧化铝、铝碳酸镁及其复方制剂如胃得乐、胃疡宁、胃舒散等,餐后 1h 和睡前服用。可溶性抗酸药如碳酸氢钠,肠道吸收迅速,长期服用可引起碱中毒和钠潴留;不溶性抗酸药中含镁制剂可致腹泻,含钙、铝、铋的制剂可致便秘,长期大量应用时,尚有腹胀、食欲不振、软骨病或骨质疏松、肾损害等不良反应,因此长期和大量应用,不良反应较大,目前很少单一应用抗酸药来治疗溃疡。

2. 抑制胃酸分泌的药物 有 H$_2$ 受体阻滞剂（H$_2$RA）和质子泵抑制剂两大类。

（1）H₂受体阻滞剂：H₂受体阻滞剂是通过选择性竞争结合壁细胞H₂受体而抑制壁细胞分泌胃酸，可选用西咪替丁200mg，3次/d，睡前加服400mg，或400mg，2次/d；雷尼替丁150mg或法莫替丁20mg或尼扎替丁150mg或罗沙替丁75mg，每天早晨与睡前各服1次，疗程4~6周；H₂受体阻滞剂应在餐中或餐后即刻服用，也可把1d的剂量睡前顿服，若同时服用抗酸药，则两药应间隔1h以上。西咪替丁不良反应较多，常见的有乏力、转氨酶升高、粒细胞减少、皮疹、男性乳房发育、阳痿等，用药期间注意监测肝、肾功能和血常规；雷尼替丁抑酸作用较西咪替丁强，宜晨起空腹和睡前服药，不良反应小，且无抗雄性激素作用；法莫替丁的抑酸作用较前两者强，也无抗雄激素作用，但在用药中应注意头痛、头晕、腹泻和便秘等不良反应；尼扎替丁的作用强度类同雷尼替丁，但不良反应更少；新型制剂罗沙替丁抑酸作用和雷尼替丁大致相同，但不需空腹用药，不受抗酸药影响，可同时应用抗酸药，不良反应轻微，包括头痛、腹泻、便秘、感冒样症状等。因药物可随母乳排出，哺乳期应停止用药。若静脉给药应注意控制速度，速度过快可引起低血压和心律失常。

（2）质子泵抑制剂：通过抑制壁细胞分泌胃酸的关键酶即H⁺-K⁺-ATP酶，使其不可逆失活，从而抑制胃酸分泌，与H₂受体阻滞剂可作为胃、十二指肠溃疡的抗酸分泌首选药物，但作用较H₂RA强而持久，特别适宜高胃酸分泌者或NSAID溃疡患者不能停用NSAID时的治疗，可用奥美拉唑20mg或兰索拉唑30mg或泮托拉唑40mg或拉贝拉唑10mg，每天晨起1次服用，疗程2~4周。PPI与抗生素的协同作用较H₂RA好，可作为根除幽门螺杆菌治疗方案中的基础用药。质子泵抑制剂可每天用药1次或每天早、晚各服1次，奥美拉唑者不良反应较少，但有头晕不适，特别是用药初期，因此，初次应用时应减少活动、避免开车等。兰索拉唑不良反应有轻微腹泻、头痛、恶心、荨麻疹、皮疹、肝功能异常等；泮托拉唑不良反应较少，偶可引起头痛和腹泻；拉贝拉唑的不良反应类同兰索拉唑。不良反应较重时应及时停药。

（三）保护胃黏膜药物

包括硫糖铝、枸橼酸铋钾（CBS）及前列腺素类药物。

1. 硫糖铝　可黏附在溃疡表面阻止胃酸、胃蛋白酶侵袭溃疡面，并促进内源性前列腺素合成及刺激表皮生长因子分泌有关，还可增强幽门螺杆菌对抗菌药物的敏感性。可每天餐前30min及睡前1g，嚼碎后口服，疗程为4~8周。服用硫糖铝不良反应少，可引起便秘，不能与多酶片同服，以免降低两者的作用。

2. 枸橼酸铋钾（CBS）　CBS胃黏膜保护作用与硫糖铝类似，但还有较强的抗幽门螺杆菌作用，120mg，4次/d，餐前30min及睡前服用，疗程为4~8周。胶体铋剂不良反应轻微，可有轻微头痛、头晕、腹泻、便秘及皮疹、一过性转氨酶升高等，并使舌苔和粪便变黑；长期服用可造成铋在体内大量堆积引起神经毒性，故不宜长期服用。

3. 前列腺素类药物　具有很好的胃黏膜保护作用及抑制胃酸分泌作用，对胃、十二指肠溃疡的近期疗效均满意，尤其是对NSAID溃疡的治疗和预防。可选用米索前列醇。米索前列醇的常见不良反应是腹泻，但继续用药可自行缓解，该药具有兴奋子宫平滑肌作用，可致流产，故孕妇禁用。近年来，生长抑素、表皮生长因子、基底成纤维细胞生长因子和血管内皮细胞生长因子亦广泛用于本病的治疗。

（四）根除幽门螺杆菌治疗

根除幽门螺杆菌可加速溃疡愈合，降低复发率和并发症，有可能彻底治愈消化性溃疡。对幽门螺杆菌感染的消化性溃疡初发或复发患者、活动期或静止期、有无并发症均给予根除幽门螺杆菌治疗。单一药物效果较差，联合用药可提高根除率，减少耐药性；目前推荐三联疗法，以质子泵抑制剂或胶体铋剂为基础加上两种抗生素，奥美拉唑或枸橼酸铋（CBS）加上阿莫西林和甲硝唑或克拉霉素，疗程为7~14d。在疗程结束后，GU患者继续用PPI 4~6周或枸橼酸铋6~8周，DU患者继续用PPI 2~4周或枸橼酸铋4~6周，并在结束治疗至少4周后复查幽门螺杆菌，以确定幽门螺杆菌是否根除。

（五）手术治疗

对于大量出血经内科治疗无效、急性穿孔、瘢痕性幽门梗阻、经内科正规治疗无效的顽固性溃疡及胃溃疡疑有癌变的患者可选择手术治疗。

（高健群）

第四节 胃 癌

胃癌(gastric cancer)是源于胃黏膜上皮的恶性肿瘤,绝大多数是腺癌,是最常见的恶性肿瘤之一。发病情况在各个国家、地区和种族间差异较大,有色人种高于白种人,北美、西欧、澳大利亚等国家和地区发病率较低,而日本、南美、俄罗斯、东欧及中国为高发区。我国以西北地区为高发,而中南、西南地区发病率则较低。发病年龄以中老年居多,55~70 岁为高发年龄段,男性高于女性,男女之比约为2∶1。我国的胃癌平均每年死亡率约为 16/10 万,胃癌的分级、分期和累及的部位、转移情况及治疗手段直接影响预后。

【病因和发病机制】

胃癌的发生是一个多因素参与,多步骤进行性发展的过程,一般认为是下列因素共同参与的结果。

1. **幽门螺杆菌感染** 幽门螺杆菌诱致胃癌的可能机制是幽门螺杆菌导致的慢性炎症有可能成为一种内源性致突变原,进而发生癌变;幽门螺杆菌是一种硝酸盐还原剂,具有催化亚硝化作用而致癌;幽门螺杆菌的某些代谢产物可促进上皮细胞变异。

2. **环境和饮食因素** 流行病学调查资料显示,不同国家和地区发病率的明显差异及移民发病率高于本地居民,说明环境因素与胃癌发生相关。长期食用霉变食品、腌制烟熏食品、咸菜及高盐食品可增加胃癌发生的危险性,腌制烟熏食品中含高浓度的硝酸盐,在胃内经细菌作用还原成亚硝酸盐,再与胺结合形成致癌物亚硝胺。流行病学研究提示,多吃新鲜水果和蔬菜、使用冰箱和正确贮存食物可减少胃癌的发生。

3. **遗传因素** 胃癌有明显家族聚集倾向,家族发病率高出正常人群 2~3 倍,尤其是浸润型胃癌。一般认为遗传因素使致癌物质对易感者更易致癌。

4. **癌前状态** 胃癌的癌前状态有癌前病变和癌前疾病,前者指较易转化为癌组织的病理学变化,如肠型化生和异常增生;后者指与胃癌相关的胃良性疾病,如慢性萎缩性胃炎、胃息肉、残胃炎、胃溃疡,有发生胃癌的危险性。

【病理】

组织学上,胃癌以腺癌为主。胃癌有 4 种扩散方式。①直接蔓延侵袭相邻器官:如食管、肝、胰、大网膜。②淋巴结转移:先局部转移,再远处淋巴结转移,胃的淋巴系统与锁骨上淋巴结相连接,转移到该处时称为 Virchow 淋巴结。③血行转移:晚期患者约 60% 以上发生,以肝转移最常见,其次是肺、腹膜及肾上腺。④种植转移:癌组织侵出浆膜层脱落入腹腔,种植于肠壁和盆腔等。

【临床表现】

1. **症状** 早期胃癌多无明显症状,少数患者仅有一些非特异消化道症状。随胃癌进程至进展期,此时最早出现的症状是上腹痛或饱胀不适,餐后加重,偶呈节律性溃疡样疼痛,继之上腹痛或饱胀不适转为持续性加重,不能为制酸剂缓解。常伴有食欲减退、厌食、乏力、体重下降。病变位于胃窦部者可致幽门梗阻而出现严重恶心、呕吐;贲门癌易侵犯食管下段而出现吞咽困难;溃疡型胃癌易发生呕血或黑便。转移至身体其他脏器可出现相应的症状,如转移至肝时可引起右上腹痛、黄疸等;转移至肺可引起咳嗽、胸痛、咯血等;转移至骨骼时可有骨骼疼痛。

2. **体征** 早期胃癌多无明显体征,进展期胃癌多在上腹部偏右可触及肿块,有压痛;肝转移可有肝大,常伴黄疸;腹膜转移时可出现腹水;远处淋巴结转移可在左锁骨上窝内侧触到质硬而固定的淋巴结。某些胃癌患者可出现伴癌综合征如皮肌炎、浅表性血栓静脉炎、黑棘皮病等。

3. **并发症** 可并发胃出血、穿孔、贲门或幽门梗阻等。

【实验室及其他检查】

(一)实验室检查

1. **血常规检查** 常见缺铁性贫血的血象改变,多为中、晚期胃癌慢性失血所致。

2. **粪便隐血试验** 呈持续阳性。

（二）其他检查

1. **胃镜检查** 可观察病变部位、性质,结合黏膜活组织检查是目前诊断胃癌最可靠的方法。早期胃癌镜下表现为小的息肉样隆起或凹陷,进展期胃癌镜下可表现为凹凸不平、表面有污秽苔的肿块,或不规则较大溃疡,常见渗血及溃烂。超声内镜检查可判断胃内或胃外的肿块,观察肿瘤侵犯胃壁的深度,有助于区分早期和进展期胃癌。

2. **X 线钡餐检查** 胃癌主要表现为充盈缺损,或边缘不规则的龛影,或黏膜皱襞破坏消失或中断,邻近胃黏膜僵直,蠕动消失等。

【诊断要点】

早期胃癌症状隐匿,诊断困难,需借助 X 线钡餐检查、胃镜检查及黏膜活组织检查确定诊断。

【治疗要点】

1. **手术治疗** 是目前唯一有可能根治胃癌的方法,手术治疗的效果取决于胃癌的病期、癌肿浸润的深度和扩散范围。早期胃癌宜首选胃部分切除术,有局部淋巴结转移应同时予以清扫。对进展期胃癌的患者,只要无禁忌和远处转移,尽可能采取手术切除。

2. **化学治疗** 应用抗肿瘤药物治疗。单一的联合化疗主要用于晚期胃癌不能施行手术者,以减轻或缓解症状,改善生存质量及延长生存期。目前胃癌的化疗多是辅助手术治疗,在术前、术中及术后使用,以抑制癌细胞扩散和杀伤残存的癌细胞,从而提高手术治疗效果。常用药物有氟尿嘧啶、丝裂霉素等。注意化疗药物的消化道反应、局部血管反应、粒细胞减少、骨髓抑制、脱发等不良反应。

3. **内镜下治疗** 对早期胃癌可在内镜下行高频电凝切除术、内镜下激光治疗等,内镜下微波凝固治疗可用于早期胃癌及进展期胃癌发生梗阻者。

4. **支持疗法** 包括高能量静脉营养疗法,以提高患者的抗癌能力,使患者能耐受手术和化疗。免疫增强剂如左旋咪唑、卡介苗等,提高患者免疫力;也可配合中药治疗等。

5. **疼痛的治疗** 药物镇痛应遵循 WHO 推荐的三阶梯疗法,选用镇痛药必须从弱到强,先以非麻醉镇痛药为主,当其不能控制疼痛时依次加用弱麻醉性及强麻醉性镇痛药,并配以辅助用药,采取复合用药的方式达到镇痛效果。目前治疗的主要药物有:①非麻醉镇痛药,如阿司匹林、对乙酰氨基酚、吲哚美辛等。②弱麻醉性镇痛药,如可待因、布桂嗪等。③强麻醉性镇痛药,如吗啡、哌替啶等。④辅助性镇痛药,如地西泮、氯丙嗪、异丙嗪等。

（高健群）

第五节　肝　硬　化

> **病例导学**
>
> 患者男性,40 岁。因腹胀、食欲减退 8 年,加重伴尿少 5d 入院。既往有乙肝病史 20 年余,近 8 年来常感全身乏力、食欲减退、腹胀,5d 前因过度劳累,出现乏力、食欲减退、腹胀加重,伴尿量减少。查体:神清,面色灰暗,巩膜黄染,双手肝掌明显,心肺听诊(−),腹部明显膨隆,脐周腹壁静脉曲张,肝肋下 4cm,质硬无压痛,移动性浊音(+),肠鸣音正常,双下肢凹陷性水肿。实验室检查:红细胞计数 $3.2×10^{12}$/L,血红蛋白 98g/L,白细胞计数 $4.8×10^{9}$/L。
>
> 问题与思考:
> 1. 说明肝硬化的临床表现,实验室检查的阳性结果。
> 2. 分析该患者的临床诊断及诊断依据。
> 3. 说明该患者的治疗原则。

肝硬化(hepatic cirrhosis)是一种由不同病因引起的慢性进行性弥漫性肝病。临床以肝功能损害和门静脉高压为主要表现,晚期常出现消化道出血、肝性脑病、继发感染等严重并发症。

【病因和发病机制】

（一）病因

引起肝硬化的病因众多,我国以病毒性肝炎最常见,占60%~80%,国外以酒精中毒所致者多见,值得注意的是同一患者可有多种致病因素同时存在。部分病例发病原因不能确定,称为隐源性肝硬化。

1. **病毒性肝炎** 是我国肝硬化的最常见原因,主要是乙型、丙型、丁型肝炎病毒感染所致的慢性肝炎,甲型和戊型病毒性肝炎不发展为肝硬化。

2. **慢性酒精中毒** 是国外肝硬化的常见原因,在我国约占15%。长期大量饮酒,乙醇及其中间代谢产物(乙醛)对肝脏的毒性作用,继而发展为肝硬化。

3. **非酒精性脂肪性肝炎** 危险因素为肥胖、高甘油三酯血症、糖尿病等,约70%的原因不明的肝硬化可能由非酒精性脂肪性肝炎引起。

4. **血吸虫病** 长期反复感染血吸虫者,虫卵沉积在汇管区或毒性产物的刺激引起纤维组织增生,造成血吸虫病性肝纤维化。

5. **肝静脉回流障碍** 慢性充血性心力衰竭、缩窄性心包炎、肝静脉和/或下腔静脉阻塞综合征等使肝细胞长期淤血性缺氧、坏死,继而纤维组织增生,最终发展为肝硬化。

6. **化学毒物或药物** 长期接触四氯化碳、砷、磷等化学毒物或长期服用对肝脏有毒的药物如双醋酚汀、甲基多巴、抗结核药或抗肿瘤药等,可引起中毒性肝炎,进而演变为成硬化。

7. **营养障碍** 长期食物中缺乏蛋白质、维生素、抗脂肪肝物质如胆碱等,或慢性炎性肠病致吸收不良和营养失调,均可造成肝细胞脂肪变性和坏死而演变成肝硬化。

8. **胆汁淤积** 长期存在的肝内淤胆或肝外胆管阻塞所致的胆汁淤积,可导致胆汁性肝硬化。

9. **其他** 遗传和代谢性疾病如铜氧化酶缺陷引起的铜代谢障碍所致的肝豆状核变性,铁代谢障碍所致的血色病,均可导致大量的铜和铁沉积于肝脏,引起肝细胞损害并演变为肝硬化。自身免疫性肝炎亦可进展为肝硬化。

（二）发病机制

肝硬化的发生、发展、演变一般经过致病因素作用造成大量肝细胞变性坏死,肝小叶纤维支架破坏,残存肝细胞不沿原支架排列,形成不规则的再生结节;汇管区和肝包膜大量纤维结缔组织增生,包绕再生结节或残留肝小叶重新分割,改建成假小叶而形成肝硬化的典型形态改变。上述改变使肝内血管受到再生结节挤压,血管床缩小、闭塞或扭曲,肝内门静脉、肝静脉和肝动脉失去正常关系,发生异常吻合,导致肝内血液循环紊乱,是形成门静脉高压的病理基础,更进一步加重肝细胞营养障碍,促使肝硬化病变进一步发展。肝的大体形态表现为肝脏变形,早期肿大,晚期明显缩小,表面有弥漫性大小不等的结节。

【临床表现】

肝硬化患者多数起病隐匿,病情进展缓慢,可隐伏3~5年或更长时间,少数因短期内大片肝坏死,3~6个月便发展为肝硬化。临床上将肝硬化分为代偿期和失代偿期两阶段,但两期界限不明显。

（一）代偿期肝硬化

早期症状较轻,缺乏特异性。主要有乏力、食欲不振、恶心、呕吐、腹胀、腹泻、上腹不适或隐痛等,以乏力、食欲不振为主要表现,出现最早。症状常因劳累或伴发病时出现,休息或治疗后可减轻或缓解。患者营养状况一般或消瘦,肝可稍大,质地偏硬,脾可轻至中度大,肝功能多在正常范围或轻度异常。

（二）失代偿期肝硬化

1. 肝功能减退的临床表现

（1）全身症状和体征:一般情况及营养状况较差,可有消瘦、乏力、精神不振、皮肤干枯粗糙、肝病面容(面色黝黑或面色灰暗)、不规则低热、水肿、舌炎和口角炎等。

（2）消化道症状:食欲减退明显为最常见症状,可出现恶心、呕吐、餐后上腹饱胀不适、腹痛等,稍进食油腻饮食易引起腹泻,半数以上有轻度黄疸,少数有中、重度黄疸。

（3）出血倾向和贫血:患者常有鼻出血、牙龈出血、皮肤紫癜、胃肠出血等,与肝脏合成凝血因子减少、脾功能亢进和毛细血管脆性增加有关。并常出现不同程度的贫血。

（4）内分泌失调表现：可出现蜘蛛痣、肝掌、性功能减退、男性乳房发育、睾丸萎缩、毛发脱落等，女性患者则出现月经失调、闭经、不孕等，由于雌激素增多、雄激素和糖皮质激素减少所致。

2. **门静脉高压的临床表现** 正常情况下门静脉压力为 5~10mmHg，当门静脉压力持续>10mmHg 时为门静脉高压。

（1）脾大：多为轻、中度脾大，为门静脉高压致脾静脉压力增高，脾淤血所致，血吸虫病肝纤维化时脾大明显。晚期常伴有周围血中红细胞、白细胞和血小板减少，称为脾功能亢进。

（2）侧支循环的建立和开放：是门静脉高压特征表现。门静脉压力增高时，来自消化器官和脾脏的回心血液流经肝脏受阻，使门静脉交通支开放并扩张，血流量增加，建立侧支循环。临床上重要的侧支循环有 3 支：食管下段和胃底静脉曲张破裂出血时出现呕血、黑便甚至失血性休克等表现；腹壁静脉曲张时在脐周和腹壁可见迂曲的静脉，以脐为中心向上及下腹延伸，外观呈水母头状；痔静脉曲张时形成内痔，破裂时可引起便血。

（3）腹水：是肝硬化失代偿期最突出的临床表现。少量腹水常无症状，中等量以上腹水时常有腹胀和移动性浊音，大量腹水时可见腹部隆起，腹壁绷紧发亮，状如蛙腹，可发生脐疝，并使横膈抬高引起呼吸困难和心悸等表现；部分患者可伴有胸腔积液，以右侧多见。腹水的形成原因可由门静脉压力增高、低白蛋白血症致血浆胶体渗透压降低、肝淋巴液生成过多、继发性醛固酮和抗利尿激素增多、有效循环血容量不足等所致。

3. **肝脏情况** 早期肝脏增大，表面尚光滑，质地中等硬；晚期肝脏缩小，质地坚硬，表面结节状，一般无压痛。

（三）并发症

1. **上消化道出血** 是本病最常见的并发症，起病急，突然出现大量呕血、黑便，易引起失血性休克或诱发肝性脑病，病死率高。

2. **肝性脑病** 是晚期肝硬化的最严重并发症，也是最常见的死亡原因，主要临床表现为性格行为失常、意识障碍、昏迷。

3. **感染** 易并发肺部感染、胆道感染、败血症、自发性腹膜炎等，自发性腹膜炎临床表现为发热、腹痛、腹胀、腹水迅速增长或持续不减、腹膜刺激征，少数可发生中毒性休克。

4. **原发性肝癌** 患者出现肝脏短期内迅速增大、持续性肝区疼痛、血性腹水、不明原因发热等情况应考虑并发原发性肝癌。

5. **肝肾综合征** 又称功能性肾衰竭。临床表现为自发性少尿或无尿、氮质血症、稀释性低钠血症和低尿钠，但肾脏无明显器质性损害。

> **知识拓展**
>
> **数字连接试验**
>
> 测验方法是让患者将印在纸上的 25 个阿拉伯数字按照从小到大的顺序，尽快地连接起来，医生记录患者连接数字及连错后纠正所需的时间。正常人所需时间多在 30s 内，而轻微肝性脑病患者常超过 45s 以上。

【实验室及其他检查】

（一）实验室检查

1. **血常规检查** 代偿期多正常，失代偿期可有不同程度的贫血；脾功能亢进时红细胞、白细胞、血小板均减少。

2. **尿常规检查** 代偿期正常；失代偿期有蛋白尿、血尿和管型尿，黄疸时可有胆红素及尿胆原增加。

3. **肝功能检查** 代偿期多正常或轻度异常，失代偿期多有异常，转氨酶有轻、中度升高，以丙氨酸氨基转移酶（ALT）增高较明显。血清白蛋白（A）降低，球蛋白（G）增高，A/G 降低或倒置，γ 球蛋白显著增高。凝血酶原时间有不同程度延长,注射维生素 K 后不能纠正。

4. **腹水检查** 一般为漏出液。

5. **免疫功能检查** 免疫球蛋白 IgG、IgA 增高,以前者增高最明显。若为病毒性肝炎引起者,病毒标志物可呈阳性反应。

（二）其他检查

1. **影像学检查** X 线钡剂检查可见曲张的食管静脉显示为虫蚀样或蚯蚓状充盈缺损,胃底静脉曲张时,胃底呈菊花样充盈缺损。B 超、CT 和 MRI 检查可显示肝脾形态改变、脾静脉和门静脉内径增宽及腹水情况。

2. **内镜检查** 胃镜检查可观察食管和胃底静脉有无曲张及其分布和程度,并发上消化道出血时,紧急胃镜检查可确定出血部位,并可进行止血治疗。

3. **肝穿刺活组织检查** 对诊断有确诊价值,有助于明确肝硬化的病因,确定肝硬化的病理类型、炎症和纤维化程度,决定治疗方案和判断预后。

【诊断要点】

肝硬化代偿期的诊断常不容易,对原因不明的肝脾大、慢性病毒性肝炎、长期大量饮酒者应定期随访,肝穿刺活组织检查有利于早期确诊。肝硬化失代偿期的诊断主要根据有病毒性肝炎、慢性酒精中毒、化学毒物或药物、血吸虫病等病史,肝功能减退和门静脉高压症的临床表现,以及肝功能试验异常等确立。

【治疗要点】

本病尚无特效治疗,关键在于早期诊断,加强病因治疗,注意一般治疗,以缓解病情,延长代偿期和保持劳动力。

（一）一般治疗

代偿期患者适当减少活动,避免过度劳累,宜高热量、高蛋白、高维生素易消化饮食。失代偿期患者注意休息以减轻肝脏负担,肝功能损害严重或有肝性脑病先兆者,应控制或禁食蛋白质,有腹水者应低盐饮食。禁酒,禁用对肝脏有损害的药物,避免进食粗糙、坚硬食物以免发生食管下段胃底静脉曲张破裂出血。

（二）药物治疗

尚无特效药。可选用抗纤维化药物如秋水仙碱、丹参等,使用保护肝细胞药物如还原型谷胱甘肽、维生素类等,不宜滥用护肝药物。

（三）腹水的治疗

1. **消除诱因** 注意休息,控制感染,限制钠、水摄入等。

2. **利尿剂** 是目前临床应用最广泛的治疗腹水的方法。常用利尿剂有螺内酯、氨苯蝶啶、呋塞米和氢氯噻嗪,临床常联合应用螺内酯和呋塞米,两者可协同利尿并减少电解质紊乱的发生。利尿剂从小剂量起始,利尿期间每天体重下降不超过 0.5kg 为宜。

3. **提高血浆胶体渗透压** 可定期输注白蛋白、血浆,不仅可提高血浆胶体渗透压,促进腹水消退,也有利于患者全身状况和肝功能的改善。

4. **顽固性腹水的治疗** 可采用腹腔穿刺放腹水、经颈静脉肝内门体分流术、肝移植等治疗方法。

（四）手术治疗

有各种分流术、断流术和脾切除术等,目的是降低门静脉系统压力和消除脾功能亢进。晚期肝硬化患者有条件可进行肝移植手术,肝移植是各种原因引起的晚期肝硬化的最佳治疗方法。

（五）并发症治疗

出现并发症相应进行处理。自发性腹膜炎的治疗应早期、足量、联合使用抗生素,并加强支持治疗。肝肾综合征重在预防,控制上消化道出血、感染等诱发因素,严格控制输液量,纠正水、电解质和酸碱紊乱,输注右旋糖酐、白蛋白,并在此基础上应用利尿剂,使用血管活性药物多巴胺等。

（高健群）

第六节　原发性肝癌

原发性肝癌(primary carcinoma of the liver)以下简称肝癌,是指起源于肝细胞或肝内胆管上皮细胞的恶性肿瘤,包括肝细胞癌(hepatocellular carcinoma,HCC)、肝内胆管癌(intrahepatic cholangiocarcinoma,ICC)和HCC-ICC混合型三种不同的病理类型,其中HCC约占90%,日常所称的"肝癌"指HCC,为我国常见恶性肿瘤之一。肝癌的发病率在世界各地差异较大,欧美、大洋洲发病率较低,东南亚及非洲撒哈拉沙漠以南地区为最高,国内沿海高于内地,东南和东北高于西北和西南,尤以江苏的启东和广西的扶绥发病率最高。本病可发生于任何年龄,以40~49岁年龄组最高,男女发病率之比为(3~4):1。

【病因和发病机制】

尚未完全肯定,可能是多种因素综合作用的结果。

1. **病毒性肝炎**　约1/3的原发性肝癌患者有慢性肝炎病史,而肝癌患者血清HBsAg及其他乙型肝炎病毒标志物的阳性率高达90%,显著高于健康人群,提示乙型肝炎病毒与肝癌发病密切相关。近年研究发现肝细胞癌中5%~8%患者抗HCV阳性,提示丙型病毒性肝炎亦与肝癌的发病密切相关。

2. **肝硬化**　原发性肝癌合并肝硬化者占50%~90%,多为乙型和丙型病毒性肝炎发展成肝硬化。在欧美国家,肝癌常发生在酒精性肝硬化的基础上。肝硬化引起肝细胞恶变可能是在肝细胞反复损害后引起再生或不典型增生过程中,经多病因、多阶段的损害,多基因突变而发生。一般认为,胆汁性和淤血性肝硬化、血吸虫病性肝纤维化与肝癌的发生无关。

3. **黄曲霉毒素**　黄曲霉毒素的代谢产物黄曲霉毒素B_1有强烈的致癌作用。流行病学调查发现粮食、食品等受黄曲霉毒素B_1污染严重的地区,肝癌发病率也较高,说明黄曲霉毒素B_1与肝癌发生有关。

4. **其他因素**　饮用水受苯并芘、氯仿等有机致癌物污染后可致肝癌发生,藻类毒素污染水源也可致肝癌。长期饮酒和吸烟增加患肝癌的危险性,其他如遗传、亚硝胺类化合物、有机氯类农药、寄生虫如华支睾吸虫感染等,可能与肝癌发生有关。

【临床表现】

（一）症状和体征

起病隐匿,早期多无症状。经甲胎蛋白(AFP)普查检出的早期病例可无任何症状和体征,称为亚临床肝癌。出现症状就诊者多属中晚期。

1. **肝区疼痛**　是肝癌的最常见症状,临床约半数以上患者可有肝区疼痛,多呈持续性胀痛或钝痛,与肿瘤快速增长,肝包膜被牵拉有关;若肿瘤生长缓慢,则可无疼痛或仅有轻微钝痛;肿瘤侵犯膈时疼痛可牵涉至右肩。肝表面的癌结节破裂时,坏死的癌组织及血液流入腹腔,可引起突然的剧痛,伴有急腹症表现,如出血量大,可引起晕厥或休克。

2. **肝大**　进行性肝大为最常见的体征,肝质地坚硬,表面凹凸不平,有大小不等的结节或巨块,边缘钝而不规则,常有不同程度的压痛。

3. **黄疸**　通常在晚期出现,多由肝细胞损害、癌块压迫或侵犯肝门附近胆管,或癌组织和血块脱落引起胆道阻塞所致。

4. **肝硬化征象**　肝癌伴有肝硬化门脉高压者可有脾大、静脉侧支循环形成和腹水等表现。腹水增长速度较快,一般为漏出液。血性腹水多由于癌肿侵犯肝包膜或向腹腔内破溃引起。

5. **全身性表现**　进行性消瘦、发热、乏力、食欲不振、营养不良等,晚期可出现全身衰竭和恶病质。

6. **肿瘤转移表现**　肝癌转移可出现相应的症状,如胸膜转移可有胸腔积液,肺转移可有咳嗽、咯血症状;骨骼或脊柱转移可有局部压痛和神经受压表现;颅内转移可有相应的神经定位症状和体征。

（二）并发症

1. **肝性脑病**　常为肝癌终末期的最严重并发症,约1/3的患者因此致死。

2. **上消化道出血**　约占肝癌死亡原因的15%,肝癌患者可因食管胃底静脉曲张破裂、胃肠道黏膜糜烂、凝血功能障碍等而出血。

3. **肝癌结节破裂出血** 肝癌患者因肝癌结节破裂出血致死约占 10%。肝癌组织坏死、液化可致自发破裂或由于外力而破裂。小量出血可表现为血性腹水,大量出血可出现休克,当癌结节破裂局限于肝包膜下时可形成压痛性包块,破入腹腔可引起急性腹痛和腹膜刺激征。

4. **继发感染** 肝癌患者因长期消耗或放射、化学治疗致白细胞减少,抵抗力减弱,加之长期卧床等因素,易并发肺炎、肠道感染、败血症等各种感染。

【实验室及其他检查】

（一）实验室检查

1. **甲胎蛋白（AFP）检查** 是肝癌特异性最强的标志物和诊断肝癌的主要指标,广泛应用于肝癌普查、诊断、判断治疗效果和预测复发等方面。肝癌 AFP 阳性率为 70%～90%,AFP 浓度通常与肝癌大小呈正相关。在排除妊娠、活动性肝病和生殖腺胚胎瘤的基础上,AFP 检查诊断肝癌的标准为:①AFP>500μg/L,持续 4 周以上。②AFP 由低浓度逐渐升高不降。③AFP>200μg/L 以上的中等水平持续 8 周以上。

2. **血清酶检查** γ-谷氨酰转移酶同工酶 II（GGT_2）在原发性和转移性肝癌的阳性率可达 90%。异常凝血酶原（APT）和血清岩藻糖苷酶（AFU）等有助于 AFP 阴性肝癌的诊断和鉴别诊断,联合多种标志物可提高诊断率。

（二）其他检查

1. **超声显像（US）** 对肝癌的早期定位诊断有较大价值,已广泛用于肝癌的筛查,AFP 结合 B 超检查是早期诊断肝癌的主要方法。

2. **CT 检查** 是肝癌诊断的重要手段,CT 图像常表现为局灶性边界比较清楚的密度减低区,阳性率达 90% 以上。如结合肝动脉造影,对 1cm 以下肿瘤检出率可达 80% 以上,是临床疑诊肝癌者和确诊为肝癌拟行手术者的常规检查。

3. **MRI 检查** 能清楚显示肝癌内部结构特征,对显示子瘤和瘤栓有价值。应用于临床疑诊肝癌而 CT 未能发现病灶,或病灶性质不能确定时。

4. **放射性核素肝显像** 用 ^{99m} 锝-红细胞作肝血池显影,有助于肝癌与肝囊肿、肝脓肿、血管瘤等占位性病变的鉴别。

5. **肝血管造影** 选择性肝动脉造影是肝癌诊断的重要补充手段,用于临床怀疑肝癌存在,而影像学检查不能发现病灶的情况下。

6. **肝活组织检查** 在超声或 CT 引导下穿刺吸取癌组织进行组织学检查,是确诊肝癌的最可靠方法。

【诊断要点】

国际上广泛使用的肝癌诊断标准,满足下列三项中的任一项,即可诊断为肝癌。①具有两种典型的肝癌影像学（超声、增强 CT、MRI 或选择性肝动脉造影）表现,病灶>2cm。②肝脏活检阳性。③一项典型的肝癌影像学表现,病灶>2cm,AFP>400ng/ml。

具有典型临床表现的病例不难诊断,但往往已到晚期。因此凡有肝病史的中年人,尤其是男性患者,出现不明原因的肝区疼痛、消瘦、进行性肝大时要考虑肝癌的可能,应作 AFP 检查及其他检查,争取早期诊断。国内资料表明,肝炎病史 5 年以上、乙型或丙型肝炎病毒标志阳性、35 岁以上为高危人群,应进行肝癌普查,每年进行 1～2 次 AFP 检查和其他检查是发现早期肝癌的基本措施。

【治疗要点】

应早期发现和早期治疗,治疗方法有手术治疗、肝动脉栓塞（TAE）、肝移植、射频消融术等,早期肝癌应尽量采取手术切除,对不能切除者可采取多种综合治疗措施。

（一）手术治疗

手术治疗是目前根治肝癌的首选方法,对诊断明确并有手术指征者及早手术。但术后有较高的复发率,应加强综合治疗与随访。

（二）局部治疗

1. **肝动脉栓塞（TAE）** 是非手术治疗中晚期肝癌的常用方法。TAE 是经皮穿刺股动脉,在 X 线透视下将导管插至肝动脉或其分支注入栓塞剂,阻断肿瘤的供血,使其发生坏死。TAE 具有靶向性好、创伤小、可重复、患者容易接受的特点。

2. **经皮穿刺瘤内注射无水乙醇(PEI)** 在超声或CT引导下经皮穿刺直接注射无水乙醇到肝癌组织内,使癌细胞脱水、变性、凝固性坏死,对直径≤2cm的肝癌疗效确切,但也适用于肿瘤≤3cm者。

3. **射频消融术(RF)** 在超声或开腹条件下,将电极插入肝癌组织内,应用电流热效应等多种物理方法毁损病变组织,适用于直径≤3cm肝癌患者。

4. **微波消融** 特点是消融效率高,但需要温度监控系统调控有效热场范围。适用于直径≤3cm肝癌患者。

(三)肝移植

对于肝癌合并肝硬化病变,肝移植是治疗肝癌和肝硬化的有效手段。肝移植病变需要终生使用免疫抑制剂。

(四)药物治疗

肿瘤细胞表面的跨膜蛋白PD-1与其配体PD-L1结合可介导肿瘤的免疫逃逸,针对PD-1和/或PD-L1的抗体已经应用于包括肝癌在内的进展期肿瘤的临床治疗。目前唯一获得批准治疗晚期肝癌的分子靶向药物是分子靶向药物多激酶抑制剂索拉非尼。

(五)对症支持治疗

疼痛给药时应遵循WHO推荐的三阶梯疗法,选用镇痛药必须从弱到强,先以非麻醉镇痛药为主,当其不能控制疼痛时依次加用弱麻醉性及强麻醉性镇痛药,并配以辅助用药,采取复合用药的方式达到镇痛效果,注意观察药物的疗效和不良反应。也可采用患者自控镇痛(PCA)法进行镇痛,从而做到个体化给药,增加了患者自我照顾和对疼痛的自主控制能力。饮食选用高蛋白、高热量、高维生素、易消化饮食,向患者解释保证饮食、维持良好的营养状态对疾病恢复的意义,鼓励患者多进食,避免摄入高脂和刺激性食物而增加肝脏负担。对恶心、呕吐者,应做好口腔护理,在使用止吐剂后进少量食物,增加进餐次数,鼓励患者增加摄入量。对有肝性脑病倾向者,应减少或控制蛋白质摄入量,以免诱发肝昏迷。

(高健群)

第七节 肝 性 脑 病

肝性脑病(hepatic encephalopathy,HE)又称肝昏迷,是严重肝病引起的、以代谢紊乱为基础的中枢神经系统功能失调的综合征。主要临床表现是行为失常、扑翼样震颤、意识障碍及昏迷。若脑病的发生是由门静脉高压、广泛肝门静脉与腔静脉侧支循环形成引起,称为门体分流性脑病(PSE)。对于有严重肝病尚无明显的肝性脑病临床表现,而用精细的智力测试或电生理检测异常者,称为轻微肝性脑病,是肝性脑病发病过程中的一个阶段。

【病因和发病机制】

(一)病因和诱因

1. **病因** 多数肝性脑病由各型肝硬化引起。肝炎后肝硬化为最常见的原因,其次为改善门静脉高压的门体分流手术引起。部分肝性脑病由重症肝炎、中毒性肝炎和药物性肝病的急性或暴发性肝衰竭引起。少数由原发性肝癌、妊娠期急性脂肪肝、严重胆道感染等引起。

2. **诱因** 肝性脑病的发生可有或无诱因,但门体分流性脑病多有诱因,常见的诱因有上消化道出血、高蛋白饮食、使用大量排钾利尿剂、放腹水、镇静催眠药和麻醉药、便秘、外科手术、感染、尿毒症、低血糖等。

(二)发病机制

尚未完全明确,是多种因素综合作用的结果。一般认为本病的病理生理基础是肝细胞功能衰竭和门体静脉分流手术造成或自然形成的侧支循环,使来自肠道的大量毒性代谢产物,未经肝脏的解毒和清除便进入体循环,透过血脑屏障进入脑部,引起大脑功能紊乱。

【临床表现】

本病的临床表现可因原有肝病性质、肝细胞损害的轻重缓急程度及诱因不同而异。临床根据意识障碍程度、神经系统体征和脑电图改变,将肝性脑病的临床过程分为四期。

1. 一期(前驱期)　患者有轻度性格改变和行为异常,表现为焦虑、欣快激动或淡漠少言、睡眠倒错、健忘等轻度精神异常,可有扑翼样震颤,扑翼样震颤是肝性脑病中最具特征性的体征。患者两臂平伸,手掌向背侧伸展,手指分开时可见手向外侧偏斜,掌指关节、腕关节甚至肘与肩关节的急促而不规则的扑击样抖动。此期临床表现不明显,脑电图多数正常,可历时数天或数周,易被忽视。

2. 二期(昏迷前期)　以意识模糊、精神错乱、行为失常及睡眠障碍为主,表现为衣冠不整或随地便溺、言语不清、书写障碍、定向力障碍,对时间、地点、人物的概念混乱,不能完成简单的计算和智力构图,部分患者可出现幻觉、恐惧、狂躁等精神症状。此期常有明显神经体征如腱反射亢进、肌张力增高、踝阵挛等。扑翼样震颤存在,脑电图有特征性异常。

3. 三期(昏睡期)　以昏睡和意识错乱为主,患者大部分时间处于昏睡状态,但可唤醒,醒时尚可应答,但答非所问并常有神志不清和幻觉。各种神经体征持续存在或加重,肌张力增高,锥体束征阳性。扑翼样震颤仍可引出,脑电图明显异常。

4. 四期(昏迷期)　患者神志完全丧失,不能唤醒。浅昏迷时对疼痛等强刺激尚有反应,腱反射和肌张力亢进;深昏迷时各种反射消失,肌张力降低。因患者不能配合,扑翼样震颤无法引出,脑电图明显异常。

上述各期分界常不清楚,前后期临床表现可有重叠,可随病情恶化或好转而变化。轻微肝性脑病患者常因无临床表现而视为健康人,但在驾驶各种交通工具和高空作业时则易发生意外事故。肝功能损害严重的肝性脑病患者可有明显黄疸、出血倾向和肝臭等表现,易并发各种感染、肝肾综合征等。

【实验室及其他检查】

(一)实验室检查

血氨检查在慢性肝性脑病尤其是门体分流性脑病患者多有增高,急性肝衰竭所致者血氨多正常。

(二)其他检查

1. 脑电图检查　脑电图改变是本病的特征之一,可有特征性节律改变,对诊断和预后的判断有重要价值。典型的改变为节律变慢,二、三期患者出现普遍性每秒 4~7 次 δ 波或三相波,昏迷时表现为高波幅的每秒 1~3 次 δ 波。

2. 心理智能测验　主要用于诊断轻微肝性脑病,敏感性好,但特异性低,易受年龄、教育程度的影响。一般有数字连接试验、木块图试验、数字符号试验等。

3. 影像学检查　CT 和 MRI 检查可发现肝性脑病患者是否存在脑水肿和不同程度的脑萎缩情况。

【诊断要点】

肝性脑病的主要诊断依据:①严重肝病和/或广泛门-体静脉侧支循环。②出现精神紊乱、昏睡或昏迷、扑翼样震颤。③肝性脑病的诱因。④肝功能的血生化指标明显异常和/或血氨增高。⑤脑电图异常。

【治疗要点】

本病尚无特效治疗,主要采用综合治疗措施,如病因治疗;寻找及消除诱因;纠正代谢紊乱,清除有毒物质;保护肝功能免受进一步损害,维持营养、水、电解质及酸碱平衡;预防并发症等。

(一)消除诱因

寻找和消除诱发因素,避免诱发和加重肝性脑病,如控制感染和上消化道出血、纠正低钾性碱中毒、停用加重肝损害的药物等。缓解便秘,控制使用麻醉、镇痛、催眠、镇静等药物。

(二)减少肠道内毒物的生成和吸收

1. 饮食　减少或禁食蛋白饮食,神志清楚后,可逐渐增加蛋白质摄入,停用含氮药物。

2. 灌肠或导泻　对有上消化道出血或便秘者可用生理盐水或弱酸性溶液灌肠,以清除肠道积血、积食或其他含氮物;或口服或鼻饲 25% 的硫酸镁 30~60ml 导泻。急性门体静脉分流性脑病昏迷患者可首选乳果糖 100ml 加水 500ml 灌肠治疗。

3. 抑制肠道细菌生长　口服抑制肠道产尿素酶细菌的抗生素,减少氨的生成。可用新霉素 2~8g/d,分 4 次口服或甲硝唑 0.8g/d 口服,也可用替硝唑、利福昔明等。新霉素应注意长期服用后可出现听力或肾功能损害等不良反应,使用不宜超过 1 个月。甲硝唑可有明显的胃肠道反应,宜饭后口服。

4. 乳果糖或乳梨醇 口服后在小肠不会被分解,在结肠内分解成乳酸和醋酸,可以降低肠道 pH,抑制肠道细菌生长,产氨减少,并可减少氨的吸收,促进血液中的氨从肠道排出。乳果糖 30~60g/d,分 3 次口服,从小剂量开始,以调节到每天排便 2~3 次,粪 pH 5~6 为宜,或乳梨醇 30~40g/d,分 3 次口服。乳果糖应从小剂量开始,其剂量以调节到排便 2~3 次/d,粪 pH 5.0~6.0 为宜,同时注意腹胀、腹痛、恶心、呕吐及电解质紊乱等不良反应。

5. 益生菌制剂 含有双歧杆菌的微生态制剂可起到维护肠道正常菌群、抑制有害菌群、减少毒素吸收的作用。

(三)促进有毒物质的代谢清除,纠正氨基酸代谢紊乱

1. 降氨药物 常用的有谷氨酸钠、谷氨酸钾、精氨酸及门冬氨酸钾镁,但疗效有争议。目前有效的最常用的降氨药物是 L-鸟氨酸-L-门冬氨酸,能促进体内的尿素循环(鸟氨酸循环)而降低血氨,每天静脉输注 20g 可降低血氨,改善症状。使用降氨药谷氨酸钾和谷氨酸钠时,根据患者血钠、血钾和病情综合考虑,患者有肝肾综合征、少尿或无尿时慎用或禁用谷氨酸钾,以防血钾过高;严重水肿、腹水、心力衰竭、脑水肿患者慎用或禁用谷氨酸钠;血 pH 偏高患者可选用精氨酸,但该药不宜与碱性溶液配伍,长期使用可引起代谢性酸中毒,肾衰竭时禁用。

2. 纠正氨基酸代谢紊乱药物 口服或静脉滴注以支链氨基酸为主的复方氨基酸溶液,有利于纠正氨基酸平衡失调。支链氨基酸可以补充能量,降低血氨,但输液速度不宜过快。

3. GABA/BZ 复合受体阻滞剂 氟马西尼是 BZ 受体的拮抗剂,通过抑制 GABA/BZ 受体可发挥作用,剂量为 0.5~1.0mg 静脉注射或 1mg/h 持续静滴,对三期、四期患者具有催醒效果。

4. 人工肝 临床上有血液透析、血浆置换、血液灌流、分子吸附再循环系统(MARS)及生物人工肝等人工肝支持治疗方法,对肝性脑病有一定作用。

(四)并发症治疗

积极防治各种并发症。维持营养,纠正水、电解质和酸碱紊乱,每天液体总入量以不超过 2 500ml 为宜。保护脑细胞功能,可用冰帽降低颅内温度。防治脑水肿,使用高渗葡萄糖、甘露醇等脱水剂。保持呼吸道通畅,对深昏迷者可作气管切开排痰、给氧。预防和治疗肾衰竭、呼吸衰竭、心力衰竭等。

(五)肝移植

是治疗各种终末期肝病的有效方法,适用于严重和顽固性的肝性脑病有肝移植指征者。

(高健群)

第八节 胆 石 症

病例导学

患者男性,35 岁。因右上腹部饱胀不适 1d 余入院。1d 前在进食油腻食物后出现右上腹部胀痛不适,伴恶心、呕吐,呕吐物为胃内容物。查体:体温 37.0℃,右上腹部压痛、肌紧张,无反跳痛,肠鸣音正常。腹部 B 超检查:胆囊内出现强回声光团,随体位改变而移动,其后有声影,胆囊壁增厚。

问题与思考:

1. 分析其初步诊断。

2. 说明诊断依据及治疗原则。

胆石症(cholelithiasis)是指胆道系统,包括胆囊和胆管内发生结石的疾病,其临床表现以胆道梗阻和感染为主要特征。胆石症是胆道系统常见病,胆石可以发生于胆管系统的任何部位。按其发生的部位分为胆囊结石、肝外胆管结石和肝内胆管结石。女性明显多于男性,其发病率随年龄增长而增高。近些年来,随着人们生活水平提高、饮食习惯的改变、卫生条件的改善,胆石症的发生率有逐年增高的趋势,尤其是胆囊结石的发生率显著增高。

按胆石组成成分可将胆石分为胆色素性结石、胆固醇性结石和混合性结石三种基本类型,我国以胆色素性胆石多见,胆固醇性胆石多见于西方国家。近年来,我国的胆结石已由以胆管的胆色素结石为主逐渐转变为以胆囊胆固醇结石为主。

【病因和发病机制】

胆结石形成原因非常复杂,迄今仍未完全明确。多年来的研究已证明,胆结石是在多种因素影响下,经过一系列病理生理过程形成的,这些因素包括胆汁成分的改变、过饱和胆汁或胆固醇呈过饱和状态、胆汁囊泡及胆固醇单水晶体的沉淀促成核因子与抗成核因子的失调、胆囊功能异常、氧自由基的参与及胆道细菌、寄生虫感染等。

（一）胆囊结石成因

1. **代谢因素** 正常胆囊胆汁中胆盐卵磷脂、胆固醇按比例共存于一稳定的胶态离子团中。一般胆固醇与胆盐之比为 $1:30\sim1:20$,如某些代谢原因造成胆盐、卵磷脂减少,或胆固醇量增加,当其比例低于 $1:13$ 时胆固醇沉淀析出,聚合形成结石。如妊娠后期、老年人,血内胆固醇含量明显增高,故多次妊娠者与老年人易患此病;又如肝功能受损者,胆酸分泌减少也易形成结石。先天性溶血患者,因长期大量红细胞破坏可产生胆色素性结石。

2. **胆道感染** 细菌感染除引起胆囊炎外,其菌落、脱落上皮细胞等可成为结石的核心,胆囊内炎性渗出物的蛋白成分,可成为结石的支架。

3. **其他** 如胆汁的淤积、胆汁 pH 过低、维生素 A 缺乏等,也都是结石形成的原因之一。

（二）胆管结石成因

1. **原发性胆管结石** 可能与胆道感染、胆管狭窄、胆道寄生虫感染(尤其蛔虫感染)有关。当胆道感染时,大肠埃希杆菌产生 β-葡萄糖醛酸酶,可将胆汁中的结合胆红素水解成游离胆红素,后者与胆汁中钙离子结合成为不溶于水的胆色素钙结石。胆道蛔虫病由于蛔虫残体、角皮、虫卵及其随之带入的细菌、炎性产物可成为结石的核心。胆管狭窄势必影响胆道通畅,造成胆汁滞留、胆色素及胆固醇更易沉淀形成结石。当合并慢性炎症时,则结石形成过程更为迅速。总之,胆道感染、梗阻在结石的形成中,互为因果相互促进。

2. **继发性胆管结石** 系某些原因胆囊结石下移至胆总管,称为继发性胆管结石。多发生在结石性胆囊炎病程长、胆囊管扩张、结石较小的病例。

【临床表现】

（一）胆囊结石

胆囊结石成分以胆固醇为主,随年龄增长,发病率逐年增加。

1. **上腹隐痛** 多数患者仅在进食过多或油腻食物,劳累时感到上腹部或右上腹部隐痛,或出现饱胀不适、嗳气等表现,常误认为"胃病"。

2. **胆绞痛** 常与饱餐、吃油腻食物或睡眠中改变体位时,引起胆囊收缩,结石随胆汁的移动出现位置改变,如在胆囊壶腹或颈部发生嵌顿,胆汁排空障碍,胆囊内压力增高,引起胆囊收缩。疼痛位于右上腹或上腹部,呈阵发性,或持续性疼痛阵发性加剧,可向右侧肩胛和后背部放射,伴有恶心、呕吐。

3. **继发性胆总管结石或胆源性胰腺炎结石** 可落入胆总管成为继发性胆总管结石,进入胆总管的结石损伤 Oddi 括约肌或嵌顿于壶腹部导致胆源性胰腺炎。

4. **形成各种瘘、胆石性肠梗阻、胆囊癌**结石刺激引起胆囊慢性炎症,导致胆囊穿孔;结石压迫邻近肠管并穿透肠壁形成胆囊肠瘘(胆囊十二指肠瘘、胆囊结肠瘘);脱入肠道形成结石性肠梗阻;长期刺激可导致胆囊癌。

5. **黄疸** 单纯胆囊结石并不引起黄疸,只有当伴有胆总管结石或炎症(胆管炎),或胆囊结石排入胆总管引起梗阻,以及胆囊结石慢性压迫、反复炎症导致 Mirizzi 综合征时可出现黄疸,部分患者伴有皮肤瘙痒。

知识拓展

Mirizzi 综合征

Mirizzi 综合征是指胆囊管或胆囊颈部结石嵌顿引起胆总管狭窄,临床上出现胆管炎、梗阻性黄疸和肝功能损害为特征的综合征。1948 年由阿根廷医生 Mirizzi 首次描述该病,虽是一种少见疾病,但临床上容易忽视。

6. 胆囊积液 胆囊结石长期嵌顿或阻塞胆囊管但未合并感染时,胆囊黏膜吸收胆汁中的胆色素,分泌黏液性物质,形成胆囊积液,称为"白胆汁"。

7. 体征 可见右上腹压痛和肌紧张,墨菲(Murphy)征阳性。少数患者于中、上腹部可触及肿大和触痛的胆囊。

(二)肝外胆管结石

肝外胆管结石是指发生在左右肝管汇合部以下的胆管结石,包括肝总管结石和胆总管结石。我国沿海地区发病率较高,结石多为胆色素结石。结石造成胆管梗阻时继发急性胆管炎,出现 Charcot 三联征,即腹痛、寒战高热、黄疸。

1. 上腹疼痛 结石嵌顿于胆总管下端壶腹,出现剑突下或右上腹痛,多为绞痛,呈阵发性发作,或为持续性疼痛阵发性加剧,疼痛可向右肩或后背放射,伴恶心、呕吐。

2. 寒战高热 胆管梗阻引起胆管炎,导致全身中毒症状,并伴有寒战高热,为弛张热,体温高达 39~40℃。约75%的胆总管结石患者在发作胆绞痛后,并发胆道细菌感染而引起寒战高热,体温可达 40℃。

3. 黄疸 因胆管梗阻出现程度不等黄疸,伴有尿色变深,粪色变浅,皮肤瘙痒,完全梗阻时呈陶土色粪便。

4. 体征 剑突下和右上腹深压痛,合并胆管炎时,可有反跳痛及肌紧张的腹膜炎征象,并有肝区叩击痛,胆囊区叩痛。

5. 休克、神志改变 病情进一步加重,在 Charcot 三联征基础上出现休克及神经中枢抑制表现,称为 Reynolds 五联征,即出现了急性梗阻性化脓性胆管炎。

(三)肝内胆管结石

原发于左右肝管分叉处以上部位的结石,称为肝内胆管结石。多见于肝左外叶及右后叶。在东亚和东南亚一些国家和地区发病率很高。在我国南方较多见,可能与胆道蛔虫、华支睾吸虫感染有关。

1. 上腹部疼痛 肝内胆管结石的症状常不典型,散在于肝内胆管的小结石通常不引起症状或仅表现为右上腹和胸背部的持续性胀痛或钝痛,一般无绞痛。

2. 黄疸 一般肝内胆管结石不出现黄疸,只有当双侧或左、右叶的胆管均被结石阻塞时才出现黄疸,多数可伴有胆绞痛或较剧烈的疼痛。如并发胆道感染,也可出现寒战高热,重者可发展为急性化脓性胆管炎。长期梗阻甚至导致肝硬化,出现腹水、门脉高压和上消化道出血、肝功能衰竭。

3. 体征 可能仅可触及肿大的肝脏,肝区有压痛和叩击痛。

【实验室及其他检查】

1. 实验室检查 当胆结石引起胆管梗阻时,血清总胆红素增高,其中主要是结合胆红素增高。尿中胆红素含量显著增加,而尿胆原则减少或缺如,粪胆原亦减少或消失。梗阻性黄疸时碱性磷酸酶(ALP)明显增高,常高于正常值的3倍。少数患者肝功能检查血清转氨酶升高。合并感染时白细胞计数升高,甚至核左移。

2. 其他辅助检查 超声检查是诊断胆石症的首选检查方法。在 B 超声像图上,结石表现为回声增强的光团或光斑,其后方常伴有声影。内镜逆行胆管造影(ERCP)是用纤维十二指肠镜经十二指肠乳头插管,注入造影剂,显示胆道系统及胰管的方法,对胆石症的诊断有极高价值。造影后可显示整个胆管系统及胆囊,可发现胆管及胆囊有无结石、胆管有无扩张或狭窄等。经皮肝穿刺胆道造影(PTC)适于原因不明的梗阻性黄疸,拟诊胆道结石、狭窄及与其他胆管疾病鉴别。对于 B 超诊断有困难的病例,可考虑 CT 或 MRI 检查,而且 MRCP 也可清晰显示胆道系统。

【诊断要点】

病史和临床表现可为诊断提供有益线索,但确诊需依靠影像学检查。B 超检查是首选方法,诊断胆囊结石的正确率在96%以上。此外,经皮肝穿刺胆道造影、CT、MRI、内镜逆行胆管造影等检查也可为诊断提供依据。

胆石症应与消化性溃疡急性穿孔、急性胰腺炎和急性肠梗阻等疾病相鉴别。

胆道 MRI 片(PPT)

笔记

【治疗要点】

胆石症的急性发作期宜先行非手术治疗,待症状控制后,进一步检查,明确诊断;如病情严重、非手术治疗无效,应在初步诊断的基础上及时进行手术治疗。

（一）非手术疗法

急性发作期应卧床、禁食、输液、利胆、抗感染、解痉镇痛和支持对症处理,纠正水电解质和酸碱平衡紊乱。出现休克应加强抗休克的治疗,如吸氧、维持血容量、及时使用升压药物等。稳定期可尝试药物溶石、体外超声波碎石疗法和中医药溶石、碎石等。

（二）手术治疗

治疗原则是尽可能在术中取尽结石,去除感染灶,保证术后胆管引流通畅。

1. **胆囊结石** 胆囊切除术是胆囊结石治疗的最佳选择,包括传统剖腹手术切除胆囊取石或腹腔镜胆囊切除术(LC)。手术时机最好在急性发作期后为宜,急性发作期要权衡利弊,综合考虑。对于无症状的静止胆囊结石,可不实施手术治疗。

2. **肝外胆管结石** 胆总管探查、切开取石和 T 管引流术是治疗的基本方法。保持 T 管的通畅十分重要,T 管可在术后 2 周左右(老年人适当延长)拔出,拔管前常规 X 线造影检查如发现残余结石考虑胆道镜取石。胆总管炎性狭窄可考虑行胆肠吻合术。如出现急性梗阻性化脓性胆管炎时,应经过短时间的非手术治疗,仍无好转,果断边抗休克边手术治疗,引流胆道,挽救生命。

3. **肝内胆管结石** 多在胆总管切开取石的基础上加做胆肠内引流术,胆石较集中或出现肝叶萎缩或纤维化可考虑行肝段部分切除术。

（王凤杰）

第九节 急性胰腺炎

急性胰腺炎(acute pancreatitis,AP)是一种常见的急腹症。按病因可分为胆源性、家族性高脂血症、手术后性及特发性胰腺炎。在临床上分为轻症急性胰腺炎、重症急性胰腺炎。根据病理可分为水肿型胰腺炎和出血坏死型胰腺炎两种类型,前者临床多见,症状较轻,常在数日内自愈,而后者占 20%~30%,常继发感染、腹膜炎和休克等多种并发症,病情凶险,发病急剧,死亡率高达 5%~10%。本病可见于任何年龄,青壮年居多。

【病因和发病机制】

（一）病因

急性胰腺炎的病因未完全明了。在我国,胆道疾病为常见病因,占 50% 以上,称为胆源性胰腺炎。在西方国家,主要与过量饮酒有关。

1. **胆道疾病** 胆道因结石、炎症阻塞胆总管末端,此时肝脏分泌的胆汁可经过"共同通道"反流入胰管引起急性胰腺炎。此外造成胆总管末端阻塞的原因还有胆道蛔虫以及内镜下手术操作引起十二指肠乳头水肿、Oddi 括约肌痉挛等。

2. **过量饮酒** 是引起急性胰腺炎的常见原因,其机制可归纳为:①酒精的刺激作用,大量饮酒能刺激胰腺分泌,引起 Oddi 括约肌痉挛和胰管梗阻,使胰管压力增高。②酒精对胰腺小管和腺泡有直接损伤作用。

3. **十二指肠液反流** 当十二指肠内压力升高时,十二指肠液可反流入胰管引起胰腺炎,常见病变有穿透性十二指肠溃疡、十二指肠乳头旁憩室、先天性十二指肠环状胰腺、十二指肠炎性狭窄、胰腺钩突部肿瘤和胃次全切除术后输入襻淤滞症等。

4. **其他** 暴饮暴食、手术创伤、内镜逆行胰胆管造影、脓毒症、病毒感染、妊娠、高脂血症、高钙血症和某些药物如雌激素、避孕药等均可引起急性胰腺炎。

（二）发病机制

急性胰腺炎的发病机制比较复杂,至今尚未完全阐明。大多数研究者认为急性胰腺炎是腺泡细胞内胰酶异常激活的结果,大量活化的胰酶消化胰腺自身。由此,腺泡细胞释放炎性细胞因子,诸如肿瘤坏死因子(TNF-α)、白细胞介素-1(IL-1)、花生四烯酸代谢产物(前列腺素、血小板活化因子)、活性氧等均可增加血管通透性,导致大量炎性渗出,胰腺微循环障碍使胰腺出血、坏死。炎症过程中参与的众多因素可以正反馈方式相互作用,可引起炎症的级联反应,使炎症逐级放大,当超过机体的抗炎能力时,炎症向全身扩展,出现多器官炎症性损伤及功能障碍。

【临床表现】

急性胰腺炎常在饱食、脂餐或饮酒后发生。其临床表现和病情轻重取决于病因、病理类型和诊治是否及时。

（一）症状

1. **腹痛**　为本病的主要表现和首发症状。常于饱餐和饮酒后突然发生,呈持续性,剧烈腹痛,起始于上正中,胆源性者腹痛起始于右上腹,累及全胰呈束带状腰背部疼痛。程度轻重不一,不能为一般胃肠解痉药所缓解,进食可加剧。

2. **腹胀**　与腹痛同时存在,腹胀程度通常反映病情的严重程度,早期为反射性肠麻痹所致,严重时由腹膜后炎性刺激所致。腹水时腹胀更为明显,患者排气、排便停止。

3. **恶心、呕吐**　发作早,呕吐剧烈而频繁。其特点是呕吐后症状不能缓解。呕吐物为胃十二指肠内容物,饮酒后常可见咖啡色物。

4. **发热**　多数患者有中度以上发热,持续 3~5d。持续发热 1 周以上不退或逐日升高、白细胞增多者应怀疑有继发感染,如胰腺脓肿或胆道感染等。

5. **低血压或休克**　重症胰腺炎常发生。患者烦躁不安、皮肤苍白、湿冷等;有极少数休克可突然发生,甚至发生猝死。主要原因为有效血容量不足,缓激肽类物质致周围血管扩张,并发消化道出血。

6. **电解质、酸碱平衡紊乱**　多有轻重不等的脱水,低钾血症,呕吐频繁可有代谢性碱中毒。重症者尚有明显脱水与代谢性酸中毒、低钙血症($<2mmol/L$),部分伴血糖增高,偶可发生糖尿病酮症酸中毒或高渗性昏迷。

（二）体征

1. **轻症**　腹部体征较轻,往往与主诉腹痛程度不十分相符,可有腹胀和肠鸣音减少,上腹正中或偏左有压痛,无肌紧张和反跳痛。

2. **重症**　表情痛苦、烦躁不安,皮肤湿冷、脉搏细速,上腹或全腹压痛明显,并有腹肌紧张、反跳痛。肠鸣音减弱或消失,可出现移动性浊音,并发脓肿时可扪及有明显压痛、血压降低,甚至呼吸加快;上腹压痛显著,有肌紧张和反跳痛;胰腺与胰周大片坏死渗出时,上腹可扪及肿块;肠鸣音减弱或消失,可有移动性浊音。严重者因胰酶、坏死组织及出血沿腹膜间隙与肌层渗入腹壁下,致两侧胁腹部皮肤呈暗灰紫色斑,称 Grey-Turner 征或致脐周围皮肤青紫,称卡伦征(Cullen sign)。少数患者可出现肺不张,左侧或双侧胸腔积液的体征。

【实验室及其他检查】

（一）实验室检查

1. **白细胞计数**　多数患者有白细胞增多及中性粒细胞比例增高。水肿型白细胞计数一般在$(10~18)\times10^9/L$,重症型可超过 $18\times10^9/L$。

2. **血、尿淀粉酶测定**　血、尿淀粉酶是诊断急性胰腺炎最重要的实验室指标。血清（胰）淀粉酶在起病后 2h 开始升高,24h 到达高峰,可持续 3~5d 后逐渐降至正常。尿淀粉酶升高较晚,在发病后 12~14h 开始升高,48h 达到高峰,下降缓慢,持续 1~2 周,但尿淀粉酶的数值受患者尿量的影响。血清淀粉酶超过正常值 3 倍可确诊为本病。淀粉酶的高低不一定反映病情轻重,出血坏死型胰腺炎淀粉酶值可正常或低于正常。

3. **血清脂肪酶测定**　血清脂肪酶常在起病后 24~72h 开始上升,持续 7~10d,对病后就诊较晚的急性胰腺炎患者有诊断价值,且特异性也较高。

4. **C 反应蛋白（CRP）**　CRP 是组织损伤和炎症的非特异性标志物。有助于评估与监测急性胰腺炎的严重性,在胰腺坏死时 CRP 水平明显升高。

5. **生化检查**　暂时性血糖升高常见,可能与胰岛素释放减少和胰高血糖素释放增加有关。持久的空腹血糖>11.1mmol/L 反映胰腺坏死,提示预后不良。高胆红素血症可见于少数患者,多于发病后 4~7d 恢复正常。血清 AST、LDH 可增加。暂时性低钙血症($<2mmol/L$)常见于重症急性胰腺炎,低血

钙程度与临床严重程度平行,若血钙<1.5mmol/L提示预后不良。急性胰腺炎时可出现高甘油三酯血症,这种情况可能是病因或是后果,后者在急性期过后可恢复正常。

（二）影像学检查

1. X线检查 腹部平片可排除其他急腹症,如内脏穿孔等。腹部可见局限性或广泛性肠麻痹。胰区见到液气平面则提示胰腺脓肿。胸片可能见到一侧或双侧胸腔积液、横膈抬高、肺不张、肺水肿等并发症征象。

2. B超检查 常可显示胰腺弥漫性肿大和胰周液体积聚。水肿病变胰腺呈均匀的低回声分布;出血坏死时可出现粗大的强回声;有时B超可见胰管扩张,如发现胆道结石或胆总管扩张,提示胰腺炎可能为胆源性。B超还可发现腹水。缺点是易受腹部胃肠气体干扰。

3. CT检查 是诊断胰腺炎及判断其程度的首选检查方法。急性水肿性胰腺炎时,胰腺弥漫增大,密度不均匀,边界模糊,胰腺周围有渗出液;出血坏死型可在肿大的胰腺内出现泡状密度减低区,增强时更为明显。动态CT扫描可作为了解病情进展及治疗效果的重要依据(表4-1)。

表4-1 急性胰腺炎CT评分

积分	胰腺炎症反应	胰腺坏死	胰腺外并发症
0	胰腺形态正常	无坏死	
2	胰腺+胰周炎性改变	坏死≤30%	胸、腹水,脾、门静脉血栓,胃流出道梗阻等
4	单发或多个积液区或胰周脂肪坏死	坏死>30%	

注:评分≥4分为MSAP或SAP。

4. MR检查 可提供与CT相类似的诊断信息。但MRCP有助于判断胆管和胰管情况。

5. ERCP术 由于消化内镜的发展,目前可于十二指肠乳头逆行造影显示胆总管和胰管情况,了解梗阻部位及胰管扩张程度。并可于内镜下行十二指肠乳头切开取石等相关操作,对胆源性胰腺炎的效果明显,但手术风险性较大,可根据临床情况考虑施行。

【诊断要点】

根据典型的临床表现和实验室检查及影像学检查,常可作出诊断。

诊断标准:临床上符合以下3项特征中的2项即可诊断急性胰腺炎:①与急性胰腺炎相符合的腹痛;②血清淀粉酶和/或脂肪酶浓度至少高于正常上限值3倍;③腹部影像学检查符合急性胰腺炎影像学改变。

急性胰腺炎程度:根据器官衰竭(organ failure,OF)、胰腺坏死及胰腺感染情况分为4种程度:①轻症急性胰腺炎(mild acute pancreatitis,MAP);②中度重症急性胰腺炎(moderately severe acute pancreatitis,MSAP);③重症急性胰腺炎(severe acute pancreatitis,SAP);④危重急性胰腺炎(critical acute pancreatitis,CAP)。重症除具备轻症急性胰腺炎的诊断标准,还要有局部并发症(胰腺坏死、假性囊肿、脓肿)和/或器官衰竭。

急性胰腺炎应与消化性溃疡急性穿孔、胆石症和急性胆囊炎、急性肠梗阻等疾病相鉴别。

【治疗要点】

（一）病因治疗

避免暴饮暴食,忌食刺激性、辛辣性食物,绝对禁烟、禁酒。积极治疗胆道疾病可预防胆源性胰腺炎的发生,避免酗酒可避免酒精性胰腺炎的发生。大多数急性胰腺炎属于急性轻症胰腺炎,这类患者经3~5d积极治疗多可治愈。重症胰腺炎必须采取综合性措施,积极抢救治疗。

（二）一般治疗

患者绝对卧床休息、禁食,当腹痛完全缓解、腹部压痛消失、肠鸣音恢复正常时可先进无脂流质饮食,然后逐步恢复正常饮食。对腹痛、腹胀、呕吐严重者可予鼻胃管持续吸引胃肠减压。静脉输液,积极补足血容量,维持水电解质和酸碱平衡,营养支持治疗。

（三）药物治疗

1. 镇痛剂 合理应用麻醉镇痛药,尽量先用小剂量非依赖性镇痛药,腹痛剧烈者可给予哌替啶。

2. 抗菌药物 由于急性胰腺炎属化学性炎症,抗生素并非必要;然而,我国急性胰腺炎发生常与胆道疾病有关,故临床上习惯应用。如疑合并感染,则必须使用。一般选用泰能、环丙沙星、第三代头孢菌素,联合应用甲硝唑对厌氧菌有效。

3. 抑酸及抑制胰液分泌 临床习惯应用 H_2 受体阻滞剂或质子泵抑制剂静脉给药,认为可通过抑制胃酸而抑制胰液分泌,兼有预防应激性溃疡的作用。如法莫替丁、雷尼替丁、西咪替丁等。生长抑素也有抑制胰腺分泌的作用。

4. 中医中药 国内报道中药治疗轻症急性胰腺炎有良好效果,亦可用于重症胰腺炎,常用的有柴胡、黄连、黄芩、枳实、厚朴、木香、白芍、芒硝、大黄(后下)等,随症加减。

(四)内镜介入治疗

内镜下 Oddi 括约肌切开术,作为胆道紧急减压引流及去除嵌顿胆石的非手术治疗方法,可去除胆源性急性胰腺炎病因,降低病死率。

(五)手术治疗

手术的目的是清除胰腺感染坏死组织、通畅引流、治疗并发症。早期手术死亡率高达 56%,须严格掌握手术指征。手术治疗的适应证:①胰腺坏死合并感染。②胰腺脓肿。③胰腺假性囊肿:视情况选择手术治疗、经皮穿刺引流。④胆道梗阻或感染。⑤诊断未明确,疑有腹腔脏器穿孔或肠坏死者行剖腹探查术。

(王凤杰)

第十节 胰 腺 癌

胰腺癌(pancreatic carcinoma)是一种恶性度很高的消化道肿瘤。胰腺恶性肿瘤可来自胰腺外分泌腺、内分泌腺和非上皮组织,而胰腺癌主要来自胰外分泌腺,占 95%。胰腺癌恶性程度高、发展较快、预后较差、早期诊断难、治疗效果不理想、手术切除率低和治愈率低是本病的特点。临床主要表现为腹痛、食欲不振、消瘦和黄疸等。45~70 岁的中老年患者最多见,男女之比为 1.5:1。胰腺癌多发于胰腺头部,约占 75%,其次为体尾部,全胰癌较少见,少数可为多中心癌。90%的胰腺癌为导管腺癌,比较少见的类型有黏液性囊腺癌、腺泡细胞癌和腺鳞癌。

【病因和发病机制】

胰腺癌病因及发病机制未明。吸烟是公认的胰腺癌危险因素,近年研究显示,肥胖、酗酒、慢性胰腺炎、糖尿病、苯胺及苯类化合物接触史也是胰腺癌的危险因素,5%~10%的胰腺癌患者具有遗传背景。

【临床表现】

最常见的临床表现为腹痛、黄疸和消瘦。胰头癌以腹痛、黄疸、上腹胀满不适为最常见;体尾癌则以腹痛、上腹胀满不适、腰背痛为多见。

1. 上腹痛和上腹胀满不适 是常见的首发症状。早期因肿块压迫胰管,使胰管不同程度的梗阻、扩张、扭曲及压力增高,可出现上腹部不适或者隐痛、钝痛、胀痛等。腹痛位于中上腹深处,胰头癌偏右,体尾癌偏左,常为持续性疼痛,饭后 1~2h 加剧。中晚期肿瘤浸润腹腔神经丛时,使腹痛症状加剧,常有腰背痛,直至昼夜腹痛不止。

2. 黄疸 是胰头癌的最主要症状和体征。由癌肿浸润和压迫胆总管下段所致。黄疸呈进行性加重,伴皮肤瘙痒。胆道完全梗阻,黄疸加深,粪便呈陶土色。

3. 消瘦乏力 患病初期即有消瘦乏力,与腹痛、饮食减少、睡眠不足和癌肿消耗有关。

4. 消化道症状 如食欲缺乏、腹胀、消化不良、腹泻或便秘、恶心呕吐等,晚期癌肿侵犯十二指肠可出现消化道出血或者梗阻。

5. 其他 胰头癌致胆道梗阻合并胆道感染,可出现寒战、高热。晚期患者可触及腹部肿块,出现腹水和恶病质。少数患者有轻度糖尿病表现。

【实验室及其他检查】

(一)实验室检查

1. 血清生化检查 早期可有血、尿淀粉酶增高,血糖增高,尿糖阳性。黄疸时,血清总胆红素和结合胆红素升高,碱性磷酸酶升高。

2. **肿瘤标志物检查** 癌胚抗原(CEA)、胰胚抗原(POA)、糖类抗原(CA19-9)、胰腺癌相关抗原(PCAA)和胰腺癌特异抗原(PaA)可有升高,但缺乏特异性。肿瘤标志物联合检测可提高诊断的敏感性。相对而言,CA19-9对胰腺癌的诊断较为敏感,特异性较好。

3. **基因检测** 胰腺癌伴许多致癌和抑癌基因的改变,其中目前比较有实用价值的是 K-ras。K-ras 在胰腺癌的突变发生率可达 90%~100%,基因突变位点以第 12 位密码子突变量为多见,约占总突变发生率的 76% 以上。检测 K-ras 基因对临床上胰腺癌筛选诊断有一定的意义,可以指导靶向治疗,是研究的热点领域。

(二) **影像学检查**

1. **B 超检查** 诊断胰腺癌的首选方法。胰腺癌的声像图:①胰腺呈局限性肿大或弥漫肿大。②癌肿轮廓不规则,局部呈高回声、低回声或斑状回声。③间接现象:癌肿压迫阻塞胆管和胰管,可见胆囊肿大、肝内外胆管扩张、胰管扩张。

2. **CT 检查** 诊断准确性高于 B 超,可显示胰胆管扩张和直径超过 0.5~1cm 的胰腺病变,还可发现腹膜后淋巴结转移和肝内转移。通过静脉注射造影剂后,高性能 CT 血管成像(CTA)检查能够显示肿瘤与邻近血管的关系,对判断胰腺癌能否行根治性切除有较大帮助。

3. **MRI 或磁共振胆胰管造影(MRCP)** 单纯 MRI 诊断并不优于增强 CT,MRCP 可示肝内外胆管扩张,胰管扩张程度。

4. **经皮肝胆管穿刺造影(PTC)** 适用于胰腺癌引起胆管扩张或伴有黄疸者。可示肝内外管扩张、胆囊肿大、胆管狭窄、充盈缺损、管壁僵硬。

5. **内镜逆行胰胆管造影(ERCP)** 可直接观察十二指肠乳头区并能进行活检,收集液行细胞学生化和酶学检查。造影可显示主胰管不规则狭窄,管壁僵硬、中断、移位,其末端呈鼠尾断,胆管胰管均有扩张呈"双管状"表现。

知识拓展

内镜逆行胰胆管造影

内镜逆行胰胆管造影(endoscopic retrograde cholangiopancreatography,ERCP)是将内镜插至十二指肠降段,找到十二指肠乳头以后,由内镜活检孔插入造影管至乳头开口部,注入造影剂,作胆胰管 X 线造影、胆汁细菌学和细胞学、胆道压力及乳头括约肌功能测定等检查。此外,可做乳头括约肌切开术、胆胰管碎石取石术、胆胰管内支架安置引流术、鼻胆管引流术及胆道蛔虫取出术等治疗。主要用于胆总管下端结石、胰管结石、胆道肿瘤、急性胆源性胰腺炎及胆道蛔虫症等疾病,与传统外科手术相比,具有创伤小、恢复快、费用低等优点,已成为胆胰疾病治疗的重要手段。

6. **超声内镜(LEUS)** 不受腹壁和胃肠道气体的影响,具有定位准确和充分显示病变的优点,并可穿刺活检。

7. **胃肠钡餐** 可显示胰腺癌压迫引起胃和十二指肠形态改变的间接征象,胃十二指肠球部出现阴影缺损,降段有肿瘤压迫。可出现十二指肠窗开大或十二指肠呈反"3"形改变。

8. **细针穿刺细胞学检查** 对难以确定诊断,但又高度怀疑的病例,可在 B 超、CT 定位和引导下,或在剖腹探查术中用细针穿刺做细胞学或活体组织检查,提高诊断的准确率。

【诊断要点】

胰腺癌早期无典型症状,或症状不明显,诊断困难,出现典型临床表现已属晚期。凡中年以上,对于近期出现原因不明的上腹及腰背部疼痛、消瘦、乏力,难以解释的消化道症状,或用胰腺炎不能解释的胰腺酶类变化者,都要想到胰腺癌的诊断,并选择以上项目做进一步的检查,更重要的是能够早期诊断。

胰腺癌需与慢性胆囊炎、胆道结石、慢性胰腺炎、胰腺假性囊肿、胰腺囊腺瘤及壶腹部癌相鉴别。B 超、CT、ERCP、MRCP、EUS 及胰腺外分泌功能检查等有助于鉴别。

【治疗要点】

胰腺癌的治疗原则是早期手术治疗,辅以综合治疗。

（一）手术治疗

手术切除是其有效的治疗方法。经过术前评估尚无远处转移和重要血管的广泛侵犯以及血管内瘤栓的胰腺癌,均应争取手术切除以延长生存时间和改善生存质量。

1. 根治性手术

（1）胰十二指肠切除术:是胰头癌的标准术式,切除范围包括肝总管以下胆管(包括胆囊)胰头(包括钩突部)、远端胃、十二指肠和部分空肠上段,同时清除肝十二指肠韧带内、腹腔动脉旁、胰头周围以及肠系膜血管根部的淋巴结。切除后重建胰管、胆管和胃肠道通路(图4-1)。

（2）保留幽门的胰十二指肠切除术:适用于幽门上下淋巴结无转移,术中十二指肠切缘癌细胞病理检查阴性者。

（3）胰体尾切除术:适用于胰体尾部癌。

2. 姑息性手术 适用于高龄、肿瘤不能切除、已有肝转移或合并明显心肺功能障碍不能耐受较大手术者。

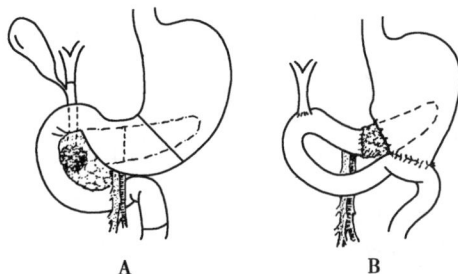

图4-1 胰十二指肠切除术(Whipple 手术)
A. 胰头部肿瘤;B. Whipple 手术胆、胰、胃肠重建。

（二）综合治疗

对于不能根治切除或术后复发者,采用全身化疗、放射治疗和粒子置入治疗、导管介入治疗和靶向药物治疗等综合治疗,镇痛也是不可少的治疗措施,以提高患者的生存质量。

（王凤杰）

第十一节 肠 梗 阻

病例导学

患者男性,35 岁。因腹痛、呕吐、停止排气排便2d 入院。半年前因"腹部闭合性损伤十二指肠破裂"行肠修补术,术后恢复可。查体:全腹膨隆,肠鸣音亢进,可闻及气过水声,未见胃肠型及蠕动波。腹部 X 线平片检查:充气肠袢遍及全腹,较多液体平面。

问题与思考:

1. 分析其初步诊断。

2. 需要进一步明确哪些问题,如何处理?

肠梗阻(intestinal obstruction)是各种原因引起肠腔内容物正常运行和通过障碍,为常见的外科急腹症。其危害不仅影响肠管局部,而且涉及全身,病情复杂多变,一旦肠管出现血运障碍,则病死率显著增加,必须高度重视,及时治疗。

【病因和发病机制】

根据发生的病因,肠梗阻可分为三类。

1. 机械性肠梗阻 最常见,由于各种原因引起肠腔狭窄,使肠内容物通过障碍。主要原因有:①肠腔堵塞。因寄生虫、粪块、结石、异物所致,梗阻一般不重。②肠壁病变。由先天性肠道闭锁、狭窄、肠管炎症(如克罗恩病)、肠套叠和肠肿瘤等引起。③肠管受压,如肠粘连带压迫、肠扭转、腹外疝嵌顿或肠外肿瘤压迫等。

2. 动力性肠梗阻 由于神经反射或毒素刺激,发生肠壁运动功能障碍,使肠内容物不能正常运行,但无器质性肠腔狭窄。一般包括:①麻痹性肠梗阻。较常见,因肠壁肌肉失去正常蠕动造成。如急性弥漫性腹膜炎、腹部大手术、腹膜后血肿或感染及严重低血钾等。②痉挛性肠梗阻,甚少见,系肠壁肌肉强烈痉挛、肠蠕动失常引起,见于肠功能紊乱或慢性铅中毒。

3. **血运性肠梗阻** 老年人多见,由于肠系膜血管栓塞或血栓形成,肠壁血运障碍使运动功能丧失,使肠内容物不能顺利通过。

肠梗阻时,无肠壁血运障碍,称为单纯性肠梗阻;若肠壁有血运障碍,肠管缺血,即为绞窄性肠梗阻。梗阻类型可以转化,如单纯性肠梗阻若梗阻原因未及时解除,可转化为绞窄性肠梗阻。

此外,肠梗阻的分类方法很多,根据发病缓急分为急性肠梗阻和慢性肠梗阻;根据梗阻程度分为完全性肠梗阻和不完全性肠梗阻;根据梗阻部位分为高位肠梗阻和低位肠梗阻等等。

肠梗阻的病理和病理生理变化主要包括:①肠管局部变化。梗阻以上肠管蠕动增加,肠管因积气、积液而扩张;扩张的肠管肠壁静脉回流受阻,肠壁充血水肿;继而出现动脉血流受阻,血栓形成,肠壁失去活力,甚至缺血坏死穿孔。②全身变化。主要因体液丧失引起水、电解质紊乱与酸碱失衡;以及肠内细菌大量繁殖引起感染和中毒;严重时可导致休克和呼吸、循环功能障碍。

知识拓展

闭袢性肠梗阻

如果一段肠袢两端均有完全性梗阻,称为闭袢性肠梗阻。由结肠肿瘤引起的肠梗阻,由于其近端存在回盲瓣,易导致闭袢性肠梗阻。

【临床表现】

（一）症状

典型肠梗阻有腹痛、呕吐、腹胀及肛门停止排气排便四大症状。

1. **腹痛** 是机械性肠梗阻最先出现的症状,呈阵发性剧烈的绞痛,发作时患者常自觉有肠蠕动感,伴有肠鸣。单纯性肠梗阻时,腹痛有逐渐加重,再由重减轻的过程。绞窄性肠梗阻呈持续性腹痛阵发性加重,常为剧烈的疼痛。血运性肠梗阻腹痛也较剧烈,麻痹性肠梗阻无明显腹痛。

2. **腹胀** 与梗阻部位和程度有关。高位的机械性肠梗阻如伴剧烈呕吐,一般无明显腹胀,不伴呕吐或呕吐量较小时出现上腹部饱胀感;低位的机械性肠梗阻出现明显腹胀;麻痹性肠梗阻主要表现为弥漫性腹胀;闭袢式肠梗阻可出现局部腹胀。

3. **呕吐** 呕吐是机械性肠梗阻的主要症状之一,高位梗阻呕吐出现早,较剧烈,呕吐物为食物、胃液、胆汁等。低位小肠梗阻呕吐出现较晚,呕吐物可有带酸臭味的肠内容物或稀粪样内容物。结肠梗阻一般无呕吐。血运性肠梗阻或其他类型肠梗阻由单纯性转为绞窄性时,呕吐物为咖啡样的血性肠内容物。

4. **排气排便停止** 完全性肠梗阻可出现排气排便停止,肠套叠、肠系膜血栓形成或栓塞时,可排出血性黏液或果酱样便。

（二）体征

1. **视诊** 因梗阻类型不同、位置不同、肠管内积气积液程度不同,可出现不同程度的腹部膨隆。高位机械性梗阻一般不明显,或仅有上腹部膨隆。低位机械性梗阻和麻痹性梗阻可出现范围较大的腹部膨隆或全腹部膨隆。有的可见胃型、肠型。部分患者可见胃肠蠕动波。

2. **触诊** 单纯性肠梗阻,腹软,有时在梗阻部位可出现轻度压痛。肠腔积气、积液较多时,可出现振水音。出现明显腹膜刺激症状,如局限性压痛、反跳痛及肌紧张,触及痛性包块,多见于绞窄性肠梗阻。

3. **叩诊** 多呈鼓音,腹腔渗液多时可出现移动性浊音阳性。

4. **听诊** 痉挛性肠梗阻或机械性肠梗阻早期,梗阻近端肠管蠕动增强,可闻及肠鸣音亢进、气过水声或高调金属音;麻痹性梗阻或机械性肠梗阻并发腹膜炎时,肠鸣音减弱或消失。

5. **直肠指诊** 若触及肿块,可能为肠套叠的套头、低位肠外肿瘤或直肠肿瘤。指套染血常表明存在绞窄性肠梗阻的可能。

【实验室及其他检查】

1. **实验室检查** 肠梗阻初期,实验室检查指标无明显变化。随疾病进展,因失水尿比重增高、血红蛋白及血细胞比容升高;出现肠管绞窄或感染则外周血白细胞计数增多伴核左移,中性多形核细胞数增多。呕吐物和粪便检查有大量红细胞或隐血试验阳性,应考虑肠梗阻有血运障碍。测定血电解质及血气分析,可了解水电解质紊乱、酸碱失衡和肾功能变化。

2. **影像学检查** 立位或侧卧位腹部 X 线平片对诊断有重要价值。梗阻 4~6h 可显示肠腔内积气,典型征象为多个气液平面或数个胀气的肠袢(图 4-2)。麻痹性肠梗阻时,可出现小肠与结肠均有积气扩张、积气的肠曲呈圆形或多边形征象。怀疑肠套叠、乙状结肠扭转或结肠梗阻,可行气钡灌肠以助诊断。B 超检查可见肠管积气积液或腹水。

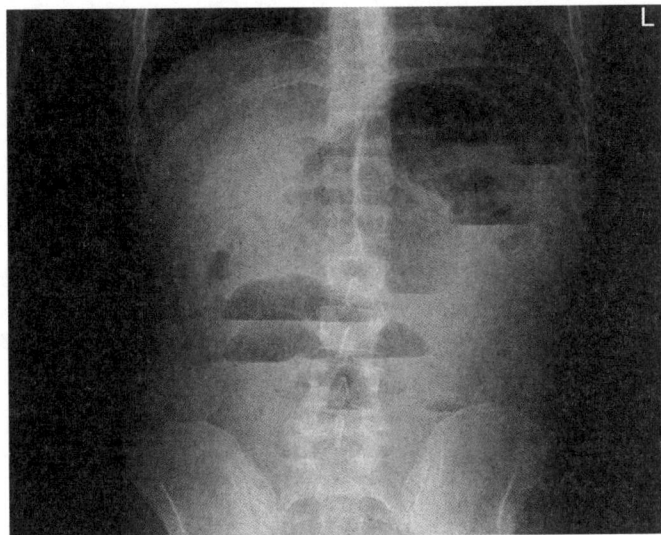

图 4-2 肠梗阻 X 线表现
腹部立位 X 线平片可见胀气的肠袢和阶梯状液平面。

【诊断要点】

根据腹痛,呕吐,腹胀,停止肛门排便、排气等典型表现和腹部体征,结合腹部 X 线检查可见肠腔内气体、多个气液平面及肠袢胀气,一般可做出诊断,但需进一步分析和明确。

1. **机械性与麻痹性肠梗阻** 机械性肠梗阻既往有腹部外伤、腹部手术、腹外疝等病史,发病具有典型的腹痛、呕吐、腹胀、肠鸣音增强等临床表现。麻痹性肠梗阻以明显的持续性腹胀、肠鸣音减弱或消失为主要临床表现。X 线检查对区分机械性与麻痹性肠梗阻有重要价值。

2. **高位梗阻与低位梗阻** 高位小肠梗阻呕吐发生早而频繁,呕吐物为食物、胃液、胆汁等,一般无明显腹胀。低位小肠梗阻呕吐出现较晚,呕吐物可有带酸臭味的肠内容物或稀粪样内容物,有明显腹胀。结肠梗阻一般无呕吐,以腹胀为主要表现。X 线检查对判断梗阻部位有助于鉴别。

3. **有下列表现应考虑绞窄性肠梗阻** ①腹痛突发、部位固定,为持续性剧烈腹痛;腹痛由阵发性变为持续性;或在阵发性加重之间仍有持续性腹痛,有时牵涉腰背部。②病情发展迅速,早期出现休克,抗休克治疗改善不明显。③有腹膜炎表现,有发热、脉快、白细胞增加等感染中毒征象。④腹胀不对称,腹部局限性隆起,或触及痛性肿块(孤立、胀大的肠袢)。⑤呕吐出现早而频繁,呕吐物、肛门排出物为血性,或腹腔穿刺液呈血性。⑥X 线检查发现孤立、胀大的肠袢,位置固定,或有假肿瘤状阴影。⑦积极非手术治疗,症状体征无明显好转。

4. **尽可能明确引起梗阻的原因** 肠梗阻不同类型的临床表现,是判断梗阻原因的主要线索,同时应参考病史、年龄、体征、X 线检查等。临床上粘连性肠梗阻最为常见,多发生于以往有过腹部手术、损伤或腹膜炎病史的患者。嵌顿性或绞窄性腹外疝是常见的肠梗阻原因。新生儿以肠道先天性畸形为多见,2 岁以内的小儿多为肠套叠。蛔虫团所致的肠梗阻常发生于儿童。老年人则以肿瘤及粪块堵塞为常见原因。

早期临床表现不典型,应注意与急性阑尾炎、急性胰腺炎、消化性溃疡穿孔等急腹症相鉴别。

【治疗要点】

肠梗阻治疗原则是解除梗阻及纠正梗阻引起的全身生理紊乱。具体方法依据其发生部位、类型和患者具体情况而定。

（一）基础疗法

这是治疗的首要措施,无论手术与否均需采用。主要包括禁食、持续胃肠减压,纠正代谢紊乱和营养支持,防治感染和中毒及其他治疗;禁食期间应进行肠外营养支持;腹胀明显给予吸氧;也可采用解痉、镇静等对症治疗,按急腹症处理原则选用镇痛药。

（二）解除梗阻

1. **非手术治疗** 主要适用于单纯性粘连性肠梗阻、动力性肠梗阻、肠套叠早期、蛔虫或粪块堵塞引起的肠梗阻,以及肠结核等炎症所致不全性肠梗阻。除基础疗法外,包括:①口服或胃肠道灌注植物油。②按病因采用相应的复位法,如腹部按摩、颠簸、灌肠及经乙状结肠镜插管复位等。③严密观察病情,如不见好转或反而加重,即应手术。

2. **手术治疗** 手术适应证有:①绞窄性肠梗阻。②先天性肠道畸形或肿瘤引起的肠梗阻。③肠梗阻非手术治疗无效。手术视患者情况、梗阻部位与性质及原因加以选择。应在最短的时间内,以最简单的方法解除梗阻或恢复肠道通畅。手术方法包括去除梗阻病因的手术、肠切除吻合术、肠

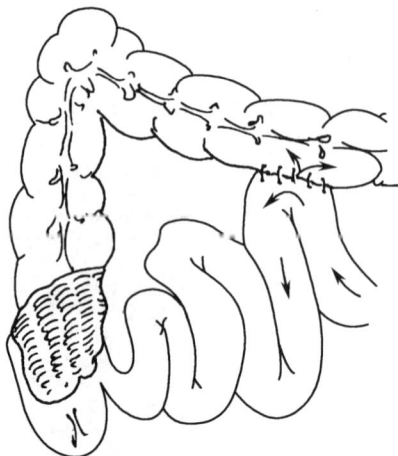

图 4-3 肠短路吻合后形成盲襻

造口或肠外置术、短路手术(图 4-3)。在腹腔感染严重,如绞窄性肠梗阻时,手术同时应作腹腔引流。

（王凤杰）

第十二节 急性阑尾炎

病例导学

患者男性,23 岁。1d 前出现脐周胀痛不适,伴恶心、呕吐,呕吐物为胃内容物。6h 后腹痛转移至右下腹、伴发热。查体:体温 37.8℃;脉搏 85 次/min;血压 120/80mmHg。腹部平坦,未见胃肠型及蠕动波;右下腹压痛,无反跳痛及肌紧张;无移动性浊音。白细胞计数 $12.0×10^9$/L,中性粒细胞占比 0.8,腹部 X 线平片未见膈下游离气体。

问题与思考:

1. 分析其初步诊断。

2. 需要进一步明确哪些问题,如何处理?

急性阑尾炎(acute appendicitis)是最常见急腹症之一,各年龄段均可发病,以中青年多见。由于外科技术、麻醉、抗菌药物治疗及护理的进步,绝大多数患者能够及时得到诊治,治疗效果良好。但是少数患者因症状不典型、病情复杂,可能延误诊治,引起严重的并发症,不可轻视。

阑尾是与盲肠相连的盲管状独立器官,阑尾与盲肠一般位于右下腹,胚胎发育过程中若结肠旋转异常可导致盲肠与阑尾异位,可位于右上腹、盆腔或左下腹(图 4-4)。阑尾长度一般为 6~8cm,外径 0.6~0.8cm。阑尾内腔与盲肠相通,开口于回盲瓣远侧 2~3cm 处。阑尾系膜呈三角形,长度短于阑尾,内有血管、神经和淋巴管。阑尾有蠕动和吸收水、电解质功能,阑尾蠕动可将进入阑尾腔内的肠内容物排出。阑尾壁内有丰富的淋巴组织,因此具有一定的免疫功能。

【病因和发病机制】

1. **阑尾管腔阻塞** 阑尾的管腔细窄、近端开口狭小、远端为一盲端、阑尾卷曲成弧形等特点是导致管腔易于阻塞的解剖学基础。阑尾壁内淋巴滤泡增生及阑尾腔内粪石形成是造成阑尾管腔阻塞的常见原因,其他少见因素包括食物残渣、异物、蛔虫等。胃肠道疾病如急性肠炎、炎性肠病等可直接蔓延至阑尾,或引起阑尾管壁肌肉痉挛,加重阑尾管腔阻塞。又因阑尾动脉属于回结肠动脉终末分支,无交通支,阑尾壁易发生血运障碍而引起炎症发生或加速炎症进展。

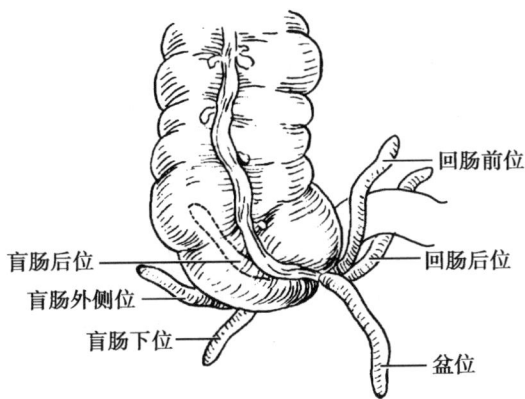

图 4-4 阑尾的解剖位置变异

（图中标注：回肠前位、回肠后位、盲肠后位、盲肠外侧位、盲肠下位、盆位）

2. 细菌感染 当阑尾腔阻塞后，阑尾腔内压力增高、血运障碍、黏膜受损、细菌繁殖，细菌侵入阑尾壁而引起炎症发生。致病菌多为肠道内各种革兰氏阴性杆菌和厌氧菌。

根据急性阑尾炎的病理演变过程，可分为急性单纯性阑尾炎、化脓性阑尾炎、坏疽性（穿孔性）阑尾炎和阑尾周围脓肿四种病理类型。急性化脓性、坏疽性阑尾炎产生的大量炎性渗出液或脓液弥散在腹腔，可引起弥漫性腹膜炎。若炎性渗出液或脓液较少，被大网膜和肠管包裹粘连，则可形成阑尾周围脓肿。

【临床表现】

急性阑尾炎的典型临床表现是转移性右下腹疼痛和右下腹压痛，合并腹膜炎时可出现局限或广泛的腹膜刺激征。

（一）症状

1. **腹痛** 典型表现为转移性腹痛，即腹痛始发于上腹部，逐渐向脐部，经数小时（6~8h）转移并固定于右下腹。70%~80% 急性阑尾炎具有这种典型的转移性腹痛的特点，但也有一部分病例发病开始即出现右下腹疼痛。随着病理过程的进展，腹痛可由轻微疼痛发展为持续性剧痛。当阑尾坏疽穿孔后，因腔内压力突然减低，腹痛可暂时减轻，引起腹膜炎时，症状再次加重。腹痛部位与阑尾的位置有关：如盲肠后位阑尾炎疼痛出现在侧腰部，盆腔位阑尾炎疼痛出现在耻上区，肝下区阑尾炎可引起右上腹痛，极少数左侧腹部阑尾炎呈左下腹痛。

2. **胃肠道症状** 发病早期可出现厌食，也可表现轻度的恶心、呕吐，早期呕吐多为反射性，常发生在腹痛的高峰期，晚期呕吐则与腹膜炎有关。约 1/3 的患者由于阑尾炎症刺激导致胃肠蠕动功能紊乱出现便秘、腹泻。如炎症刺激膀胱或直肠，可引起膀胱刺激症状及排便次数增多、里急后重等症状。并发腹膜炎、肠麻痹则出现腹胀。

3. **全身症状** 初期有乏力、头痛。炎症加重时可有发热等全身中毒症状，如乏力、发热，体温多在 37.5~39℃。阑尾穿孔时体温会更高，伴有寒战，常提示阑尾化脓、坏疽穿孔及腹膜炎。如并发黄疸，提示出现门静脉炎。

（二）体征

1. **右下腹固定性压痛** 是急性阑尾炎最常见的体征。压痛点常位于麦氏点（右髂前上棘至脐连线的中外 1/3 处），可随阑尾位置变异而改变，但始终在一个固定的位置上。病变早期腹痛尚未转移至右下腹时，压痛已固定于右下腹部。当阑尾穿孔时，疼痛和压痛的范围可遍及全腹，但仍以阑尾部位压痛最为明显。

2. **腹膜刺激征** 有腹肌紧张、反跳痛和肠鸣音减弱或消失等，是壁腹膜受到炎性刺激的防御反应，常提示阑尾炎已发展到化脓、坏疽（穿孔）的阶段。但儿童、老人、孕妇、肥胖、虚弱患者或盲肠后位阑尾炎时，腹膜刺激征象可不明显。

3. **右下腹肿块** 阑尾周围脓肿时右下腹可触及边界不清、有压痛的固定性肿块。应考虑阑尾炎性肿块或阑尾周围脓肿形成。

4. **其他体征** ①结肠充气试验（Rovsing 试验）：患者仰卧，检查者右手压住左下腹部降结肠部，再用另一只手由远向近反复推压结肠，引起右下腹疼痛为阳性。②腰大肌试验：左侧卧位后将右下肢向后过伸，引起右下腹疼痛为阳性，说明阑尾位置较深或在盲肠后位靠近腰大肌处。③闭孔内肌试验：仰卧位，将右髋和右膝均各屈曲 90°，将右大腿向内旋转，引起右下腹疼痛为阳性，提示阑尾位置较低，靠近闭孔内肌。④直肠指诊：当阑尾位于盆腔或炎症已波及盆腔时，直肠指诊有直肠右前方的触痛如发生盆腔脓肿时，可触及痛性肿块。

【实验室及其他检查】

（一）实验室检查

1. **血常规检查** 多数患者的白细胞计数和中性粒细胞比例增高，白细胞总数升高到（10~20）×

$10^9/L$甚至以上,可发生核左移。单纯性及老年性阑尾炎可不升高。

2. 尿常规检查　盲肠后位阑尾炎,因炎症刺激右侧输尿管,尿中可出现少量红细胞和白细胞。

3. 便常规检查　盆腔阑尾炎和穿孔性阑尾炎合并盆腔脓肿时,便常规检查可发现红细胞。

4. 其他　血清淀粉酶及脂肪酶测定可除外胰腺炎;人绒毛膜促性腺激素(HCG)测定有助于除外妊娠。

(二)影像学检查

1. 腹部 X 线平片　立位腹平片观察膈下有无游离气体,可与溃疡穿孔、急性绞窄性肠梗阻及其他外科急腹症相鉴别。

2. B 超检查　可见阑尾肿大,表现为低回声管状结构,较僵硬,横切面呈同心圆状的靶环征。还可显示腹水、阑尾肿瘤、输尿管结石、卵巢囊肿、异位妊娠、肠系膜淋巴肿大等,对鉴别诊断有重要意义。

3. CT 和 MRI　可显示阑尾周围软组织团块影及其与周围组织的关系,仅用于体格检查发现右下腹包块且无法确定性质时,一般不作为常规检查。

【诊断要点】

大多数患者可依据转移性右下腹痛或右下腹痛、右下腹局部(麦氏点)压痛和白细胞计数增高做出正确诊断。异位阑尾发生急性阑尾炎,诊断困难,需根据症状、体征和相关的影像学检查与其他疾病鉴别,排除其他疾病后或手术中方可做出正确诊断。对于疑难病例可依据 B 超等影像学检查做出明确诊断。随着腹腔镜技术的广泛应用,可诊断性腹腔探查,在诊断同时,做阑尾切除术。

需要与胃及十二指肠溃疡穿孔、右侧输尿管结石、妇产科疾病(如异位妊娠、卵巢滤泡或黄体囊肿破裂、卵巢囊肿蒂扭转和急性盆腔炎等)、肠系膜淋巴结炎和其他内科性疾病(如急性胃肠炎、胆道系统疾病、右下肺炎、胸膜炎、心绞痛等)、回盲部肿瘤、肠套叠等疾病鉴别。

【治疗要点】

手术切除是急性阑尾炎的主要治疗方法,急性阑尾炎一经确诊,无论病情轻重,只要无手术禁忌证,均应首选手术治疗。某些情况下可暂不手术或手术风险过大,需采取非手术治疗。

(一)非手术治疗

1. 适应证　①急性单纯性阑尾炎,经过药物治疗炎症可以吸收消退。②患者全身状态差或伴有重要器官功能障碍,手术风险较大,可先采取非手术治疗,但须密切观察病情变化,出现弥漫性腹膜炎或感染性休克表现时,应尽快手术。③急性阑尾炎病程已超过 72h,盲肠壁炎症性水肿可能较重,阑尾切除后出现残端瘘的可能性增加,应先采取非手术治疗并观察病情变化。④已经有阑尾周围包块形成,不伴弥漫性腹膜炎体征和感染性休克表现,可先采取非手术治疗。

2. 措施　包括禁食、应用有效抗生素、补充水电解质和热量、对症治疗。抗生素可选择二、三代头孢菌素与甲硝唑或替硝唑联合应用。

(二)手术治疗

术式主要为阑尾切除术,有传统剖腹和腹腔镜两种方式。可根据具体情况选择阑尾切除加腹腔引流,如术中发现已形成阑尾周围脓肿则行切开引流术。

腹腔镜阑尾切除术(视频)

> **知识拓展**
>
> **特殊类型阑尾炎**
>
> 妊娠期急性阑尾炎,因子宫上推肠管,疼痛位置差异较大,大网膜不易覆盖,炎症易于扩散,严重时可刺激子宫引起收缩,对孕妇和胎儿产生较严重危害,应尽早手术。手术时操作必须轻柔,采取偏高切口尽量避免刺激子宫。
>
> 新生儿急性阑尾炎,易坏疽穿孔,发生弥漫性腹膜炎的概率较高。右下腹压痛范围较大,少有腹肌紧张。白细胞计数可明显增高。应尽早手术,同时注意保持水电解质平衡,合理应用抗生素。
>
> 老年急性阑尾炎易发生坏疽和穿孔,常发生弥漫性腹膜炎。症状、体征的表现常与病情严重程度不符,易被忽视,缺乏典型的转移性右下腹痛,部分老年人白细胞计数不增高。应及早手术,若有严重心、肺、肾等重要脏器疾病,可先采取非手术治疗并密切观察病情变化。

(王凤杰)

第十三节 溃疡性结肠炎

溃疡性结肠炎(ulcerative colitis,UC)是一种原因不明的直肠和结肠慢性非特异性炎症性疾病。本病可发生在任何年龄,多见于20~40岁,亦可见于儿童或老年人。男女发病率无明显差别。近年来我国 UC 患病率明显增加,以轻中度患者占多数,但重症也不少见。

【病因和发病机制】

UC 的病因未完全明确,目前认为这是由多因素相互作用所致,主要包括环境因素、遗传因素、肠道微生态和免疫因素。

目前对 UC 的发病机制可概括为:环境因素作用于遗传易感者,在肠道微生物的参与下,引起肠道免疫失衡,损伤肠黏膜屏障,最终导致肠道黏膜持续炎症过程。

溃疡性结肠炎的病理(文档)

【临床表现】

（一）消化系统表现

1. **腹泻和黏液脓血便** 是本病活动期最重要的临床表现。排便次数及便血的程度与病情轻重有关,轻者排便 2~3 次/d,便血轻或无;重者>10 次/d,脓血显见,甚至大量便血。

2. **腹痛** 多有轻至中度腹痛,为左下腹或下腹部隐痛,亦可累及全腹。常有里急后重,便后腹痛缓解。轻者可无腹痛或仅有腹部不适。重者如并发中毒性巨结肠或炎症波及腹膜,可有持续剧烈腹痛。

3. **其他症状** 可有腹胀、食欲不振、恶心、呕吐等。

4. **体征** 轻、中度患者仅有左下腹轻压痛,有时可触及痉挛的降结肠或乙状结肠。重型患者可有明显压痛。若出现腹肌紧张、反跳痛、肠鸣音减弱等体征,应注意中毒性巨结肠、肠穿孔等并发症。

（二）全身反应

1. **发热** 一般出现在中、重度患者的活动期,呈低至中度,高热多提示病情进展、严重感染或并发症存在。

2. **营养不良** 衰弱、消瘦、贫血、低蛋白血症、水与电解质平衡紊乱等多出现在重症或病情持续活动者。

（三）肠外表现

肠外表现包括外周关节炎、结节性红斑、坏疽性脓皮病、巩膜外层炎、前葡萄膜炎、口腔复发性溃疡等。骶髂关节炎、强直性脊柱炎、原发性硬化性胆管炎及少见的淀粉样变性等,可与 UC 共存,但与 UC 本身的病情变化无关。

（四）临床分型

按其病程、程度、范围及病期进行综合分型。

1. **临床类型** ①初发型:指无既往史的首次发作。②慢性复发型:临床上最多见,指缓解后再次出现症状,常表现为发作期与缓解期交替。③慢性持续型:症状持续,间断以症状加重的持续发作。④急性暴发型:少见,急性起病,病情严重,全身毒血症明显,可伴并发症。

2. **疾病分期** 分为活动期与缓解期。活动期按严重程度分为轻、中、重度。轻度指排便<4 次/d,便血轻或无,脉搏正常,无发热及贫血,血沉<20mm/h;重度指腹泻≥6 次/d,明显血便,体温 37.8℃,脉搏>90 次/min,血红蛋白<75%正常值,血沉>30mm/h;介于轻度与重度之间为中度。

3. **病变范围** 分为直肠炎、左半结肠炎(病变范围在结肠脾曲以远)及广泛结肠炎(病变累及结肠脾曲以近或全结肠)。

【实验室及其他检查】

1. **血液检查** 贫血、白细胞数增加、血沉加快及 C 反应蛋白增高均提示 UC 处于活动期。怀疑合并巨细胞病毒感染时,可行血清 CMV IgM 及 DNA 检测。

2. **粪便检查** 肉眼观常有黏液脓血,显微镜检见红细胞和脓细胞,急性发作期可见巨噬细胞。粪钙卫蛋白增高提示肠黏膜炎症处于活动期。应注意通过粪便病原学检查,排除感染性结肠炎。

3. **结肠镜检查** 是本病诊断与鉴别诊断的最重要手段之一。检查时,应尽可能观察全结肠及末段回肠,确定病变范围,必要时取活检。内镜下所见黏膜改变有:①黏膜血管纹理模糊、紊乱或消失、充血、水肿、易脆、出血及脓性分泌物附着。②病变明显处见弥漫性糜烂和多发性浅溃疡。③慢性病变常见黏膜粗糙,呈细颗粒状、炎性息肉及桥状黏膜,在反复溃疡愈合、瘢痕形成过程中结肠变形缩短,结肠袋变浅、变钝或消失。

4. **X线钡剂灌肠** 不作为首选检查手段,可作为结肠镜检查有禁忌证或不能完成全结肠检查时的补充。主要X线征有:①黏膜粗乱和/或颗粒样改变。②多发性浅溃疡,表现为管壁边缘毛糙呈毛刺状或锯齿状以及小龛影,亦可有炎症性息肉而表现为多个小的圆形或卵圆形充盈缺损。③肠管缩短,结肠袋消失,肠壁变硬,可呈铅管状。重度患者不宜做钡剂灌肠检查,以免加重病情或诱发中毒性巨结肠。

【诊断要点】

根据持续或反复发作腹泻和黏液脓血便、腹痛、里急后重,伴(或不伴)不同程度全身症状者,在排除慢性细菌性痢疾、阿米巴痢疾、慢性血吸虫病、肠结核等感染性结肠炎及结肠克罗恩病(Crohn disease,CD)、缺血性肠炎、放射性肠炎等基础上,具有上述结肠镜检查重要改变中至少1项及黏膜活检组织学所见可以诊断本病。

一个完整的诊断应包括其临床类型、临床严重程度、病变范围、病情分期及并发症,例如溃疡性结肠炎(初发型、中度、直乙状结肠炎、活动期)。初发病例及临床表现、结肠镜改变不典型者,暂不作出诊断,须随访3~6个月,根据病情变化再作出诊断。

UC需与下列疾病鉴别:感染性肠炎、阿米巴肠炎、血吸虫病、克罗恩病、大肠癌、肠易激综合征、其他肠炎等。

【治疗要点】

治疗目标是控制发作,维持缓解,减少复发,防治并发症。

（一）一般治疗

在急性发作期,应卧床休息,及时纠正水、电解质平衡紊乱。并给予易消化的流质饮食,病情好转后,改为营养丰富的少渣饮食,严重贫血者可输血,低蛋白血症者应补充白蛋白。病情严重应禁食,并予完全胃肠外营养治疗。

慎重使用抗胆碱能药物或止泻药,如地芬诺酯(苯乙哌啶)或洛哌丁胺。重症患者应禁用,因有诱发中毒性巨结肠的危险。

抗生素治疗对一般病例并无指征。对重症有继发感染者,应积极抗菌药物治疗。对于长期使用激素或免疫抑制剂的患者,可导致复发或加重,应及时予以监测和治疗。

（二）药物治疗

1. **氨基水杨酸制剂** 包括5-氨基水杨酸(5-ASA)制剂和柳氮磺吡啶(SASP),用于轻中度的诱导缓解及维持治疗。

2. **糖皮质激素** 用于对5-ASA疗效不佳的中度及重度患者的首选治疗。糖皮质激素只用于活动期的诱导缓解,症状控制后应予逐渐减量至停药,不宜长期使用。减量期间加用免疫抑制剂或5-ASA维持治疗。

3. **免疫抑制剂** 用于5-ASA维持治疗疗效不佳、症状反复发作及激素依赖者的维持治疗。由于起效慢,不单独作为活动期诱导治疗。常用制剂有硫唑嘌呤及巯嘌呤,常见不良反应是胃肠道症状及骨髓抑制,使用期间应定期监测血白细胞计数。不耐受者可选用甲氨蝶呤。维持治疗的疗程根据具体病情决定,通常不少于4年。

（三）手术治疗

紧急手术指征:并发大出血、肠穿孔及中毒性巨结肠经积极内科治疗无效者。择期手术指征:①并发结肠癌变。②内科治疗效果不理想、药物不良反应不能耐受者、严重影响患者生存质量者。

一般采用术式:全结肠、直肠及回肠造口术;结肠切除、回直肠吻合术;结直肠切除、回肠贮袋肛管吻合术。

（王凤杰）

第十四节 结、直肠癌

大肠癌是常见的恶性肿瘤,包括结肠癌和直肠癌。大肠癌的发病率呈上升趋势,近年有向近端(右半结肠)发展的趋势,而且,从生物学特性上看右半结肠癌较左半结肠癌预后更差。在我国其发病率和病死率均居全部恶性肿瘤的第 3~5 位,约 50% 发生在 40 岁以下青年人,男女之比为 1.65:1。

一、结肠癌

病例导学

患者男性,55 岁。因排便次数增多、粪便不成形 2 个月余,间断带暗红色血丝 1 个月余入院。2 个月前无明显诱因出现排便次数增多,每天 3~5 次,粪便不成形,为黏液稀便,1 个月前间断带暗红色血丝伴有下腹部胀痛,为阵发性,进食无缓解。查体:中、下腹轻度压痛,右下腹触及 2cm×2cm 肿块,无压痛,活动度差。无明显腹胀及恶心、呕吐,无发热,进食尚可。近来明显乏力,体重减轻 2kg。

问题与思考:

1. 分析其初步诊断。

2. 需要进一步做哪些检查,如何处理?

结肠癌(colon cancer)是胃肠道中常见的恶性肿瘤,以 41~51 岁为高发。近年来,我国的结肠癌发病率明显上升,且有多于直肠癌的趋势。

【病因和发病机制】

结肠癌病因尚未完全清楚,其相关的高危因素渐被认识,如过多的动物脂肪、低纤维素饮食、缺乏新鲜蔬菜;有些疾病如家族性肠息肉病、结肠腺瘤、溃疡性结肠炎等疾病,与结肠癌的发生有密切的关系;遗传因素和其他因素,如吸烟等有关。

结肠癌中以乙状结肠发病率最高,盲肠次之,以下依次为升结肠、肝曲、降结肠、横结肠和脾曲。组织学分类可分为腺癌、黏液癌、未分化癌。大体形态可分为肿块型、浸润型、溃疡型。结肠癌主要为经淋巴转移,首先转移到结肠壁和结肠旁淋巴结,再到肠系膜血管周围和肠系膜血管根部淋巴结。血行转移多见于肝,其次为肺、骨等。结肠癌也可直接浸润到邻近器官。如乙状结肠癌常侵犯膀胱、子宫、输尿管。横结肠癌可侵犯胃壁,甚至形成内瘘。脱落的癌细胞也可在腹膜种植转移。

【临床表现】

结肠癌早期多无特异性表现,进展后可出现下列症状:

1. **排便习惯及粪便性状的改变** 常为首发的症状,表现为排便次数增多、粪便不成形或稀便,也可出现腹泻、便秘交替现象;粪便中带血丝、脓液或黏液。

2. **腹痛** 疼痛部位多不确切,为持续性隐痛、腹部不适或腹胀感;发生肠梗阻时腹痛加重,可出现阵发性绞痛。

3. **腹部肿块** 肿块常较硬呈结节样,位置固定。低位结肠癌可有一定程度活动度,当肿块穿透肠壁并发感染时,表现为固定压痛的肿块。

4. **肠梗阻** 为结肠癌的晚期症状,一般表现为低位不完全性肠梗阻,表现为便秘、腹胀、胀痛或阵发性绞痛。出现完全性肠梗阻时,症状加重。

5. **全身症状** 患者出现贫血、消瘦、乏力、发热等全身性表现。晚期还可以出现肝大、黄疸、水肿、腹水、锁骨下淋巴结肿大及恶病质等表现。

结肠癌的部位及病理不同,其临床表现也有区别。一般右半结肠癌以全身症状(贫血、消瘦、乏力)和腹部包块为主要表现。右半结肠因肠腔宽大,肿瘤生长至一定体积才会出现腹部症状,这也是肿瘤确诊时,分期较晚的主要原因之一。左半结肠癌以肠梗阻、排便紊乱和便血等局部症状为主要表现,分期的确诊常早于右半结肠癌。

【实验室及其他检查】

(一)实验室检查

1. **粪便潜血试验** 对本病的诊断虽不具有特异性,但方法简单,可作为普查筛检或早期诊断的线索。

2. **癌胚抗原（CEA）**　对结肠癌诊断有一定价值,对监测预后和复发有重要意义。

（二）其他检查

1. **X 线钡剂灌肠或气钡双重对比造影检查**　是诊断结肠癌的重要检查手段。可观察到结肠壁僵硬、皱襞消失、存在充盈缺损或小龛影。尤其对肿瘤位置的判断更有意义。

2. **纤维结肠镜检查**　可以直接观察病灶部位、大小、形态、肠腔狭窄情况等,还可在可疑病灶处取组织行病理检查,是诊断结肠癌最有效、可靠的方法。

3. **B 超、CT 及 MRI 检查**　对了解腹内肿块和肿大淋巴结、肝内转移灶及肠外浸润等有帮助。有助于进行临床分期、制定治疗方案及术后随访。

知识拓展

充盈缺损与龛影

充盈缺损:指钡剂涂布的轮廓有局限性内陷的表现,因管壁局限性肿块突出腔内所致。

龛影:指钡剂涂布的轮廓有局限性外突的影像,因管壁形成溃疡所致。

【诊断要点】

结肠癌早期症状多不明显,常被漏诊。对中年以上患者,应仔细询问病史和体格检查,出现下列症状时,应考虑结肠癌的可能:①近期出现排便习惯改变、持续腹部隐痛。②粪便隐血试验持续阳性。③粪便稀,或带有血液和黏液。④腹部可扪及包块。⑤不明原因出现乏力、贫血、体重减轻等。对高危人群行纤维结肠镜检查及活检病理或 X 线钡剂灌肠或气钡双重对比造影检查,不难明确诊断。

结肠癌应注意与肠阿米巴病、肠结核、血吸虫病、阑尾病变、憩室炎、溃疡性结肠炎、克罗恩病、功能性便秘相鉴别。

【治疗原则】

结肠癌的治疗方法是以手术为主,辅以化疗、免疫治疗、中药以及其他支持治疗的综合方案,以提高手术切除率,降低复发率,提高生存率。

1. **手术治疗**　治疗原则为尽量根治,保护盆腔自主神经,保存性功能、排尿功能和排便功能,提高生存质量。手术方法有右半结肠切除术、左半结肠切除术、横结肠切除术、乙状结肠癌肿切除术等。不能作根治术的手术原则:肿瘤浸润广泛或与周围组织、脏器固定不能切除时,肠管已梗阻或可能梗阻,可做短路手术,也可做结肠造口术;如果远处脏器转移而局部肿瘤尚允许切除时,经评估可做局部肿瘤切除,以解除梗阻、慢性失血、感染中毒等症状。

2. **化学药物治疗**　提高结肠癌疗效的重要辅助治疗。新辅助化疗可降低临床分期,有助于切除肿瘤。

3. **对症治疗**　行胃肠减压、纠正水和电解质紊乱以及酸碱失衡等处理。

二、直肠癌

病例导学

患者男性,35 岁。因粪便带血 6 个月,伴粪便明显变细 1 个月余入院。6 个月前间断出现粪便表面带血,鲜红色或暗红色,偶尔为黏液血便;2 个月来肛门下坠、排便不尽、里急后重感明显;1 个月来粪便明显变细并出现腹痛,为持续性伴阵发性加重。直肠指检:距离肛缘约 5cm 触及一大小约 4cm×2cm 肿块,质硬,活动度差,指套带血。

问题与思考:

1. 分析其初步诊断。

2. 需要与哪些疾病进行鉴别,如何处理?

直肠癌（carcinoma of rectum）是齿状线至乙状结肠直肠交界处之间的癌,是消化道最常见的恶性肿瘤之一。我国直肠癌具有以下特点:①直肠癌比结肠癌发生率高,约 1.5:1。②低位直肠癌占大多数,绝大多数癌肿可在直肠指诊时触及。③青年人(<30 岁)直肠癌发病率较国外高。直肠癌位置低,容易被直肠指诊及乙状结肠镜诊断。但因其位置深入盆腔,解剖关系复杂,手术不易彻底切除,术后复发率高。

【病因和发病机制】

直肠癌的病因目前仍不十分清楚,其发病与社会环境、饮食习惯、遗传因素及肠道微生态紊乱等有关。目前基本公认的是动物脂肪和蛋白质摄入过高,膳食纤维摄入不足是直肠癌发生的重要因素,一些直肠良性病变也是直肠癌的高危因素。

直肠癌发生途径有 3 条:腺瘤—腺癌途径、从无到有(De Novo)途径和炎症—癌症途径,其中最主要途径是腺瘤—腺癌途径。

【临床表现】

直肠癌早期多无特异性表现,仅有少量便血及排便习惯改变,发展到肿瘤破溃感染时症状明显。

1. 排便异常 直肠刺激症状如排便次数增多、肛门下坠感、里急后重、排便不尽感等,病灶刺激和肿块溃疡的继发性感染,出现粪便带血、黏液或脓血便。

2. 肠梗阻表现 癌肿环状生长者,导致肠腔缩窄,早期表现为粪柱变形、变细,表现为不全性梗阻。晚期可发生完全性肠梗阻征象。

3. 肿瘤浸润及转移 肿瘤侵及周围组织或器官,造成相应的临床症状。肛门失禁、下腹及腰骶部持续疼痛是直肠癌侵及骶神经丛所致。肿瘤细胞种植转移到腹、盆腔,出现相应的症状和体征,如侵犯前列腺、膀胱,可出现尿频、尿痛、血尿。直肠指检可在膀胱直肠窝或子宫直肠窝内扪及块状物,肿瘤在腹盆腔内广泛种植转移,形成腹水。晚期出现肝转移时可有腹水、肝大、黄疸、贫血、消瘦、水肿、恶病质等。

【实验室及其他检查】

(一)实验室检查

1. 大便潜血试验 为大规模普查或对高危人群作为结、直肠癌的初筛手段。阳性者再做进一步检查。

2. 癌胚抗原(CEA) 对直肠癌诊断有一定价值,主要用于监测直肠癌的预后和复发。

(二)其他检查

1. 直肠指检 诊断直肠癌最重要的方法。约75%的直肠癌患者就诊时可通过直肠指检被发现。凡遇患者有便血、排便习惯改变、粪便变形等症状,均应行直肠指诊。指诊可触及质硬、凹凸不平肿块;晚期可触及肠腔狭窄,肿块固定;指套见含粪的污浊脓血。

2. 肛门镜或肠镜检查 对结直肠癌具有确诊价值。在直视下协助诊断,观察肿块的形态,取肿块组织做病理切片检查,以确定肿块性质及其分化程度。

3. 影像学检查 ①钡剂灌肠检查:是结肠癌的重要检查方法,对直肠癌的诊断意义不大,用以排除结、直肠多发癌和息肉病。②腔内 B 超及超声内镜检查:用腔内探头可检测癌肿浸润肠壁的深度及有无侵犯邻近脏器,可在术前对直肠癌的局部浸润程度进行评估。③CT 检查:了解肿瘤的部位、与邻近结构的关系、直肠周围及腹盆腔其他部位有无转移。④MRI 检查:可显示肿瘤在肠壁内的浸润深度,对直肠癌的诊断及术前分期有重要价值。⑤胸部 CT 或胸部 X 线检查:了解肺部、胸膜、纵隔淋巴结等有无转移。

4. 其他检查 低位直肠癌伴有腹股沟淋巴结肿大时,应行淋巴结活检。癌肿位于直肠前壁的女性患者应做阴道检查及双合诊检查。男性患者有泌尿系统症状时应行膀胱镜检查。

【诊断要点】

在临床上对大便出血的患者予以高度警惕,必须进一步检查以排除癌肿的可能性。对直肠癌的早期诊断,必须重视直肠指检、直肠镜或乙状结肠镜等检查方法的应用。应注意与溃疡性结肠炎、疮、大肠息肉、痢疾等疾病鉴别。

【治疗要点】

直肠癌的治疗采取综合治疗方案,以手术治疗为主,辅以放疗、化疗、中药、免疫疗法等措施。

1. 手术治疗 术式包括根治性和姑息性两种。常见根治手术方式有:

（1）经腹会阴联合切除（Miles 手术）：适用于腹膜返折以下的直肠下段癌。腹部做永久性结肠造口（人工肛门）。此手术切除彻底，治愈率高。

（2）经腹低位切除和腹膜外一期吻合术（Dixon 手术）：适用距齿状线 5cm 以上的直肠上段癌。多采用吻合器技术，要求远端切缘距肿瘤 2cm 以上。此手术的损伤小，保留肛门，较为理想。若癌肿体积较大，并已浸润周围组织，则不宜采用。

（3）乙状结肠造口术（Hartman 手术）：为了解除梗阻和减少患者痛苦，可行姑息性切除，将有癌肿的肠段作有限的切除，缝闭直肠远切端。

由于腹腔镜技术的广泛应用，腹腔镜直肠癌根治术已经成为比较成熟的技术，并得到了普遍开展，在一些医疗机构已经成为结、直肠癌根治术的主要方式，尤其膜结构理论和直肠全系膜切除（TME）技术，使手术更加规范。直肠癌经肛全直肠系膜切除术（Ta-TME）也在开展中。但腹腔镜外科手术的适应证不仅要考虑外科医生的经验和技术，还要考虑肿瘤因素，如癌肿的进展程度以及患者因素。

2. **结肠镜治疗**　结直肠腺瘤癌变黏膜内的早期癌可经结肠镜用高频电凝切除、黏膜切除术（EMR）或内镜黏膜下剥离术（ESD），回收切除后的病变组织做病理检查，如癌未累及基底部则可认为治疗完成；如累及根部，则需追加手术，彻底切除有癌组织的部分。

3. **放射治疗**　目前认为局部分期较晚的中低位直肠癌，术前同步放化疗后再手术比先手术再放疗的生存期更长。

4. **化学治疗**　中晚期癌术后常用化疗作为辅助治疗，新辅助化疗可降期，增加可切除率。化疗药物包括 5-氟尿嘧啶、亚叶酸（LV）、奥沙利铂等。FOLFOX6 是比较常用的化疗方案。

5. **其他治疗**　目前对直肠癌的治疗正进行着非常广泛的研究，如基因治疗、靶向治疗（贝伐单抗、西妥希单抗、帕尼单抗）、免疫治疗等。靶向治疗已显现出良好的临床应用前景。低位直肠癌形成肠腔狭窄且不能手术者，可用电灼、液氮冷冻和激光凝固、烧灼等局部治疗或放置金属支架，以改善症状。

6. **转移和复发患者的治疗**

（1）局部复发的治疗：如果局部复发病灶范围局限，且无其他部位转移，可予手术探查，争取切除。盆腔内复发病灶采用放射治疗，可暂缓解疼痛症状。

（2）肝转移的治疗：单个肝转移灶，可行肝段或楔形切除；如为多个肝转移灶而不能手术切除者，可先全身化疗，使肿瘤缩小到能手术切除的时候再行切除；无手术切除机会的患者，采用全身化疗。

（王凤杰）

本章小结

本章是研究消化系统的疾病和健康问题。对消化系统疾病的病因和发生机制进行了解，认识消化系统疾病发生发展问题，学习重点是掌握消化系统常见疾病的临床表现，知道如何运用实验室及其他检查解决临床问题，建立可能的诊断要点，掌握消化系统常见疾病的治疗原则。

病例讨论

病例一

患者男性，29 岁。因反复上腹痛 5 年余，加重伴恶心、呕吐 5d 入院。患者 5 年来反复出现上腹烧灼样疼痛，多于餐后 2~3h 发生，并有夜间痛，伴反酸、嗳气，进食或服用抗酸药后缓解。5d 前上腹部疼痛加剧，伴反酸、恶心、呕吐，呕吐为胃内容物。查体：神清，急性病容，心肺无异常，腹软，上腹轻度压痛，无反跳痛，肝脾无异常，叩诊无移动性浊音。

1. 根据患者的情况，分析该患者的临床诊断。

2. 为明确诊断，该患者进一步需要完善哪些实验室及其他检查？

病例二

患者女性,52 岁。有肝硬化病史 20 年余,因食管、胃底静脉曲张破裂出血后出现了昏睡,有扑翼样震颤,肌张力增高,腱反射亢进,锥体束征阳性,初步考虑为肝性脑病。

1. 为明确诊断,需要做哪些检查?

2. 肝性脑病的主要诊断依据有哪些?

病例三

患者男性,40 岁。因上腹疼痛伴寒战、发热、眼巩膜黄染、尿黄 3d 入院。既往曾经过胆囊切除手术,术后常有类似腹痛发生。查体:体温 39℃,脉搏 110 次/min,血压 90/70mmHg,急性重病面容,神志淡漠,巩膜中度黄染,四肢凉,上腹肌紧张、压痛及反跳痛,肝于肋下 2cm 触及,质中、有压痛,未叩出转移性浊音。肠鸣音减弱。血常规:白细胞计数 $20.0×10^9/L$,中性粒细胞比例 90%。

1. 本病初步诊断是什么?

2. 有哪些诊断依据?

3. 当前如何治疗?

病例四

患者男性,32 岁。因腹痛 3d 入院。3d 前患者饮酒后出现上腹痛,为持续性绞痛,伴阵发性加重,向后背部放射,伴频繁恶心呕吐,呕吐物为胃内容物和胆汁,当地给予补液、抗感染、抑酸对症支持治疗,病情略有好转。1d 前进食后腹痛再次加重,不能缓解,逐渐蔓延至全腹,腹胀明显,恶心、呕吐加重,尿量少,色黄,伴烦躁不安、皮肤湿冷,为求进一步诊治,急来就诊。自发病以来,饮食、睡眠差,无大便,尿量少色黄,体重减轻约 2kg。既往无结核、肝炎、冠心病、肿瘤病史,否认胆石症,无传染病接触史,无药物和食物过敏史,无外伤手术史。查体:体温 38.7℃,脉搏 110 次/min,呼吸 21 次/min,血压 80/50mmHg,一般情况差,全腹膨隆,腹肌紧张,明显压痛、反跳痛。肠鸣音减弱,移动性浊音阳性。辅助检查:血白细胞计数 $22.3×10^9/L$,中性粒细胞占 92%,血糖 14.3mmoL,血钙 1.50mmol/L。腹部 X 线平片未见膈下游离气体,未见气液平面。

1. 患者目前诊断可能是什么?

2. 应进一步完善哪些检查?

病例五

患者女性,24 岁。8 个月前出现腹泻,每天 3~4 次,为少量脓血便,伴左下腹痛,为阵发性痉挛性绞痛、口服小檗碱未见明显好转,间断有脓血便,伴左下腹不适。近 1 周,患者腹泻症状明显加重,每天达 10 余次,为黏液脓血便,伴里急后重,遂来诊,查体:体温 38℃,脉搏 87 次/min,呼吸 20 次/min,血压 110/70mmHg,无皮疹和出血点,浅表淋巴结未触及,巩膜不黄,心肺无异常,腹平软,左下腹有压痛及反跳痛,未触及肿块,肝脾未触及,无腹水征,下肢不肿。辅助检查:纤维结肠镜提示乙状结肠、直肠黏膜弥漫性充血、水肿,可见溃疡 3 个,最大约 2cm×3cm,附有黏液脓血,粪便培养无特异病原体。

1. 该患者可能的诊断是什么?

2. 诊断依据是什么?

3. 应进一步完善哪些检查?

病例讨论

扫一扫,测一测

思考题

1. 试述消化性溃疡的临床特征。
2. 试述肝硬化时门静脉高压的临床表现。
3. 试述肝癌的诊断标准。
4. 哪些实验室检查结果异常提示重症胰腺炎？
5. 试述 Charcot 三联症。

第五章 泌尿系统疾病

05章 PPT

学习目标

1. 掌握:泌尿系统疾病的临床表现及相关实验室检查。
2. 熟悉:泌尿系统疾病的诊断和治疗。
3. 了解:泌尿系统疾病的病因及病理。
4. 具有对泌尿系统常见疾病做出初步判断的能力。
5. 能做到运用临床思维对实验室检查结果做临床初步诊断。

泌尿系统由肾、输尿管、膀胱、尿道及其有关的血管、淋巴和神经组成。功能是生成和排出尿液、维持人体内环境稳定并分泌多种激素。肾脏的外形似蚕豆,长、宽、厚分别为 10~12cm、5~7cm、2~3cm。每个肾脏约由 100 万个肾单位组成,肾单位包括肾小体和与之相连的肾小管,肾小体又包括肾小球和肾小囊。

许多肾脏疾病的病因和发病机制尚不清楚,病变持续进展可致肾功能不全,使全身各系统受到损害,而其他系统疾病或者全身性疾病又可累及肾脏,无论原发还是继发肾脏损害对人体的影响都很大。

第一节 肾小球肾炎

病例导学

患者男性,10 岁。因发现肉眼血尿 3d 入院。3d 前因"扁桃体炎"后出现肉眼血尿,呈洗肉水样,伴眼睑水肿,24h 尿量约 300ml。查体:体温 36.5℃,血压 150/90mmHg,咽无充血,扁桃体无肿大,脉搏 90 次/min,律齐,心前区无杂音,肝肋下未触及,眼睑及双下肢凹陷性水肿。辅助检查:血常规,红细胞计数 $4.5×10^{12}$/L,血红蛋白 120g/L;尿常规,蛋白(+),红细胞 22 个/HP;血生化,白蛋白 35g/L,肌酐 86μmol/L,尿素氮 4.5mmol/L。B 超示双肾大小形态正常。

问题与思考:

1. 请分析该患者的临床初步诊断及诊断依据。
2. 请说明该患者的治疗原则。

一、概述

肾小球疾病(glomerulonephritis,GN)是一组以血尿、蛋白尿、水肿和高血压,伴或不伴肾功能损害等为临床表现的疾病。病变主要累及双侧肾小球,遗传和自身免疫在疾病的发生中受到重视,造成肾脏结构和功能出现不同程度的异常,其临床表现和病理类型多种多样,是我国慢性肾衰竭的主要病因。

【分类】

(一)肾小球疾病的病因分类

根据病因可分为原发性、继发性和遗传性三大类。本节主要讨论原发性肾小球疾病。

(二)原发性肾小球疾病的临床分型

根据肾小球肾炎临床表现的特点,可将原发性肾小球肾炎分为五大类。①急性肾小球肾炎。②急进性肾小球肾炎。③慢性肾小球肾炎。④肾病综合征。⑤隐匿性肾小球肾炎(无症状性血尿和/或蛋白尿)。

【临床表现】

(一)主要临床症状

1. **血尿** 分为镜下血尿和肉眼血尿。血尿多为持续性或间断性、无痛性、全程性,以变形红细胞为主。

2. **蛋白尿** 24h 尿蛋白定量超过 150mg,称为蛋白尿。当 24h 尿蛋白定量超过 3.5g 时,称为大量蛋白尿,是肾病综合征的诊断标准之一。

3. **肾性水肿** 其特点是首先发生在疏松结缔组织,如眼睑、颜面部,可波及全身。

4. **肾性高血压** 是继发性高血压最常见的原因之一,其持续存在可加速肾功能的恶化。

(二)常见临床综合征

1. **肾炎综合征** 尿检异常,为血尿、蛋白尿,蛋白尿一般<3.5g/24h,可伴有高血压或水肿。常见于急性肾小球肾炎、急进性肾小球肾炎、慢性肾小球肾炎等。

2. **肾病综合征** 以大量蛋白尿、低蛋白血症、高血脂、水肿为主要表现,可无血尿或血尿表现轻微。

以下分别介绍急性肾小球肾炎、慢性肾小球肾炎和肾病综合征。

二、急性肾小球肾炎

急性肾小球肾炎(acute glomerulonephritis,AGN),简称急性肾炎,本病常有前驱感染,多见于链球菌感染后,其他细菌、病毒和寄生虫感染后也可以引起。本节主要介绍链球菌感染后急性肾炎。

【病因和发病机制】

(一)病因

常由"致肾炎菌株"的 A 族 β 溶血性链球菌(特别是 12 型)引起。常为上呼吸道感染(多见于扁桃体炎、咽炎)或皮肤感染(多为脓疱疮)后,由感染诱发的免疫反应所致。

(二)发病机制

目前认为是机体对链球菌的某些抗原成分(如胞浆或分泌蛋白等)产生抗体,形成循环免疫复合物,随血流到达肾脏,沉积于肾小球;或链球菌中的某些阳离子抗原植入于肾小球后,再结合循环中的特异性抗体,通过原位免疫复合物方式致病;或感染后通过酶的作用改变了机体正常的 IgG,从而使其具有了抗原性,导致发生抗 IgG 抗体,即自身免疫机制参与了发病。肾小球内的免疫复合物导致补体激活、中性粒细胞及单核细胞浸润,引起肾脏病变。

【临床表现】

本病高发于儿童,男性居多。发病前常有前驱感染,潜伏期一般为 1~3 周。典型病例起病较急,以血尿、蛋白尿、水肿和高血压最为多见,其血尿的发生率几乎 100%,肉眼血尿为 30%,部分患者有一过性氮质血症,轻症者可无明显临床症状,仅为镜下血尿及外周血补体 C_3 的规律性变化,重症者表现为急性肾衰竭。也可出现非特异性临床表现,如乏力、食欲减退、恶心、呕吐等。大多数患者预后良好,常常在数月内自愈。

【实验室及其他检查】

(一)实验室检查

1. **血常规** 红细胞计数及血红蛋白可稍低,白细胞计数可正常或增高,血沉可增快。

2. **尿常规**　尿 RBC>3 个/HP,以变形红细胞为主;尿蛋白(+~++);尿沉渣可见肾小管上皮细胞、白细胞、红细胞管型、透明管型或颗粒管型。

3. **肾功能**　可有一过性血肌酐和尿素氮升高。

4. **血清补体**　补体 C_3 在发病初期下降,于 8 周内恢复正常,对本病诊断意义很大。

5. **其他**　血清抗链球菌溶血素"O"效价可升高。

（二）肾活检和超声检查

1. **肾活检**　光镜下呈弥漫病变,肾小球内皮细胞及系膜细胞增生为主(图 5-1),并有炎细胞浸润;免疫荧光检查可见 IgG 及 C_3 呈粗颗粒状位于系膜区及基底膜沉积;电镜下可见在上皮细胞下有驼峰状大块电子致密物。本病病理类型为弥漫性毛细血管内增生性肾小球肾炎。

2. **超声检查**　双肾体积正常或增大。

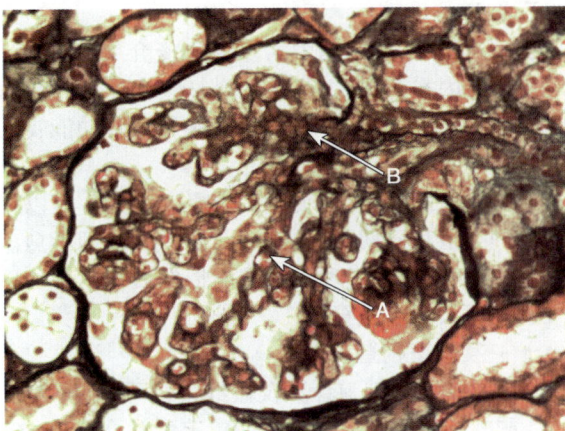

图 5-1　链球菌感染后急性肾小球肾炎病理图
（光镜下）
A. 内皮细胞增生;B. 系膜细胞增生。

链球菌感染后急性肾小球肾炎病理变化示意图（图片）

【诊断要点】

链球菌感染后 1~3 周出现血尿、蛋白尿、水肿、高血压,甚至出现少尿、氮质血症,伴补体 C_3 规律性变化,诊断多无困难。对临床诊断困难者,必要时做肾活检确诊。

知识拓展

肾活检的适应证与禁忌证

经皮肾活检是一项了解肾脏疾病性质及病变程度的常用技术。

1. **适应证**　①持续蛋白尿。②肾病综合征。③肾炎综合征。④全身疾病肾受累。⑤急性肾衰竭病因不清。⑥移植术后肾功能紊乱。

2. **禁忌证**　①肾先天异常。②全身疾病(未控制的出血、高血压、感染)。③肾肿瘤。

3. **合并症**　镜下血尿,肾包膜下或肾周血肿,偶有血管破损形成动静脉瘘。

完整的病理诊断应包括对肾活检组织的光学显微镜、电子显微镜和免疫病理检查。

【治疗要点】

主要为休息和对症治疗。

1. **一般治疗**　急性期应卧床休息 2~3 周。低盐饮食(每天 3g 以下),水肿较重伴有少尿者限制液体入量,对有氮质血症者给予优质低蛋白饮食。

2. **感染灶的治疗**　对体内存在的感染应彻底治疗,选用无肾毒性的抗生素。反复发作的扁桃体炎,待病情稳定后可考虑做扁桃体摘除。

3. **对症治疗**　包括消肿、降压和防治心脑合并症。

4. **透析治疗**　急性肾衰竭可予透析治疗。

三、慢性肾小球肾炎

慢性肾小球肾炎(chronic glomerulonephritis,CGN),简称慢性肾炎,本病起病方式不同,病情迁延,病变缓慢持续进展,最终将发展成慢性肾衰竭的一组肾小球疾病。

【病因和发病机制】

（一）病因

绝大多数慢性肾炎的确切病因尚不清楚,仅有少数慢性肾炎是由急性肾炎发展所致(直接迁延或临床痊愈若干年后再发)。

（二）发病机制

慢性肾炎发生的起始因素多为免疫介导性炎症。导致病程慢性化的机制,除免疫炎症持续损伤外,还与以下因素有关:①高血压。②蛋白尿。③高血脂。④健存肾单位代偿。这些因素均可促进肾小球硬化和肾小管、间质纤维化,最终导致肾功能丧失。

【临床表现】

慢性肾炎可发生于任何年龄和不同性别,但以中、青年男性居多。起病方式和临床表现多种多样,因病理类型和病期不同病情可轻可重,迁延不愈。其主要临床表现为蛋白尿、血尿、水肿、高血压,蛋白尿是本病必有的表现。随着病情发展可出现贫血和慢性肾衰竭。

【实验室及其他检查】

（一）实验室检查

1. **血常规** 红细胞计数及血红蛋白可降低,为轻、中度贫血,白细胞和血小板计数多正常。
2. **尿常规** 尿蛋白(+~+++),定量常在 1~3g/24h。尿中可有多形性红细胞及管型(颗粒管型、透明管型)。尿比重偏低,多在 1.020 以下,晚期常固定在 1.010。
3. **肾功能** 早期血肌酐、尿素氮在正常范围或仅轻度增高,晚期升高,内生肌酐清除率下降。
4. **血清补体** 补体 C_3 始终正常,或持续降低。

（二）肾活检和超声检查

1. **肾活检** 可确定病理类型。
2. **超声检查** 双肾体积正常或缩小,可有皮髓质分界不清,皮质回声增强等。

【诊断要点】

凡肾炎综合征病史达 1 年以上,均应考虑此病,除外继发性肾炎及遗传性肾炎,临床上可诊断为慢性肾炎。临床诊断困难时,肾活检病理检查可协助诊断。

【治疗要点】

慢性肾炎的治疗目标是防止或延缓肾功能进行性恶化,而不是完全消除血尿和蛋白尿。一般采用以下综合治疗措施:

1. **一般治疗** 休息、避免剧烈活动,避免加重肾脏损害的因素(如感染、劳累、妊娠、肾毒性药物等)。水肿和高血压明显者应给予低盐饮食;对血浆蛋白低且无氮质血症者,需予以高蛋白饮食;有氮质血症者,应给予优质低蛋白饮食。戒烟、限酒。
2. **减少蛋白尿并延缓肾功能减退** 血管紧张素转化酶抑制剂(ACEI),如依那普利;血管紧张素 Ⅱ 受体阻滞剂(ARB),如缬沙坦,能通过改善肾小球内高压、高灌注及高滤过、改善肾小球滤过膜选择性通透而减少尿蛋白排泄,拮抗肾小球硬化及间质纤维化,进而延缓肾功能减退。
3. **对症治疗** 降压治疗;抗血小板聚集治疗;肾功能正常而尿蛋白较多的患者,可试用激素及免疫抑制剂治疗。

（董　吉）

第二节　肾病综合征

病例导学

患者男性,30 岁。因双下肢水肿 3 个月,全身水肿 3d 入院。3 个月前出现双下肢水肿,可凹性,水肿时轻时重,未诊治。3d 前水肿加重,逐渐遍及全身,伴胸闷、气促,24h 尿量约 300ml。查体:血压 150/90mmHg,脉搏 90 次/min,律齐,心前区无杂音,肝肋下未触及,腹部移动性浊音(+),双下肢凹陷性水肿。辅助检查:血常规,红细胞计数 $3.8×10^{12}/L$,血红蛋白 90g/L;尿常规,蛋白(+++);血生化,白蛋白 25g/L,肌酐 86μmol/L,尿素氮 4.5mmol/L。B 超:双肾大小形态正常。

问题与思考:

1. 请分析该患者的临床诊断及诊断依据。
2. 请说明该患者的治疗原则。

笔记

肾病综合征(nephrotic syndrome,NS)是由不同肾小球疾病引起的一组症候群,并非是一独立疾病。临床特点是大量蛋白尿(尿蛋白>3.5g/24h)、低蛋白血症(血浆白蛋白<30g/L)、明显水肿、高脂血症。其中前两项为必备条件。

【病因和发病机制】

（一）病因

肾病综合征的病因可分为原发性和继发性两大类(表5-1)。

表5-1　肾病综合征的分类和常见病因

分类	儿童	青少年	中老年
原发性	微小病变型肾病	系膜增生性肾小球肾炎	膜性肾病
		微小病变型肾病	
		局灶性节段性肾小球硬化	
		系膜毛细血管性肾小球肾炎	
继发性	过敏性紫癜肾炎	狼疮肾炎	糖尿病肾病
	乙型肝炎病毒相关性肾炎	过敏性紫癜肾炎	肾淀粉样变性
	狼疮肾炎	乙型肝炎病毒相关性肾炎	骨髓瘤性肾病
			淋巴瘤或实体肿瘤性肾病

（二）发病机制

原发性肾病综合征的主要发病机制为免疫介导性炎症所致的肾损害,引起肾小球滤过屏障受损,血浆蛋白滤出,形成大量蛋白尿,血浆胶体渗透压下降,导致严重水肿。低蛋白血症致使肝脏合成脂蛋白增加及脂蛋白分解代谢异常,出现高脂血症。

【常见病理类型与临床特征】

1. **微小病变型肾病**　男性多于女性,儿童高发,60岁以上又是一个发病率小高峰。表现为典型肾病综合征,约15%伴有镜下血尿,对糖皮质激素治疗敏感,但易复发。电镜下特征性改变是广泛的肾小球脏层上皮细胞足突融合。

2. **系膜增生性肾小球肾炎**　男性多于女性,好发于青少年。半数前驱感染后急性起病,部分隐匿起病。IgA肾病患者几乎100%有血尿,肾功能不全和高血压随病变程度加重而加重。光镜下可见肾小球系膜细胞和系膜基质弥漫增生。电镜下显示系膜增生,在系膜区可见到电子致密物(图5-2)。

3. **系膜毛细血管性肾小球肾炎**　又称膜增生性肾小球肾炎。男性多于女性,好发于青壮年。部分前驱感染后起病,部分隐匿起病。几乎所有患者均有血尿,肾功能损害、

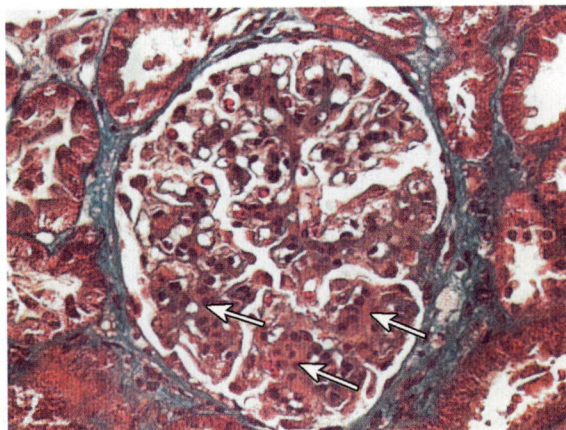

图5-2　系膜增生性肾小球肾炎病理图(光镜下)

高血压和贫血出现较早,50%~70%患者的血清补体C_3持续减低。病变进展快,发病10年后约有超过50%的病例将进展至终末期肾衰竭。光镜下毛细血管袢呈"双轨征"。免疫病理见IgG和C_3呈颗粒状沿系膜区及毛细血管壁沉积。电镜下系膜区和内皮下可见电子致密物质沉积(图5-3)。

4. **膜性肾病**　男性多于女性,好发于中老年。约30%可伴有镜下血尿,本病极易发生血栓栓塞,肾静脉血栓发生率高达40%~50%,20%的老年患者继发于肿瘤。本病预后差别大,25%~35%可自发临床缓解,部分患者逐渐出现肾衰竭。光镜下可见基底膜逐渐增厚,进而有钉突形成(嗜银染色)。免疫荧光检查可见IgG和C_3细颗粒状沿肾小球毛细血管壁沉积。电镜下早期可见GBM上皮侧有排列整齐的电子致密物,常伴有广泛足突融合(图5-4)。

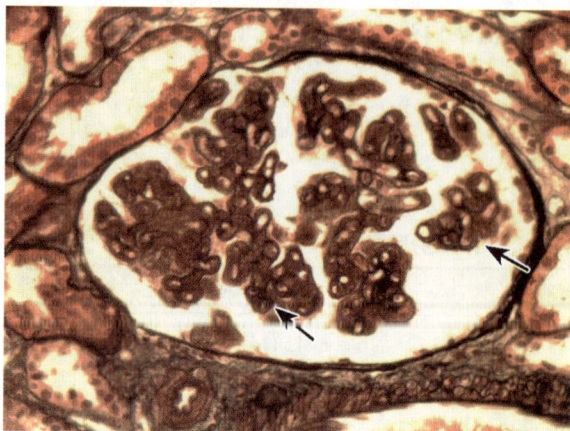

图 5-3　系膜毛细血管性肾小球肾炎病理图（双轨征、光镜下）

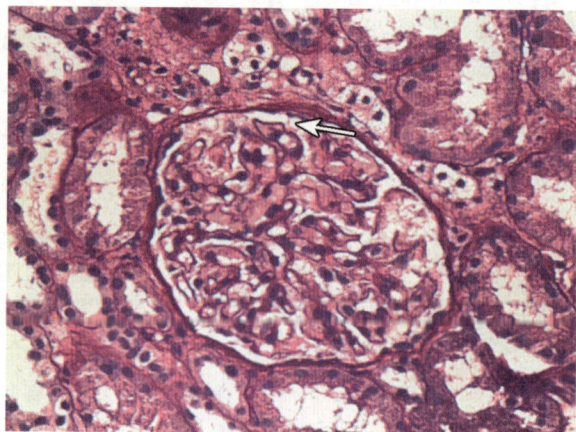

图 5-4　膜性肾病病理图（光镜下）

5. **局灶节段性肾小球硬化**　男性多于女性，青少年多见。多隐匿起病，主要表现为肾病综合征，约半数患者伴有血尿，约 1/3 患者有高血压和不同程度的肾功能不全。光镜下可见病变呈局灶、节段分布，表现为受累节段的硬化、相应的肾小管萎缩、肾间质纤维化。免疫荧光显示 IgM 和 C_3 在肾小球受累节段呈团块状沉积。电镜下可见肾小球上皮细胞足突广泛融合、基底膜塌陷，系膜基质增多，电子致密物沉积（图 5-5）。

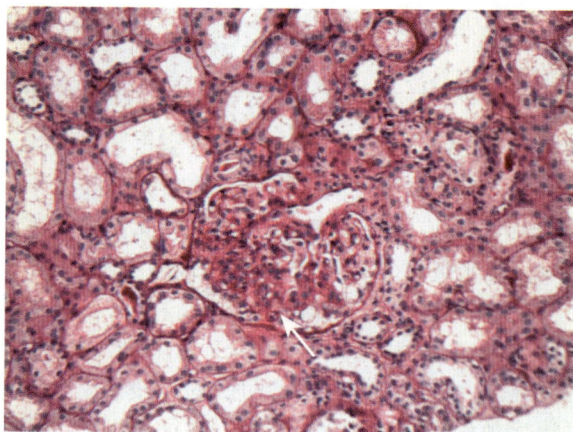

图 5-5　局灶节段硬化性肾小球肾炎病理图（光镜下）

【实验室及其他检查】

（一）实验室检查

1. **血常规**　红细胞计数及血红蛋白可稍低，白细胞和血小板计数多正常。

2. **尿常规**　尿蛋白（+++～++++），定量>3.5g/24h；可见多形性红细胞及管型。

3. **血生化**　血浆白蛋白<30g/L，胆固醇、甘油三酯、低密度脂蛋白和极低密度脂蛋白增高，Cr、BUN 在正常范围或轻度增高。

（二）肾活检和超声检查

1. **肾活检**　可确定病理类型。

2. **超声检查**　双肾体积正常。

【诊断要点】

诊断标准：①尿蛋白>3.5g/24h。②血浆白蛋白<30g/L。③水肿。④高脂血症。其中前两项为必备。应尽可能做肾活检确定病理类型，其对于制订合理治疗方案与判断预后都有重要意义。

【治疗要点】

（一）一般治疗

有严重水肿及低蛋白血症者应卧床休息，低盐（<3g/d）饮食，控制入水量，并给予正常量的优质蛋白饮食[1.0g/（kg·d）]，多食富含不饱和脂肪酸的食物。

（二）抑制免疫与炎症反应（主要治疗）

1. **糖皮质激素**　治疗本病的主要药物。治疗方案为：①起始足量：常用药物为泼尼松 1mg/（kg·d），口服 8 周，必要时可延长至 12 周。②缓慢减药：足量治疗后每 1～2 周减少原用量的 10%，当减至 20mg/d 时病情易反复，更应缓慢减量。③长期维持：以最小有效剂量（5～10mg/d）作为维持量，服用半年至一年，或更长。

0503
肾病综合征病理变化示意图（图片）

笔记

2. **免疫抑制剂**　协同糖皮质激素治疗，一般不作为首选或单独治疗用药。常用药物有环磷酰胺、氮芥、硫唑嘌呤等。

（三）对症治疗

1. **利尿消肿**

（1）提高血浆胶体渗透压：可定期补充血浆或白蛋白，但不宜过多过频。

（2）利尿剂：可选用噻嗪类利尿剂（如氢氯噻嗪）、保钾利尿剂（如螺内酯）、袢利尿剂（如呋塞米）。

（3）透析：对严重顽固性水肿患者可短期进行透析治疗。

2. **降低血压**　ACEI、ARB 类药物既有降压作用，又可以降低蛋白尿，保护肾功能，常作为首选。若血压控制不理想，可与其他降压药物联合使用。

3. **治疗高凝状态抗凝药**　常选用肝素或华法林，配合用抗血小板聚集药双嘧达莫。发生血栓或栓塞时，应尽早在 6h 之内溶栓治疗，可选用尿激酶、链激酶。

4. **降血脂治疗**　选用降脂药物，如洛伐他汀、辛伐他汀等。

（四）中医药治疗

1. **雷公藤多甙**　有降尿蛋白的作用，可单独或配合激素应用。

2. **黄芪当归水煎服**　促进肝脏合成白蛋白，延缓肾功能恶化。

（董　吉）

第三节　泌尿系统结石

病例导学

患者男性，30 岁。因腰痛并肉眼血尿 1d 入院。1d 前腰痛，呈绞痛，伴恶心、呕吐，伴肉眼血尿。查体：体温 36.6℃，肋脊角压痛，双肾区叩击痛。辅助检查：尿常规，红细胞 17 个/HP，正常形态红细胞 90%。B 超示双肾集合系统内可见数个强回声光点。

问题与思考：

1. 请分析该患者的临床诊断及诊断依据。

2. 请说明该患者的治疗原则。

泌尿系统结石又称尿路结石，是最常见的泌尿系统疾病之一。按结石发生的部位可以分为上尿路结石（肾结石、输尿管结石）和下尿路结石（膀胱结石和尿道结石）。尿路结石好发于 25 ~ 40 岁；儿童尿路结石多发生于 2 ~ 6 岁，常与畸形、感染、营养不良有关。高温作业、久坐的人员以及长期卧床患者尿路结石发生率高。按照结石成分，以草酸钙结石最常见，磷酸盐、尿酸盐、碳酸盐结石次之，胱氨酸结石罕见。

【病因和发病机制】

影响结石形成的因素很多，年龄、性别、种族、遗传、环境、饮食习惯和职业均与结石的形成有关。身体的代谢异常、尿路的梗阻、感染、异物和药物的使用是结石形成的常见病因。其发生机制尚未完全清楚，有多种学说，肾钙化斑、过饱和结晶、结石基质、晶体抑制物质、异质促进成核学说是结石形成的基本学说。许多资料显示，尿路结石可能是多种影响因素所致。

知识拓展

上、下尿路结石形成及相关因素

饮食因素：动物蛋白摄入过多时，容易形成肾结石；营养状况差，动物蛋白摄入过少时容易形成膀胱结石。绝大多数输尿管结石是肾结石排出过程中停留或嵌顿于输尿管的狭窄处所致，并以输尿管下 1/3 处最多见。尿道结石多由于膀胱结石排出过程中嵌顿在尿道所致。

笔记

【临床表现】

尿路结石根据发生部位不同,其临床表现有所不同。上尿路结石主要表现为与活动有关的疼痛和血尿,下尿路结石典型症状为排尿突然中断并感疼痛。也可伴有尿路感染症状,恶心、呕吐等胃肠道症状。

1. 疼痛　肾结石一般无明显症状,并发肾积水或感染时,可出现上腹或腰部钝痛或隐痛;输尿管结石可引起肾绞痛,典型表现为疼痛剧烈难忍、辗转不安,并沿输尿管走行放射至腰背部、下腹部和大腿内侧,常伴有恶心、呕吐等消化道症状。

2. 血尿　较大结石多在剧烈活动后出现血尿,可以是肉眼或镜下血尿,后者更为常见。

3. 感染　结石伴感染时,可出现尿频、尿急、尿痛。继发急性肾盂肾炎或肾积脓时,可有畏寒、发热、寒战等全身症状。

4. 排尿中断和排尿困难　膀胱结石典型症状为排尿突然中断,疼痛放射至远端尿道及阴茎头部,小儿患者常用手搓拉阴茎。跑跳或改变排尿体位后,可能恢复排尿。排尿困难是尿道结石的典型症状,点滴状排尿,伴会阴部剧痛,可发生急性尿潴留。

其他结石导致肾功能严重受损时,也可以出现恶心、呕吐、食欲下降等胃肠道症状。上尿路结石,查体可以发现肾区叩击痛;引起较大肾积水时,可以在上腹部触及肾脏。

【实验室及其他检查】

（一）实验室检查

1. 血常规　伴发感染出现全身症状时,可有白细胞增高。

2. 尿常规　尿 RBC>3 个/HP,以正常红细胞为主;可见晶体尿;伴感染时有脓尿,应行尿液细菌培养。

3. 肾功能　血肌酐、尿素氮血尿酸可升高。

4. 结石成分分析　是确定结石性质的方法,也是制订结石预防措施和选用溶石疗法的重要依据。结石分析方法包括物理方法和化学方法两种。物理分析法比化学分析法精确,常用的物理分析法是红外光谱法。

（二）影像学检查

1. 超声检查　应作为首选影像学检查,可发现尿路平片不能显示的小结石和 X 线透光结石。

2. X 线检查　尿路平片能发现 90% 以上的结石,结石过小或钙化程度不高,纯尿酸结石及其基质结石不显示。

【诊断要点】

与活动相关的疼痛和血尿,尤其是典型的肾绞痛。既往有结石史或家族史。根据典型的症状和影像学检查可作出诊断。

【治疗要点】

根据结石的性质、形态、大小、部位不同,以及患者个体差异等因素,尿路结石治疗方法的选择存在很大差别。

1. 肾绞痛的处理　解痉镇痛为主,可用阿托品、吲哚美辛、黄体酮、哌替啶等药物。

2. 保守治疗　适用于直径<0.8cm、表面光滑、无远端尿路梗阻和感染的输尿管结石。主要措施包括多饮水、做跳跃活动,必要时给予抗感染、解痉等药物。中西医结合治疗效果良好。特殊成分的结石,可以通过药物调节尿液酸碱度,促进结石溶化。如胱氨酸结石和尿酸结石,可以口服氯化铵碱化尿液,使结石溶化。

3. 体外冲击波碎石　通过 X 线或 B 超对结石进行定位,利用高能冲击波聚焦后作用于结石,使结石裂解,随尿液排出体外。主要适应证是结石直径<2.0cm 的肾结石和输尿管结石;主要的禁忌证包括结石远端尿路梗阻、妊娠期、出血性疾病、严重的心脑血管疾病等。

4. 手术治疗　目前绝大多数结石采用腔内技术治疗,而不需要开放性手术治疗。

（1）输尿管镜取石术:经尿道插入输尿管镜,直视下取出结石。较大结石,可以采用超声、激光或者气压弹道等方法碎石后取出。

（2）经皮肾镜取石或碎石术:经腰背部穿刺插入肾镜,直视下取石或碎石。

彩超检查泌尿系统结石表现(图片)

笔记

（3）腹腔镜输尿管取石适用于输尿管结石>2.0cm,或经体外冲击波碎石、输尿管镜手术治疗失败者。

（4）开放手术治疗:主要包括肾盂切开取石术、肾实质切开取石术、肾部分切除术、肾切除术、输尿管切开取石术、膀胱切开取石术等。

5. **尿道结石的处理** 前尿道结石可压迫结石近端尿道,阻止结石后退,经尿道口注入无菌液状石蜡,再轻轻地向尿道远端推挤,钳出结石。后尿道结石可用尿道探条将结石轻轻地推入膀胱,再按膀胱结石处理。

6. **结石预防** 大量饮水可以增加尿量,稀释尿液,减少晶体沉积;调节饮食结构,可以降低结石形成危险;及时治疗引起结石的疾病。

（董 吉）

第四节 尿 路 感 染

病例导学

患者女性,30岁。因尿频、尿急、尿痛1d入院。1d前出现尿频、尿急、尿痛,无发热和腰痛。查体:血压120/70mmHg,脉搏90次/min,律齐,心前区无杂音,肝肋下未触及,腹部移动性浊音阴性,双下肢无水肿。辅助检查:血常规,白细胞计数6.8×10⁹/L;尿常规,蛋白(+),WBC(+);血生化,血肌酐86μmol/L,尿素氮4.5mmol/L。B超示双肾大小形态正常。

问题与思考:
1. 请分析该患者的临床诊断及诊断依据。
2. 请说明如何进行治疗和判断预后。

尿路感染(urinary tract infection,UTI),简称尿感,是指病原微生物(主要是细菌)侵犯尿路黏膜或组织引起的尿路炎症。尿路感染为临床常见病,国内统计发病率为9‰,多见于女性,男:女为1:8~1:10,育龄妇女、老年人、免疫力低下及尿路畸形者多见。根据感染发生的部位可分为上尿路感染(主要是肾盂肾炎)和下尿路感染(主要是膀胱炎)。

【病因和发病机制】

（一）病因

革兰氏阴性杆菌为常见致病菌,以大肠埃希菌最为常见,约占尿路感染的70%以上;其次为变形杆菌、克雷伯菌等。5%~10%泌尿系感染由革兰氏阳性菌引起,主要是粪链球菌和葡萄球菌等。尿路真菌感染较少见,主要为白色念珠菌与新型隐球菌,多见于糖尿病及长期应用抗生素或肾上腺皮质激素的患者。致病菌常为一种,极少数为两种以上细菌混合感染。

（二）发病机制

1. **感染途径** 尿路感染的途径分为上行感染、血行感染、淋巴道感染、直接感染,以上行感染最常见。细菌从尿道口进入尿道和膀胱,引起膀胱炎,沿膀胱、输尿管继续上行到达肾盂,引起肾盂肾炎,再经肾乳头、肾盏侵犯肾小管-间质。由于女性尿道宽而短,尿道周围细菌很容易从尿道口进入并上行,所以女性发病率明显高于男性。

2. **易感因素** 正常人尿道口及其周围常有大肠埃希菌寄生,正常情况下细菌随尿液冲刷排走。当机体抵抗力下降(如严重慢性疾病)及尿路黏膜受刺激或损伤(如尿路器械的使用),或者尿路不通畅(如结石、畸形等)时,易发生尿路感染。

【临床表现】

1. **急性膀胱炎** 突然出现尿路刺激征,即尿频、尿急、尿痛,出现排尿末段耻骨弓上部疼痛、排尿困难等,但一般无发热等明显的全身感染症状。尿液可有臭味且浑浊,约30%患者可发生肉眼血尿。

2. **急性肾盂肾炎** 突然出现一侧或两侧腰痛,肋脊角处有压痛和叩击痛。全身症状明显,寒战、高热、恶心、呕吐、血白细胞增多、血培养可阳性。约30%的患者合并膀胱炎,有膀胱刺激征,尿液浑浊。伴随败血症者出现低血压;伴随急性肾乳头坏死者,尿中可排出脱落的肾乳头,可导致急性肾衰竭。

3. **慢性肾盂肾炎**　大多数是由急性肾盂肾炎未彻底治愈反复发作所致,其病程超过半年以上。典型者常有急性肾盂肾炎发作史,以后逐渐出现全身乏力、低热、食欲减退、腰酸腰痛,并伴有尿频、尿急、尿痛等膀胱刺激征,症状较急性肾盂肾炎轻微。病情迁延可出现夜尿增多及肾小管性酸中毒,低比重尿,甚至出现氮质血症,直至尿毒症。

4. **无症状细菌尿**　又称隐匿性尿感,即患者有真性细菌尿但无尿路感染症状。

尿路感染常见并发症有肾乳头坏死、肾周围脓肿。

【实验室及其他检查】

（一）实验室检查

1. **血常规**　急性肾盂肾炎患者血白细胞总数增高,血沉增快。

2. **尿常规**　新鲜尿液,尿沉渣白细胞≥5个/HP,红细胞≥3个/HP,多为正常形态红细胞。白细胞管型有助于肾盂肾炎的诊断。

3. **尿细菌学**　是确诊尿路感染的主要依据。

（1）尿标本的收集和处理:收集清晨清洁(肥皂水清洁外阴)中段尿标本(避免女性白带等异物混入),或膀胱穿刺采集尿标本,1h内送检。留取标本应在使用抗菌药物之前或停用抗菌药物7d之后。做细菌培养和药物敏感试验。

（2）尿细菌培养:杆菌菌落计数≥10^5/ml或球菌菌落计数≥10^3/ml,为有意义的细菌尿,可确诊为尿路感染。杆菌菌落计数10^4~10^5/ml为可疑、<10^4/ml多为污染。要注意排除尿培养假阳性及假阴性结果的因素。

（3）尿涂片镜检细菌:是快速诊断细菌尿的方法。油镜下每视野可见到1个或以上的细菌,或高倍镜下平均每个视野≥20个细菌,有诊断意义。

（4）亚硝酸盐试验:球菌感染时阴性,故可作为尿细菌筛选试验。诊断尿路感染的敏感性为70%,一般无假阳性。

（二）X线和超声检查

对反复发作或迁延不愈者,应做X线或超声检查。X线检查以腹部平片及静脉肾盂造影(IVP)最常用。目的是观察肾脏的大小、形态,肾盂、肾盏的变化,了解尿路情况,及时发现有无尿路结石、梗阻、反流、畸形等导致泌尿系感染反复发作的因素。泌尿系感染急性期不宜做静脉肾盂造影,可做超声检查。

【诊断要点】

1. 尿路感染的诊断不能单纯依靠临床症状和体征,确诊必须依靠实验室检查。尿常规是必做的项目,尿培养菌落计数可确诊。

2. 定位诊断见表5-2。

【治疗要点】

（一）一般治疗

急性发作时尽量卧床休息。体温过高者,给予降温处理。多饮水、勤排尿,饮水>2 000ml/d。口服碳酸氢钠片,碱化尿液可减轻尿路刺激症状。

表5-2　上、下尿路感染的鉴别

	上尿路感染	下尿路感染
尿路刺激症状	不明显,合并下尿路感染时有	有
全身症状	明显	不明显
腰痛	明显	不明显
肾区叩痛	有	无
尿中白细胞管型	可有	无
尿浓缩功能	减退	正常
尿抗体包裹细菌检查	阳性	阴性
血清抗细菌O抗原抗体	阳性	阴性

上、下尿路感染的鉴别

上、下尿路感染除了前述的症状和体征不同之外,还可以通过以下方法鉴别:肾盂肾炎为实质性器官感染,故人体血清抗细菌O抗原的抗体明显升高。用免疫荧光标记的抗人体蛋白抗体处理尿中细菌,若细菌表面有抗体包裹则多数可确定为肾盂肾炎。许多肾盂肾炎患者尿浓缩功能暂时性减退。尿沉渣镜检发现白细胞管型有助于诊断肾盂肾炎。以上这些检查在膀胱炎患者均是阴性结果。治疗试验也可作为鉴别方法,抗菌药物单剂量或3d疗法治愈者多为膀胱炎。

（二）抗菌药物治疗

1. **急性膀胱炎**　单剂疗法或3d疗法,可选用磺胺类、喹诺酮类、半合成青霉素、头孢菌素等抗生素,任选一种药物,一次服用大剂量或常规剂量连用3d,绝大多数患者可治愈。停药1周后复诊,如仍有症状或细菌学检查阳性,按急性肾盂肾炎治疗。若停药1周和6周复查尿细菌学均为阴性,则为治愈。但在男性、孕妇、复杂性尿路感染,或拟诊肾盂肾炎患者均不宜用此疗法。

2. **急性肾盂肾炎**　在留取尿细菌学检查标本后应立即开始治疗,首选对革兰氏阴性杆菌有效的药物。宜用磺胺类、喹诺酮类、半合成青霉素、头孢菌素类。若72h无效、病情重或是口服无明显好转者,应更换药物或两类药物联用。疗程中可参考药敏试验及结合临床调整用药。抗菌治疗疗程一般为10~14d,或用药到症状消失,尿检阴性后再继续用药3~5d。若停药1周和4周复查尿细菌学均为阴性,则为治愈。

3. **慢性肾盂肾炎**　常为复杂性尿路感染,治疗的关键是积极寻找并去除易感因素,慢性肾盂肾炎急性发作时的治疗原则同急性肾盂肾炎。抗菌治疗疗程要长,通常先用一种抗生素治疗2~4周,再更换另一种抗生素治疗,此为"车轮疗法"。若无效或者复查为再发,可在临睡前排尿后服用低剂量抗生素,每晚一次,连续6~12个月。慢性肾盂肾炎急性发作时的治疗原则同急性肾盂肾炎。

4. **无症状细菌尿**　无症状性菌尿是否治疗目前存在争议。但对妊娠期妇女、学龄前儿童及有尿路梗阻等患者出现无症状细菌尿应予以抗生素治疗,并定期复查尿细菌培养。

5. **妊娠期尿路感染**　宜选用毒性较小的抗菌药物,如阿莫西林、头孢菌素类、呋喃妥因等。喹诺酮类不宜使用,磺胺类、氨基糖苷类慎用。

（董　吉）

第五节　肾　衰　竭

病例导学

患者男性,50岁。发现血糖高10年,双下肢水肿3年,肾功能异常1年。10年前体检发现血糖高,空腹血糖14mmol/L,未规律饮食和用药,血糖控制不理想。3年前开始出现双下肢水肿,水肿逐渐遍及全身,伴胸闷、气促、尿少,在当地县级医院诊治,具体用药不详,水肿反复发生。1年前发现肾功能异常,血肌酐325μmol/L,尿素氮9mmol/L。查体:血压150/90mmHg,眼睑苍白,心率90次/min,律齐,心前区无杂音,肝肋下未触及,双下肢凹陷性水肿。辅助检查:血常规,红细胞计数$3.8×10^{12}$/L,血红蛋白90g/L;血糖11.8mmol/L,血肌酐445μmol/L,尿素氮10.3mmol/L。B超示双肾缩小。

问题与思考:
1. 请分析该患者的临床诊断及诊断依据。
2. 请说明引起该病可能的病因和疾病的分期。

一、急性肾损伤

急性肾损伤(acute kidney injury,AKI)是指由多种病因引起的肾功能快速下降而出现的临床综合征。可发生于既往无肾脏病者,也可发生在原有慢性肾脏病的基础上。与急性肾衰竭相比,急性肾损伤的提出更强调对这一综合征早诊断、早治疗的重要性。

【病因及病理】

导致急性肾损伤的病因包括肾前性、肾性及肾后性。肾前性的因素:有效血容量减少、心排血量减少、外周血管扩张、肾血管严重收缩、肾动脉机械闭锁;肾性的因素:肾血管性疾病、肾小球肾炎、间质性肾炎、感染、肾小管坏死等;肾后性因素:尿路狭窄、膀胱肿瘤或结石等。由于病因及病变的严重程度不同,病理改变可有显著差异。大体检查可见肾脏肿大、苍白、重量增加,切面皮质苍白,髓质呈暗红色。光镜检查可见肾小管上皮细胞片状和灶状坏死,有管型引起小管管腔堵塞。

【临床表现】

典型急性肾损伤临床病程可分为三期。

1. **起始期**　此期患者常遭受低血压、缺血、脓毒血症和肾毒素等因素影响,但尚未发生明显的肾实质损伤。在此阶段急性肾损伤是可以预防的。但随着肾小管上皮细胞发生明显损伤,进入维持期。

2. **维持期**　又称少尿期。该期一般持续 7~14d,但也可至数天,长至 4~6 周。许多患者可出现少尿(<400ml/d)和无尿(<100ml/d)。但也有些患者尿量在 400ml/d 以上,称为非少尿型急性肾损伤,其病情大多较轻,预后较好。然而,不论尿量是否减少,随着肾功能减退,可出现一系列临床表现。

(1) 全身症状:①消化系统,可出现食欲减退、恶心、呕吐、腹胀、腹泻等,严重者可发生消化道出血。②呼吸系统:除感染外,主要是因容量负荷过多导致急性肺水肿,表现为呼吸困难、咳嗽、憋气等症状。③循环系统:多因少尿和未控制饮水,以致体液过多,出现高血压及心力衰竭表现;因毒素蓄积、电解质紊乱、贫血及酸中毒引起各种心律失常及心肌病变。④神经系统,出现意识障碍、躁动、谵妄、抽搐、昏迷等尿毒症脑病症状。⑤血液系统,可有出血倾向及轻度贫血表现。

感染是急性肾损伤常见而严重的并发症。在急性肾损伤同时或在疾病发展过程中还可合并多个脏器衰竭,死亡率很高。

(2) 水、电解质和酸碱平衡紊乱:①代谢性酸中毒。主要因为肾排酸能力减低,同时又因合并高分解代谢状态,是酸性产物明显增多。②高钾血症。除肾排泄钾减少外,酸中毒、组织分解过快也是原因之一。在严重创伤、烧伤等所致横纹肌溶解引起的急性肾损伤,每天血钾可上升 1.0~2.0mmol/L。③低钠血症。主要由水潴留引起的稀释性低钠。

此外,还可有低钙血症、高磷血症,但远不如慢性肾衰竭时明显。

3. **恢复期**　从肾小管细胞再生、修复,直至肾小管完整性恢复称为恢复期。少尿型患者开始出现利尿,可有多尿表现,在不使用利尿剂的情况下,每天尿量可达 3 000~5 000ml,或更多。通常持续 1~3 周,继而逐渐恢复。

【实验室及其他检查】

(一) 实验室检查

1. **血常规**　红细胞计数降低,血红蛋白含量降低,可出现轻、中度贫血。

2. **尿常规**　可见血尿、蛋白尿,尿沉渣中有肾小管上皮细胞、上皮细胞管型、颗粒管型、红细胞、白细胞和晶体存在,有助于急性肾损伤的鉴别诊断,对区分肾前性、肾性和肾后性具有重要价值。

3. **尿液生化检查**　包括尿钠、钠滤过分数、肾衰指数、尿/血渗量、尿和血尿素氮或肌酐比值等,有助于肾前性氮质血症和急性肾小管坏死的鉴别。

4. **肾功能检查**　内生肌酐清除率降低,血肌酐、血尿素氮可进行性升高。

5. **其他**　可有代谢性酸中毒、高血钾等。

(二) 超声检查

双侧肾体积正常或增大。可鉴别有无尿路结石及梗阻。

【诊断要点】

根据原发病因,肾功能急性进行性减退,结合相应临床表现和实验室检查,一般不难作出诊断。

急性肾损伤诊断标准:肾功能在 48h 内突然减退,血清肌酐绝对值升高≥0.3mg/dl(26.5μmol/L),或 7d 内血清肌酐增至≥1.5 倍基础值,或尿量<0.5ml(kg·h),持续时间>6h。

【治疗要点】

早期诊断、及时干预能最大限度地减轻肾损伤、促进肾功能恢复。急性肾损伤治疗主要包括尽早识别并纠正可逆病因、维持内环境稳定、营养支持、防止并发症及肾脏替代治疗等方面。

1. **尽早纠正可逆病因** 急性肾损伤治疗首先要纠正可逆的病因。对于各种严重外伤、心力衰竭、急性失血等都应进行相关治疗,包括输血、等渗盐水扩容,处理血容量不足、休克和感染等。停用影响肾灌注或肾毒性的药物。存在尿路梗阻时,应及时采取措施去除梗阻。

2. **维持体液平衡** 每天补液量应为显性失液量减去内生水量。每天大致的进液量,可按前 1d 加 500ml 计算。发热患者只要体重不增加即可增加进液量。

3. **饮食和营养** 急性肾损伤患者每天所需能量应为 1.3 倍基础能耗量(BEE),即 147kJ/(kg·d)。主要由碳水化合物和脂肪供应;蛋白质摄入量应限制为 0.8g/(kg·d),对于有高分解代谢或营养不良以及接受透析的患者蛋白质摄入量可放宽,尽量减少钠、钾、氯的摄入量。

4. **高钾血症** 血钾>6.5mmol/L,心电图表现为 QRS 波增宽等明显的变化时,应予以紧急处理。包括钙剂、乳酸钠或碳酸氢钠静脉注射、50%葡萄糖液加胰岛素静脉注射、口服聚磺苯乙烯。以上措施无效,或为高分解代谢型急性肾损伤的高钾血症患者,血液透析是最有效的治疗。

5. **代谢性酸中毒** 应及时治疗,可选用 5%碳酸氢钠 100~250ml 静脉注射。对于严重酸中毒患者,应立即予以透析治疗。

6. **感染** 常见并发症,也是死亡主要原因之一。应尽早使用抗生素,但不提倡预防使用抗生素。

7. **肾脏替代疗法** 严重高钾血症(>6.5mmol/L)、代谢性酸中毒(pH<7.15)、容量负荷过重对利尿剂治疗无效、心包炎和严重脑病等都是透析治疗指征。

8. **多尿期的治疗** 多尿开始时,肾小管的浓缩功能较差,治疗仍应以维持水、电解质和酸碱平衡,控制氮质血症和预防各种并发症为主。已行透析的患者,应继续透析治疗。

9. **恢复期的治疗** 一般无需特殊处理,定期随访肾功能,避免使用神经毒性药物。

二、慢性肾衰竭

慢性肾衰竭(chronic renal failure,CRF)是各种原发性和继发性慢性肾脏疾病持续发展的共同归宿,晚期称为尿毒症。慢性肾衰竭是由于肾脏结构破坏,肾脏失去了正常的生理功能,肾功能进行性减退,最终出现代谢产物潴留,以水、电解质、酸碱平衡紊乱和全身各系统症状为主要表现的临床综合征。各种原因引起的慢性肾脏结构和功能障碍(肾脏损伤病史>3 个月),包括肾小球滤过率(GFR)正常或不正常的病理损伤、血液或尿液成分异常及影像学检查异常,称为慢性肾脏病(chronic kidney disease,CKD)。

【慢性肾脏病的分期】

美国肾脏病基金会制定的慢性肾脏病及透析的临床实践指南(K/DOQI)提出慢性肾脏病分为 5 期,其中 2~5 期为慢性肾衰竭进展的不同阶段。

1. **肾损害 GFR 正常或升高** ≥90ml/min。

2. **肾损害伴 GFR 轻度下降** 60~90ml/min。

3. **GFR 中度下降** 30~59ml/min。

4. **GFR 重度下降** 15~29ml/min。

5. **肾衰竭** <15ml/min。

【病因和发病机制】

(一)病因

任何损害肾脏正常结构和功能的疾病均可引起慢性肾衰竭。包括原发性和继发性肾脏病,如肾小球疾病、肾小管间质性疾病、肾血管性疾病、代谢性疾病肾损害、结缔组织疾病肾损害、先天性和遗传性肾脏疾病等多种肾脏疾病。

（二）发病机制

慢性肾脏病的发病机制未完全明了,有以下学说:①健存肾单位学说;②矫枉失衡学说;③肾小球高压和代偿性肥大学说;④肾小管高代谢学说。

【临床表现】

在慢性肾脏病的不同阶段,其临床表现也各不相同。慢性肾衰竭晚期,残余肾单位不能调节维持机体最低需要时,发生各种代谢紊乱,累及各个脏器,出现各系统的症状和体征,从而构成尿毒症的临床表现。

（一）水、电解质和酸碱平衡失调

可出现水肿或脱水表现、高钠或低钠血症、高钾或低钾血症、低钙血症、高磷血症、代谢性酸中毒等。

（二）各系统症状和体征

1. 心血管系统

（1）高血压:大多数慢性肾衰竭患者有不同程度的高血压,高血压既是慢性肾衰竭的临床表现,也是肾衰竭进展的促进因素。少数患者可发生恶性高血压。

（2）心力衰竭:是尿毒症患者常见的死因之一。其原因大多与水钠潴留及高血压有关,还与尿毒症心肌病、透析造瘘动静脉瘘口过大、严重酸中毒、贫血等有关。

（3）心包炎:根据发生原因可分为尿毒症性心包炎及透析相关性心包炎。前者由尿毒症毒素引起,对透析治疗反应好;后者发生在透析过程中,可能与透析不充分有关。

（4）尿毒症心肌病:其原因与代谢产物的潴留、左心室负荷过重、长期贫血、高脂血症、营养不良等有关。

（5）还可表现为心律失常、动脉粥样硬化和周围血管病等。

2. 消化系统 食欲减退是慢性肾衰竭最早和最常见的症状。还可出现厌食、恶心、呕吐、腹泻,患者常并发消化性溃疡和消化道出血。透析能使上述症状较快改善。

3. 血液系统

（1）贫血:是尿毒症患者必有的症状,为正常细胞性贫血。其原因与肾脏产生促红细胞生成素(EPO)减少;造血原料缺乏(如铁的摄入减少、叶酸缺乏);血液透析过程失血或频繁抽血检查;尿毒症毒素对骨髓造血的抑制并使红细胞寿命缩短等有关。

（2）出血倾向:表现为皮肤瘀斑、鼻出血、消化道出血、月经过多或外伤后严重出血等。

（3）白细胞异常:部分患者白细胞计数减少,中性粒细胞趋化、吞噬和杀菌能力减弱,是尿毒症患者发生感染的原因之一。

4. 呼吸系统 可出现尿毒症性肺炎、胸膜炎,呼气中有尿素味。酸中毒时,患者呈现深而长的呼吸,即 Kussmaul 呼吸。

5. 精神神经系统 慢性肾衰竭早期表现疲乏、失眠、注意力不集中等;晚期出现记忆力减退、性格改变、对外界反应淡漠、抑郁、幻觉、谵妄、惊厥、昏迷、抽搐等。慢性肾衰竭患者出现肢体麻木,活动后症状减轻,称为尿毒症不安腿;还可出现腱反射消失及感觉障碍,肢体感觉缺失呈袜套样分布。

6. 皮肤 皮肤瘙痒是尿毒症常见症状。患者颜面肤色常较深并萎黄、水肿,称为尿毒症面容,与贫血、色素沉着有关。

7. 肾性骨营养不良症 主要包括纤维性骨炎、肾性骨软化症、肾性骨硬化症及骨质疏松。一般无临床症状,可通过辅助检查证实。发生的原因为继发性甲状旁腺功能亢进症、$1,25(OH)_2D_3$ 缺乏、营养不良、酸中毒、铝中毒、铁负荷过重、透析多年后 β_2 微球蛋白淀粉样沉积于骨等。

8. 内分泌系统 血浆肾素可升高或正常;胰岛素、胰高血糖素等因肾降解能力下降,其激素作用时间延长;血浆活性维生素 D_3、促红细胞生成素降低;患者可有性功能障碍。

9. 代谢失调 部分患者出现糖耐量减低、持续性高尿酸血症、低蛋白血症、脂代谢异常等表现。

10. 易并发感染 感染是尿毒症患者主要死亡原因之一,常见的感染发生在呼吸系统和泌尿系统。

【实验室及其他检查】

（一）实验室检查

1. **血常规**　红细胞计数降低,血红蛋白含量降低,也可表现为二系或三系减少。

2. **尿常规**　可见血尿、蛋白尿,尿沉渣中有红细胞、白细胞、颗粒管型、蜡样管型。夜尿增多,尿渗透压下降,尿比重低,可固定为1.010。

3. **肾功能检查**　内生肌酐清除率降低、血肌酐升高,血尿素氮升高。

4. **其他**　可有代谢性酸中毒、电解质失衡(如高血钾、低血钾、低血钙、高血磷等)、低蛋白血症、血脂异常等。

（二）超声检查

双侧肾体积缩小,皮髓质分界不清。

【诊断要点】

慢性肾衰竭诊断通过临床表现结合肾功能检查较容易确诊。但有些患者病史不清,表现为非特异性的症状(如乏力、厌食、恶心、呼吸困难等),合并贫血、高血压就诊,应做尿常规及肾功能检查,确诊或避免误诊和漏诊。双肾萎缩往往提示慢性肾衰竭。

【治疗要点】

（一）治疗原发疾病和纠正肾功能恶化的因素

积极治疗原发病后肾功能可有不同程度的改善,同时查找和纠正促进肾功能恶化的因素。促使肾功能恶化的因素:①血容量不足。②感染。③尿路梗阻。④心力衰竭或严重心律失常。⑤使用肾毒性药物。⑥急性应激状态。⑦高血压。⑧高钙血症、高磷血症或转移性钙化。

（二）延缓慢性肾衰竭的发展

1. **饮食治疗**　合理的饮食原则,是治疗慢性肾衰竭的重要措施之一。

(1) 限制蛋白质饮食:应根据患者的GFR来调整蛋白质的摄入量,当GFR<50ml/min时,应减少饮食中蛋白质的摄入,摄入的蛋白质应以高生物效价的优质蛋白为主。对已开始透析的尿毒症患者,蛋白质摄入应适当增加。

(2) 高热量摄入:摄入足够的热量,以减少体内蛋白质的消耗。每天热量约需30kcal/kg。

(3) 钠、水及钾的摄入:应根据是否有水肿、高血压、心力衰竭、多尿、少尿等酌情调整。

2. **补充必需氨基酸**　临床常用的药物为复方α-酮酸片,能够提供必需氨基酸并利用非必需氨基酸的氮转化为氨基酸,减少尿素合成,可降低血BUN水平,减轻尿毒症症状,改善低蛋白饮食导致的营养不良。

3. **治疗高血压**　首选ACEI或ARB类药物,降血压并降低肾小球内压,可延缓肾小球硬化,但当血肌酐>350μmol/L时慎用。还可选用或联合应用其他种类的降压药物,将血压控制在正常范围。

（三）对症治疗

1. **水、电解质和酸碱平衡失调**　及时纠正水钠失衡、高钾血症、钙磷代谢失调和代谢性酸中毒,必要时急诊透析治疗。

2. **贫血**　用重组人促红细胞生成素,同时补充造血原料(如铁、叶酸等)。

3. **肾性骨营养不良症**　可口服骨化三醇[1,25(OH)₂D₃],严重者行甲状旁腺次全切除术。

（四）替代治疗

1. **透析治疗**　当患者GFR<10ml/min,则应进行透析治疗。对糖尿病肾病,可适当提前(GFR<15ml/min)进行透析。常用方法为血液透析和腹膜透析。两者的疗效相近,但各有其优缺点。透析疗法仅可部分替代肾的排泄功能,而不能代替其内分泌和代谢功能。

2. **肾移植**　是另一种肾脏替代治疗方法。成功的肾移植能够恢复正常的肾功能(包括排泄、内分泌和代谢功能)。移植肾可由尸体或直系亲属(兄弟、姐妹、父母或子女)提供。在ABO血型配型和HLA配型成功的基础上选择供肾者,肾源来自亲属的肾移植效果较好。肾移植后需长期应用免疫抑制剂预防排斥反应。

(董　吉)

第六节　肾　肿　瘤

病例导学

患者男性,61 岁。因间歇性、无痛肉眼血尿 7 月余入院。7 个月前患者出现腰部疼痛,伴间歇性、无痛肉眼血尿。查体:血压 140/90mmHg,脉搏 90 次/min。心脏听诊无杂音,肝肋下未触及,双下肢无水肿。辅助检查:尿常规,红细胞 34 个/Hp。静脉肾盂造影示肾盏、肾盂变形、狭窄、移位。

问题与思考:

1. 请分析该患者的临床诊断及诊断依据。

2. 应说明进一步完善的相关检查。

肾肿瘤(renal tumor)是泌尿系统常见的肿瘤之一,多为恶性,且发病率正逐年上升。临床上常见的肾恶性肿瘤包括源自肾实质的肾细胞癌、肾母细胞瘤以及发生于肾盂肾盏的移行细胞乳头状肿瘤。肾细胞癌在成人恶性肿瘤中占 2%～3%,肾盂癌较少见。肾母细胞瘤是小儿最常见的恶性实体肿瘤。

一、肾细胞癌

肾细胞癌(renal cell carcinoma,RCC)又称肾腺癌,简称肾癌,占肾恶性肿瘤的 85% 左右。肾癌的病因至今尚未明确,其发病可能与吸烟、肥胖、饮食、职业接触(如石棉、皮革等)、遗传因素(如 VHL 抑癌基因突变或缺失)等有关。各国或各地区的发病率不同,发达国家高于发展中国家,城市地区高于农村地区。

【病理】

肾癌常累及一侧肾,多单发。瘤体多数为类似圆形的实性肿瘤,肿瘤的大小不等,5～8cm 为多见,外有假包膜,切面以黄色为主,可有出血、坏死和钙化,少数呈囊状结构。肾癌的组织病理多种多样,透明细胞癌是其主要构成部分,占肾癌 70%～80%,主要由肾小管上皮细胞发生。除透明细胞外,还可见有颗粒细胞和梭形细胞。约半数肾癌同时有两种细胞。以梭形细胞为主的肿瘤较少见,呈浸润性生长,具有很强的侵袭性及远处转移能力,预后差。其他病理类型有嗜色细胞癌或称乳头状肾细胞癌、嫌色细胞癌、肾集合管癌和未分类肾细胞癌。嫌色细胞癌源于集合管皮质部分,预后较透明细胞癌好。

肿瘤逐渐增大穿透假包膜后,除侵及肾周筋膜和邻近器官组织,向内侵及肾盂肾盏引起血尿外,还可直接扩展至肾静脉、下腔静脉形成癌栓,经血液和淋巴转移至肺、肝、骨、脑等。淋巴转移最先到肾蒂淋巴结。

【临床表现】

肾癌高发年龄为 50～70 岁。男:女为2:1。有 30%～50% 的肾癌缺乏早期临床表现,大多在体检或其他疾病检查时被发现。常见的临床表现有:

1. **血尿、疼痛和肿块**　间歇无痛肉眼血尿为常见症状,表明肿瘤已侵入肾盏、肾盂。疼痛常为腰部钝痛或隐痛,多由于肿瘤生长牵张肾包膜或侵犯腰肌、邻近器官所致;血块通过输尿管时可发生肾绞痛。肿瘤较大时在腹部或腰部易被触及。肉眼血尿、腰痛和腹部肿块的临床表现被称为肾癌的"三联症",由于超声、CT 技术的普及,早期肾癌检出率提高,典型的"三联症"现在已经少见。多数患者仅出现上述症状的一项或两项,其中任何一项都是病变发展到较晚期的临床表现。

2. **副瘤综合征**　常见有发热、高血压、血沉增快等。发热可能因肿瘤坏死、出血、毒性物质吸收引起。高血压可能因瘤体内动-静脉瘘或肿瘤压迫动脉及其分支、肾素分泌过多所致。其他表现有高钙血症、高血糖、红细胞增多症、肝功能异常、消瘦、贫血、体重减轻及恶病质等。同侧阴囊内可发现精索静脉曲张,平卧位不消失,提示肾静脉或下腔静脉内癌栓形成。20% 的肾癌患者可出现副瘤综合征(以往称肾外表现),容易与其他全身性疾病症状相混淆,应注意鉴别。

3. **转移症状**　约有 30% 的患者因转移症状,如病理骨折、咳嗽、咯血、神经麻痹及转移部位出现疼痛等初次就诊,40%~50%的患者在初次诊断后出现远处转移。

【实验室及其他检查】

1. **超声检查** 常表现为不均质的中低回声实质性肿块,体积小的肾癌有时表现为高回声。超声发现肾癌的敏感性高,能准确地区别肾肿块是囊性或是实质性的。

2. **X线检查** 尿路平片(KUB)可见肾外形增大,偶见肿瘤散在钙化。静脉肾盂造影(IVU)可见肾盏肾盂因肿瘤挤压或侵犯,出现不规则变形、狭窄、拉长、移位或充盈缺损,甚至患肾不显影。

3. **CT检查** 能显示肿瘤部位、大小、有无累及邻近器官,是目前诊断肾癌最可靠的影像学方法。

4. **MRI** 对肾癌诊断的准确性与CT相仿。T_1加权像肾癌常表现为不均质的低信号或等信号;T_2加权像则表现为高信号改变。在显示邻近器官有无受侵犯,肾静脉或下腔静脉内有无癌栓则优于CT。

【诊断要点】

肾癌临床表现多种多样,亦可全无症状。血尿、疼痛和肿块是肾癌的主要症状,出现其中任何一项或两项症状,即应考虑肾癌的可能。约有半数患者在体检时由超声或CT偶然发现。有的较早就出现转移症状,诊断较为困难。肾癌术前诊断依赖于医学影像学检查结果,能提供最直接的诊断依据。

【治疗要点】

根治性肾切除术(radical nephrectomy)是肾癌最主要的治疗方法。近年来应用腹腔镜根治性肾切除术或腹腔镜肾部分切除术,具有创伤小、术后恢复快等优点。应用生物制剂干扰素-α(IFN-α)、白细胞介素-2(IL-2)等免疫治疗,对预防和治疗转移癌有一定疗效。肾癌具有多药物耐药基因,对放射治疗及化学治疗不敏感。分子靶向药物酪氨酸激酶抑制剂已应用于晚期肾癌(透明细胞型)的治疗,可提高治疗晚期肾癌的有效率,但存在相关不良反应。

知识拓展

根治性肾切除术治疗方法

开放性手术切口通常经第11肋间或经腹途径,须充分暴露,首先结扎肾蒂血管以减少出血和癌细胞的扩散。切除范围包括患肾、肾周脂肪及肾周筋膜、区域肿大淋巴结及髂血管分叉以上的输尿管。肾上极肿瘤和肿瘤已累及肾上腺时,需切除同侧肾上腺。肾静脉或下腔静脉内癌栓应同时取出。肿瘤体积较大,术前做肾动脉栓塞治疗,可减少术中出血。对孤立肾肾癌或双侧肾癌,可考虑做保留肾单位的肾部分切除术,一般选择肿瘤位于肾上、下极或肾周边、单发,肿瘤最大径<4cm的肾癌。

二、肾母细胞瘤

肾母细胞瘤(nephroblastoma),又称肾胚胎瘤或Wilms瘤,是小儿最常见的恶性肿瘤,约占15岁以下小儿恶性泌尿生殖系肿瘤的8%。

【病理】

肾母细胞瘤可发生于肾实质的任何部位,增长迅速,有纤维假膜。切面均匀呈灰白色,常有出血与梗死。肿瘤破坏并压迫正常肾组织,可以侵入肾盂,但少见。肾母细胞瘤是从胚胎性肾组织发生,典型的组织学特征为由间质、上皮和胚芽三种成分组成的恶性多形性腺瘤。间质组织占肿瘤绝大部分,包括腺体、神经、分化程度不同的胶原结缔组织、平滑肌和横纹肌纤维、脂肪及软骨等成分。肿瘤突破肾包膜后,可广泛侵犯周围组织和器官。转移途径同肾癌,经淋巴转移至肾蒂及主动脉旁淋巴结,血行转移可播散至全身多个部位,以肺转移最常见,其次为肝,也可以转移至脑等。

【临床表现】

80%以上在5岁以前发病,发病年龄平均3.5岁。偶见于成人与新生儿。男女发病比例约为1:1。双侧者约占5%。

腹部肿块是最常见也是最重要的症状,绝大多数是在给小儿洗澡或更衣时被发现。肿块常位于上腹一侧季肋部,表面光滑,中等硬度,无压痛,有一定活动度。少数肿瘤巨大,超越腹中线则较为固

左肾癌及其肾盂造影所见(图片)

定。约 1/3 患者有血尿,其中 10%～15% 肉眼血尿。其他常见症状有腹痛和发热,也可有高血压及红细胞增多症。偶有肿瘤破溃出血以急腹症就诊者。晚期出现消瘦、食欲差、恶心、呕吐、贫血等症状。此外,少数有虹膜缺失、泌尿生殖系统异常和偏侧肥大等。

【实验室及其他检查】

超声、X 线、CT 及 MRI 检查对诊断有决定意义。超声检查可检出肿瘤是来自肾的实质性肿瘤。IVU 所见与肾癌相似,显示肾盏肾盂受压、拉长、变形、移位和破坏。若肿瘤较大不显影,可见为大片软组织阴影。CT 和 MRI 可显示肿瘤范围及邻近淋巴结、器官、肾静脉和下腔静脉有无受累及。胸片及 CT 可了解有无肺转移。

【诊断要点】

发现小儿上腹部有较光滑肿块,即应想到肾母细胞瘤的可能。

肾母细胞瘤须与巨大肾积水、肾上腺神经母细胞瘤鉴别。巨大肾积水柔软、囊性感,超声检查易与肿瘤鉴别。神经母细胞瘤可早期转移至颅骨和肝,IVU 可见到被肿瘤向下推移的正常肾,骨髓穿刺检查有助于与肾母细胞瘤鉴别。

【治疗要点】

应用手术、化学治疗(化疗)和放射治疗(放疗)的综合治疗可显著提高术后生存率。早期经腹行患肾切除术。术前化疗首选化疗药物有放线菌素 D(ACTD)、长春新碱(VCR),两药联合应用疗效更好。其他可选用的药物有多柔比星(ADM)、顺铂(DDP)、依托泊苷(VP-16)等。术后放疗配合支持疗法,包括均衡的营养供应和补液。术前放疗适用于曾用化疗而肿瘤缩小不明显的巨大肾母细胞瘤,术后放疗应不晚于 10d,否则局部肿瘤复发机会增多。成人肾母细胞瘤患者预后极差,并需要更强化的治疗。

三、上尿路肿瘤

泌尿系统从肾盏、肾盂、输尿管、膀胱及后尿道均被覆移行上皮,其发生肿瘤的病因、病理及生物学行为相似。上尿路肿瘤为累及肾盏、肾盂至输尿管远端之间尿路的肿瘤新生物。肾盂肿瘤、输尿管肿瘤较膀胱肿瘤相对少见,约占尿路上皮肿瘤 5%,其中 90% 以上为移行上皮肿瘤。下段输尿管肿瘤较上段输尿管肿瘤更见。致病危险因素主要是吸烟,而长期服用镇痛药、咖啡,应用环磷酰胺以及慢性感染、结石等都可能是致病危险因素。从事化学、石油和塑料等职业人员可能会增加上尿路肿瘤发生的危险性。

【病理】

多数为移行细胞乳头状肿瘤,可单发或多发。肿瘤沿肾盂黏膜上皮蔓延扩散,可逆行侵犯肾集合管,甚至浸润肾实质,亦可顺行侵及远端输尿管。肾盂、输尿管肌层较薄,早期可浸润肌层,而输尿管的外膜组织内含丰富的血管和淋巴管,故常有早期淋巴转移。鳞状细胞癌和腺癌罕见,其中鳞癌多与长期尿道结石梗阻、感染等刺激有关。这类癌在肾盂的发病率高于输尿管,且发现时常已晚期。上尿路的尿路上皮癌扩散可直接浸润至肾实质或周围组织,经淋巴结转移至肾蒂、主动脉、下腔静脉、同侧髂总血管和盆腔淋巴结,血行转移至全身多个部位,最常见是肝、肺和骨等。

【临床表现】

发病年龄大多数为 50～70 岁。男女发病比例约 2∶1。早期即可出现间歇无痛性肉眼血尿,偶可出现条形样血块,少数为显微镜下血尿。30% 患者有腰部钝痛,由肿瘤逐渐发生的梗阻和肾积水所致。当血块堵塞输尿管时,可引起肾绞痛。15% 患者就诊时无症状,由影像学检查偶然发现病灶后才被确诊。晚期可出现腰部或腹部肿物、消瘦、体重下降、贫血、下肢水肿及骨痛等转移症状。

【实验室及其他检查】

(一)实验室检查

留取新鲜尿标本或逆行插管收集患侧肾盂尿及冲洗液行尿细胞学检查,可以发现癌细胞。

(二)影像学检查

1. 静脉尿路造影 诊断上尿路病变的传统方法,可发现上尿路某一部位的充盈缺损、梗阻或充盈不全,以及集合系统未显影,但需与肠气、凝血块、阴性结石与外部压迫等鉴别。

0506

肾盂肿瘤及其肾盂造影(图片)

笔记

2. **膀胱尿道镜检查** 有时可见输尿管口喷血,发现同时存在的膀胱肿瘤。若进行逆行肾盂造影可进一步了解肾盂、输尿管充盈缺损改变的原因。输尿管镜可直接观察到肿瘤并可活检。

【诊断要点】

肾盂、输尿管肿瘤体征常不明显,但通过仔细询问和分析病史,进行必要的各种检查,诊断并不困难。

【治疗要点】

标准的手术方法是切除患肾及全长输尿管,包括输尿管开口部位的膀胱壁。适用于体积较大、高级别的浸润性肿瘤;体积较大、多发或复发的无浸润的肾盂、近端输尿管肿瘤;通过开放性、腹腔镜或开放性与腹腔镜联合的方式进行手术。孤立肾或对侧肾功能已受损,肿瘤细胞分化良好、无浸润的带蒂乳头状肿瘤,可局部切除。体积小、分化好的上尿路肿瘤也可通过内镜手术切除或激光切除。上尿路肿瘤病理分级分期差异大,手术方式选择多样,以及肿瘤多中心和易转移复发倾向,预后相差悬殊。上尿路的尿路上皮癌预后差,手术后5年生存率30%~60%。定期随诊应注意其余尿路上皮器官发生肿瘤的可能。有报道,发生上尿路恶性肿瘤后5年内膀胱癌发生率为15%~75%。

(董 吉)

第七节 膀 胱 肿 瘤

病例导学

患者男性,61岁。因间歇性、无痛肉眼血尿7个月余入院。7个月前患者出现腰部疼痛,伴间歇性、无痛肉眼血尿,伴尿频、尿急、尿痛、排尿困难。查体:血压140/90mmHg,脉搏90次/min。心脏听诊无杂音,肝肋下未触及,双下肢无水肿。B超示膀胱内有一蒂状物。

问题与思考:

1. 请分析该患者的临床诊断及诊断依据。

2. 应说明进一步需要完善的相关检查?

膀胱肿瘤(tumor of the bladder)是泌尿系统最常见的肿瘤,绝大多数来自上皮组织,其中90%以上为移行上皮肿瘤。

【病因】

引起膀胱肿瘤的病因很多。下列是与发病相关的危险因素:长期接触某些致癌物质,如染料、塑料、油漆等的从业人员;吸烟是最重要的致癌因素;膀胱慢性感染与异物长期刺激,如膀胱结石、留置导尿管等。

【病理】

1. **组织类型** 95%以上为上皮性肿瘤。

2. **分化程度** 2004年,WHO将膀胱等尿路上皮肿瘤分为乳头状瘤、乳头状低度恶性倾向的尿路上皮肿瘤、低级别乳头状尿路上皮癌和高级别乳头状尿路上皮癌。

3. **生长方式** 分为原位癌、乳头状癌及浸润性癌。

4. **浸润深度** 是肿瘤临床分期(T)和病理分期(P)的依据。病理分期(P)同临床分期(T)。

5. **肿瘤的扩散** 主要向膀胱壁内浸润,直至累及膀胱旁脂肪组织及邻近器官。其中细胞分化程度和浸润深度对预后的影响最大。

【临床表现】

发病年龄大多数为50~70岁。男女发病比例约为4∶1。

1. **血尿** 是膀胱癌最常见和最早出现的症状。约85%的患者表现为间歇性肉眼血尿,可自行减轻或停止,易给患者造成"好转"或"治愈"的错觉而贻误治疗。然而,有时可仅为显微镜下血尿。出血量多少与肿瘤大小、数目及恶性程度并不一致。非上皮性肿瘤血尿一般较轻。

2. **膀胱刺激征** 尿频、尿急、尿痛亦是常见的症状,多为膀胱肿瘤的晚期表现,常因肿瘤坏死、溃

0507

膀胱肿瘤分期(图片)

笔记

疡或并发感染所致。少数广泛原位癌或浸润性癌起始即有膀胱刺激症状,预后不良。有时尿内混有"腐肉"样坏死组织排出,三角区及膀胱颈部肿瘤可梗阻膀胱出口,造成排尿困难,甚至尿潴留。

鳞癌和腺癌为浸润性癌,恶性度高,病程短,预后不良,鳞癌多数为结石或感染长期刺激所致。小儿横纹肌肉瘤常在症状出现前肿瘤体积已很大,造成排尿困难和尿潴留,有时尿中排出肿瘤组织碎屑。

3. **浸润癌表现** 浸润癌晚期,在下腹部耻骨上区可触及肿块,坚硬,排尿后不消退。广泛浸润盆腔或转移时,出现腰骶部疼痛,阻塞输尿管可致肾积水、肾功能不全,出现下肢水肿、贫血、体重下降、衰弱等症状。

【实验室及其他检查】

（一）实验室检查

1. **尿液细胞学检查** 在新鲜尿液中,易发现脱落的肿瘤细胞,故尿细胞学检查可作为血尿的初步筛选。然而,低级别肿瘤细胞不易与正常移行上皮细胞以及因炎症或结石引起的变异细胞鉴别。

2. **尿常规** 可见血尿,以正常的红细胞形态居多。

（二）影像学及膀胱镜检查

1. **影像学检查** 超声检查简便易行,能发现直径 0.5cm 以上的肿瘤,可作为患者的最初筛选。IVU 对较大的肿瘤可显示为充盈缺损。CT 和 MRI 多用于浸润性癌,可以发现肿瘤浸润膀胱壁深度、局部转移肿大的淋巴结以及内脏转移的情况。放射性核素检查可了解有无骨转移。

2. **膀胱镜检查** 直接观察到肿瘤所在部位、大小、数目、形态、有蒂或广基,初步估计基底部浸润程度等。必要时可随机活检。

知识拓展

膀胱肿瘤在膀胱镜下的表现

膀胱肿瘤位于侧壁及后壁最多,其次为三角区和顶部,可单发亦可多中心发生。原位癌(Tis)局部黏膜呈红色点状改变,与充血的黏膜相似。表浅的乳头状癌(T_a、T_1)浅红色,蒂细长,肿瘤有绒毛状分支,似水草在水中漂荡。浸润性乳头状癌(T_2、T_3)深红色或褐色,草莓状或团块状,基底部较宽,附近黏膜充血、水肿、增厚,肿物活动性小。浸润性癌(T_3、T_4)局部隆起呈褐色结节团块状,表面常坏死形成溃疡,附有絮状物和钙盐沉着,广基,界限不清。

【诊断要点】

中老年出现无痛性肉眼血尿,应首先想到泌尿系肿瘤的可能,尤以膀胱肿瘤多见。膀胱双合诊检查可了解肿瘤大小、浸润的范围、深度以及与盆壁的关系。检查时患者腹肌应放松,检查者动作应轻柔,以免引起肿瘤出血和转移。常用于术前对于肿瘤浸润范围和深度的评估。

【治疗要点】

以手术治疗为主。根据肿瘤的临床分期、病理并结合患者全身状况,选择合适的手术方式。原则上 T_a、T_1 及局限的分化较好的 T_2 期肿瘤,可采用保留膀胱的手术。较大、多发、反复发作及分化不良的 T_2 期和 T_3 期肿瘤以及浸润性鳞癌和腺癌,应行膀胱全切除术。

【预防】

对膀胱肿瘤发病目前尚缺乏有效的预防措施,但对密切接触致癌物质的职业人员应加强劳动保护,嗜烟者及早戒烟,可能防止或减少肿瘤的发生。对保留膀胱的手术后患者,膀胱灌注化疗药物及卡介苗(BCG),可以预防或推迟肿瘤的复发。同时,进一步研究膀胱肿瘤的复发转移,开发预测和干预的手段,对膀胱肿瘤的防治十分重要。

膀胱肿瘤TNM分期的手术治疗（文档）

（董 吉）

　　肾小球疾病的主要表现为血尿、蛋白尿、水肿和高血压，其中尿液检查是关键。各种原发性或者继发性肾脏疾病若不能有效治疗，将发展为慢性肾衰竭。慢性肾衰竭临床上为全身多个系统的表现，实验室检查可见血、尿常规及肾功能异常，治疗则以优质低蛋白加 α-酮酸的饮食治疗及对症处理为原则，尿毒症患者最终为替代治疗。泌尿系统肿瘤多表现为无痛性肉眼血尿、腰痛和腰腹部肿块，结合相关辅助检查可确诊。

病例讨论

病例一

　　患者女性，54 岁。因发现肉眼血尿 29 年，间断水肿 10 余年，乏力 2 个月入院。

　　患者于 29 年前"感冒"后出现肉眼血尿，伴有腰痛、尿频、尿急、尿痛及发热、寒战，体温最高 39℃，就诊于当地医院。化验尿蛋白（++），红细胞及白细胞高，诊断为"肾炎"，给予青霉素等药物治疗后症状消失，复查尿蛋白仍（++），此后多次复查尿蛋白（++）。10 余年前出现间断双下肢水肿，诊断为"慢性肾小球肾炎"，间断服用中药治疗。2 个月前出现乏力，有时恶心，查血肌酐 860μmol/L，遂入院。

　　查体：体温 36.7℃，脉搏 60 次/min，呼吸 16 次/min，血压 190/100mmHg。中度贫血貌，双下肢轻度凹陷性水肿。

　　1. 请说明该患者临床初步诊断及诊断依据。

　　2. 为了明确诊断应进一步做哪些主要检查？

　　3. 简述该患者的治疗原则。

病例二

　　患者男性，40 岁。因尿中泡沫增多、水肿 1 个月入院。

　　患者 1 个月前无明显诱因出现尿中泡沫增多，伴水肿，以双下肢明显，呈凹陷性，偶有腹胀，无腹痛，无肉眼血尿。3d 前查尿蛋白（+++），血白蛋白 25g/L，甘油三酯 1.82mmol/L，遂入院。

　　查体：血压 130/80mmHg，眼睑轻度水肿，腹软，移动性浊音阳性，双下肢中度凹陷性水肿。

　　1. 请说明该患者临床初步诊断及诊断依据。

　　2. 为明确诊断，需做哪些相关检查？

　　3. 简述该患者的治疗原则。

病例讨论

扫一扫，测一测

思考题

1. 简述我国慢性肾衰竭的分期。
2. 简述上尿路感染与下尿路感染的鉴别要点。
3. 简述肾病综合征实验室诊断要点。

笔记

06章 PPT

1. 掌握:女性生殖系统常见疾病的主要临床表现及实验室检查的诊断意义。
2. 熟悉:正常妊娠和分娩的临床表现、诊断及处理要点;女性生殖系统常见疾病的诊断及治疗要点。
3. 了解:女性生殖系统常见疾病的病因。
4. 具有正确采集和处理妇产科检验标本的能力。
5. 能够运用临床思维对检验结果做出临床初步诊断。

妇产科学是专门研究妇女特有的生理、病理变化以及生育调控的一门临床医学学科。本章主要介绍正常妊娠和正常分娩,异常妊娠和异常分娩,以及常见的女性生殖系统炎症、肿瘤及内分泌疾病。

第一节　正常妊娠和正常分娩

一、正常妊娠

妊娠(pregnancy)是胚胎和胎儿在母体内发育成长的过程。成熟卵子受精是妊娠的开始,胎儿及其附属物自母体排出是妊娠的终止。妊娠全过程从末次月经的第 1d 开始计算,孕龄为 280d,即 40 周。临床上分为 3 个时期:第 13 周末之前称为早期妊娠,第 14~27 周末称中期妊娠,第 28 周及其以后称为晚期妊娠。

【临床表现】

1. **早期妊娠**　主要表现为停经、早孕反应、乳房及生殖系统的变化。
2. **中晚期妊娠**　主要表现为子宫增大和胎动。

【诊断要点】

1. **早期妊娠**　停经是诊断早孕最重要的症状,血、尿人绒毛膜促性腺激素(HCG)水平升高是确定妊娠的主要指标。放射免疫法测受检者血液中的 HCG 和酶联免疫吸附法检测尿中的 HCG,是临床常用的诊断方法。但要明确诊断宫内孕,还需行超声检查。

2. **中晚期妊娠**　子宫随妊娠月份增加而增大,可扪及胎体、感知胎动及听到胎心音,均支持临床诊断。超声检查可显示胎儿数目、胎产式、胎先露、胎方位、胎心搏动以及胎盘位置,测量胎头双顶径,及判断胎儿有无体表畸形。

笔记

人绒毛膜促性腺激素

人绒毛膜促性腺激素(HCG)是一种糖蛋白激素。生理状态下,HCG 是由妊娠滋养细胞产生,受精卵着床后 1d 可自母血清中测出,成为诊断早孕的最敏感方法。妊娠 8~10 周血清 HCG 达高峰,以后迅速下降,产后 2 周内消失。对维持妊娠黄体,进而维持早期妊娠,具有关键性作用。病理状态下,HCG 可出现于滋养细胞疾病与肿瘤、卵巢绒癌、睾丸肿瘤等疾病,是少有的对于肿瘤的临床诊治具有重要决定作用的标志物之一。

二、正常分娩

妊娠满 28 周及以后的胎儿及其附属物自临产开始到由母体娩出的全过程,称为分娩(delivery)。正常分娩依靠产力将胎儿及其附属物排出体外,但同时须有足够大的骨产道和软产道相应扩张让胎儿通过,而产力又受胎儿大小、胎位及产道的影响。此外,还受社会心理因素的干预。因此产力、产道、胎儿及社会心理因素均正常并能相互适应,胎儿能顺利经阴道娩出,称为正常分娩。

【临床表现】

从临产开始至胎儿及胎盘娩出的全过程可分为三个产程。第一产程又称宫颈扩张期,从规律宫缩开始到宫口开全;第二产程又称胎儿娩出期,从宫口开全到胎儿娩出;第三产程又称胎盘娩出期,从胎儿娩出到胎盘娩出。

【处理要点】

第一产程可鼓励产妇自由活动,注意饮食、休息及排尿情况,定时听胎心以了解胎儿情况。初产妇宫口开全,经产妇宫口开大 6cm 以上且宫缩规律有力时,将产妇送上分娩床并做好接生准备,需连续监护胎心,检测羊水性状,以及关注产妇的主诉。胎儿娩出后,首先要清理呼吸道,继而处理脐带,并进行 Apgar 评分以判断有无新生儿窒息,必要时抢救。胎盘完全剥离后需协助胎盘胎膜娩出并检查其完整性。分娩结束后,产妇应在产房观察 2h,注意观察子宫收缩、阴道流血量等,并应测量血压、脉搏。

(李雪倩)

第二节　异常妊娠

正常妊娠时,胚胎必须在子宫体腔的适当部位着床,并在宫腔内继续生长发育,至足月时临产并分娩。如果胚胎或胎儿在宫内生长发育的时间不足 28 周,即为自然流产;如果胚胎种植于宫腔以外部位即为异位妊娠。孕妇在妊娠期间可发生一些特有疾病,这类疾病不同于一般内科合并症,在妊娠期发病,大多于妊娠结束后自然消退,如妊娠期高血压疾病。

一、自然流产

患者女性,28 岁。因停经 2 个月余,下腹痛并阴道出血不止 1d 入院。入院时查体:血压 90/55mmHg,呼吸 22 次/min,心率 90 次/min,体温 36.8℃。妇科检查发现子宫约孕 7 周大小,宫颈口微张,内有胎盘样组织堵塞,活动性出血,量中等。患者诉腹痛、头晕、恶心。

问题与思考:

1. 请分析该患者的临床诊断及明确诊断所需要做的检查项目。

2. 请说明该患者的治疗原则。

0601

接产过程
(视频)

妊娠不足 28 周、胎儿体重不足 1 000g 而终止者称流产（abortion）。流产发生于妊娠 12 周前者称早期流产，发生在妊娠 12 周至不足 28 周者称晚期流产。流产又分为自然流产和人工流产。本节仅介绍自然流产。

【病因】

1. **胚胎因素**　染色体异常是早期流产最常见的原因。

2. **母体因素**　①全身性疾病。②生殖器官异常。③强烈应激与不良习惯。④内分泌因素。⑤免疫因素。

3. **环境因素**　过多接触放射线和某些有害的化学物质，可直接或间接对胚胎或胎儿造成损害，引起流产。

【病理】

早期流产时胚胎多数先死亡，随后发生底蜕膜出血，造成胚胎的绒毛与蜕膜层分离，已分离的胚胎组织如同异物，引起子宫收缩而被排出。妊娠 12 周后，胎盘已完全形成，流产时往往先有腹痛，然后排出胎儿、胎盘。

【临床表现】

流产的主要症状是阴道流血和腹痛。根据临床表现，可分为以下几种类型：

1. **先兆流产**　妊娠 28 周前先出现少量阴道流血，继之出现阵发性下腹痛或腰背痛。妇科检查子宫颈口未开，胎膜未破，妊娠产物未排出，子宫大小与停经周数相符。

2. **难免流产**　指流产已不可避免，由先兆流产发展而来，阴道流血量增多，阵发性下腹痛加重。妇科检查子宫颈口已扩张，子宫大小与停经周数相符或略小。

3. **不全流产**　指妊娠产物已部分排出体外，尚有部分残留于宫腔内，由难免流产发展而来。子宫出血持续不止，甚至因流血过多而发生失血性休克。妇科检查子宫颈口已扩张，子宫小于停经周数。

4. **完全流产**　指妊娠产物已全部排出，阴道流血逐渐停止，腹痛逐渐消失。妇科检查子宫颈口已关闭，子宫接近正常大小。

此外，流产还有三种特殊情况。

1. **稽留流产**　指胚胎或胎儿已死亡滞留在宫腔内尚未自然排出者。子宫不再增大，早孕反应或胎动消失。妇科检查子宫颈口未开，子宫较停经周数小，未闻及胎心。

2. **复发性流产**　指同一性伴侣连续发生 3 次及 3 次以上的自然流产。每次流产多发生于同一妊娠月份，其临床经过与一般流产相同。

3. **流产合并感染**　多见于不全流产，阴道流血时间过长或组织残留于宫腔，有可能引起宫腔内感染，严重时感染可扩展到盆腔、腹腔乃至全身，并发盆腔炎、腹膜炎、败血症及感染性休克等。

【实验室及其他检查】

（一）实验室检查

1. **妊娠试验**　多采用尿早早孕诊断试纸条法，对妊娠有诊断意义。

2. **HCG 的定量测定**　选用放射免疫法或酶联免疫吸附试验测定血 HCG 的水平，可了解流产的预后。正常妊娠 6~8 周时，其值每天应以 66% 的速度增长，若 48h 增长速度<66%，提示妊娠预后不良。

3. **孕激素测定**　测定血孕酮水平，可协助判断先兆流产的预后。

（二）影像学检查

B 超显像可确定流产类型及用于鉴别诊断。疑为先兆流产者，还可根据妊娠囊的形态、有无胎心波动及胎动，确定胚胎或胎儿是否存活，以指导临床处理。

【诊断要点】

根据病史及临床表现多能确诊，仅少数需进行辅助检查。确诊流产后，还应确定流产的临床类型，决定处理方法。

本病需与异位妊娠、葡萄胎及子宫肌瘤等疾病相鉴别。

【治疗要点】

1. **先兆流产**　保胎治疗，可应用黄体酮、维生素 E 等药物。卧床休息，禁忌性生活，保持情绪安

各种类型流产的相互鉴别诊断（图片）

定,必要时给予对胎儿危害小的镇静剂。

2. 难免流产　一旦确诊,应尽早使胚胎及胎盘组织完全排出。

3. 不全流产　一经确诊,应及时行吸宫术或钳刮术,以清除宫腔内残留组织。流血多有休克者,应同时输血输液,出血时间较长者,应给予抗生素预防感染。

4. 完全流产　如无感染征象,一般不需特殊处理。

5. 稽留流产　稽留时间过长,可能发生凝血功能障碍,导致 DIC,造成严重出血。处理前应检查血常规及出凝血功能,并做好输血准备。若凝血功能障碍,应尽早纠正,待凝血功能好转后,再行刮宫。

6. 复发性流产　有复发性流产史的妇女,应在妊娠前进行必要检查,查出原因,若能纠治者,应于妊娠前治疗。对原因不明的复发性流产妇女,当有妊娠征兆时,可按先兆流产处理。

7. 流产合并感染　治疗原则是积极控制感染,待控制感染后再行刮宫。

二、异位妊娠

病例导学

患者女性,28 岁。因停经 47d,突感下腹坠痛及肛门坠胀感,少量阴道流血及头晕呕吐半天入院。查体:面色苍白,血压 80/40mmHg,腹肌略紧张,下腹压痛。妇科检查:阴道少量血性物,宫颈举痛(+),后穹隆饱满,子宫稍大,附件区触诊不满意,后穹隆穿刺抽出约 20ml 暗红色不凝血。

问题与思考:

请分析该患者的临床诊断及治疗原则。

受精卵在子宫体腔以外着床称为异位妊娠(ectopic pregnancy),俗称宫外孕。异位妊娠是妇产科常见的急腹症之一,若不及时诊断和积极抢救,可危及生命。异位妊娠分为输卵管妊娠、卵巢妊娠、腹腔妊娠、阔韧带妊娠及子宫颈妊娠等(图 6-1)。其中以输卵管妊娠为最常见,占异位妊娠的 95% 左右,故本节主要介绍输卵管妊娠。

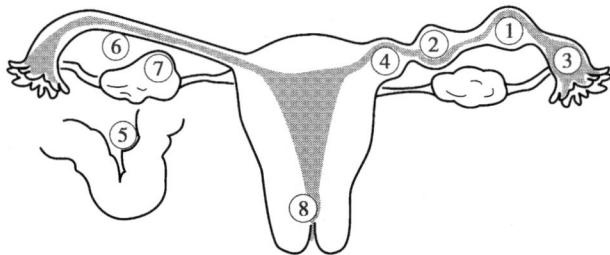

①输卵管壶腹部妊娠;②输卵管峡部妊娠;③输卵管伞部妊娠;
④输卵管间质部妊娠;⑤腹腔妊娠;⑥阔韧带妊娠;
⑦卵巢妊娠;⑧宫颈妊娠

图 6-1　异位妊娠的发生部位

输卵管妊娠的发生部位以壶腹部最多,约占 78%,其次为峡部、伞部,间质部妊娠少见。

【病因】

1. 输卵管炎症　为输卵管妊娠的主要病因。

2. 输卵管妊娠史或手术史　输卵管结扎术后再通或曾患过输卵管妊娠的妇女,发生输卵管妊娠的可能性较大。

3. 输卵管发育不良或功能异常。

4. 辅助生殖技术等。

【病理】

1. 输卵管妊娠的变化与结局　①输卵管妊娠流产:多见于妊娠 8~12 周的输卵管壶腹部或伞部

妊娠。②输卵管妊娠破裂：多见于妊娠6周左右的输卵管峡部妊娠。③陈旧性宫外孕。④继发性腹腔妊娠。

2.**子宫内膜的变化** 出现蜕膜反应。

【临床表现】

输卵管妊娠的临床表现与受精卵着床部位、有无流产或破裂以及出血量与时间长短等有关。

（一）症状

1.**停经** 大多数患者有6~8周的停经史，少数患者无明显停经史。

2.**腹痛** 输卵管妊娠的主要症状。输卵管妊娠流产或破裂之前，常表现为一侧下腹部隐痛或酸胀感。当发生输卵管流产或破裂时，患者突感一侧下腹部撕裂样疼痛，常伴有恶心、呕吐。

3.**阴道流血** 胚胎死亡后，常有不规则阴道流血，色暗红或深褐，量少呈点滴状，一般不超过月经量。少数患者阴道流血量较多，类似月经。

4.**晕厥与休克** 腹腔急性内出血及剧烈腹痛可致患者出现晕厥，严重者发生失血性休克。

5.**腹部包块** 输卵管妊娠流产或破裂所形成的血肿时间较久者，因血液凝固与周围组织或器官发生粘连而形成包块。

（二）体征

1.**一般情况** 出血较多时，呈贫血貌。大量出血时，患者可出现休克表现。体温一般正常。

2.**腹部检查** 下腹有明显压痛及反跳痛，患侧明显。出血较多时，叩诊有移动性浊音。有些患者下腹部可触及包块。

3.**盆腔检查** 阴道内常有来自宫腔的少许血液。输卵管妊娠未发生流产或破裂者，子宫略大，较软，仔细检查可触及输卵管胀大与轻度压痛。输卵管妊娠流产或破裂者，子宫颈有明显抬举痛与摇摆痛。阴道后穹隆饱满、触痛，子宫稍大、较软，如内出血多时，子宫有漂浮感。有的患者可在子宫一侧扪及边界不清的包块，其大小、形状、质地常有变化，边界多不清楚，触痛明显。

【实验室及其他检查】

（一）实验室检查

1.**尿HCG测定** 酶联免疫试纸法测定尿HCG，方法简便、快速。适用于急诊患者。

2.**血HCG定量测定** 定量测定血HCG水平，灵敏度高，异位妊娠的阳性率一般可达80%~100%，但血HCG阴性者，仍不能完全排除异位妊娠。此外患者血HCG水平的高低可指导临床处理；动态观察血HCG水平还用于对输卵管妊娠治疗效果的评价。

3.**血清孕酮测定** 输卵管妊娠时，血清孕酮较正常妊娠时偏低，多在10~25ng/ml。

（二）其他检查

1.**B超检查** B超检查对异位妊娠诊断必不可少，有助于明确异位妊娠部位及其大小。

2.**阴道后穹隆穿刺** 一种简单可靠的诊断方法。适用于疑有腹腔内出血的患者。抽出暗红色不凝固血液，说明有腹腔内出血。

3.**腹腔镜检查** 可以在确诊的同时手术治疗。

【诊断要点】

输卵管妊娠未发生流产或破裂时，临床表现不明显，往往需采用辅助检查方能确诊。输卵管妊娠流产或破裂后，多数患者临床表现典型，诊断多无困难。

本病还应与流产、急性输卵管炎、急性阑尾炎、黄体破裂及卵巢囊肿蒂扭转鉴别。

【治疗要点】

1.**药物治疗** 适用于早期输卵管妊娠，要求保存生育能力的年轻患者。常用甲氨蝶呤（MTX）全身用药，也可同时使用具有活血化瘀、消癥功效的中药。

2.**手术治疗** 无生育要求的输卵管妊娠、内出血并发休克的急症患者采用根治手术；有生育要求的年轻妇女，特别是对侧输卵管已切除或有明显病变者采用保守性手术。

三、妊娠期高血压疾病

病例导学

患者女性,28岁,G_2P_0,孕33周。因头痛3d入院。查体:体温36.8℃,脉搏80次/min,血压150/90mmHg,呼吸20次/min,腹部膨隆,巩膜无黄染,肝、脾未触及,水肿(++)。产科检查:腹围94cm,宫高32cm,胎儿估计2 000g,胎位LOA,胎心144次/min,先露浮,胎膜未破,无宫缩,骨盆外测量正常。实验室检查:尿蛋白(+);血常规,肝、肾功能无明显异常,心电图正常;眼底检查未见异常。

问题与思考:

1. 请分析该患者的临床诊断及治疗原则。

2. 写出应用药物治疗时的注意事项。

妊娠期高血压疾病(hypertensive disorders complicating pregnancy,HDP)是妊娠期所特有的疾病,发病率5%~12%。本病多发于妊娠20周以后,临床表现为高血压、蛋白尿、水肿,严重时出现抽搐、昏迷,甚至母婴死亡。本病严重影响母婴健康,为孕产妇及围生儿死亡的重要原因。

【病因和病理生理】

1. **病因** 至今尚未阐明。

2. **病理生理** 全身小血管痉挛,内皮细胞损伤及局部缺血。

【临床表现】

妊娠期高血压疾病的分类与临床表现见表6-1。

表6-1 妊娠期高血压疾病分类与临床表现

分类	临床表现
妊娠期高血压	妊娠20周后出现高血压,收缩压≥140mmHg和/或舒张压≥90mmHg,于产后12周内恢复正常;尿蛋白(-);产后方可确诊
子痫前期	妊娠20周后出现收缩压≥140mmHg和/或舒张压≥90mmHg,伴有尿蛋白≥300mg/24h,或随机尿蛋白(+)
	或虽无蛋白尿,但合并下列任何一项者:①血小板减少(血小板计数<$100×10^9$/L)。②肝脏功能损害(血清转氨酶水平为正常值2倍以上)。③肾功能损害(血肌酐水平>1.1mg/dl或为正常值2倍以上)。④肺水肿。⑤新发生的中枢神经系统异常或视觉障碍
子痫	子痫前期基础上发生不能用其他原因解释的抽搐
慢性高血压并发子痫前期	慢性高血压孕妇20周前无蛋白尿,妊娠20周后出现;或妊娠前有蛋白尿,妊娠后明显增加,或血压进一步升高,或血小板减少,<$100×10^9$/L,或出现其他肝肾功能损害、肺水肿、神经系统异常或视觉障碍等
妊娠合并慢性高血压	妊娠20周前收缩压≥140mmHg和/或舒张压≥90mmHg,妊娠期无明显加重;或妊娠20周后首次诊断高血压并持续到产后12周以后

【实验室及其他检查】

(一)实验室检查

1. **血液检查** 测定全血细胞计数、血红蛋白、血细胞比容、血浆黏度、全血黏度,以了解有无贫血、溶血及血液浓缩;重症患者应测定血小板计数及凝血功能。

2. **肝、肾功能测定** 如丙氨酸氨基转移酶、血尿素氮、肌酐及尿酸等测定。此外,血电解质及动脉血气分析等可了解有无电解质紊乱及酸中毒。

3. **尿蛋白** 取中段尿进行检查,注意避免阴道分泌物或羊水污染尿液。对可疑子痫前期孕妇应测 24h 尿蛋白定量。尿蛋白≥300mg/24h 或随机尿蛋白≥(+)定义为蛋白尿。

（二）其他相关检查

1. **眼底检查** 眼底改变可反映妊娠期高血压疾病的严重程度,对估计病情和决定处理均有重要意义。

2. **其他检查** 心电图、心脏彩超及心功能测定、胎盘功能、胎儿成熟度检查、头颅 CT 等,可视病情而定。

【诊断要点】

根据病史、典型的临床表现及辅助检查诊断并不困难,应注意有无并发症及凝血功能障碍。

本病需与慢性肾炎、妊娠合并慢性高血压等疾病相鉴别。

【治疗要点】

治疗目的是控制病情,延长孕周,尽可能保障母儿安全。基本原则是休息、镇静、解痉、降压、密切监测母儿情况,适时终止妊娠。

1. **一般治疗** 妊娠期高血压疾病患者可住院也可在家治疗;子痫前期及子痫患者应住院治疗。注意休息,取左侧卧位。保证充足的睡眠,对于精神紧张、焦虑或睡眠欠佳者可给予镇静剂,如地西泮口服。应保证充足的蛋白质和热量摄入,对于全身水肿者应适当限制盐的摄入。间断吸氧,增加血氧含量,改善全身主要脏器与胎盘的氧供。

2. **解痉治疗** 首选硫酸镁。血清镁离子治疗有效浓度是 1.8~3.0mmol/L,超过 3.5mmol/L 即可出现中毒症状。镁中毒首先表现为膝反射减弱或消失,继之出现全身肌张力减弱、呼吸困难、复视与语言不清,严重者可出现呼吸肌麻痹,甚至呼吸停止与心脏停搏,危及生命。因此治疗期间应注意以下事项:①定时检查膝腱反射是否减弱或消失。②呼吸频率≥16 次/min。③尿量≥17ml/h 或≥400ml/24h。④需备钙剂,一旦出现中毒反应,应立即 10% 葡萄糖酸钙 10ml 静脉注射。⑤合并肾功能不全、心肌病或重症肌无力时,应慎用或减量使用硫酸镁。⑥有条件时监测硫酸镁浓度。⑦产后24~48h 停药。

3. **镇静治疗** 镇静药物可缓解孕产妇精神紧张、焦虑等症状,还可改善睡眠,当应用硫酸镁无效或有禁忌时可选用,如地西泮、冬眠药物或苯巴比妥钠等。

4. **降压治疗** 收缩压≥160mmHg 和/或舒张压≥110mmHg 时必须进行降压治疗,收缩压≥150mmHg 和/或舒张压≥100mmHg 时也建议降压治疗。常用降压药物有拉贝洛尔、硝苯地平等。

5. **利尿治疗** 不主张常规应用利尿剂,仅当出现全身水肿、急性心力衰竭、肺水肿、脑水肿、血容量过高伴潜在肺水肿等情况时酌情使用。

6. **适时终止妊娠** 终止妊娠是治疗妊娠期高血压疾病的有效措施,根据病情可选择引产或剖宫产终止妊娠。

7. **子痫的处理** 处理原则是控制抽搐与血压,纠正缺氧和酸中毒,抽搐控制后终止妊娠。

（李雪倩）

第三节 异常分娩

影响分娩的因素包括产力、产道、胎儿及社会心理因素,这些因素既相互影响又互为因果,任何一个或一个以上的因素发生异常及四个因素间不能相互适应,而使分娩过程受阻,称异常分娩(abnormal labor)。

一、产力异常

产力是分娩的动力,以子宫收缩力为主,贯穿于整个分娩全过程。临床上子宫收缩力异常分为子宫收缩乏力和子宫收缩过强两类。本节仅介绍子宫收缩乏力。

【病因】

1. **头盆不称或胎位异常** 胎儿先露部下降受阻,不能紧贴子宫下段及宫颈,因而不能引起反射性子宫收缩,导致继发性子宫收缩乏力。

2. **子宫因素** 子宫发育不良、子宫畸形、子宫壁过度膨胀、经产妇子宫肌纤维变性或子宫肌瘤等。

3. **精神因素**。

4. **内分泌失调** 参与分娩过程的主要激素分泌不足或功能不协调。

5. **其他** 临产后不适当使用镇静药与镇痛药,使子宫收缩受到抑制。

【临床表现】

宫缩乏力分协调性宫缩乏力(低张性)和不协调性宫缩乏力(高张性)两类,主要临床表现及其区别见表 6-2。

表 6-2 协调性宫缩与不协调性宫缩的区别要点

类型	协调性宫缩乏力	不协调性宫缩乏力
临床特点	生理特点存在	生理特点不存在
	子宫收缩力弱,宫腔压力低	宫腔压力高,产妇自觉腹痛剧烈,胎位扪不清
	宫缩持续短、间歇长,宫缩高峰时按压宫底仍软,子宫有凹陷	极性倒置,下段收缩强、宫底收缩弱、属无效宫缩
	对胎儿影响小	对胎儿影响大,易发生胎儿窘迫
	产程延长	产程延长或停滞

【治疗要点】

（一）协调性宫缩乏力

1. **第一产程** 潜伏期异常的产妇可给予一般处理,改善全身情况如鼓励进食,温肥皂水灌肠;地西泮 10mg 静注。潜伏期异常的产妇可行人工破膜或缩宫素静脉滴注加强宫缩。

2. **第二产程** 继续加强宫缩。胎头已衔接,胎头在坐骨棘下 3cm 以上者可行助产术;胎头未衔接或出现胎儿窘迫时应及时剖宫产。

3. **第三产程** 应预防产后出血并给予抗生素预防感染。

（二）不协调性宫缩乏力

哌替啶 100mg 肌内注射,以调节子宫收缩,使之恢复协调性,不能纠正或出现胎儿窘迫者应行剖宫产。

二、产道异常

产道异常包括骨产道异常和软产道异常。骨产道异常系指骨盆径线过短或形态异常,使骨盆腔小于胎先露部可通过的限度,阻碍胎先露部下降,影响产程顺利进展。骨盆异常可以一个或多个径线同时过短,也可以一个或多个平面同时狭窄。软产道异常包括外阴异常、阴道异常、宫颈异常及子宫下段异常等。本节仅介绍骨产道异常。

【分类】

1. **骨盆入口平面狭窄** 骶耻外径<18cm,骨盆入口前后径<10cm。包括单纯扁平骨盆和佝偻病性扁平骨盆。

2. **中骨盆平面狭窄** 坐骨棘间径<10cm,包括漏斗骨盆、横径狭窄骨盆。

3. **骨盆出口平面狭窄** 坐骨结节间径<8cm,耻骨弓角度<90°。

【临床表现】

骨盆入口平面狭窄影响胎先露部衔接,易发生胎位异常,引起继发性宫缩乏力,产程延长或停滞。中骨盆平面狭窄影响胎头内旋转,易发生持续性枕横位或枕后位,胎膜早破及手术助产增加感染机会。严重梗阻性难产可致子宫破裂。骨盆出口平面狭窄常和中骨盆平面狭窄同时存在。

【诊断要点】

根据病史、查体、骨盆测量、胎位及产程进展异常可诊断。

【处理要点】

1. **骨盆入口平面狭窄** 骶耻外径 16~18cm,骨盆入口前后径 8.5~9.5cm,足月活胎体重<3 000g,胎心率正常者,可在严密监护下试产。若试产 2~4h,胎头仍不入盆,出现胎儿窘迫,及时行剖宫产。骶耻外径≤16cm,骨盆入口前后径≤8.0cm 者,应行剖宫产结束分娩。

2. **中骨盆平面狭窄** 宫口开全,胎头双顶径达坐骨棘水平或更低,可经阴道助产。胎头双顶径未

0603

人工破膜
（视频）

笔记

达坐骨棘水平,或出现胎儿窘迫征象,应行剖宫产。

3. **骨盆出口平面狭窄** 出口横径与出口后矢状径之和大于 15cm,可经阴道分娩;两径之和小于 15cm,应行剖宫产。

三、胎位异常

胎位异常包括胎头位置异常、臀先露及肩先露,是造成异常分娩常见的因素。

【临床表现】

1. **持续性枕后(横)位** 临产后,胎头在下降过程中,胎头枕骨持续不能转向前方,直至分娩后期仍位于母体骨盆后方或侧方。常导致协调性宫缩乏力及宫口扩张缓慢,产妇自觉肛门坠胀及排便感。

2. **臀先露** 腹部检查可在宫底触到胎头,耻骨联合上方触到胎臀,胎心在脐左(或右)上方听得最清楚。常导致宫缩乏力,宫口扩张缓慢,产程延长。

3. **肩先露** 子宫呈横椭圆形,子宫横径宽,在母体腹部一侧触到胎头,另一侧触到胎臀。宫底部及耻骨联合上方空虚,胎心在脐周两侧最清楚。易发生宫缩乏力、胎膜早破。

【诊断要点】

根据临床表现、腹部及阴道检查即可诊断,必要时可行 B 超检查明确诊断。

【处理要点】

1. **持续性枕后(横)位** 骨盆无异常、胎儿不大时,可以试产。试产时应严密观察产程,注意胎头下降、宫口扩张程度、宫缩强弱及胎心有无改变。

2. **臀先露** 妊娠 30 周后仍为臀位者,可采用膝胸卧位的方法矫正。临产初期应综合考虑产妇年龄、胎产式、骨盆类型、胎儿大小以及有无合并症等多种因素决定分娩方式。

3. **肩先露** 妊娠期可采用胸膝卧位的方法矫正。分娩期采用剖宫产分娩。

(李雪倩)

第四节 女性生殖系统炎症

女性生殖道的解剖、生理、生化及免疫学特点具有比较完善的自然防御功能,以抵御感染的发生。当自然防御功能遭到破坏,或机体免疫功能降低、内分泌发生变化或外源性病原体侵入,均可导致炎症发生。

一、阴道炎症

病例导学

患者女性,30 岁。外阴瘙痒伴烧灼感 4d。妇科检查见外阴局部充血、小阴唇内侧及阴道黏膜表面有白色片状薄膜或凝乳状物覆盖。

问题与思考:

请分析该患者的临床诊断及确诊检查。

外阴前与尿道毗邻,后与肛门邻近,易受污染;外阴及阴道又是性交、分娩及各种宫腔操作的必经之道,容易受到损伤及各种外界病原体的感染。此外,虽然阴道内菌群为正常菌群,但当大量应用抗生素、体内激素发生变化或各种原因致机体免疫能力下降,阴道与菌群之间的生态平衡被打破,也可使其他条件致病菌成为优势菌,引起炎症。

(一)外阴阴道假丝酵母菌病

外阴阴道念珠菌病(vulvovaginal candidiasis,VVC)是由念珠菌引起的一种常见外阴阴道炎。

【病原体和诱发因素】

1. **病原体** 80%~90% 的病原体为白念珠菌,10%~20% 为光滑念珠菌、近平滑念珠菌等。

2. 诱发因素　长期应用广谱抗生素、妊娠、糖尿病、大量应用免疫抑制剂以及接受大量雌激素治疗者。

外阴阴道假丝酵母菌病窥诊图（图片）

【传播途径】

内源性传染为主要途径,少部分患者可通过性交直接传染或接触感染的衣物间接传染。

【临床表现】

主要表现为外阴瘙痒、灼痛,可伴有尿频、尿痛及性交痛。急性期白带增多,白带特征是白色稠厚呈凝乳或豆腐渣样。妇科检查可见外阴红肿,常伴有抓痕,严重者可见皮肤皲裂、表皮脱落。阴道黏膜红肿,小阴唇内侧及阴道黏膜附有白色块状物,擦除后露出红肿黏膜面,有时还可见到糜烂及浅表溃疡。

【实验室及其他检查】

1. 湿片法　可用 0.9%氯化钠溶液或 10%氢氧化钾溶液湿片法在阴道分泌物中找到芽生孢子和假菌丝。

2. 阴道分泌物培养　适用于有症状而多次湿片法阴性的患者或顽固病例。

3. 阴道 pH 测定　有鉴别意义,若 pH<4.5,可能为单纯念珠菌感染。若 pH>4.5 可能存在混合感染。

【诊断要点】

根据临床症状、体征以及相应的实验室检查结果即可确诊。

本病易合并细菌性阴道病和滴虫性阴道炎,需特别注意。此外,本病症状及分泌物性状与细胞溶解性阴道病相似,应注意鉴别。

【治疗要点】

消除诱因,根据患者具体情况选择局部或全身应用抗真菌药物,如咪康唑栓剂、克霉唑栓剂阴道用药或氟康唑口服等。

（二）细菌性阴道病

细菌性阴道病(bacterial vaginosis,BV)是阴道内正常菌群失调所致的一种混合感染。

【病因】

生理情况下,阴道内有各种厌氧菌及需氧菌,其中以产生过氧化氢的乳杆菌占优势。细菌性阴道病时,阴道内乳杆菌减少而其他微生物大量繁殖,以厌氧菌居多。厌氧菌可产生胺类物质,碱化阴道,使阴道分泌物增多并有臭味。

【临床表现】

10%~40%患者临床无症状,有症状者的主要表现为阴道分泌物增多,有鱼腥臭味,可伴有轻度外阴瘙痒或烧灼感。分泌物呈灰白色,均匀一致,稀薄,黏度很低,容易将分泌物从阴道壁拭去。阴道黏膜无充血的炎症表现。

【诊断要点】

主要采用 Amsel 临床诊断标准,下列 4 项中具备 3 项,即可诊断为细菌性阴道病。①匀质、稀薄、白色的阴道分泌物;②线索细胞阳性;③阴道分泌物 pH>4.5;④胺臭味试验阳性。

本病需与外阴阴道念珠菌病、滴虫性阴道炎等疾病相鉴别。

【治疗要点】

治疗原则为选用抗厌氧菌药物,主要有甲硝唑、替硝唑、克林霉素等。可全身用药亦可局部用药。

（三）滴虫阴道炎

滴虫阴道炎(trichomonal vaginitis,TV)是由阴道毛滴虫引起的常见阴道炎,也是常见的性传播疾病。

【病原体】

适宜阴道毛滴虫生长的是温度为 25~40℃、pH 为 5.2~6.6 的潮湿环境。月经前后阴道 pH 发生变化,经后接近中性,故隐藏在腺体及阴道皱襞中的滴虫于月经前后常得以繁殖,引起炎症的发作。

【传播方式】

主要经性交直接传播,也可经公共浴池、浴盆、浴巾、坐式便器、衣物等间接传播,此外污染的器械

笔记

及敷料也可造成传播。

【临床表现】

主要症状是稀薄的泡沫状白带增多及外阴瘙痒,若有其他细菌混合感染则分泌物呈黄绿色脓性,可有臭味。检查见阴道黏膜充血,严重者有散在出血斑点,后穹隆有多量白带,呈灰黄色、黄白色稀薄液体或黄绿色脓性,常呈泡沫状。

【诊断要点】

典型病例容易诊断,若在阴道分泌物中找到滴虫即可确诊。检查滴虫最简便的方法是 0.9% 氯化钠溶液湿片法。对可疑患者,若多次悬滴法未能发现滴虫时,可送培养。取分泌物前 24~48h 避免性交、阴道灌洗或局部用药,取分泌物前不作双合诊,窥器不涂润滑剂。分泌物取出后应及时送检并注意保暖,否则滴虫活动力减弱,造成辨认困难。

本病需与需氧菌性阴道炎相鉴别。此外,因滴虫性阴道炎可合并其他性传播疾病,如 HIV、黏液脓性宫颈炎等,诊断时需特别注意。

【治疗要点】

需全身用药,主要治疗药物为甲硝唑及替硝唑。因滴虫性阴道炎主要由性行为传播,性伴侣应同时进行治疗,并告知患者及性伴侣在治愈前避免无保护性交。此外,为避免重复感染,内裤及洗涤用的毛巾,应煮沸 5~10min 以消灭病原体。

二、宫颈炎

病例导学

患者,初孕妇,26 岁。妊娠 30 周,尿频、尿急伴阴道分泌物增多半个月,查体:尿道口及子宫颈口均见多量黏液脓性分泌物。

问题与思考:

请分析该患者的临床诊断及进一步需要做的检查。

子宫颈易受分娩、宫腔操作的损伤,子宫颈管单层柱状上皮抗感染能力较差,并且由于子宫颈管黏膜皱襞多,一旦发生感染,很难将病原体完全清除,而导致宫颈炎症。

(一)急性宫颈炎

急性宫颈炎(acute cervicitis)指子宫颈发生急性炎症,包括局部充血、水肿,上皮变性、坏死,黏膜、黏膜下组织、腺体周围见大量中性粒细胞浸润,腺腔中可有脓性分泌物。

【病因及病原体】

主要见于感染性流产、产褥期感染、子宫颈损伤或阴道异物并发感染。目前常见病原体为性传播疾病病原体如淋病奈瑟菌、沙眼衣原体,也可是细菌性阴道病病原体、生殖支原体等感染。除子宫颈外,淋病奈瑟菌还常侵袭尿道、尿道旁腺及前庭大腺。

【临床表现】

大部分患者无症状。有症状者表现为阴道分泌物增多,呈黏液脓性,阴道分泌物的刺激可引起外阴瘙痒,伴有腰酸及下腹部坠痛。此外,常有下泌尿道症状,如尿急、尿频、尿痛。妇科检查见子宫颈充血、水肿、糜烂,有黏液脓性分泌物从子宫颈管流出。

【实验室及其他检查】

1. **子宫颈分泌物涂片作革兰氏染色**　在中性粒细胞内找到典型肾形革兰氏阴性双球菌,即可诊断淋球菌感染,但此法阳性率仅为 40%~60%,不推荐作为女性淋病的诊断方法。

2. **分泌物培养**　是确诊淋病奈瑟菌性宫颈炎的金标准。但对衣原体培养,因方法复杂,临床少用。

3. **酶联免疫吸附试验(ELISA)**　临床常用于检测沙眼衣原体抗原。

4. **核酸检测**　包括核酸杂交及核酸扩增,对淋病奈瑟菌及沙眼衣原体均可应用。

【诊断要点】

根据子宫颈充血、水肿,子宫颈管黏液脓性分泌物,子宫颈黏液革兰氏染色涂片中每油镜视野下有 10 个以上的中性粒细胞,即可初步诊断急性宫颈炎。诊断的关键是明确病原体。

滴虫阴道炎窥诊图(图片)

滴虫阴道炎分泌物湿片法(视频)

急性宫颈炎黏液脓性分泌物(图片)

急性宫颈炎分泌物革兰氏染色(图片)

笔记

【治疗要点】

主要为针对病原体的抗生素药物治疗。急性淋病奈瑟菌性宫颈炎常用的药物有头孢菌素及头孢霉素类药物。沙眼衣原体感染所致宫颈炎的药物主要为四环素类、红霉素类及氟喹诺酮类。

（二）慢性宫颈炎

慢性宫颈炎(chronic cervicitis)指子宫颈间质内有大量淋巴细胞、浆细胞等慢性炎细胞浸润,可伴有子宫颈腺上皮及间质的增生和鳞状上皮化生。多由急性宫颈炎迁延而来,也可为病原体持续感染所致。病原体与急性宫颈炎相似。

【病理】

1. **慢性子宫颈黏膜炎** 子宫颈管黏液及脓性分泌物反复发作。

2. **子宫颈肥大** 慢性炎症的长期刺激致腺体和间质增生。

3. **子宫颈息肉** 慢性炎症长期刺激致腺体和间质的局限性增生,向子宫颈外口突出而形成息肉。

【临床表现】

慢性宫颈炎多无症状,少数患者有阴道分泌物增多。由于病原体、炎症的范围及程度不同,分泌物的量、性质、颜色及气味也不同。分泌物可呈乳白色黏液状、淡黄色脓性或血性。妇科检查时可见子宫颈呈糜烂样改变,或有黄色分泌物覆盖子宫颈口或从子宫颈口流出,也可发现为子宫颈肥大或子宫颈息肉。

【诊断要点】

根据临床表现作出慢性宫颈炎的诊断并不困难,但应注意与子宫颈上皮内瘤样病变或早期宫颈癌鉴别。

【治疗要点】

1. **子宫颈糜烂样改变者** 无症状的生理性柱状上皮异位无需处理,伴有分泌物增多、乳头增生或接触性出血,可局部行物理治疗。

2. **子宫颈息肉** 行息肉摘除术,术后切除息肉送病理组织学检查。

3. **子宫颈肥大** 一般无需治疗。

三、盆腔炎症性疾病

病例导学

患者女性,27 岁。因人工流产术后 1 周,发热 5d,下腹痛 3d 入院。查体:体温 39.2℃,脉搏 105 次/min,血压 105/70mmHg。妇科检查:宫颈口脓性分泌物,宫颈举痛(+),子宫正常大小,压痛明显,双附件稍增厚,压痛(+),右侧为重。血常规:白细胞计数 $14×10^9$/L,中性粒细胞占 90%。

问题与思考:

请分析该患者最可能的临床诊断及对治疗最有价值的辅助检查项目。

盆腔炎性疾病(pelvic inflammatory disease,PID)指女性上生殖道的一组感染性疾病,主要包括子宫内膜炎、输卵管炎、输卵管卵巢脓肿、盆腔腹膜炎。炎症可局限于一个部位,也可同时累及多个部位,以输卵管炎、输卵管卵巢炎最常见。

【诱因】

1. **性活动与年龄** 初次性交年龄小、有多个性伴侣、性交过频以及性伴侣有性传播疾病者多发。

2. **下生殖道感染** 如淋病奈瑟菌、衣原体性宫颈炎、细菌性阴道病等。

3. **宫腔内手术操作后感染** 如刮宫术、输卵管通液术、子宫输卵管造影术。

4. **性卫生不良** 经期性交、使用不洁的月经垫等。

5. **邻近器官炎症直接蔓延** 阑尾炎、腹膜炎等蔓延至盆腔。

6. 盆腔炎症再次急性发作。

【病理】

1. **急性子宫内膜炎及子宫肌炎** 最常见的病理类型。

2. 急性输卵管炎、输卵管积脓、输卵管卵巢脓肿。

子宫颈腺囊肿及子宫颈息肉(图片)

3. 急性盆腔腹膜炎。

4. 急性盆腔结缔组织炎。

5. 败血症及脓毒血症。

6. 肝周围炎(Fitz-Hugh-Curtis综合征)。

【临床表现】

可因炎症轻重及范围而有不同的临床表现。轻者无症状或症状轻微,常见症状为下腹痛、阴道分泌物增多,腹痛为持续性,活动或性交后加重。若病情严重可有寒战、高热、头痛、食欲缺乏。

患者体征差异较大,轻者无明显异常发现,或妇科检查仅发现宫颈举痛或宫体压痛或附件区压痛。严重患者呈急性病容,体温升高,心率加快,下腹部有压痛、反跳痛及肌紧张,叩诊鼓音明显,肠鸣音减弱或消失。盆腔检查:阴道可见脓性臭味分泌物;宫颈举痛,充血、水肿;宫体有压痛,活动受限;子宫两侧压痛明显,有脓肿形成时,可触及包块。

【诊断要点】

根据病史、症状、体征及实验室检查可做出初步诊断。在做出盆腔炎症的诊断后,需进一步明确病原体。

本病需与急性阑尾炎、输卵管妊娠流产或破裂、卵巢囊肿蒂扭转或破裂等急腹症相鉴别。

【治疗要点】

主要以抗生素药物治疗为主。抗生素控制不满意的输卵管卵巢脓肿或盆腔脓肿采用手术治疗。

(李雪倩)

第五节　女性生殖系统肿瘤

女性生殖系统肿瘤按性质分良性和恶性:良性以子宫肌瘤发病率最高,其次为卵巢浆液性囊腺瘤及成熟畸胎瘤;恶性以宫颈癌最多见,其次为子宫内膜癌和卵巢恶性肿瘤。

一、宫颈癌

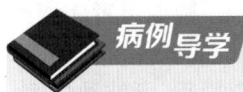

患者女性,50岁。因接触性出血1个月入院。月经规律,妇科检查:宫颈重度糜烂样改变,宫体后倾,大小正常,活动好,双附件(-),宫颈细胞学涂片检查高度可疑,阴道镜下活检报告为癌细胞突破基底膜5mm以内,有淋巴管侵犯及病灶融合。

问题与思考:

请分析该患者的临床诊断及治疗方式。

宫颈癌(cervical cancer)是最常见的妇科恶性肿瘤。高发年龄为50~55岁。20世纪50年代以来,子宫颈细胞学筛查的普遍应用,使宫颈癌及其癌前病变得以早期诊断和治疗,其发病率与死亡率已明显下降。

【发病相关因素】

1. 人乳头瘤病毒(human papilloma virus,HPV)感染　高危型HPV感染是宫颈癌的主要危险因素。目前已知HPV有120多种亚型,其中16、18、31、33等亚型属高危型。接近90%的子宫颈鳞状上皮内病变(cervical squamous intraepithelial lesion,SIL)和99%以上的宫颈癌伴有高危型HPV感染。

2. 其他高危因素　多个性伴侣、性生活过早(<16岁)、吸烟、性传播疾病、经济状况低下等与宫颈癌发生密切相关。

【组织学发生与发展】

子宫颈转化区成熟的化生鳞状上皮对致癌物的刺激相对不敏感,但未成熟的化生鳞状上皮却代谢活跃,在HPV等相关因素的刺激,发生细胞异常增生、分化不良、排列紊乱、细胞核异常、有丝分裂增加,最终形成SIL。SIL形成后继续发展,突破上皮下基底膜,浸润间质,形成子宫颈浸润癌(图6-2)。

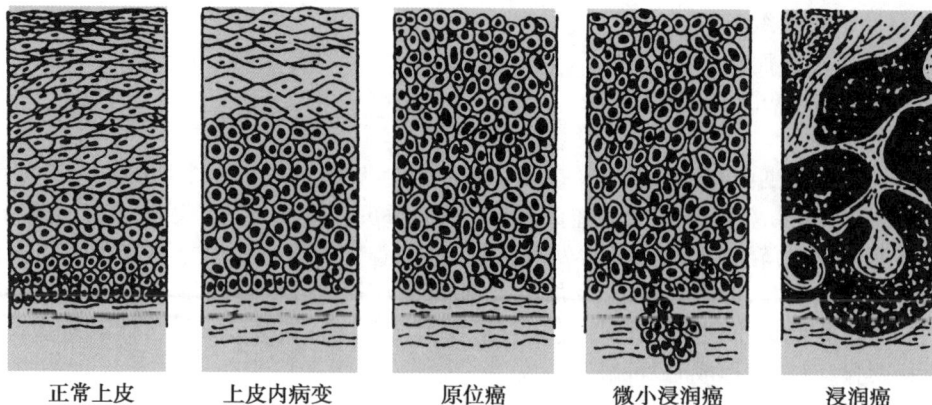

| 正常上皮 | 上皮内病变 | 原位癌 | 微小浸润癌 | 浸润癌 |

图 6-2　子宫颈正常上皮-上皮内病变-浸润癌

【病理】

鳞状细胞癌最常见,占宫颈癌的 75%~80%;其次是腺癌,占宫颈癌 20%~25%;腺鳞癌最少见,占宫颈癌的 3%~5%。

【转移途径】

直接蔓延最常见,其次是淋巴转移,血行转移极少见。

【临床表现】

早期宫颈癌常无明显症状和体征,子宫颈可光滑或难与子宫颈柱状上皮异位区别。随病变发展,可出现以下表现:

（一）症状

1. **阴道流血**　早期多为性生活、妇科检查、阴道上药与冲洗等操作后的接触性出血。年轻患者也可表现为经期延长、经量增多;老年患者常为绝经后不规则阴道流血。

2. **阴道排液**　多数患者阴道有白色或血性、稀薄如水样或米泔状、有腥臭排液。晚期患者因癌组织坏死伴感染,可有大量米汤样或脓性恶臭白带。

3. **晚期症状**　根据癌灶累及范围出现不同的继发性症状。如尿频、便秘、里急后重、下肢肿痛等。晚期可有贫血、恶病质等全身衰竭症状。

（二）体征

原位癌与微小浸润癌可无明显病灶,子宫颈光滑或糜烂样改变。随着病情发展可出现不同体征。外生型子宫颈可见息肉状、菜花状赘生物,常伴感染,质脆、易出血;内生型表现为子宫颈肥大,质硬,子宫颈管膨大;晚期癌组织坏死脱落,形成溃疡或空洞伴恶臭。阴道壁受累时,可见赘生物生长或阴道壁变硬;宫旁组织受累时,妇科检查可扪及子宫颈旁组织增厚、质硬或形成冰冻骨盆状。

【实验室及其他检查】

（一）实验室检查

1. **子宫颈细胞学检查**　是 SIL 及早期宫颈癌筛查的基本方法和必需步骤。传统的巴氏涂片法与新兴的液基细胞涂片法均是在子宫颈转化区取材。相对于高危型 HPV 检测,细胞学检查特异性高,但敏感性较低。

2. **高危型 HPV DNA 检测**　相对于细胞学检查其敏感性高,但特异性较低。一般与细胞学检查联合应用于宫颈癌筛查。

（二）其他检查

1. **阴道镜检查**　子宫颈刮片细胞学检查巴氏Ⅲ级及Ⅲ级以上、TBS 分类为 ASCUS 并高危型 HPV 感染,或低度鳞状上皮内病变(LSIL)及以上,或 HPV 检测 16/18 型阳性者,应做阴道镜检查。

2. **子宫颈与子宫颈管活组织检查**　是确诊宫颈癌与宫颈癌前病变的最可靠依据。子宫颈有明显病灶,可直接在癌灶取材。子宫颈无明显病变可疑区时,可在转化区 3、6、9、12 点 4 处取材或在碘试验不染色区或涂抹醋酸后的醋酸白实验阳性区域取材取材,或在阴道镜下取材做病理检查。

笔记

3. **子宫颈锥切术**　适用于:①子宫颈刮片检查多次阳性而子宫颈活检阴性者。②子宫颈活检为原位癌需确诊者。③病变延伸至子宫颈管,不能明确病变范围或病变最远处超过阴道镜所视的范围。可采用环形电切术(LEEP)或冷刀切除,切除组织应作连续病理切片检查。

4. **其他相关检查**　胸部 X 线摄片、静脉肾盂造影、膀胱镜检查、直肠镜检查、B 超检查与 CT、MRI、PET 等影像学检查。

【诊断要点】

根据病史、症状与妇科检查,尤其有接触性出血者,并进行子宫颈活组织检查可以确诊。确诊后根据具体情况选择相应的辅助检查,以明确临床分期。

宫颈癌需要与子宫颈良性病变、子宫颈良性肿瘤、子宫颈恶性肿瘤等各种子宫颈病变相鉴别。

【治疗要点】

根据临床分期、患者年龄、生育要求、全身情况等综合考虑,制订适当的个体化治疗方案。采用以手术与放疗为主、化疗为辅的综合治疗方案。

1. **手术治疗**　优点是年轻患者可保留卵巢与阴道功能。主要用于早期宫颈癌(Ⅰ$_A$~Ⅱ$_A$期)患者。

2. **放射治疗**　适用于:①部分Ⅰ$_{B2}$期、Ⅱ$_{A2}$期和Ⅱ$_B$~Ⅳ$_A$期患者。②全身情况不适宜手术的早期患者。③子宫颈大块病灶的术前放疗。④手术治疗后病理检查发现有高危因素的辅助治疗。

3. **化疗**　主要用于晚期或复发转移的患者,近年也用于术前新辅助化疗,以缩小肿瘤病灶与控制亚临床转移,也用于放疗增敏。

二、子宫肌瘤

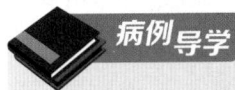

> 患者女性,34 岁,孕 2 产 0。因月经过多,继发贫血就诊入院。半年来月经周期规则,经期延长,经量增多,为原来经量的 3 倍,偶有痛经,白带稍多。B 超发现宫腔内有一实性团块直径 3.5cm。
>
> 问题与思考:
> 请分析该患最可能的临床诊断及对诊断最有意义的辅助检查。

子宫肌瘤(uterine myoma)是女性生殖器最常见的良性肿瘤,也是人体最常见的肿瘤。由子宫平滑肌组织增生而成,其间有少量纤维结缔组织。多见于 30~50 岁妇女,20 岁以下少见。

【发病因素】

确切病因尚不明了。根据好发于生育年龄妇女,绝经后肌瘤停止生长,甚至萎缩、消失等,提示子宫肌瘤的发生可能与女性性激素有关。

【分类】

按肌瘤所在部位分为子宫体肌瘤(90%)和子宫颈肌瘤(10%)。根据肌瘤与子宫肌壁的关系分3 类(图 6-3)。

1. **肌壁间肌瘤**　肌瘤位于子宫肌壁内,周围均被肌层包围,占 60%~70%。

2. **浆膜下肌瘤**　肌瘤向子宫浆膜面生长,突出于子宫表面,表面仅有子宫浆膜覆盖,约占 20%。

3. **黏膜下肌瘤**　肌瘤向子宫黏膜方向生长,突出于宫腔,表面仅由黏膜层覆盖,占 10%~15%。

子宫肌瘤常为多个,各种类型的肌瘤可发生在同一子宫,称多发性子宫肌瘤。

【肌瘤变性】

肌瘤失去其原有典型结构时称肌瘤变性。常见的变性有:①玻璃样变,又称透明变性,最多见。②囊性变。③红色变性,多见于妊娠期或产褥期,患者可有剧烈腹痛伴恶心、呕吐、发热,白细胞增多,检查见肌瘤增大、压痛。④肉瘤样变。⑤钙化。

【临床表现】

1. **症状**　多无明显症状,仅于盆腔检查时偶被发现。症状出现与肌瘤部位、有无变性相关,与肌瘤大小、数目关系不大。

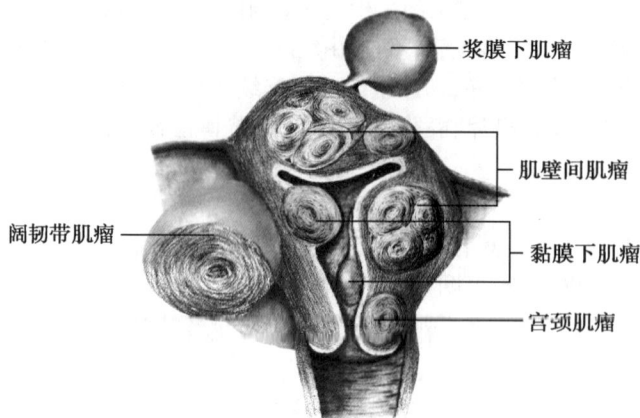

图 6-3　子宫肌瘤分类示意图

（1）月经改变：是子宫肌瘤最常见症状，表现为经期延长、经量增多或不规则阴道流血。多见于黏膜下肌瘤和壁间肌瘤，浆膜下肌瘤较少。长期经量增多或不规则阴道流血可继发贫血，出现乏力、心悸等症状。

（2）下腹包块：肌瘤较小时腹部触不到包块，肌瘤逐渐增大，使子宫超过如妊娠 3 个月大时腹部可触及。

（3）白带增多：壁间肌瘤较大使宫腔面积增大时，内膜腺体分泌增多，并伴有盆腔充血致使白带增多。

（4）压迫症状：肿瘤增大可压迫附近器官而产生各种症状。

（5）其他症状：如下腹坠胀、腰酸背痛，经期加重等。

2. 体征　与肌瘤的大小、数目、位置以及有无变性相关。肌瘤较大时，可在腹部扪及不规则实质性肿块。妇科检查：子宫增大、质硬、表面不规则单个或多个结节状突起。

【诊断要点】

根据病史及体征，诊断多无困难。辅助检查常选用 B 超，能与其他盆腔肿块相鉴别。MRI 可准确判断肌瘤大小、数目和位置。

【治疗要点】

治疗必须根据患者年龄、生育要求、症状以及肌瘤的类型、大小、数目等情况全面考虑。

1. 随访观察　若肌瘤小且无症状，通常不需治疗，尤其近绝经年龄患者。每 3～6 个月随访一次，若发现肌瘤增大或症状明显时，再考虑进一步治疗。

2. 药物治疗　症状不明显或较轻，近绝经年龄及全身情况不能手术者，可给予药物治疗。可选用亮丙瑞林、戈舍瑞林或米非司酮。

3. 手术治疗　适用于以下患者：①月经过多致贫血，且药物治疗无效者。②有严重腹痛或性交痛者。③肌瘤体积大压迫膀胱、直肠等有症状者。④确定肌瘤是不孕或反复流产的唯一病因者。⑤疑有肌瘤恶变者。手术方式有肌瘤切除术和子宫切除术。

4. 其他治疗　如子宫动脉栓塞术、宫腔镜子宫内膜切除术。

三、子宫内膜癌

病例导学

患者女性，63 岁。因绝经 10 年后阴道不规则流血 1 个月入院。糖尿病病史 4 年。查体：体重 87kg，子宫如孕 2 个月妊娠大小，稍软。B 超示子宫内膜 1.8cm，其内探及 1.2cm×0.8cm 不均质回声光团，有丰富血流信号。

问题与思考：

请分析该患者的临床诊断及确诊检查项目。

子宫内膜癌(endometrial carcinoma)是发生于子宫内膜的一组上皮性恶性肿瘤,绝大多数为腺癌。为女性生殖道常见三大恶性肿瘤之一,约占女性癌症总数的7%,占女性生殖道恶性肿瘤的20%~30%,平均发病年龄为60岁。

【病因及病理】

（一）病因

确切病因仍不清楚。目前认为子宫内膜癌有两种发病类型。Ⅰ型是雌激素依赖型,其发生可能与雌激素对子宫内膜长期持续刺激且无孕酮拮抗有关。患者一般较年轻,常伴有肥胖、高血压或糖尿病。Ⅱ型是非雌激素依赖型,发病与雌激素无明确关系。

（二）病理

内膜样腺癌最多见,占80%~90%。透明细胞癌、黏液性癌及浆液性腺癌少见。

【转移途径】

主要转移途径为直接蔓延、淋巴转移,晚期可有血行转移。

【临床表现】

（一）症状

1. **阴道流血**　主要表现为绝经后阴道流血,量一般不多。尚未绝经者主要表现为经量增多、经期延长或月经紊乱。

2. **阴道排液**　多为浆液性或浆液血性排液,合并感染则有脓血性排液,并有恶臭。

3. **疼痛**　癌灶侵犯宫颈,堵塞子宫颈管导致宫腔积脓时,出现下腹胀痛及痉挛样疼痛。晚期浸润周围组织或压迫神经引起下腹及腰骶部疼痛。

（二）体征

早期时妇科检查无明显异常。晚期可有子宫明显增大,偶见癌组织自宫口脱出,质脆,触之易出血。癌灶向周围浸润时,子宫固定或在宫旁或盆腔内扪及不规则结节状物。

【实验室及其他检查】

1. **细胞学检查**　从阴道后穹窿或宫颈管,吸取分泌物做涂片寻找癌细胞,阳性率不高。若用特制的子宫腔吸管或宫腔刷放入宫腔,吸取分泌物找癌细胞,阳性率达90%。此法作为筛选,最后确诊仍须根据病理检查结果。

2. **分段诊刮**　是确诊子宫内膜癌最常用、最有价值的方法。

3. **宫腔镜检查**　可直接观察子宫腔及子宫颈管有无癌灶存在,癌灶部位、大小、病变范围及子宫颈管有否受累等,并能在直视下对可疑病变取材活检,有助于发现较小的或较早期的病变,减少对子宫内膜癌的漏诊率。

4. **影像学检查**　B超检查可以了解子宫大小、子宫内膜厚度、有无回声不均或宫腔内赘生物,有无肌层浸润及其程度等。其他影像学检查更多用于治疗前评估。

【诊断要点】

除根据病史、症状和体征外,最后确诊须根据分段刮宫病理检查结果。还需与宫颈癌、绝经过渡期功能失调性子宫出血、子宫黏膜下肌瘤或内膜息肉等疾病相鉴别。

【治疗要点】

早期患者以手术为主,术后根据高危因素选择辅助治疗。晚期患者采用手术、放疗与药物在内的综合治疗。

1. **手术治疗**　为首选的治疗方法。Ⅰ期患者行筋膜外全子宫切除及双侧附件切除术。Ⅱ期行改良广泛性子宫切除及双侧附件切除术,同时行盆腔淋巴结切除与腹主动脉旁淋巴结取样术。Ⅲ期和Ⅳ期进行肿瘤细胞减灭术。

2. **放疗**　临床多用于术后辅助治疗。

3. **化疗**　为晚期或复发子宫内膜癌综合治疗措施之一。常用药物有顺铂、紫杉醇等。

4. **孕激素治疗**　对晚期或复发癌患者、不能手术切除或年轻、极早期、要求保留生育功能者,均可考虑孕激素治疗。

子宫内膜癌宫腔镜下所见(图片)

四、卵巢肿瘤

病例导学

患者女性,55 岁。因腹胀 2 个月,发现 1 周入院。患者绝经 3 年,无不规则阴道流,胃镜、肠镜均未发现异常。妇科超声波提示左附件肿物,实性为主,大小约 6cm×6cm×5cm,血清 CA125 1 805U/ml。

问题与思考:
请分析该患者的临床诊断。

卵巢肿瘤是女性生殖器常见肿瘤,可发生于任何年龄。由于卵巢位于盆腔深部,早期病变不易发现,晚期病例也缺乏有效的治疗手段,因此卵巢恶性肿瘤死亡率居妇科恶性肿瘤首位,已成为严重威胁妇女生命与健康的主要肿瘤。

卵巢组织成分非常复杂,是全身各脏器原发肿瘤类型最多的部位。卵巢肿瘤有良性、交界性与恶性之分。不同类型卵巢肿瘤的组织结构与生物学行为均存在很大差异。

【组织学分类】

1. **上皮性肿瘤** 最常见的卵巢肿瘤,来源于卵巢表面的生发上皮。占原发性卵巢肿瘤 50%~70%,占卵巢恶性肿瘤 85%~90%。多见于中老年妇女。卵巢上皮性肿瘤分为良性、交界性与恶性。其组织学类型主要有浆液性肿瘤、黏液性肿瘤和卵巢子宫内膜样肿瘤。

2. **生殖细胞肿瘤** 来源于原始生殖细胞的一组肿瘤,占卵巢良性肿瘤的 20%~40%。多发生于年轻妇女与幼女,青春期前患者占 60%~90%。包括畸胎瘤、无性细胞瘤、绒毛膜癌和内胚窦瘤等。

3. **性索间质肿瘤** 来源于原始性腺中的性索及间叶组织,占卵巢肿瘤的 5%~8%。此类肿瘤常有内分泌功能,故又称为卵巢功能性肿瘤。主要包括颗粒细胞瘤、卵泡膜细胞瘤和纤维瘤。

4. **转移性肿瘤** 占卵巢肿瘤的 5%~10%。体内任何部位如乳腺、肠、胃、生殖道等的原发性癌均可转移到卵巢,以胃肠道最常见。

【转移途径】

直接蔓延与腹腔种植是卵巢恶性肿瘤的主要转移途径,淋巴转移也是重要的转移途径,血行转移少见。

【临床表现】

(一)卵巢良性肿瘤

肿瘤较小,多无症状,常在妇科检查时偶然发现。肿瘤增大时,感腹胀或腹部扪及肿块。肿瘤大至占满盆、腹腔时,可出现尿频、便秘等压迫症状。检查见腹部膨隆,包块活动度良好,叩诊实音,无移动性浊音。妇科检查:可在子宫一侧或双侧触及圆形或类圆形肿块,多为囊性,表面光滑,活动,与子宫无粘连。

(二)卵巢恶性肿瘤

早期常无症状。晚期主要症状为腹胀、腹部肿块与胃肠道症状。肿瘤向周围组织浸润或压迫,可引起腹痛、腰痛或下肢疼痛;压迫盆腔静脉可出现下肢水肿;功能性肿瘤可出现不规则阴道流血或绝经后阴道流血。可有消瘦、贫血等恶病质表现。妇科检查:可在直肠子宫陷凹处触及质硬结节或肿块,肿块多为双侧,实性或囊实性,表面凹凸不平,活动差,与子宫分界不清,常伴有腹水。

(三)并发症

1. **蒂扭转** 常见的妇科急腹症,发病率约为卵巢肿瘤的 10%。好发于瘤蒂较长、中等大、活动度良好、重心偏于一侧的肿瘤,如成熟畸胎瘤。常在体位突然改变,妊娠期子宫位置改变时发生蒂扭转(图 6-4)。

2. **破裂** 发病率占卵巢肿瘤 3%。因肿瘤发生恶性变、肿瘤快速、浸润性生长穿破囊壁,导致自发性破裂。在腹部受重击、分娩、性交、妇科检查与穿刺后可引起外伤性破裂。

3. **感染** 较少见。多继发于肿瘤蒂扭转或破裂,也可来自邻近器官感染灶的扩散。

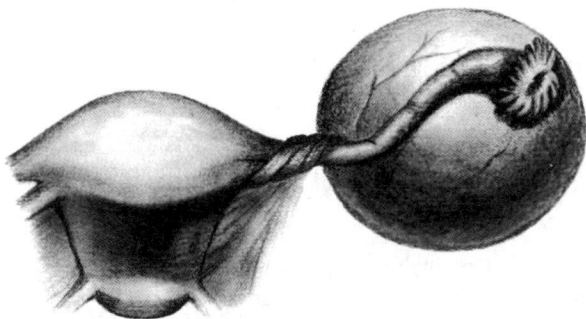

图 6-4 卵巢肿瘤蒂扭转

4. 恶变 肿瘤迅速生长尤其双侧性,应考虑有恶变可能,应尽早手术。

【实验室及其他检查】

（一）肿瘤标志物

1. **血清 CA125** 敏感性较高,特异性较差。80%卵巢上皮性癌患者血清 CA125 的水平升高;90%以上患者 CA125 的水平与病情缓解或恶化相关,因此,可用于病情监测和疗效评估。

2. **血清 AFP** 对卵黄囊瘤有特异性诊断价值。未成熟畸胎瘤、混合性无性细胞瘤中含卵黄囊成分者,AFP 也可升高。

3. **HCG** 对原发性卵巢绒毛膜癌有特异性。

4. **性激素** 颗粒细胞瘤、卵泡膜细胞瘤产生较高水平雌激素。浆液性与黏液性囊腺瘤有时也可分泌一定量雌激素。

5. **血清 HE4** 是继血清 CA125 后被高度认可的卵巢上皮性癌肿瘤标志物,与 CA125 联合应用,可用于盆腔肿块良、恶性的鉴别。

（二）影像学检查

1. **B 超检查** 诊断符合率>90%,可了解肿块的大小、形态与部位,囊性或实性,囊内有无乳头。

2. **腹部 X 线摄片** 卵巢畸胎瘤可显示牙齿、骨质与钙化囊壁。

3. **CT、MRI、PET 检查** 可显示肿块及肿块与邻近器官的关系,肝、肺有无结节与腹膜后淋巴结有无转移。

（三）腹腔镜检查

可直接观察肿块外观、盆腔、腹腔与横膈等部位,在可疑部位进行多点活检,抽取腹水行细胞学检查。

（四）细胞学检查

可抽取腹水、腹腔冲洗液与胸腔积液,行细胞学检查。

【诊断要点】

结合病史、体征与辅助检查确定:①盆腔肿块是否来自卵巢。②是肿瘤还是瘤变。③良、恶性的确定。④可能的组织学类型。⑤恶性肿瘤的临床分期。

卵巢良性肿瘤需要与滤泡囊肿、黄体囊肿、输卵管卵巢囊肿、子宫肌瘤、妊娠子宫及腹水相鉴别;卵巢恶性肿瘤需要与子宫内膜异位症、结核性腹膜炎、转移性卵巢肿瘤及生殖道以外的肿瘤相鉴别;卵巢良、恶性肿瘤的鉴别。

【治疗要点】

1. **良性肿瘤** 首选手术治疗。根据患者年龄、生育要求与对侧卵巢情况决定手术范围。

2. **交界性肿瘤** 主要采用手术治疗。

3. **恶性肿瘤** 治疗原则是以手术为主,化疗、放疗为辅的综合治疗。

（1）手术治疗:Ⅰa、Ⅰb 期患者行全子宫及双侧附件切除术;Ⅰc 期以上患者除行全子宫及双侧附件切除术外,需同时行大网膜切除术及后腹膜淋巴结清扫术;晚期患者行肿瘤细胞减灭术。

（2）化学药物治疗:主要用于:①初次手术后辅助化疗,以杀灭残留癌灶、控制复发,以缓解症状、延长生存期。②缩小肿瘤体积,为达到满意手术创造条件。③不能耐受手术治疗者。常用药物有顺铂、卡铂、紫杉醇、依托泊苷等。

（3）放射治疗:用于治疗复发的无性细胞瘤。

（李雪倩）

第六节 妊娠滋养细胞疾病

妊娠滋养细胞疾病(gestational trophoblastic disease,GTD)是一组源于胎盘滋养细胞的疾病。根据组织学将其分为葡萄胎、侵蚀性葡萄胎、绒毛膜癌(简称绒癌)及胎盘部位滋养细胞肿瘤。侵蚀性葡萄胎、绒癌和胎盘部位滋养细胞肿瘤又统称为妊娠滋养细胞肿瘤(gestational trophoblastic neoplasia,GTN)。

一、葡萄胎

病例导学

患者女性,27 岁。平时月经规则,3 个月前妇科检查有小肌瘤,现停经 2 个月余,阴道流血10d。妇科检查:子宫如妊娠 14 周大,软,轻压痛,双侧附件区触及 5cm 囊性包块,壁薄活动好,无压痛。血 HCG 水平增高明显。

问题与思考:

请分析该患者的临床诊断及确诊该疾病的辅助检查。

妊娠后胎盘绒毛滋养细胞增生,间质水肿,形成大小不一的水泡,水泡间借蒂相连成串,形如葡萄,称为葡萄胎。葡萄胎分为完全性葡萄胎和部分性葡萄胎。

【发病相关因素】

1. **完全性葡萄胎** 可能与地域种族差异、营养状况、社会经济状况、年龄、前次妊娠有葡萄胎史等相关。

2. **部分性葡萄胎** 可能与口服避孕药及有不规则月经等相关。

【临床表现】

（一）完全性葡萄胎

1. **停经后阴道流血** 为最常见的症状,一般在停经8~12周开始出现不规则阴道流血,量多少不定。反复阴道流血如果不及时治疗,可继发贫血和感染。

2. **子宫异常增大、变软** 子宫大于停经月份,质地变软,并伴发有血清 HCG 的异常升高。

3. **妊娠呕吐** 多发生于子宫异常增大和血清 HCG 异常升高者。

4. **子痫前期症状** 发生于子宫异常增大者,可在妊娠24周前出现高血压,蛋白尿和水肿。

5. **卵巢黄素化囊肿** 大量 HCG 刺激卵巢卵泡内膜细胞发生黄素化而造成。常为双侧,大小不等,表面光滑,活动度好。黄素化囊肿一般无症状。常在葡萄胎清宫后2~4个月自行消退。

6. **腹痛** 常发生于阴道流血之前,因葡萄胎增长迅速和子宫过多扩张所致,表现为阵发性下腹痛,一般能耐受。

7. **甲状腺功能亢进征象** 约7%的患者可出现轻度甲状腺功能亢进征象。

（二）部分性葡萄胎

部分性葡萄胎也常表现为停经后阴道流血,子宫体积与停经月份相符或小于停经月份,一般无腹痛,妊娠呕吐也不重,一般无黄素化囊肿。

【实验室及其他检查】

1. **HCG 测定** 正常妊娠时,滋养细胞在孕卵着床后数日便开始分泌 HCG,血清 HCG 效价随孕周增加,在停经8~10周达高峰,持续1~2周后逐渐下降。但在葡萄胎时,因滋养细胞大量增生而产生大量的 HCG,血清 HCG 效价常明显高于正常孕周的相应值,而且在停经8~10周以后继续持续上升。

2. **超声检查**　是一项可靠和敏感的检查方法,通常采用阴道彩色多普勒超声。

3. **流式细胞测定**　可确定二倍体或三倍体。

4. **组织学诊断**　是葡萄胎的确诊方法。

5. **其他**　胸部 X 线摄片、血常规、出凝血时间、血型及肝肾功能等。

【诊断要点】

根据典型的症状和体征,以及上述辅助检查可诊断葡萄胎。

本病需与流产、剖宫产瘢痕部位妊娠及双胎妊娠等相鉴别。

【治疗要点】

1. **清除宫腔内容物**　葡萄胎一经确诊,应及时清除宫腔内容物。由于葡萄胎清宫时出血多,子宫大而软,易发生子宫穿孔,故应在输液、备血准备下于手术室进行。刮出物送病理检查。

2. **子宫切除术**　对近绝经年龄、无生育要求的患者可行全子宫切除术,保留两侧卵巢。

3. **卵巢黄素化囊肿的处理**　葡萄胎清宫后囊肿可自行消退,一般不需处理。

4. **预防性化疗**　不常规推荐。仅适用于有高危因素和随访困难的完全性葡萄胎患者。

【随访】

定期随访可早期发现持续性或转移性滋养细胞肿瘤。葡萄胎清除后随访 2 年。随访除监测 HCG 外,应注意有无异常阴道流血、咳嗽、咯血及其他转移灶症状,并行妇科检查,盆腔 B 型超声及 X 线胸片检查等。

二、妊娠滋养细胞肿瘤

病例导学

患者女性,30 岁。因葡萄胎清宫术后阴道持续少量流血 3 个多月入院。妇科检查:子宫如妊娠 50d 大小,质软,双侧附件均可触及囊性肿物,大小约 5cm×4cm。活动好,尿 HCG 阳性,超声显示子宫肌层有一 4cm×3cm 不均质回声,血流信号丰富,两侧附件区有囊性低回声包块。

问题与思考:

请分析该患者最可能的临床诊断和治疗原则。

妊娠滋养细胞肿瘤约 60% 继发于葡萄胎,30% 继发于流产,10% 继发于足月妊娠或异位妊娠,其中侵蚀性葡萄胎全部继发于葡萄胎,绒癌可继发于葡萄胎、流产或足月分娩后,也可继发于异位妊娠。侵蚀性葡萄胎恶性程度不高,大多数仅造成局部转移,预后较好。绒癌恶性程度极高,发生转移早而广泛,化疗药物问世前,其死亡率极高。随着医疗技术及化疗的发展,预后已有极大改善。

【病理】

侵蚀性葡萄胎大体可见子宫肌壁内有大小不等的水泡状组织,子宫腔内可有原发病灶,也可没有原发病灶。镜检时可见水泡状组织侵入肌层,有绒毛结构及滋养细胞增生及异型性。

绒癌的大体观见肿瘤侵入子宫肌层,单个或多个,大小不等,与周围组织分界清,质软而脆,暗红色,海绵样。镜下见细胞滋养细胞和合体滋养细胞片状高度增生,明显异型,无绒毛结构。

【临床表现】

1. **原发灶表现**　最主要症状是阴道不规则流血,在葡萄胎清宫、流产或足月产后出现,量多少不定。妇科检查子宫复旧不全或不均匀性增大,黄素化囊肿持续存在。若肿瘤组织穿破子宫,则表现为腹痛及腹腔内出血症状。有时触及宫旁转移性肿块。

2. **转移灶表现**　多见于绒癌,主要经血行播散,转移发生早而且广泛。最常见的转移部位是肺,其次是阴道,以及盆腔、肝和脑等。肺转移早期可无症状,仅通过 X 线胸片或肺部 CT 作出诊断,典型表现是胸痛、咳嗽、咯血及呼吸困难。阴道转移灶表现为紫蓝色结节,溃破后大量出血。肝转移病灶较小时可无症状,也可表现为右上腹部或肝区疼痛、黄疸等,病灶穿破肝包膜时可致腹腔内出血,甚至死亡。脑转移典型病例出现头痛、呕吐、抽搐、偏瘫及昏迷,一旦发生,致死率高。

【实验室及其他检查】

（一）实验室检查

1. **血清HCG测定** 主要诊断检查。葡萄胎清除后或足月产、流产和异位妊娠后HCG仍一直持续高水平，或HCG曾一度降至正常水平又迅速升高，临床已排除葡萄胎残留、黄素化囊肿或再次妊娠，可诊断为妊娠滋养细胞肿瘤。

2. **组织学诊断** 在侵入子宫肌层或子宫外转移的切片中，见到绒毛结构或绒毛退变痕迹，即可诊断为侵蚀性葡萄胎。若仅见大片分化不良的细胞滋养细胞和合体滋养细胞以及出血坏死，而未见绒毛结构，即可诊断为绒癌。

（二）其他检查

1. **超声检查** 诊断子宫原发病灶最常用的方法。

2. **胸部X线摄片** 为常规检查。可发现肺转移灶，典型表现为棉球状或团块状阴影。

3. **CT和MR检查** 对发现肺部较小病灶和脑、肝等部位的转移灶有较高的诊断价值。

4. **其他检查** 血常规、出凝血时间及肝肾功能等。

【诊断要点】

葡萄胎清除后半年内出现的临床表现或转移灶症状，并有HCG升高，考虑侵蚀性葡萄胎。而在流产、分娩、异位妊娠后出现可诊断为绒癌。葡萄胎流产后1年以上发病者，临床可诊断为绒癌；半年至1年内发病则侵蚀性葡萄胎和绒癌均有可能，需经组织学检查鉴别。

【治疗要点】

治疗原则为以化疗为主、手术和放疗为辅的综合治疗。

1. **化疗** 所用药物包括5-氟尿嘧啶(5-FU)、放线菌素D、甲氨蝶呤(MTX)、环磷酰胺(CTX)、长春新碱(VCR)、依托泊苷(VP-16)等。低危患者选择单一药物化疗，高危患者选择联合化疗。

2. **手术** 用于控制大出血等各种并发症，或者切除耐药病灶、减少肿瘤负荷和缩短化疗疗程等。

3. **放疗** 应用较少，主要用于肝、脑转移和肺部耐药病灶的治疗。

【随访】

治疗结束后应严密随访5年，随访内容同葡萄胎。

（李雪倩）

第七节 女性生殖内分泌疾病

一、异常子宫出血

病例导学

> 患者女性，16岁，学生。14岁初潮后月经一直不规律，本次月经持续12d不止。查体：面色苍白，阴道口可见红色血块，超声提示子宫稍小于正常，内膜薄，双侧附件正常，血常规：血红蛋白86g/L，白细胞计数 4.2×10^9/L，血小板计数 150×10^9/L。
>
> 问题与思考：
> 请分析该患最可能的临床诊断。

异常子宫出血(abnormal uterine bleeding，AUB)是妇科常见的症状和体征，指与正常月经的周期频率、规律性、经期长度、经期出血量中的任何1项不符、源自子宫腔的异常出血。依据病因分为两大类9个类型，本节仅介绍无排卵性异常子宫出血与排卵性异常子宫出血（黄体功能不足和子宫内膜不规则脱落）。

（一）无排卵性异常子宫出血

【病理生理】

无排卵性异常子宫出血好发于青春期与绝经过渡期，也可以发生于生育年龄。各种原因引起的无排卵均可导致子宫内膜受单一雌激素刺激且无孕酮拮抗而发生雌激素突破性出血或撤退性出血。

【子宫内膜病理】

无排卵性功血患者的子宫内膜受雌激素持续作用而无孕激素拮抗,可发生不同程度的增生性改变,少数可呈萎缩性改变。子宫内膜病理改变有:①子宫内膜增生症。②增殖期子宫内膜。③萎缩型子宫内膜。

【临床表现】

临床上最常见的症状是子宫不规则出血,表现为月经周期紊乱、经期长短不一、经量多少不定或增多,甚至大量出血。出血期一般无腹痛或其他不适,出血量多或时间长时常继发贫血,大量出血可导致休克。根据出血的特点,异常子宫出血包括:①月经过多:周期规则,经期延长(>7d)或经量过多(>80ml)。②子宫不规则出血过多:周期不规则,经期延长,经量过多。③子宫不规则出血:周期不规则,经期延长而经量正常。④月经过频:月经频发,周期缩短,<21d。妇科检查:子宫大小正常或略有增大。

【实验室及其他检查】

1. 实验室检查

(1) 血红细胞计数与血细胞比容检查:以了解贫血情况。

(2) 凝血功能测定:血小板计数、出凝血时间、凝血酶原时间、活化部分凝血酶原时间等,以除外出血性疾病。

(3) 妊娠试验:有性生活史者应行妊娠试验,排除妊娠与妊娠相关疾病。

(4) 激素测定:于下次月经前5~9d(相当于黄体中期)测定血孕酮值,若浓度<3ng/ml 提示无排卵。同时在卵泡早期测定血黄体生成素(LH)、促卵泡激素(FSH)、睾酮、催乳激素、雌二醇(E_2)及促甲状腺素水平,以了解无排卵的病因。

> **知识拓展**
>
> **性激素测定要求**
>
> 血清生殖激素检查前至少1个月内未用过性激素类药物,避免影响检查结果。按临床需要检查:①基础性激素。月经周期2~5d测定性激素称为基础性激素测定。②卵泡晚期(12~16d)。卵泡接近成熟时测定雌二醇(E_2)、LH、P,预测排卵及注射HCG的时机和用量,测定P值估计子宫内膜容受力。③泌乳素(PRL)测定。可在月经周期任一时间测定,应在上午9~11时、空腹、安静状态下抽血。④雄激素。常用的检测指标为血清睾酮、雄烯二酮、硫酸脱氢表雄酮。单独检测睾酮意义较小,评价高雄激素血症的生化指标主要依靠游离睾酮。⑤P值。选择黄体期测定(21~26d),了解排卵与否及黄体功能。

2. 其他检查

(1) 诊断性刮宫:目的是止血与明确子宫内膜病理诊断以及确定卵巢排卵和黄体功能。适应证是年龄>35岁、药物治疗无效或存在子宫内膜癌高危因素的异常子宫出血患者。为明确排卵与黄体功能,诊刮时间选在月经前1~2d或月经来潮6h内,不规则阴道流血应随时刮宫。

(2) 超声检查:了解子宫大小、形状,子宫内膜厚度与宫腔内病变等。

(3) 宫腔镜检查:在宫腔镜直视下,选择病变区进行活检,可诊断各种宫腔内病变,如子宫内膜息肉、子宫黏膜下肌瘤与子宫内膜癌等。

(4) 宫颈细胞学检查:宫颈刮片或液基薄层细胞学检测等方法,以排除宫颈癌。

(5) 基础体温测定:基础体温呈单相型,提示无排卵。

【诊断要点】

诊断主要依据病史、体格检查、排卵测定与其他辅助检查。在诊断无排卵性异常子宫出血前,必须排除生殖器官病变或全身性疾病所导致的生殖器官出血。

【治疗要点】

治疗原则是出血期止血并纠正贫血,血止后调整周期预防子宫内膜增生和异常子宫出血复发,有生育要求者促排卵治疗。

1. 一般性治疗 出血期间应加强营养,避免过度劳累,保证充分休息,改善全身情况。

2. 药物治疗 药物治疗是功血的一线治疗。青春期与生育年龄无排卵性功血治疗以止血、调整周期与促排卵为主;绝经过渡期功血治疗以止血、调整周期、减少经量与防止子宫内膜病变为主。

(1)止血:性激素为首选药物。对少量出血患者,使用最低有效量激素,减少药物不良反应。对大量出血患者,要求性激素治疗6h内见效,24~48h内出血基本停止。96h以上仍不止血,应考虑有器质性病变存在的可能。

1)性激素:①孕激素。②雌激素。③雄激素。④联合用药。

2)刮宫术:对已婚妇女可首先考虑使用刮宫术。刮宫可迅速止血,还可了解内膜病理,除外恶性变。

(2)调整月经周期:止血后必须调整月经周期。青春期与生育年龄无排卵性功血患者需恢复正常的内分泌功能,以建立正常月经周期;绝经过渡期患者需控制出血及预防子宫内膜增殖症的发生。雌孕激素序贯疗法常用于青春期患者。雌孕激素联合法适用于生育期、有避孕需求的患者。

(3)促排卵:经上述调整周期药物治疗后,通过雌、孕激素对中枢的反馈调节作用,部分患者可恢复自发排卵。对有生育要求的无排卵不孕患者,可针对病因采取促排卵。常用药物有氯米芬与促性腺激素释放激素等。

3. 手术治疗

(1)子宫内膜切除术:利用宫腔镜下电切割、激光切除子宫内膜、采用滚动球电凝或热疗等方法,使子宫内膜凝固或坏死。适用于经量多的绝经过渡期功血与经激素治疗无效且无生育要求的生育年龄功血。

(2)子宫切除术:患者经各种治疗效果不佳,并了解了所有治疗功血的可行方法后,可由患者和家属知情选择接受子宫切除。

(二)黄体功能不足

黄体功能不足(luteal phase defect,LPD)指月经周期中有卵泡发育与排卵,但黄体期孕激素分泌不足或黄体过早衰退,导致子宫内膜分泌反应不良与黄体期缩短。

【病理】

子宫内膜病理形态一般表现为分泌期子宫内膜腺体分泌不良、间质水肿不明显或腺体与间质发育不同步。

【临床表现】

一般表现为月经周期缩短,月经频发。有时月经周期虽在正常范围内,但卵泡期延长、黄体期缩短,以致患者不易受孕或在孕早期流产。

【实验室及其他检查】

基础体温呈双相型,但高温相小于11d;子宫内膜活检显示分泌反应至少落后2d,可作出诊断。

【诊断要点】

根据月经周期缩短、不孕或早孕时流产,妇科检查无引起功血的器质性病变,结合实验室检查可以明确诊断。

【治疗要点】

1. 促卵泡发育 卵泡期使用低剂量雌激素能协同FSH促进优势卵泡发育,可以用结合雌激素或戊酸雌二醇;可用氯米芬、尿促性素(HMG)与HCG,促使卵泡发育与排卵,达到使黄体不过早衰退与提高其分泌孕酮的功能。

2. 黄体功能刺激疗法 于基础体温上升后开始用HCG,可使血浆孕酮明显上升,延长黄体期,恢复正常月经周期。

3. 黄体功能补充疗法 用黄体酮以补充黄体分泌孕酮的不足。

4. 黄体功能不足合并高催乳激素血症 使用溴隐亭,可使催乳激素水平下降,并促进垂体分泌促性腺激素与增加卵巢雌、孕激素分泌,从而改善黄体功能。

(三)子宫内膜不规则脱落

子宫内膜不规则脱落(irregular shedding of endometrium)指月经周期有排卵,黄体发育良好,但萎缩时间延长,子宫内膜持续受孕激素作用,导致子宫内膜不能如期完整脱落。

【病理】

正常月经第 3~4d 时,分泌期子宫内膜已全部脱落。黄体萎缩不全时,月经期第 5~6d 仍可见呈分泌反应的子宫内膜。病理常表现为分泌期子宫内膜与新增生的子宫内膜同时存在的混合型子宫内膜。

【临床表现】

月经周期正常,但经期延长达 9~10d,且出血量多。

【辅助检查】

基础体温呈双相型,但下降缓慢。在月经第 5~6d 行诊断性刮宫,病理检查仍有分泌反应的子宫内膜作为确诊依据。

【诊断要点】

临床表现为经期延长,结合辅助检查可以确诊。

【治疗要点】

1. **孕激素**　排卵后 1~2d 或下次月经前 10~14d 起用孕激素,通过孕激素调节下丘脑-垂体-卵巢轴的反馈功能,使黄体及时萎缩,子宫内膜按时完整脱落。常用药物有醋酸甲羟孕酮与黄体酮注射液。

2. **绒促性素**　黄体期使用 HCG,以促进黄体功能。

二、闭经

病例导学

患者女性,30 岁。7 个月前孕 48d 行人工流产术,术后一直未来月经,雌、孕激素试验均阴性。
问题与思考:
请分析该患者闭经的最可能原因。

闭经(amenorrhea)是妇科疾病中常见症状。根据既往有无月经来潮分为原发性与继发性闭经两类。原发性闭经指年龄超过 16 岁、第二性征已发育、月经尚未来潮,或年龄超过 14 岁,第二性征尚未发育,且无月经来潮者。继发性闭经指正常月经建立后月经停止 6 个月,或按自身原有月经周期计算停止 3 个周期以上者。青春期前、妊娠期、哺乳期与绝经后的月经不来潮属生理现象,本节不展开讨论。

【病因】

正常月经的建立与维持有赖于下丘脑-垂体-卵巢轴的神经内分泌调节,以及靶器官子宫内膜对性激素的周期性反应和下生殖道的通畅,其中任何一个环节发生障碍均会出现月经失调,甚至导致闭经。

(一)原发性闭经

较少见,往往由于遗传学原因或先天性发育缺陷引起,如先天性生殖道闭锁、性腺发育不全等。

(二)继发性闭经

发生率明显高于原发性闭经。根据控制正常月经周期的 4 个主要环节,以下丘脑性最常见,依次为垂体、卵巢与子宫性闭经。

1. **下丘脑性闭经**　以功能性为主。

(1)精神应激:突然或长期精神压抑、紧张、忧虑、环境改变等。

(2)体重下降与神经性厌食:1 年内体重下降 10% 左右。严重的神经性厌食。

(3)运动性闭经:长期剧烈运动或芭蕾舞、现代舞等训练易导致闭经。

(4)药物性闭经:长期应用甾体类避孕药与某些药物如利血平、抗抑郁药等。药物性闭经通常是可逆的,停药后 3~6 个月月经多能自然恢复。

三种异常子宫出血基础体温图(图片)

2. 垂体性闭经

（1）垂体梗死：常见的为希恩综合征。由于产后大出血而休克，导致垂体促性腺激素分泌细胞缺血坏死，引起腺垂体功能低下而出现一系列症状。

（2）垂体肿瘤：催乳激素腺瘤与生长激素腺瘤等垂体腺瘤均有闭经的表现。

（3）空蝶鞍综合征。

3. 卵巢性闭经

（1）卵巢早衰：女性 40 岁前由于卵巢内卵泡耗竭或医源性损伤导致卵巢功能衰竭，称为卵巢早衰。表现为继发性闭经，常伴围绝经期症状。

（2）卵巢功能性肿瘤：如卵巢支持-间质细胞瘤、卵巢颗粒-卵泡膜细胞瘤。

（3）卵巢切除或组织破坏导致闭经。

（4）多囊卵巢综合征：主要表现为闭经、不孕、多毛与肥胖。

4. 子宫性闭经

（1）子宫腔粘连综合征（Asherman 综合征）：多因人工流产刮宫过度或产后、流产后出血刮宫损伤子宫内膜，导致宫腔粘连而闭经。产后、流产后感染与各种宫腔手术所致的感染也可造成闭经。因宫颈上皮内瘤变而行各种宫颈锥切手术所致的宫颈管粘连与狭窄也可导致闭经。

（2）子宫切除后或宫腔放疗后破坏子宫内膜而闭经。

5. 其他内分泌功能异常　常见的疾病如甲状腺功能减退或亢进症、肾上腺皮质功能亢进症与肾上腺皮质肿瘤等也可导致闭经。

【实验室及其他检查】

生育年龄妇女闭经首先需排除妊娠。通过病史与体格检查对闭经病因及病变部位有初步了解，再行辅助检查以明确诊断。

（一）实验室检查

1. 血甾体激素测定　包括雌二醇、孕酮与睾酮测定。血孕酮水平升高，提示排卵；雌激素水平低，提示卵巢功能不正常或衰竭；睾酮水平高，提示可能为多囊卵巢综合征或卵巢支持-间质细胞瘤等。

2. 催乳激素与垂体促性腺激素测定　PRL>25μg/L 时称为高催乳激素血症。PRL 升高测定促甲状腺激素（TSH），TSH 升高为甲状腺功能减退；TSH 正常，PRL<100μg/L，应行头颅 MRI 或 CT 检查，排除垂体肿瘤。PRL 正常应测定垂体促性腺激素。月经周期中 FSH 正常值为 5～20U/L，LH 为 5～25U/L。若两次测定 FSH>25～40U/L，为高促性腺激素性腺功能减退，提示卵巢功能衰竭；若 LH>25U/L 或 LH/FSH 比例>3 时，应高度怀疑多囊卵巢综合征；若 FSH、LH 均<5U/L，为低促性腺激素性腺功能减退，提示垂体功能减退，病变可能在垂体或下丘脑。

3. 胰岛素、雄激素测定　肥胖、多毛、痤疮患者还需测定胰岛素、雄激素，以确定是否存在胰岛素抵抗、高雄激素血症与先天性 21-羟化酶功能缺陷等。

4. 染色体检查　对鉴别性腺发育不全病因有重要意义。

（二）其他检查

1. 功能试验

（1）药物撤退试验：用于评估体内雌激素水平，以确定闭经程度。包括孕激素试验和雌孕激素序贯试验。

（2）垂体兴奋试验：了解垂体对促性腺激素释放激素（GnRH）的反应性。

2. 影像学检查

（1）B 超：盆腔 B 超了解有无子宫，子宫形态、大小与子宫内膜厚度，卵巢大小、形态与卵泡数目等。

（2）CT 或 MRI：用于检查盆腔与头部蝶鞍区，了解盆腔肿块与中枢神经系统病变性质。

（3）子宫输卵管造影：了解有无宫腔病变和宫腔粘连。

3. 宫腔镜检查　能准确诊断宫腔粘连。

4. **腹腔镜检查**　能直视下观察卵巢大小与形态、子宫大小,对多囊卵巢综合征等有诊断价值。

5. **其他检查**　如靶器官反应检查,包括基础体温测定与诊断性刮宫等。可疑结核或血吸虫病应行子宫内膜培养。

【诊断要点】

闭经是症状,诊断时需先寻找闭经原因,确定病变部位,然后再明确是哪种疾病所引起。

【治疗要点】

（一）全身治疗

积极治疗全身性疾病,供给足够营养,保持标准体重,提高机体体质。运动性闭经者应适当减少运动量。对应激或精神因素所致闭经,予以耐心的心理治疗,消除精神紧张与焦虑情绪。

（二）病因治疗

针对病因积极治疗相应的疾病。

（三）激素治疗

明确病变环节与病因后,给予相应激素治疗,以补充机体激素不足或拮抗其过多,从而达到治疗目的。

1. **性激素补充治疗**　治疗目的:维持女性全身健康与生殖健康、促进与维持第二性征与月经。主要治疗方法:

（1）**雌激素替代治疗**:适用于无子宫者,常用药物有结合雌激素与微粒化 17-β 雌二醇。

（2）**雌孕激素人工周期疗法**:适用于有子宫者,常用药物有上述雌激素与醋酸甲羟孕酮。

（3）**孕激素疗法**:适用于体内有一定内源性雌激素水平的 I 度闭经患者,可于月经周期后半期开始应用,常用药物有醋酸甲羟孕酮。

2. **促排卵**　适用于有生育要求的患者。常用药物有氯米芬、HMG、HCG 及 GnRH 等。

3. **溴隐亭**　适用于单纯高催乳激素(PRL)血症伴正常垂体或垂体催乳激素瘤患者。

4. **其他激素治疗**　肾上腺皮质激素适用于先天性肾上腺皮质增生所致的闭经,常用药物有泼尼松与地塞米松。甲状腺素适用于甲状腺功能减退引起的闭经,常用药物为甲状腺片。

（四）手术治疗

针对各种器质性病因,采用相应的手术治疗。

（五）辅助生殖技术

适用于有生育要求,经治疗未能成功妊娠者。

三、绝经综合征

病例导学

患者女性,50 岁。近半年月经不规律,量时多时少,时有头痛、头晕、阵发性潮热,情绪不稳定。妇科检查:子宫正常大小,双侧附件无异常。

问题与思考:

请分析该患者最可能的临床诊断及明确诊断所需要做的检查。

绝经综合征(menopause syndrome)是指妇女绝经前后出现性激素波动或减少所致的一系列躯体及精神心理症状。分为自然绝经和人工绝经。自然绝经指卵巢内卵泡生理性耗竭所致的绝经;人工绝经指两侧卵巢经手术切除或放射治疗所致的绝经。人工绝经患者更易发生绝经综合征。

【内分泌变化】

卵巢功能衰退的最早征象是卵泡对 FSH 敏感性降低,FSH 水平升高。雌激素水平在绝经过渡期波动很大,并非逐渐下降,只是在卵泡完全停止生长发育后,雌激素水平才迅速下降。卵巢在绝经过渡期尚有排卵功能,因此仍有孕酮分泌,但量减少。

【临床表现】

1. 近期症状

（1）月经紊乱：是绝经过渡期的常见症状。表现为月经周期不规则、经期持续时间长、经量增多甚至出现大出血，或经量减少表现为淋漓出血。

（2）血管舒缩症状：主要表现为潮热，是雌激素降低的特征性症状。表现为面部和颈部及胸部皮肤潮红，伴发热，继之出汗，一般持续 1~3min，夜间或应激状态易促发。

（3）自主神经失调症状：心悸、眩晕、头痛、失眠等。

（4）精神神经症状：情绪烦躁、易激动、失眠、头痛、注意力不集中等，或者焦虑、不安、记忆力减退、情绪低落、抑郁等。

2. 远期症状

（1）泌尿生殖道症状：主要表现为泌尿生殖道萎缩症状，阴道干燥、性交困难、排尿困难及反复发生的尿路感染。

（2）骨质疏松：一般发生在绝经后 5~10 年内，最常发生在椎体。

（3）阿尔茨海默病：可能与绝经后内源性雌激素水平降低有关。

（4）心血管疾病：绝经后妇女动脉硬化、冠心病较绝经前明显增加。

【实验室及其他检查】

1. 血清 FSH 值及 E_2 值测定 绝经过渡期妇女血清 FSH>10U/L，提示卵巢储备功能下降；闭经、FSH>40U/L 且 E_2<10~20pg/ml，提示卵巢功能衰竭。

2. 抗米勒管激素（AMH）测定 AMH 低至 1.1ng/ml 提示卵巢储备功能降低；若低于 0.2ng/ml 提示即将绝经；绝经后 AMH 一般测不出。

【诊断要点】

根据病史及临床表现不难诊断。需除外相关症状的器质性病变、甲状腺疾病及精神疾病，卵巢功能检查等实验室检查有助于诊断。

【治疗要点】

治疗目标：应能缓解近期症状，并能早期发现、有效预防骨质疏松、动脉硬化等老年性疾病。

1. 一般治疗 心理治疗，镇静催眠，调节自主神经功能（如谷维素），补充钙剂和维生素 D。

2. 激素补充治疗（HRT） 在卵巢功能开始衰退及出现相关症状后即可应用。原则：生理性补充、个体化处理、以最小量达到最好效果。主要药物为雌激素，可辅以孕激素。单用雌激素治疗仅适用于子宫已切除者，单用孕激素适用于绝经过渡期功能失调性子宫出血。雌、孕激素联合治疗适用于有子宫患者。可采用序贯治疗、周期序贯治疗、连续联合应用。

3. 其他药物治疗 钙剂、维生素 D 等。

（李雪倩）

本章小结

流产和异位妊娠都是妊娠早期出血的常见原因，临床表现相似，两者要注意鉴别。妊娠期高血压疾病是临床上严重影响母婴健康的常见病，应加强孕期保健及预防工作，做到早诊断，早治疗。异常分娩时，必须早期识别，积极寻找病因，及时做出正确判断，恰当处理，以保证分娩顺利和母胎安全。三种阴道炎症的临床症状相似，要加以鉴别，病原学检查是确诊的重要手段。急性宫颈炎及盆腔炎症性疾病治疗前需检测病原体。妇科肿瘤是育龄期女性的常见病，可发生在女性生殖器的任何部位，良性肿瘤以子宫肌瘤最常见，恶性肿瘤以宫颈癌、宫颈癌前病变最常见，卵巢恶性肿瘤的死亡率最高。葡萄胎为良性病变，确诊后要及时清宫。因葡萄胎部分可发生恶变，故术后需严格随访。侵蚀性葡萄胎和绒癌多继发于葡萄胎，临床表现相似，组织学检查方能鉴别，治疗以化疗为主。异常子宫出血的诊断应首先除外器质性疾病，无排卵性功血以周期性性激素治疗为主，排卵性功血以黄体功能刺激或黄体功能替代治疗为主。

病例讨论

病例一

患者女性,22 岁。因停经两个月,下腹痛伴阴道流血 10d 入院。

患者未婚,平素月经规律,有性生活史。现停经 2 个月,10d 前出现下腹痛伴阴道少量流血,暗红色,无发热。5d 前似有组织物自阴道排出,近 3d 下腹疼痛加重,阴道流血量多于月经量,有臭味。

体格检查:体温 38℃,脉搏 90 次/min,呼吸 20 次/min,血压 120/80mmHg。尿 HCG(±)。

妇科检查:阴道多量血液,有臭味,宫体稍大,触痛明显,附件略增厚,有压痛。

血常规:白细胞计数 15×10⁹/L,中性粒细胞占 9%血红蛋白 85g/L,血小板计数 145×10⁹/L。

1. 根据上述描述,该患者最可能的临床诊断是什么?

2. 该患者的处理原则是什么?

病例二

患者女性,60 岁。因腹胀,食欲不振 1 个月余入院。

患者 7 年前绝经,1 个月前无明显诱因出现腹胀,伴食欲不振及肛门坠胀感。

体格检查:体温 36.8℃,脉搏 78 次/min,呼吸 16 次/min,血压 120/80mmHg。腹部膨隆,轻度压痛,无反跳痛,移动性浊音(+)。下肢轻度水肿。

妇科检查:阴道后穹窿可触及散在结节,无触痛,子宫后位,大小正常,子宫左后方可触及质硬包块,边界及大小欠清,三合诊检查子宫后方包块活动度差,直肠黏膜光滑。

实验室检查:血 CA125 3 978U/L,CEA 正常。

1. 根据上述描述,该患者最可能的临床诊断是什么?

2. 该患者的处理原则是什么?

病例讨论

扫一扫,测一测

思考题

1. 简述早期妊娠诊断常用的辅助检查方法。

2. 简述输卵管妊娠常用的辅助检查方法。

3. 湿片法检查阴道毛滴虫取材时的注意事项有哪些?

4. 宫颈癌及其癌前病变常用的筛查和诊断方法有哪些?

5. 简述无排卵性异常子宫出血的主要临床表现及治疗原则。

笔记

第七章　乳腺疾病

07章 PPT

学习目标

1. 掌握：乳腺疾病的临床表现。
2. 熟悉：乳腺疾病的实验室及其他检查诊断意义、治疗原则。
3. 了解：乳腺疾病的病因和发病机制。
4. 具有病史采集和运用临床思维对乳腺疾病做出初步诊断的能力。
5. 能用临床所学知识对乳腺疾病患者和普通人群进行健康宣教。

乳腺疾病是妇女的常见病。尤其乳腺癌的发病率呈现逐年上升的趋势,已经跃居城市女性恶性肿瘤的第一位,应该引起重视。

第一节　急性乳腺炎

急性乳腺炎(acute mastitis)是乳腺的急性化脓性感染,多见于产后哺乳的妇女,尤以初产妇为多,往往于产后 3~4 周多发。

【病因和发病机制】

1. **乳汁淤积**　为发病的重要原因。淤积的乳汁是入侵细菌生长繁殖的培养基。积乳的常见原因:①乳头发育不良、乳管不通畅,影响排乳。②哺乳经验不足,未能充分排出乳汁,导致淤积。

2. **细菌入侵**　细菌主要是经破损或皲裂的乳头入侵乳房。也可直接经乳头开口侵入导致感染。金黄色葡萄球菌或链球菌是主要致病菌。

【临床表现】

乳房肿胀疼痛,局部红肿、发热。随病情发展,患者可有寒战、高热、脉搏增快,患侧淋巴结肿大、压痛。在应用抗生素治疗后,局部症状可被掩盖,一般初起呈蜂窝织炎样表现,数天后可形成脓肿,可以是单房性或多房性脓肿,并可向外破溃。也有向深部穿至乳腺与胸肌间的疏松组织中,形成乳房后脓肿(图 7-1)。严重者可导致脓毒症。

【实验室及其他检查】

1. **血液检查**　血白细胞计数可明显升高,是炎症反应的表现。

2. **细菌培养和药物敏感试验**　对脓肿已经形成进行穿刺或脓肿切开引流时采集脓液标本,或脓毒症寒战高热时采集血标本,做细菌培养和药物敏感试验,指导后续治疗。

3. **超声检查**　B 超对急性乳腺炎具有重要的诊断意义。不但可以观察炎症区的位置、范围,还可以监测脓肿形成的数量、大小、层次。

笔记

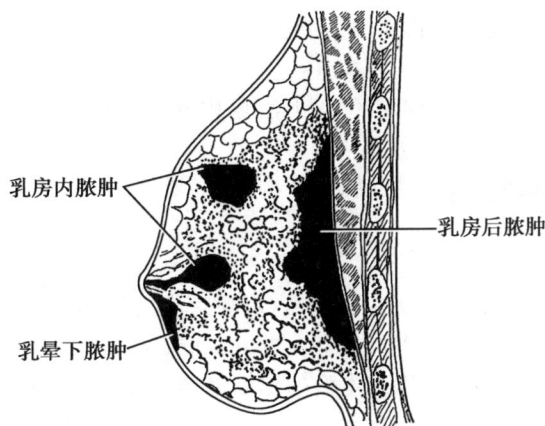

图 7-1　乳腺脓肿的位置

【诊断要点】

根据产后哺乳期妇女的乳房肿痛病史,乳房疾病红肿、发热炎症表现,再结合 B 超检查,诊断并不困难。本病需要与乳腺囊肿和炎性乳癌相鉴别。

【治疗要点】

原则是消除感染,排空乳汁。

1.**非手术治疗**　适用于脓肿形成之前。包括:①患侧乳腺停止哺乳,用吸乳器吸出或用手轻挤排空乳汁。②局部热敷以利于炎症消散。必要时可用乳罩固定托起患侧乳腺,以利于排乳引流。③使用抗菌药物和镇痛剂。由于主要病原菌为金黄色葡萄球菌,可不必等待细菌培养结果,应用青霉素治疗,青霉素过敏,则应用红霉素,对婴儿影响小。但脓肿形成后,仍然仅以抗菌药物治疗,则可导致更多的乳腺组织受破坏,需手术治疗。

2.**手术治疗**　脓肿一旦形成,必须手术引流。手术引流要注意:①在脓肿波动感最明显处做切口。②切口必须按乳管走向做放射状切口,乳腺后脓肿则沿乳房下缘做弧形切口,乳晕下脓肿沿晕周边做弧形切口,至皮下止,目的是防止损伤乳管发生乳瘘(图 7-2)。③切口要够大,利于术中手指能分开脓腔间隙以利引流。④术后放置引流物,每天更换敷料。⑤一旦出现术后长时间的乳瘘,应用药物终止乳汁分泌,如肌内注射苯甲酸雌二醇,每次 2mg,每天 1 次,口服己烯雌酚 1~2mg,每天 3 次,直至乳汁停止分泌为止。

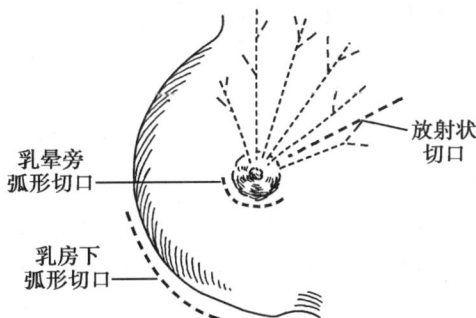

图 7-2　乳腺脓肿切口及引流

【预防】

有效措施是保持乳头清洁,防止破损,避免乳汁淤积。保持良好哺乳习惯。

第二节　乳腺囊性增生病

乳腺囊性增生病(breast cystic hyperplasia)又称慢性囊性乳腺病,简称乳腺病,多见于中年妇女,是一种非炎症性、非肿瘤性的乳腺实质的良性增生。

【病因和发病机制】

本病是内分泌障碍,卵巢功能失调,尤其是雌激素与孕激素比例失调。乳腺实质增生过度和复旧不全。乳腺实质中女性激素受体质和量异常,使乳房各部分的增生程度参差不齐。

【临床表现】

乳房胀痛和肿块。特点是部分患者具有周期性,疼痛与月经周期有关,月经前及月经期发生或加重,经后减轻或消失。体格检查发现乳腺多发性肿块,可局限于单侧乳腺,也可波及双侧。肿块散在,圆形,质地韧而不硬,与周边乳腺组织界限不清,与皮肤和基底组织无黏连,腋窝淋巴结不肿大。少数患者可有乳头浆液性甚至血性溢液。病程长,发展慢。

【实验室及其他检查】

1. 超声检查 B超检查可显示乳腺回声增粗增强,内部结构紊乱或者乳管扩张,还可借此除外乳腺占位病变。

2. 乳腺钼靶X线摄影检查 可见乳腺腺体结构扭曲、增厚。由于乳腺上皮不典型增生属于癌前病变,钼靶可做动态观察。

【诊断要点】

根据以上临床表现及检查,本病诊断并不困难。本病有无恶变可能尚有争论,但重要的是乳腺癌与本病有同时存在的可能,为了及早发现可能存在的乳腺癌,应嘱患者每隔2~3个月复查。局限性乳腺增生病肿块明显时,要与乳腺癌相区别。本病的诊断以病理形态学诊断为标准。

【治疗要点】

以对症治疗为主。一般选用中药和中成药调理,包括疏肝理气、调和冲任、软坚散结及调整卵巢功能,有减轻症状的作用。对月经期后肿块变软、缩小或消退者,可继续观察和中药治疗。对一些局部病变严重、有乳腺癌家族史者,应密切临床随访;如活体组织病理检查有上皮细胞显著增生者,伴有乳腺癌高危因素的可考虑行单纯乳房切除。如行肿块切除应作快速病理检查,证实癌变者,按乳腺癌处理。

第三节 乳 腺 癌

病例导学

患者女性,49岁。洗澡时无意发现左乳一单发无痛性包块1周。查体:左乳外上象限触及包块2.5cm×3.5cm,质硬,表面欠光滑,边界不清,不易推动。局部皮肤呈橘皮样改变,乳头及乳晕正常,无乳头溢液,同侧腋窝可触及1枚肿大淋巴结。

问题与思考:

1. 请分析该患者的临床初步诊断。

2. 请说明需要疾病鉴别和治疗原则。

乳腺癌(breast cancer)是女性最常见的恶性肿瘤之一,起源于乳腺腺上皮组织,在我国占全身各种恶性肿瘤的7%~10%,发病率逐年增高,以45~50岁居多。目前已成为威胁女性身心健康的常见肿瘤。

【病因和发病机制】

乳腺癌的病因尚未完全清楚。可能与性激素紊乱有关。乳腺是内分泌激素的靶器官,如雌激素、孕激素、泌乳素。其中雌酮及雌二醇与乳腺癌发病有直接关系。研究发现乳腺癌的发病具有高危因素。乳腺癌大多发生在绝经期前后的妇女;月经过早来潮(<12岁)、绝经期晚(>55岁)、未婚、未育、晚育、未哺乳妇女乳腺癌发病率较高;母系有乳腺癌病史者,乳腺癌发病率明显高于普通人群;乳腺囊性增生病伴有导管上皮高度增生、上皮细胞有异型改变的恶变可能性高;肥胖、营养过剩、高脂饮食导致发病机会增加,表明环境因素及生活方式与乳腺癌的发病有一定关系。

【病理类型】

乳腺癌目前国内多采用以下病理分型:

1. 非浸润性癌 包括导管内癌、小叶原位癌、乳头湿疹样乳腺癌。此型属早期,预后较好。

2. 早期浸润性癌 包括早期浸润性导管癌、小叶癌。此型仍属早期,预后较好。

3. 浸润性特殊癌 包括乳头状癌、小管癌、腺样囊性癌、黏液腺癌、鳞状细胞癌等。此型分化一般较高,预后尚好。

4. 浸润性非特殊癌 包括浸润性小叶癌、浸润性导管癌、腺癌等。此型一般分化低,预后较上述类型差,是乳腺癌中最常见的类型,判断预后需结合疾病分期等因素。

5. 其他罕见癌。

【转移途径】

1. **局部扩展** 癌细胞沿导管或筋膜间隙蔓延可达胸肌筋膜,也可侵及 Cooper 韧带和皮肤。

2. **淋巴转移** 主要途径:①癌细胞沿外侧淋巴网侵入同侧腋窝淋巴结和锁骨上淋巴结,再经胸导管(左)或右淋巴管侵入静脉血流而向远处转移。②癌细胞沿内侧淋巴管引流到胸骨旁淋巴结,继而达到锁骨上淋巴结,并可通过同样途径侵入血流。

3. **血运转移** 临床实践表明乳腺癌具有好发血行转移的生物学特性,乳腺癌是一个全身性疾病,某些早期乳腺癌已有血运转移。癌细胞可直接侵入血液循环而致远处转移,最常见的远处转移依次为肺、骨、肝。

【临床表现】

早期乳腺癌往往不具备典型的症状和体征,不易引起重视,常通过体格检查或乳腺癌筛查发现。

1. **乳房无痛性肿块** 患者常于无意中发现乳房肿块,多发生在乳腺外上象限,单发,质硬,边缘不规则,表面欠光滑,不易被推动。大多数为无痛性肿块,仅少数伴有不同程度的隐痛或刺痛。

2. **乳头溢液** 非妊娠期从乳头流出血液、浆液、乳汁、脓液,或停止哺乳半年以上仍有乳汁流出者,称为乳头溢液。单侧单乳孔的血性溢液应进一步检查,若伴有乳腺肿块更应重视。

3. **皮肤改变** 表现为:①"酒窝征"。随着肿瘤增大,可引起乳房局部隆起,若累及 Cooper 韧带,使其收缩而致肿瘤表面皮肤凹陷,称为"酒窝征",是乳腺癌早期征象。②"橘皮样"改变。若癌细胞阻塞皮下淋巴管,引起淋巴回流障碍,出现真皮水肿,皮肤呈"橘皮样"改变。③卫星结节。乳腺癌晚期,癌细胞沿淋巴管、腺管或纤维组织浸润到皮内并生长,在主癌灶周围的皮肤形成散在分布的质硬结节,即"皮肤卫星结节"。④溃疡形成。有时皮肤可破溃形成溃疡,伴有恶臭、出血。

4. **乳头、乳晕异常肿瘤** 位于或接近乳头深部,可引起乳头回缩。肿瘤距乳头较远,乳腺内的大导管受到侵犯而短缩时,也可引起乳头回缩或抬高。乳头湿疹样癌少见,恶性程度低,发展慢。乳头有瘙痒、烧灼感,以后出现乳头和乳晕的皮肤变粗糙、糜烂如湿疹样,进而形成溃疡,有时覆盖黄褐色鳞屑样痂皮。部分患者于乳晕区可扪及肿块。炎性乳腺癌并不多见,特点是发展迅速,预后差。局部皮肤可呈炎症样表现,开始时比较局限,不久即扩展到乳房大部分皮肤,皮肤发红、水肿、增厚、粗糙、表面温度升高。

5. **腋窝淋巴结肿大** 乳腺癌淋巴转移最初多见于同侧腋窝。初期可出现同侧腋窝淋巴结肿大,肿大的淋巴结质硬、散在、可推动。随着病情发展,淋巴结逐渐融合,并与皮肤和周围组织粘连、固定。晚期可在锁骨上和对侧腋窝摸到转移的淋巴结。

6. **转移症状** 肺转移可出现胸痛、气急,骨转移可出现局部疼痛,肝转移可出现肝大、黄疸等。

【分期】

国际抗癌协会推荐使用 T(原发肿瘤)、N(局部淋巴结)、M(远处转移)的分类法来表达乳腺癌的临床分期。

T_0 未扪及肿瘤。

T_1 癌肿直径小于 2cm,乳房皮肤正常。

T_2 癌肿直径 2~5cm,与皮肤有粘连(凹陷),与胸肌不固定。

T_3 癌肿直径 5~10cm,与皮肤完全固定(浸润或溃疡),与胸肌亦固定。

T_4 癌肿大小不计,但侵及皮肤或胸壁,炎性乳腺癌。

N_0 同侧腋窝无可扪及的淋巴结。

N_1 同侧腋窝可扪及的淋巴结,但尚可活动。

N_2 同侧腋窝淋巴结融合成块,或与深部组织粘连。

N_3 有同侧锁骨旁淋巴结转移,有同侧锁骨上淋巴结转移。

M_0 无远处转移。

M_1 远处转移(包括乳房外的皮肤以及对侧乳房和淋巴结的转移)。

根据上述分类,将乳腺癌分为四期(表 7-1)。

表 7-1　乳腺癌 TNM 分期

分期	TNM 组合		
I	$T_1N_0M_0$		
II	$T_{0\sim1}N_1M_0$	$T_2N_{0\sim1}M_0$	$T_3N_0M_0$
III	$T_{0\sim2}N_2M_0$	$T_3N_{1\sim2}M_0$	T_4 任何 NM_0，任何 TN_3M_0
IV	包括 M_1 在内的任何 TN 组合		

【实验室及其他检查】

结合病史,检查双侧乳腺;借助影像学检查,包括乳腺钼靶照相、彩超,乳腺磁共振检查(MRI)。乳腺 X 线摄影是近年来国际推荐的乳腺癌筛查中的主要方法,可以发现临床查体摸不到肿块的乳腺癌,通常用于 40 岁以上的妇女。乳腺彩超对人体没有损伤,对年轻女性、致密型乳腺均较理想。MRI检查可以发现多灶、多中心的小病灶。针对可疑组织依据病理学诊断。若患者有乳头溢液,可开展针对乳头溢液的检查方法,如乳管镜、乳腺导管造影、溢液细胞学涂片等。

【诊断要点】

根据病史及临床检查,大多数乳房肿块可得到诊断。但乳腺组织在不同年龄及月经周期中可出现多种变化,因而应注意体格检查方法及检查时距月经期的时间。乳腺有明确肿块时诊断一般不困难,但不能忽视一些早期乳腺癌的体征,如乳腺腺体局部增厚、乳头溢液、乳头糜烂、局部皮肤内陷等,以及对有高危因素的妇女,可应用一些其他检查。病理学检查是诊断乳腺癌的金标准。

应该与乳腺纤维腺瘤、乳腺囊性增生病、浆细胞性乳腺炎、乳腺结核等疾病进行鉴别。

【治疗要点】

目前治疗乳腺癌的主要方法仍然是早期施行根治性手术,放疗、化疗、内分泌及生物治疗均为辅助疗法,要根据具体情况(年龄、病期、淋巴结有无转移、激素受体的测定等)拟定综合治疗方案。

1. **手术治疗**　手术治疗是乳腺癌治疗的首选。乳腺癌的外科手术包括乳腺和腋窝淋巴结两部分。乳腺手术有保留乳房手术(保乳手术)和全乳房切除术。标准根治术已经很少采用,以 Patey 手术(保留胸大肌,切除胸小肌)和 Auchincloss 手术(保留胸大、小肌)为代表的乳腺癌改良根治术系目前最主要的术式。绝大多数伴有淋巴结转移的早期乳腺癌患者仍以 Auchincloss 术式为主。

2. **化疗**　应用抗癌药物抑制癌细胞分裂,达到肿瘤减期和改善生存率的效果。用于术后辅助化疗和新辅助治疗。

3. **内分泌治疗**　对于 ER 受体(+)绝经后妇女,三苯氧胺效果明显。对于三苯氧胺治疗失败的绝经后晚期乳腺癌患者可采用芳香化酶抑制剂如来曲唑、阿那曲唑。

4. **放疗**　局部治疗手段,可能会减轻复发率。

5. **其他**　生物治疗和中药治疗等。通过转基因技术制备的曲妥珠单抗注射液,对人表皮生长因子-2(HER-2)过渡表达的乳腺癌患者有一定的疗效。

(王凤杰)

本章小结

乳腺疾病的发病率较高,严重威胁着女性健康。急性乳腺炎病因明确,可防可治,重在预防,故应重视预防知识的普及。乳房肿块的鉴别,尤其性质的判断是诊治的关键。乳腺囊性增生病性肿块虽为良性病变,需与乳腺癌鉴别。乳腺癌既有恶性肿瘤的特点,又是一种全身性疾病,看似简单,实为复杂,早期诊断、早期治疗对预后极为重要。其手术方式经历了从小到大再扩大,而后又缩小的过程,实为外科手术学发展的经典案例。鉴于乳房的特殊性,在理论学习和实践中,应注意学习沟通技巧,学会尊重患者的人格和隐私权,正确进行诊疗。

笔记

病例讨论

　　患者女性,60 岁。因右乳房外上方发现无痛性肿块 2d 入院。查体:右乳外上象限触及一物,约 2.5cm×3.0cm×2.5cm,质坚硬,表面不光滑,活动度小,界限不清,右腋下触及 3 个孤立的淋巴结,质硬。

　　1. 初步诊断及其依据是什么?

　　2. 为进一步确诊,哪项检查最可靠?

　　3. 如何鉴别类似疾病?

　　4. 如确诊,应采取哪些治疗措施?

病例讨论

扫一扫,测一测

思考题

　　1. 简述急性乳腺炎的病因。

　　2. 简述急性乳腺炎的预防和治疗原则。

　　3. 乳腺囊性增生病的特点有哪些?

　　4. 乳腺癌皮肤改变的特征有哪些?

　　5. 简述乳腺癌的诊断要点。

第八章　血液系统疾病

学习目标

1. 掌握：贫血、白血病、淋巴瘤及出血性疾病的临床表现。
2. 熟悉：常见血液系统疾病相应的实验室及其他检查、诊断及治疗要点。
3. 了解：常见血液系统疾病的病因及发病机制。
4. 能对常见血液系统疾病实验室检查结果做出临床判断，并能结合病史做出初步临床诊断。
5. 具有爱伤观念，具有治病救人，全心全意为人民服务的高尚医德。

　　血液系统疾病指原发或主要累及血液和造血器官，以贫血、出血、发热为特征的疾病。化学、物理、生物、遗传、免疫、污染等因素均可成为血液系统疾病的诱因或直接病因。由于血液系统疾病的临床表现多为全身性的，缺乏特异性，其最后的确诊往往依赖于实验室检查。

第一节　贫　　血

病例导学

　　患者女性，42岁。因不规则阴道出血半年，头昏乏力、面色苍白1周入院。半年前无原因出现不规律阴道流血，血色暗红，自服"益母草膏、乌鸡白凤丸"等药物效果不显，出血仍不止。1周前家人发现其面色苍白，患者出现头晕、乏力、心慌、气急且有加重趋势，同时，无发热、鼻出血、牙龈出血及皮肤瘀点等。查体：体温36.5℃，脉搏102次/min，呼吸22次/min，血压130/80mmHg。中度贫血貌，皮肤干燥，头发枯黄，易折断。轻度口角炎，心率102次/min，律齐，双肺未见异常，腹软，肝脾肋下未触及。实验室检查：红细胞计数$2.5×10^{12}$/L，血红蛋白60g/L，白细胞计数$5.2×10^9$/L，血小板计数$126×10^9$/L，网织红细胞0.03，红细胞平均体积（MCV）70fl，平均红细胞血红蛋白量（MCH）25pg，平均红细胞血红蛋白浓度（MCHC）290g/L，血清铁蛋白$3μg$/L，血清铁$6μmol$/L，总铁结合力$88μmol$/L。超声提示子宫肌瘤。

　　问题与思考：

　　1. 分析该患者的临床初步诊断，并提出相应的诊断依据。

　　2. 试分析该患者可能出现的骨髓象情况。

笔记

一、缺铁性贫血

缺铁性贫血(iron deficiency anemia,IDA)是机体对铁的需求与供给失衡,导致体内贮存铁耗尽,继之红细胞内铁缺乏,最终引起血红素合成减少而引起的一种小细胞低色素性贫血。各年龄期均可发生,但以婴幼儿、育龄妇女尤其是妊娠期妇女的发病率高。

【病因和发病机制】

（一）病因

1. **铁丢失过多**　慢性失血是成人缺铁性贫血最多见和最重要的病因,包括消化道出血、反复鼻出血、月经过多、出血性疾病等。

2. **需铁量增加**　而铁摄入不足婴幼儿、青少年、妊娠及哺乳期的妇女需铁量增加,若饮食中含铁不足,易引起缺铁性贫血;婴儿期单纯乳类喂养未及时添加辅食、年长儿及成人偏食或饮食结构不合理,也可引起缺铁性贫血。

3. **铁吸收障碍**　胃大部分切除及胃空肠吻合术后,因吸收部位减少,可影响铁的吸收;胃酸缺乏、慢性萎缩性胃炎、服用抗酸药及 H_2 受体阻滞剂等,均可影响铁的吸收。

（二）发病机制

红细胞内缺铁,大量原卟啉无法与铁结合成血红素,血红蛋白生成减少,红细胞质少,体积小,发生小细胞低色素性贫血。此外,缺铁可致组织细胞中含铁酶及铁依赖酶的活性降低,亦可引起黏膜组织病变和外胚叶组织营养障碍,从而出现一系列的临床表现。

【临床表现】

本病发展缓慢,常先有原发病的表现。早期常无贫血,随着缺铁程度的进一步加重,可出现由于贫血引起的缺血、缺氧表现及由于细胞中含铁酶和铁依赖酶的活性降低引起的组织缺铁表现。

1. **贫血表现**　主要表现为组织器官缺血缺氧引起的各种症状。早期可表现为疲乏无力、视物模糊、耳鸣、心悸,体力活动后出现气促,此时皮肤、黏膜苍白是最为突出的临床体征,在口唇、口腔黏膜、睑结膜、甲床等处更为明显。明显贫血时可引起心血管系统症状,出现心率加快、心脏扩大,严重者可引起充血性心力衰竭。

2. **组织缺铁表现**　精神行为异常,如烦躁、易怒、注意力不集中、反应迟滞,少数患者可有异食癖;儿童可有发育迟缓、智力低下;皮肤干燥、皱缩;毛发干枯、脱落;指(趾)甲缺乏光泽、脆薄易裂,重者变平,甚至凹下呈勺状(匙状甲);舌炎、口炎、舌乳头萎缩、口角皲裂、吞咽困难;体力和耐力下降,易发生感染。

3. **缺铁原发病表现**　如消化性溃疡、肿瘤或痔疮导致的黑便、血便或腹部不适,女性月经过多,肿瘤性疾病的消瘦,血管内溶血的血红蛋白尿等。

【实验室及其他检查】

（一）血象及骨髓象检查

1. **血象**　呈小细胞低色素性贫血。平均红细胞体积(MCV)、平均红细胞血红蛋白量(MCH)、平均红细胞血红蛋白浓度(MCHC)值均降低。血片中可见红细胞大小不等,以小细胞为主,其中心淡染区扩大,甚至呈环形,染色变浅(图8-1)。网织红细胞计数、白细胞和血小板计数大多正常。

2. **骨髓象**　可见红系增生活跃或明显活跃,以中、晚幼红细胞增生为主。各阶段幼红细胞体积偏小,胞质较少,细胞核小而致密、深染,表现为"老核幼浆"(图8-2)。骨髓铁染色示骨髓小粒可染铁消失,铁粒幼红细胞减少,铁颗粒数量减少,颗粒变小,染色变浅(图8-3)等典型的缺铁性贫血骨髓象。

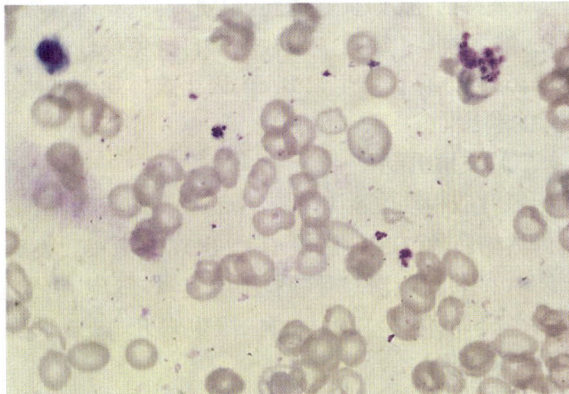

图8-1　缺铁性贫血外周血红细胞形态特点

0801

贫血的临床表现(视频)

笔记

251

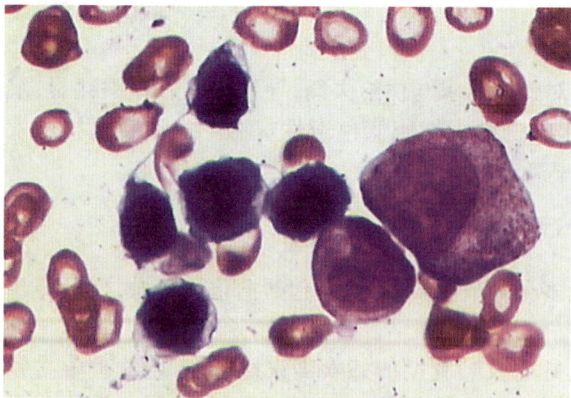

图 8-2　缺铁性贫血骨髓形态学

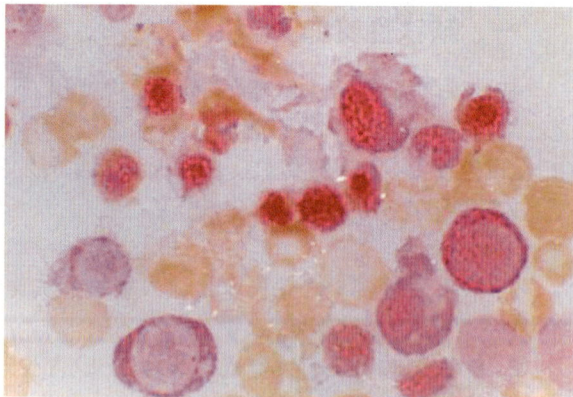

图 8-3　缺铁性贫血骨髓涂片铁染色

（二）铁代谢检查

血清铁降低,总铁结合力升高,转铁蛋白饱和度降低,血清铁蛋白降低,红细胞游离原卟啉升高。

【诊断要点】

一般根据病史、临床表现和血象特点,可初步诊断是否为缺铁性贫血。进一步进行有关铁代谢的检查有确诊意义,必要时可做骨髓检查。同时诊断中应明确缺铁的原因。本病应注意与其他小细胞低色素性贫血鉴别,如海洋性贫血、慢性病性贫血、铁粒幼细胞性贫血等。

【治疗要点】

1. **病因治疗**　尽可能去除导致缺铁的病因,是根治缺铁性贫血的关键所在。如婴幼儿、青少年和妊娠妇女营养不足引起的缺铁性贫血,应改善饮食;月经过多引起的缺铁性贫血应进行妇科检查与治疗;寄生虫感染者应驱虫治疗等。

2. **铁剂治疗**　首选口服铁剂,常选用硫酸亚铁、富马酸亚铁和葡萄糖酸亚铁等。若口服铁剂不能耐受或胃肠道疾病而影响铁剂的吸收,可肌内注射铁剂。采用铁剂治疗有效,3~10d 内即可见网织红细胞增高,血红蛋白也相应增高。缺铁性贫血纠正后继续服用小剂量铁剂 3~6 个月以补充贮存铁。

二、巨幼细胞贫血

巨幼细胞贫血(megaloblastic anemia, MA)是由于叶酸和/或维生素 B_{12} 缺乏引起的 DNA 合成障碍所致的贫血。主要特点为红细胞大,染色正常或增高,并伴有粒细胞和血小板减少。本病多见于 2 岁以下的婴幼儿或孕妇。

【病因和发病机制】

（一）病因

1. **叶酸缺乏**　婴幼儿、青少年、妊娠和哺乳期妇女对叶酸和维生素 B_{12} 的需要量增加;因偏食、挑食导致叶酸的摄入减少,或因过度烹煮或腌制蔬菜使叶酸丢失;消化系统疾病(如炎症、肿瘤、手术切除等)或某些药物(如抗癫痫药、甲氨蝶呤、氨苯蝶啶等)可干扰叶酸的利用。

2. **维生素 B_{12} 缺乏**　最常见于自身免疫性胃炎、胃大部切除术、回盲部肿瘤及胃黏膜壁细胞分泌内因子障碍,或存在维生素 B_{12} 内因子抗体所致的吸收障碍;严重肝病、麻醉药(如氧化亚氮)影响维生素 B_{12} 的利用。

（二）发病机制

四氢叶酸和维生素 B_{12} 是合成 DNA 的重要辅酶。当人体缺乏时,红细胞 DNA 合成期延长,而对胞质内核糖核酸(RNA)影响不大,出现细胞核质发育不平衡,细胞体积变大而核发育幼稚,即巨幼细胞。DNA 的代谢阻滞对骨髓粒细胞、巨核细胞、消化道上皮细胞的成熟也有影响,使白细胞和血小板减少,并产生消化道症状。此外,维生素 B_{12} 缺乏干扰神经鞘膜的功能,出现神经系统症状。

【临床表现】

1. **血液系统表现**　起病缓慢,逐渐发生面色苍白、乏力、易倦、头晕、活动后心悸、气短等贫血症状。重者可出现全血细胞减少,表现为贫血、反复感染和出血。少数患者可出现轻度黄疸(红细胞破坏过多)。

2. 消化道表现　早期胃肠黏膜萎缩可出现食欲缺乏、恶心、呕吐、腹胀、腹泻或便秘。口腔黏膜、舌乳头萎缩,舌面呈苍白而光滑或红而光滑称为"牛肉样舌",可伴有舌痛。

3. 神经精神表现　叶酸缺乏可有易怒、健忘、精神不振,严重时可出现妄想等精神症状。维生素 B_{12} 缺乏患者可出现对称性远端肢体麻木、深感觉障碍、味觉和嗅觉障碍;共济失调、步态不稳;锥体束征阳性、肌张力增加、腱反射亢进;重者可有大小便失禁;还可有失眠、记忆力减退、抑郁、谵妄、幻觉、妄想,严重者甚至精神错乱、人格变态等。

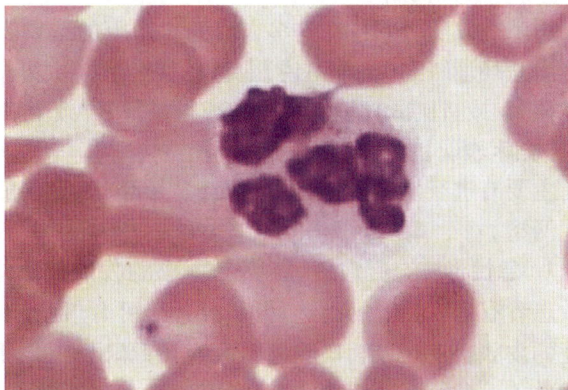

图 8-4　巨幼细胞贫血的血象

【实验室及其他检查】

(一)血象及骨髓象检查

1. 血常规检查　呈大细胞性贫血,MCV、MCH 均增高,$MCHC$ 正常,红细胞体积分布宽度(RDW)值上升。红细胞大小不等,大椭圆形红细胞的存在为其特点(图 8-4)。红细胞中央淡染区消失,可见点彩红细胞、红细胞碎片等,严重时可见有核红细胞。亦可见巨型杆状核粒细胞及巨型晚幼粒细胞。重症病例可出现全血细胞减少。

2. 骨髓象检查　增生活跃或明显活跃,以红系细胞增生为主,可见各阶段巨幼红细胞(胞体大,细胞核发育晚于细胞质,呈"核幼质老")。粒细胞系、巨核细胞系也可见巨幼变。

(二)血清叶酸、维生素 B_{12} 测定及红细胞叶酸含量测定

血清叶酸、维生素 B_{12} 测定及红细胞叶酸含量测定是诊断叶酸和维生素 B_{12} 缺乏最重要的指标。维生素 B_{12}<74pmol/L(100ng/ml);血清叶酸<6.8nmol/L(3ng/ml),红细胞叶酸<227nmol/L(100ng/ml)均有诊断意义。

(三)其他检查

胃酸降低、内因子抗体及 Schilling 试验(测定维生素 B_{12} 的吸收情况)阳性。血清间接胆红素可轻度升高。

【诊断要点】

首先诊断是否存在巨幼细胞性贫血,其次确定维生素 B_{12} 缺乏、叶酸缺乏或两者兼有,最后需要明确叶酸和/或维生素 B_{12} 缺乏的原因。根据病史、贫血表现、消化道和神经精神症状、体征,结合特征性血象、骨髓象改变可做出诊断。但要明确其病因,须根据患者的病史、叶酸和维生素 B_{12} 测定结果及诊断性治疗试验结果加以综合分析。本病应注意与内因子缺乏或吸收障碍、骨髓增生异常综合征、脑发育不全等疾病相鉴别。

【治疗要点】

1. 去除病因　针对不同病因采取相应的措施,是巨幼细胞性贫血得以有效治疗或根治的关键。

2. 补充叶酸和维生素 B_{12}　一般采用口服叶酸或肌注维生素 B_{12} 治疗,有神经、精神症状患者不可单用叶酸治疗而需同时注射维生素 B_{12}。治疗有效一般在用药后 2~3d 全身症状、神经精神症状改善,1 周后网织红细胞明显升高。治疗期间应同时调整饮食,婴幼儿应及时添加辅食或改用牛奶喂养。

三、再生障碍性贫血

再生障碍性贫血(aplastic anemia,AA)简称再障,是由多种原因引起的骨髓造血组织显著减少,引起造血功能衰竭的一类贫血。临床上主要表现为骨髓造血功能低下、全血细胞减少、贫血、感染和出血,免疫抑制治疗有效。

【病因和发病机制】

(一)病因

发病原因不明确,目前认为与以下因素有关:

1. **化学因素**　包括药物和化学物质,如苯及其衍生物、各种抗肿瘤药物、氯霉素类抗生素、磺胺类药物等。

2. **物理因素**　长期接触 X 射线、镭、放射性核素等。

3. **生物因素**　肝炎病毒及其他性质尚不清楚的病毒也是再障的原因之一。

（二）发病机制

再障的发病机制往往是多方面因素作用的结果。目前公认的有造血干细胞异常（种子学说）、骨髓造血微环境缺陷（土壤学说）、免疫机制异常（虫子学说）及遗传倾向,最终导致造血干细胞增殖、分化障碍和/或造血微环境发生异常或被破坏,导致全血细胞减少。

【临床表现】

主要有进行性贫血、出血、感染,多无肝、脾大。根据病情的轻重和进展情况,临床上分为急性和慢性两型。

1. **急性再障**　起病急,症状较重,贫血发展较快,多呈进行性加重,苍白、乏力、头昏、心悸和气短;多数患者有难以控制的高热、畏寒、出汗,可有口腔、咽部炎症和溃疡,皮肤、肺部感染等炎症;有不同程度的皮肤瘀点、瘀斑,口腔黏膜血疱,有鼻出血、牙龈出血、眼结膜出血,还可见呕血、咯血、血尿、颅内出血等。急性再障病情凶险,常用治疗方法无效,一般在发病后数月至一年内死亡,此型又称重型再障。

2. **慢性再障**　起病和进展较缓慢,病情较重型轻。主要表现为乏力、头昏、心悸、活动后气短等慢性贫血症状并逐渐加重;感染、发热一般较轻,出现较晚;皮肤瘀点、瘀斑较轻,内脏出血较少见。急性发作时,贫血、感染、出血加重,经治疗后可缓解,此型又称轻型再障。

【实验室及其他检查】

（一）血象

全血细胞减少,网织红细胞降低,属正细胞正色素性贫血。

（二）骨髓检查

1. **骨髓象**　为确诊再障的重要依据。多部位穿刺结果均显示三系增生不良或极度不良,造血细胞明显减少,非造血细胞（包括淋巴细胞、浆细胞、肥大细胞等）比例增高,大于 50%。如有骨髓小粒,染色后镜下为空网状结构或一团纵横交错的纤维网(图 8-5)。

2. **骨髓活检**　骨髓组织增生低下,造血组织均匀减少,红骨髓常被黄骨髓代替,而呈黄白色。

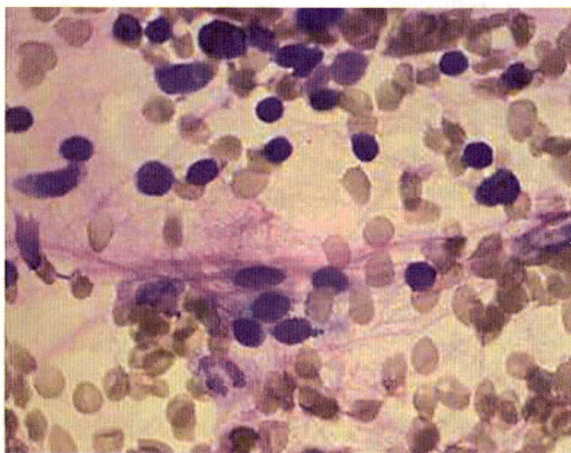

图 8-5　再生障碍性贫血的骨髓象

【诊断要点】

我国现行的再障诊断标准:①全血细胞减少,网织红细胞百分数<0.01,淋巴细胞比例增高。②一般无肝脾大。③骨髓多部位增生减低或重度减低,造血细胞减少,非造血细胞比例增高,骨髓小粒空虚。④除外引起全血细胞减少的其他疾病,如阵发性睡眠性血红蛋白尿症（PNH）、骨髓增生异常综合征（MDS）、范科尼贫血、伊文思（Evans）综合征、免疫相关性全血细胞减少等。⑤一般抗贫血药物治疗无效。本病还须与骨髓增生异常综合征、脾功能亢进、急性白血病（尤其是增生低下型急性白血病）、阵发性睡眠性血红蛋白尿症等相鉴别。

【治疗要点】

（一）一般治疗

1. **保护措施**　预防感染;避免诱发或加重出血;去除一切可能导致骨髓损伤或抑制的因素,如避免再次接触放射性物质、苯及其衍生物、停用有骨髓抑制的药物等。

2. **对症治疗**　如控制出血、控制感染、纠正贫血,合并肝功能损害者,酌情选用护肝药物等。

（二）针对发病机制的治疗

1. **免疫抑制治疗**　如泼尼松、环磷酰胺、抗淋巴/胸腺细胞球蛋白（ALG/ATG）、环孢素 A 等。

2. **促造血治疗**　雄性激素刺激骨髓造血,如司坦唑醇、十一酸睾酮（安雄）、达那唑、丙酸睾酮等;同时也可用碳酸锂刺激造血干细胞。也常用粒-单系集落刺激因子（GM-CSF）或粒系集落刺激因子（G-CSF）、红细胞生成素（EPO）等造血生长因子在免疫抑制治疗后使用。

3. **骨髓移植**　有指征的急性再障可进行骨髓移植。

（蒲建萍）

第二节　白　血　病

白血病（leukemia）是一类造血干细胞的恶性克隆性疾病。克隆的白血病细胞自我更新增强、增殖失控、分化障碍、凋亡受阻,而停滞在细胞发育的不同阶段。在骨髓和其他造血组织中,白血病细胞大量增生累积,使正常造血功能受抑制,并浸润其他器官和组织。

根据白血病细胞的分化成熟程度和自然病程分为急性白血病（acute leukemia,AL）和慢性白血病（chronic leukemia,CL）。根据主要受累的细胞系列可将急性白血病分为急性淋巴细胞白血病（acute lymphocytic leukemia,ALL）和急性非淋巴细胞白血病（acute non-lymphocytic leukemia,ALL）。慢性白血病分为慢性粒细胞白血病（chronic myelocytic leukemia,CML）、慢性淋巴细胞白血病（chronic lymphocytic leukemia,CLL）及少见类型的白血病,如毛细胞白血病、幼淋巴细胞白血病等。

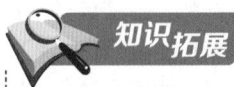

知识拓展

急性白血病的 FAB 分型

急性白血病的正确分型对白血病的诊断、治疗方案的制订、疗效与预后判断十分重要。1976 年法国（Franch）、美国（American）和英国（Britain）三国协作组专家讨论、制订了关于急性白血病的分型诊断标准,简称“FAB”分型。FAB 分型主要依据骨髓细胞形态学和细胞化学特征,规定原始细胞≥30% 为急性白血病的诊断标准。按照白血病细胞的大小、核浆比例、核仁清楚与否及胞质嗜碱程度将 ALL 分为 L_1、L_2、L_3 三种亚型,将急性非淋巴细胞白血病或称为急性髓性白血病（AML）分成 $M_0 \sim M_7$ 共八个亚型。

一、急性白血病

急性白血病细胞分化停滞在较早阶段,多为原始细胞及早期幼稚细胞,病情发展迅速,自然病程仅数月。

【病因和发病机制】

（一）病因

1. **生物因素**　主要是病毒和免疫功能异常。

2. **物理因素**　包括 X 射线、γ 射线、电离辐射等,长期接触可致白血病的发病率增高。

3. **化学因素**　如苯及含有苯的有机溶剂（汽油、橡胶等）。有些药物,如氯霉素、保泰松、抗肿瘤的烷化剂等与白血病的发生有关。

4. **遗传因素**　白血病的发生与遗传因素有关。

5. **其他血液病**　如骨髓增生异常综合征、淋巴瘤、多发性骨髓瘤等血液病可发展为白血病。

（二）发病机制

白血病发病机制复杂,可能是人体在上述各种因素作用下,机体免疫功能缺陷,不能识别及消灭恶性细胞,使其得以繁殖导致发病。

【临床表现】

起病急缓不一。急者可以是突然高热,类似"感冒",也可以是严重的出血。缓慢者常为面色苍白、皮肤紫癜、月经过多或拔牙后出血不止而就医时被发现。

（一）骨髓造血功能受抑制的表现

1. **贫血**　是急性白血病的早期表现,常为首发症状,呈进行性加重。其主要原因是正常红细胞生成减少。

2. **发热**　半数患者早期出现发热。高热往往提示有继发感染。感染的主要原因是成熟粒细胞缺乏,其次是免疫力低下。感染可发生在各个部位,以口腔炎、牙龈炎、咽峡炎最常见,其次是肺部感染、肛周炎、肛旁脓肿,严重时可有败血症或脓毒血症。感染最常见的致病菌为革兰氏阴性杆菌。

3. **出血**　多数患者有出血表现,其主要原因是正常血小板减少。出血可发生在全身各部位,以皮肤瘀点、瘀斑、鼻出血、牙龈出血、月经过多多见。眼底出血可致视力障碍,颅内出血表现为头痛、呕吐、瞳孔大小不等,甚至昏迷、死亡。

（二）白血病细胞浸润的表现

1. **肝、脾和淋巴结**　肝、脾可有轻至中度肿大,淋巴结肿大以 ALL 较多见。

2. **骨骼和关节**　常有胸骨下段局部压痛。可出现关节、骨骼疼痛,尤以儿童多见。发生骨髓坏死时,可引起骨骼剧痛。部分 AML 可形成粒细胞肉瘤,或称绿色瘤,常累及骨膜,以眼眶部位最常见,可引起眼球突出、复视或失明。

3. **口腔和皮肤**　可有牙龈增生、肿胀;皮肤可出现蓝灰色斑丘疹(局部皮肤隆起、变硬、呈紫蓝色结节状)、皮下结节、多形红斑等。

4. **中枢神经系统**　是白血病最常见的髓外浸润部位。由于多数化疗药物难以透过血脑屏障,不能有效杀灭隐藏在中枢神经系统的白血病细胞,因而引起中枢神经系统白血病(CNSL)。轻者表现为头痛、头晕,重者有呕吐、颈项强直,甚至抽搐、昏迷等。CNSL 可发生在疾病各个时期,尤其是缓解期,以 ALL 最常见。

5. **睾丸**　多为单侧睾丸无痛性肿大,双侧活检时往往均有白血病细胞浸润。多见于 ALL 化疗缓解后的幼儿和青年,是仅次于 CNSL 的髓外复发部位。

【实验室及其他检查】

（一）血象及骨髓象检查

1. **血象**　大多数患者白细胞增多,或白细胞计数正常或减低。血涂片分类检查可见数量不等的原始细胞及幼稚细胞;正常细胞性贫血;血小板晚期明显减少。

2. **骨髓象**　是诊断本病的主要依据和必做检查,对临床分型、指导治疗、疗效判断、预后估计等都有着重大意义。骨髓增生明显活跃或极度活跃,主要细胞为白血病原始和幼稚细胞,若原始细胞占全部骨髓有核细胞的30%以上,则可作出急性白血病诊断。正常粒细胞系、红细胞系及巨核细胞系均显著减少。

（二）细胞化学及免疫学检查

1. **细胞化学**　主要用于协助形态学鉴别各类白血病。常用的方法有过氧化物酶染色、糖原染色、非特异性酯酶及中性粒细胞碱性磷酸酶测定。

2. **免疫学检查**　根据白血病细胞所表达的系列相关抗原,以确定其来源,对分类、分型有重要意义。

（三）其他检查

白血病常伴有特异的染色体和基因改变;化疗期间血清尿酸浓度增高;发生 CNSL 时有脑脊液检查的改变等。

【诊断要点】

根据临床表现、血象和骨髓象的特点一般可作诊断。但需进一步作形态学、免疫学、遗传学等检查,以确定急性白血病的类型,指导治疗,评价预后。应注意与急性粒细胞缺乏症的恢复期、巨幼细胞性贫血、骨髓增生异常综合征等鉴别。

【治疗要点】

（一）一般治疗

1. **紧急处理**　高白细胞血症当血中白细胞计数>100×10⁹/L时，应紧急使用血细胞分离机，单采清除过高的白细胞，同时给以水化和化疗，并注意预防高尿酸血症、酸中毒、电解质紊乱、凝血异常等并发症。

2. **防治感染**　患者宜住层流病房或消毒隔离病房，如出现发热，应查明感染部位及致病菌，及时使用有效的抗生素治疗。

3. **改善贫血**　严重贫血者可吸氧、输浓缩红细胞（白细胞淤滞时不宜马上输红细胞，以免进一步增加血黏度）。

4. **防治出血**　血小板计数过低会引起出血，需输注单采血小板悬液。

5. **防治高尿酸性肾病**　鼓励患者多饮水，最好24h持续静脉补液；碱化尿液；口服别嘌醇。当患者出现少尿、无尿、肾功能不全时，应按急性肾衰竭处理。

6. **维持营养**　注意补充营养，维持水、电解质平衡。给患者高热量、高蛋白、易消化的食物，必要时静脉补充营养。

（二）化学药物治疗

简称化疗，是目前白血病治疗最主要的方法，也是造血干细胞移植的基础。化疗分为诱导缓解和缓解后治疗两个阶段。

1. **诱导缓解治疗**　目标是使患者迅速获得完全缓解。即白血病的症状、体征消失；外周血中性粒细胞绝对值≥1.5×10⁹/L，血小板计数≥100×10⁹/L，外周血分类中无白血病细胞；骨髓中原始+幼稚白血病细胞≤5%，红细胞、巨核细胞系正常；无髓外白血病。主要方法是联合化疗。ALL常采用VDCLP方案（长春新碱、柔红霉素、环磷酰胺、门冬酰胺酶、泼尼松）；AML常用IA（去甲氧柔红霉素、阿糖胞苷）、DA（柔红霉素、阿糖胞苷）、HA（三尖杉碱、阿糖胞苷）方案，M₃型白血病采用全反式维A酸+蒽环类药物治疗。

2. **缓解后治疗**　诱导缓解获CR后，体内尚有10⁸~10⁹的白血病细胞，必须进一步降低，以防止复发，争取长期无病生存（DFS）甚至治愈（DFS持续10年以上）。

（三）中枢神经系统白血病治疗

可采取头颅脊椎照射、鞘内注射化疗药等防治CNSL。

（四）造血干细胞移植

先用全身照射、化疗和强烈的免疫抑制剂，尽量将患者体内的白血病细胞全部杀灭，充分抑制患者的免疫功能，然后植入正常人的造血干细胞，使患者恢复正常的造血功能。

二、慢性白血病

慢性白血病细胞分化停滞在较晚阶段，多为较成熟幼稚细胞和成熟细胞，病情发展慢，自然病程为数年。

（一）慢性粒细胞白血病

慢性粒细胞白血病（CML）又称"慢粒"，是一种发生在多能造血干细胞上的恶性骨髓增殖性疾病，以粒系增生为主。外周血粒细胞显著增多且不成熟，脾明显肿大。本病以20~50岁多见，占成人白血病总数的40%，占慢性白血病的95%以上。自然病程可经历慢性期、加速期和急变期。

【临床表现】

起病缓慢，早期常无自觉症状，随病情发展而出现不同的临床表现。

1. **慢性期**　患者出现乏力、低热、多汗或盗汗、体重减轻等表现，因脾大而自觉左上腹坠胀感，脾大可达脐或脐以下，质地坚实、平滑，无压痛，但发生脾梗死时压痛明显。部分患者有胸骨中下段压痛。当白细胞显著增多时可有眼底充血及出血，白细胞极度增多时可发生"白细胞淤滞症"，表现为呼吸困难、反应迟钝、语言不清、中枢神经系统出血等。此期一般持续1~4年。

2. **加速期**　患者常有发热、体重下降，脾进行性肿大，胸骨和骨骼疼痛，出现贫血和出血。对原来有效的药物变得失效。此期可维持几个月到数年。

3. 急变期　临床表现与急性白血病类似,可有髓外白血病的临床表现。多数病例的急性变为急粒变,20%~30%为急淋变,偶有单核细胞、巨核细胞及红细胞等类型的急性变。

【实验室及其他检查】

1. 血象　白细胞数明显增高,常超过 $20×10^9$/L。中性粒细胞显著增多,可见各阶段粒细胞。慢性期以中性中幼、晚幼和杆状核粒细胞居多,原始细胞一般<10%,嗜酸、嗜碱性粒细胞增多(图8-6)。加速期原始细胞≥10%,嗜碱性粒细胞>20%。急变期原粒+早幼粒细胞>30%。

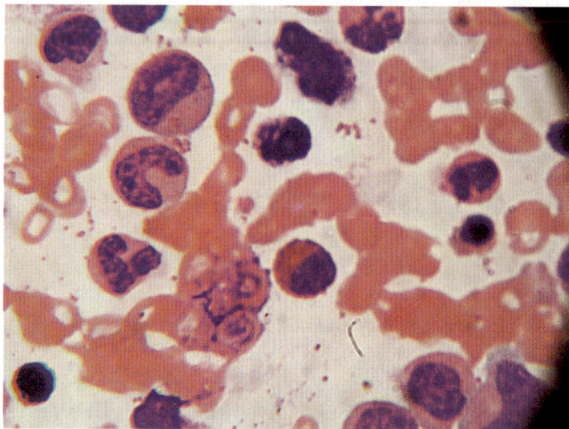

图8-6　慢性粒细胞白血病的血象

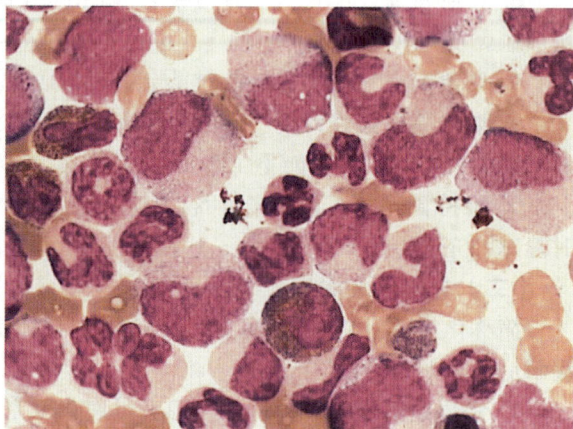

图8-7　慢性粒细胞白血病的骨髓象

2. 骨髓象　骨髓增生明显至极度活跃,以粒细胞为主。慢性期以中性中幼、晚幼及杆状核粒细胞明显增多,原始细胞<10%,嗜酸、嗜碱性粒细胞增多(图8-7)。加速期原始细胞≥10%。急变期原粒+早幼粒细胞>50%。

3. 其他检查　90%以上患者细胞中出现 Ph 染色体,即第 9 号染色体长臂与第 22 号染色体长臂发生易位,呈 t(9;22)(q34;q11)。用 DNA 印迹或逆转录酶聚合酶链反应可发现 BCR-ABL 融合基因。血清及尿中尿酸浓度增高等。

【诊断要点】

根据典型的临床表现,合并 Ph 染色体和/或 BCR-ABL 融合基因阳性即可确定诊断。应注意与类白血病反应、骨髓纤维化、其他原因引起的脾大相鉴别。

【治疗要点】

所有 CML 患者应采取个体化治疗措施。治疗应着重于慢性期,力争细胞遗传学及分子生物学水平的缓解,一旦进入加速期或急变期(统称进展期),治疗则难以奏效。

药物治疗上首选伊马替尼,属第一代酪氨酸激酶抑制剂(TKI),可抑制 BCR-ABL 阳性细胞的增殖。无法使用 TKI 的患者,可运用干扰素进行治疗。其他常用的药物治疗还有羟基脲、白消安等。异基因造血干细胞移植(allo-HSCT)是目前唯一可治愈的方法。

(二)慢性淋巴细胞白血病

慢性淋巴细胞白血病(CLL)简称慢淋,是单克隆性小淋巴细胞恶性增生性疾病,以淋巴细胞克隆性蓄积,浸润骨髓、血液、淋巴结和其他器官,最终导致正常造血功能衰竭的恶性血液病。本病在欧美国家发病率高,占白血病的 25%,在我国少见,主要发生于 60 岁以上的老年男性,病程长短不一。

【临床表现】

起病隐匿,常在体检或因其他疾病检查血象时才被发现。早期症状可能有乏力疲倦,体力活动气促,后期出现食欲减退、消瘦、低热、盗汗及贫血等症状。

颈部、腹股沟等处淋巴结肿大为主,肿大的淋巴结无压痛,质坚实,可移动,脾中度大,肝亦可肿大。CT 扫描可发现腹膜后、肠系膜淋巴结肿大。偶因肿大的淋巴结压迫胆道或输尿管而出现阻塞症状。

晚期患者可出现贫血、血小板减少、皮肤黏膜紫癜。少数患者有皮肤浸润、扁桃体、唾液腺（涎腺）、泪腺肿大。T 细胞慢淋可出现皮肤增厚、结节以致全身红皮病等。由于免疫功能减退，常易感染。约 8% 患者可并发自身免疫性溶血性贫血。

【实验室及其他检查】

1. **血象**　血中持续淋巴细胞数增高。白细胞总数常超过 $10 \times 10^9/L$，淋巴细胞占 50% 以上，绝对值 $\geq 5 \times 10^9/L$，其细胞质少、核致密、核仁不明显，染色质部分聚集，并易见涂抹细胞。血小板减少，红细胞数降低。

2. **骨髓象**　骨髓检查有核细胞增生明显至极度活跃，淋巴细胞显著增多，占 40% 以上，以成熟淋巴细胞为主，原始淋巴细胞一般不超过 1%~2%。红系、粒系和巨核系均减少（图 8-8）。

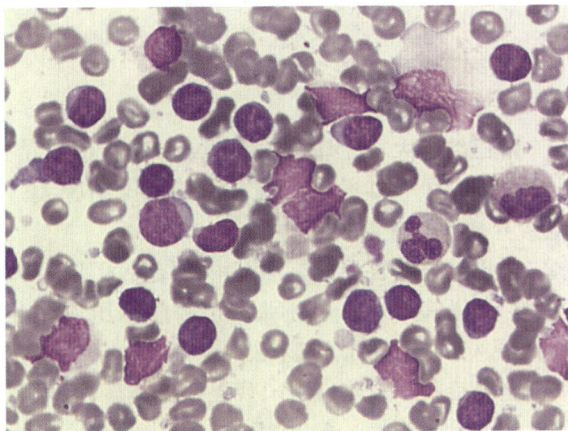

图 8-8　慢性淋巴细胞白血病的骨髓象

3. **其他检查**　部分患者可出现免疫学检查异常，出现典型的免疫表型。分子遗传学检查提示基因突变。

【诊断要点】

根据外周血 B 淋巴细胞 $\geq 5 \times 10^9/L$，且 ≥ 3 个月。若 B 淋巴细胞 $< 5 \times 10^9/L$，存在 CLL 细胞骨髓浸润所致血细胞减少，也可诊断 CLL。

外周血涂片中的白血病细胞特征性表现为小的、成熟淋巴细胞，细胞质少、核致密、核仁不明显，染色质部分聚集。外周血淋巴细胞中幼稚淋巴细胞 < 55%。出现典型的免疫表型如 CD5 和 CD23 阳性，B 细胞膜表面免疫球蛋白（SmIg）弱阳性，FMC7 阴性，CD22 和 CD79b 弱阳性或阴性。流式细胞学确认 B 细胞的克隆性，即 B 细胞表面限制性表达 κ 或 λ 轻链（κ：λ > 3：1 或 < 0.3：1）或 > 25% 的 B 细胞 SmIg 不表达。

本病需要与传染性淋巴细胞增多症、病毒感染及免疫反应所致淋巴细胞增多相鉴别。

【治疗要点】

不是所有的 CLL 患者需要治疗。应根据患者年龄、身体的适应性、预后对有症状患者进行分层治疗。

首选化疗药物为苯丁酸氮芥，也可联合利妥昔单抗（RTX）、泼尼松进行化疗。环磷酰胺的效果与苯丁酸氮芥相同。对于淋巴结肿大发生压迫症状或化疗后淋巴结、脾、扁桃体缩小不满意者可行放疗。

（蒲建萍）

第三节　淋　巴　瘤

淋巴瘤（lymphoma）是起源于淋巴结和结外淋巴组织的免疫系统的恶性肿瘤，是最早发现的血液系统肿瘤。其发生大多与免疫应答过程中淋巴细胞增殖分化产生的各种免疫细胞有关。临床上以无痛性进行性淋巴结肿大或局部肿块为特征，同时有相应器官受压迫或浸润受损的症状。按组织病理学改变，将淋巴瘤可分为霍奇金淋巴瘤（Hodgkin lymphoma，HL）和非霍奇金淋巴瘤（non Hodgkin lymphoma，NHL）两大类。霍奇金淋巴瘤在欧美国家呈较典型的双峰分布，分别在 15~39 岁和 55 岁以后；而包括中国在内的东亚地区，发病年龄呈单峰分布，多在 30~40 岁。霍奇金淋巴瘤发病率随年龄增长而上升，高发年龄男性为 60~70 岁，女性为 70~74 岁。

【病因和发病机制】

淋巴瘤的病因和发病机制不完全清楚。目前认为 EB 病毒（EBV）感染和霍奇金淋巴瘤的发病密切相关,人类T淋巴细胞病毒Ⅰ型、人类T淋巴细胞病毒Ⅱ型、卡波西肉瘤病毒感染也是重要因素。免疫功能低下与淋巴瘤的易感性有关。此外,遗传、化学及物理因素、社会因素等均与淋巴瘤的发病有关。

【临床表现】

（一）霍奇金淋巴瘤

1. **淋巴结肿大**　无痛性的颈部或锁骨上淋巴结进行性肿大(占60%~80%)常是首发症状,其次为腋下淋巴结肿大,少数患者仅有深部淋巴结肿大。肿大的淋巴结可以活动,亦可相互粘连,融合成块,触诊有软骨样感觉。

2. **淋巴结外器官受累**　深部淋巴结肿大压迫神经可引起疼痛。压迫邻近器官,如纵隔淋巴结肿大可致咳嗽、胸闷、气促、肺不张和上腔静脉压迫综合征等;腹膜后淋巴结肿大可压迫输尿管,引起肾盂积水;硬膜外肿块导致脊髓压迫症等。

3. **全身症状**　发热、盗汗、疲乏及消瘦等全身症状较多见,30%~40%的患者以原因不明的持续发热起病。可有局部或全身皮肤瘙痒,多见于年轻患者,尤其是女性。全身瘙痒可为霍奇金淋巴瘤的唯一症状。饮酒后引起的淋巴结疼痛是霍奇金淋巴瘤患者所特有,但并非所有患者都是如此。

（二）非霍奇金淋巴瘤

相对霍奇金淋巴瘤而言,非霍奇金淋巴瘤是更为常见的一种淋巴系统恶性增殖性疾病。其临床表现与霍奇金淋巴瘤相似,难以区分,但有以下特点:多数以无痛性颈和锁骨上淋巴结进行性肿大为首发表现,但较霍奇金淋巴瘤少。病变发生在扁桃体、软腭、鼻腔、淋巴结外淋巴组织或其他组织(胃肠道、胸腔、骨、中枢神经系统、皮肤、肾)者较多见,引起呼吸困难、腹痛、幽门梗阻、肠梗阻、胸腔积液、骨痛、病理性骨折、截瘫、皮下结节、血尿等症状和体征。有时成为起病的主要临床表现,而浅表淋巴结不肿大。对各器官的压迫和浸润较霍奇金淋巴瘤多见。除惰性淋巴瘤外,一般发展迅速。

【实验室及其他检查】

（一）实验室检查

1. **血液和骨髓检查**　可出现中性粒细胞增多及不同程度的嗜酸性粒细胞增多。骨髓被广泛浸润或发生脾功能亢进时,可有全血细胞减少。骨髓涂片可找到R-S细胞或单个核类似细胞。非霍奇金淋巴瘤白细胞数多正常,伴有淋巴细胞绝对或相对增多。晚期并发急性淋巴细胞白血病时,可呈白血病样血象及骨髓象。

2. **淋巴结病理学检查**　淋巴结印片Wright染色后做细胞病理形态学检查、淋巴结切片HE染色后做组织病理学检查、深部淋巴结穿刺涂片做细胞病理形态学检查,有助于淋巴瘤的诊断与分型。

3. **其他**　可进行血沉、血清乳酸脱氢酶、血清碱性磷酸酶等检查,对判断预后及有无骨骼等浸润有重要意义。少数患者可并发Coombs试验阳性。

（二）影像学检查

影像学检查包括B超、CT、MRI及PET/CT检查,可发现病灶、确定受累部位。其中PET/CT作为淋巴瘤分期的重要依据,并可替代骨髓穿刺检查。

【诊断要点】

淋巴瘤的确诊依靠组织病理学检查。对进行性、无痛性淋巴结肿大者,及时做淋巴结印片及病理切片或淋巴结穿刺物涂片检查;疑皮肤淋巴瘤时可做皮肤活检及印片;伴有血细胞数量异常、血清碱性磷酸酶增高或有骨骼病变时,可做骨髓活检和涂片,了解骨髓受累的情况。根据组织病理学检查结果,作出淋巴瘤的诊断和分类分型诊断。

应尽量采用单克隆抗体、细胞遗传学和分子生物学技术,对淋巴组织肿瘤分型。明确淋巴瘤的诊断和分类分型诊断后,还需根据淋巴瘤的分布范围进行分期。

无论霍奇金淋巴瘤还是非霍奇金淋巴瘤,都应考虑与其他原因所致的淋巴结肿大疾病如淋巴结炎、恶性肿瘤转移、淋巴结结核、传染性单核细胞增多症等相鉴别。

【治疗要点】

（一）放疗与化疗

1. **霍奇金淋巴瘤**　治疗上主要为放、化疗结合的综合治疗。放疗包括受累野放疗(根据Ann-Ar-

bor 期系统确定的淋巴区域进行照射)或受累区域淋巴结放疗(根据 PET/CT 合理延伸 2~5cm 的淋巴引流区域确定的放射治疗区域)。常用化疗方案可选择 ABVD 方案(多柔比星、博来霉素、长春新碱、达卡巴嗪)、CHOP 方案(环磷酰胺、多柔比星、长春新碱、泼尼松)、EPOCH 方案(依托泊苷、长春新碱、环磷酰胺、多柔比星、泼尼松)等治疗。

2. **非霍奇金淋巴瘤**　非霍奇金淋巴瘤多中心发生的倾向使其临床分期的价值和扩大照射的治疗作用不如霍奇金淋巴瘤,决定了治疗策略应以化疗为主。常用的联合化疗方案有 CHOP 方案(环磷酰胺、多柔比星、长春新碱、泼尼松)、R-CHOP 方案(利妥昔单抗、环磷酰胺、多柔比星、长春新碱、泼尼松)、EPOCH 方案(依托泊苷、多柔比星、长春新碱、环磷酰胺、泼尼松)、ESHAP 方案(依托泊苷、甲泼尼龙、阿糖胞苷、顺铂,用于复发性淋巴瘤)。对化疗残留肿块、局部巨大肿块或中枢神经系统累及者,可行局部放疗扩大照射作为化疗的补充。

(二)其他治疗

合并脾功能亢进者如有切脾指征,可行脾切除术以提高血象,为后续化疗创造有利条件。合适的患者也可考虑行异基因造血干细胞移植治疗。

(蒲建萍)

第四节　出血性疾病

出血性疾病系指因先天性或获得性因素,导致血管、血小板、凝血、抗凝及纤维蛋白溶解等机制的缺陷或异常,从而引起以自发性出血或轻度损伤后过度出血甚至出血不止为特征的一组疾病。

一、过敏性紫癜

过敏性紫癜(allergic purpura)是一种常见的毛细血管变态反应性疾病,因机体对某些致敏物质发生变态反应,导致毛细血管脆性和/或通透性增加,导致以皮肤和黏膜出血为主要表现的临床综合征。本病多见于青少年,男性发病略多于女性,春、秋季发病较多。

【病因和发病机制】

目前认为过敏性紫癜的发生主要与变态反应有关。与本病发生密切相关的主要因素有:①感染,包括细菌、病毒和寄生虫等。②食物,主要是机体对某些动物性食物中的异性蛋白过敏所致,如鱼、虾、蟹、蛋及乳类等。③药物:某些抗生素类、解热镇痛药、抗结核药及阿托品、噻嗪类利尿药等。④其他:花粉、尘埃、昆虫叮咬、疫苗接种、寒冷刺激等。

【临床表现】

起病前 1~3 周往往有全身不适、食欲减退、乏力、发热等上呼吸道感染的表现。典型表现分为五型。

1. **单纯紫癜型**　为最常见的类型。主要表现为皮肤紫癜,多局限于四肢,尤以下肢及臀部多见。紫癜大小不等,按之不褪色,常成批反复出现、对称分布,可伴血管神经性水肿或荨麻疹。

2. **腹型**　除皮肤紫癜外,主要表现为阵发性腹痛或持续性钝痛,位置不固定,有压痛但无肌紧张,可伴恶心呕吐、腹泻、便血。

3. **关节型**　除皮肤紫癜外,可出现关节肿胀、疼痛、压痛及功能障碍等表现。多发生于膝、踝、肘、腕等大关节,呈游走性红、肿、痛、热,可伴积液,常为一过性,不留后遗症。

4. **肾型**　病情最为严重。在皮肤紫癜的基础上,出现血尿、蛋白尿及管型尿,偶见水肿、高血压及肾衰竭等表现。肾损害多发生于紫癜出现后 1 周。

5. **混合型**　指上述两种及以上临床表现。

【实验室及其他检查】

血小板计数正常,血小板功能正常,凝血时间、出血时间正常。部分患者毛细血管脆性试验阳性。肾型及合并肾型表现的混合型者,尿常规检查可有血尿、蛋白尿、管型尿,可有程度不等的肾功能受损。

【诊断要点】

主要诊断依据:①发病前 1~3 周有低热、咽痛、全身乏力或上呼吸道感染史。②典型四肢皮肤紫癜,可伴腹痛、关节肿痛及血尿。③血小板计数、功能及凝血相关检查正常。④排除其他原因所致的血管炎及紫癜。应注意与血小板减少性紫癜、风湿性关节炎、肾小球肾炎、系统性红斑狼疮、外科急腹症等鉴别。

【治疗要点】

1. **消除病因**　积极寻找和去除致病因素,防治感染、避免可能致敏的食物及药物等。

2. **抗过敏及对症治疗**　运用维生素 C、曲克芦丁、卡巴克络等改善血管通透性;有荨麻疹或血管性水肿,运用盐酸异丙嗪、氯苯那敏、阿司咪唑等抗组胺药和钙剂;腹痛较重者可予阿托品;关节痛可酌情用镇痛药;呕吐严重者可用止吐药等。

3. **糖皮质激素治疗**　可迅速缓解腹痛和关节痛,但不能预防肾脏的损害。一般用泼尼松口服,重症者可用氢化可的松或地塞米松静脉滴注。

4. **其他治疗**　如上述治疗效果不佳或近期内反复发作者,可酌情使用免疫抑制剂、抗凝疗法、中药等。

二、特发性血小板减少性紫癜

特发性血小板减少性紫癜(idiopathic thrombocytopenic purpura,ITP)是一种因血小板免疫性破坏,导致外周血中血小板减少的出血性疾病。临床以广泛皮肤黏膜及内脏出血、血小板减少、骨髓巨核细胞发育成熟障碍、血小板生存时间缩短及出现抗血小板自身抗体等为特征。

【病因和发病机制】

ITP 的病因迄今未明。目前认为该病主要是由于患者对自身抗原的免疫失耐受,导致免疫介导的血小板破坏增多和免疫介导的巨核细胞产生血小板不足。

发病机制:①体液免疫和细胞免疫介导的血小板过度破坏。②体液免疫和细胞免疫介导的巨核细胞数量及质量异常,血小板生成不足。

【临床表现】

1. **急性型**　典型患者见于 3～7 岁的婴幼儿,紫癜出现前 1～3 周常有上呼吸道感染史。起病急骤,部分患者可有寒战、发热。皮肤、黏膜出血是 ITP 的突出表现,表现为皮肤瘀点、紫癜、瘀斑,严重者可有血泡及血肿形成;损伤及注射部位可渗血不止或形成大小不等的瘀斑,鼻出血、牙龈出血、口腔黏膜及舌出血常见。当血小板计数低于 $20×10^9/L$ 时,可出现内脏出血,如呕血、黑便、咯血、尿血、阴道出血等,颅内出血少见,一旦发生,则预后不良。出血量大或范围广泛,可引起贫血、血压降低,严重可出现失血性休克。

2. **慢性型**　慢性起病多见于成人,尤其是 40 岁以下的青年女性,起病隐袭,一般无前驱症状,出血较轻而局限,易反复发作。可表现为皮肤黏膜出血,严重内脏出血较少见。阴道出血常见,可为部分患者的唯一症状。长期月经过多可导致失血性贫血,可有脾脏轻度肿大。

【实验室及其他检查】

1. **血小板检查**　血小板计数减少;血小板平均体积偏大;出血时间延长,血块收缩不良;血小板的功能一般正常。

2. **骨髓象**　急性型骨髓巨核细胞数量轻度增加或正常,慢性型巨核细胞显著增加;巨核细胞发育成熟障碍,表现为巨核细胞体积变小,胞质内颗粒减少,幼稚巨核细胞增加;有血小板形成的巨核细胞显著减少(<30%);红系、粒系正常。

3. **其他检查**　80%以上 ITP 患者血小板相关抗体(PAIg)及血小板相关补体(PAC3)阳性,主要抗体成分为 IgG。90%以上的患者血小板生存时间明显缩短。

【诊断要点】

诊断 ITP 必须符合以下条件:①至少 2 次实验室检查血小板计数减少,血细胞形态无异常。②脾不大或仅轻度增大。③骨髓检查巨核细胞计数增多或正常,有成熟障碍。④符合泼尼松治疗有效、切脾治疗有效、血小板寿命缩短和血小板表面相关抗体增高或阳性等 4 项中的一项。⑤排除继发性血小板减少症。ITP 必须与继发性血小板减少症相鉴别,如血小板生成低下、血小板破坏或消耗过多、脾大伴脾功能亢进、稀释性血小板减少等。

【治疗要点】

1. **病情观察**　对无明显出血倾向、血小板计数高于 $30×10^9/L$、无手术及创伤、不从事增加出血危险的工作或活动者,处理措施为暂不应用药物治疗,进行严密观察。

2. **药物治疗**　一般情况下为首选糖皮质激素,注意长期运用糖皮质激素的副作用。对于 ITP 的急症处理、不能耐受糖皮质激素的患者、脾切除术前、合并妊娠或分娩前,可静脉输注丙种球蛋白(IVIg)。难治性 ITP 患者可选用促血小板生成药物,包括重组人血小板生成素、罗米司亭、艾曲波帕等。有指征者可进行脾切除术。对糖皮质激素或脾切除疗效不佳者可选用如长春新碱、环磷酰胺等免疫抑制剂。

3. **血小板治疗**　重症 ITP 患者(血小板计数<$10×10^9/L$)发生胃肠道、泌尿生殖道、中枢神经系统或其他部位的活动性出血或需要急诊手术时,可输注血小板。

三、血友病

血友病(hemophilia)是一组遗传性凝血功能障碍的出血性疾病,可分为血友病 A、血友病 B。前者为凝血因子Ⅷ(FⅧ)缺乏,后者为凝血因子Ⅸ(FⅨ)缺乏,均由相应的凝血因子基因突变引起。临床上以关节、肌肉、内脏和深部组织自发性或轻微外伤后出血难止为特征。血友病患者出血速度通常不比正常人快,但出血时间比正常人长。所有血友病患者中,血友病 A 占 80%~85%,血友病 B 占 15%~20%,女性血友病患者极其罕见。

【病因和发病机制】

目前认为血友病主要为 X 染色体连锁的隐性遗传性疾病,患者异常的 X 染色体可来自母亲(占 2/3),或由基因突变(占 1/3)所致。本病由女性传递,男性发病,其遗传规律见图 8-9。

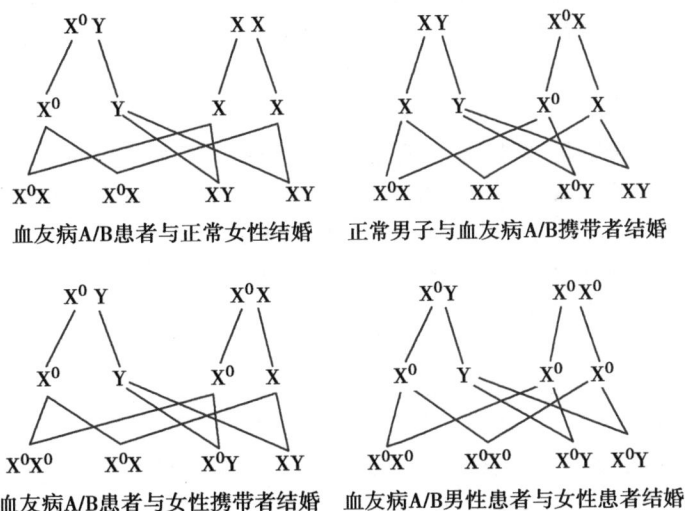

图 8-9　血友病 A、B 遗传规律

XY 正常男性;XX 正常女性;X^0Y 血友病 A/B 男性患者;X^0X 血友病 A/B 女性携带者;X^0X^0 血友病 A/B 女性患者。

【临床表现】

（一）临床表现

血友病 A、B 的临床表现相似,出血症状是主要表现,终身于轻微损伤或小手术后有长时间出血的倾向。

1. **肌肉出血和血肿**　肌肉出血常在活动过久或创伤后发生,多见于腓肠肌、大腿肌肉、上肢肌肉,其次为腰大肌、前臂肌肉。深部肌肉出血可形成血肿,常压迫神经和动脉,致永久损害。

2. **关节积血**　血友病最常见的临床表现之一,多见于膝关节,其次为踝、髋、肘、肩关节等处,常发生在创伤、活动或行走过久后。急性期表现为局部红肿热痛,后期关节僵硬、畸形、肌肉萎缩,造成血友病性骨关节炎。

3. 皮肤、黏膜出血　由于皮下组织、口腔、牙龈黏膜易受伤,为出血好发部位。幼儿亦常见于头部碰撞后出血和血肿。

4. 其他部位的出血　血尿、消化道出血、颅内出血、创伤或小手术后出血不止等。

5. 创伤或手术后出血　不同程度的创伤、小手术,如拔牙、扁桃体摘除、脓肿切开、肌内注射或针灸等,都可以引起相应部位严重出血。

(二) 分型

根据患者凝血因子活性水平可将血友病分为轻型、中间型和重型。轻型因子活性水平>5~40IU/dl;中间型因子活性水平在1~5IU/dl;重型因子活性水平<1IU/dl。轻型患者一般很少出血,只有在损伤或手术后才发生;重型患者自幼可有自发性出血(可发生于身体的任何部位);中间型患者出血的严重程度介于轻型和重型之间。

【实验室及其他检查】

1. 出血相关实验室检查　血小板计数正常,凝血酶原时间(PT)正常,凝血酶时间(TT)正常,出血时间正常,血块回缩试验正常,纤维蛋白原定量正常。重型血友病患者活化的部分凝血活酶时间(APTT)延长,轻型血友病患者APTT仅轻度延长或正常。

2. 凝血因子检查　血友病有赖于FⅧ活性(FNⅧ:C)、FIX活性(FIX:C)以及血管性血友病因子抗原(vWF:Ag)的测定。血友病A患者FⅧ:C减低或缺乏,vWF:Ag正常,FⅧ:C/vWF:Ag明显降低。血友病B患者FIX:C减低或缺乏。

3. 其他检查　还包括凝血因子抑制物检测及基因检测。

【诊断要点】

主要通过详细询问出血史、家族史、临床表现和实验室检查可以明确诊断。其中实验室检查至关重要。一旦确定FⅧ:C或FIX:C低于正常人活性的50%,而vWF无明显减少,即可诊断血友病。血友病的严重程度由各自因子的活性百分率来确定。血友病须与血管性血友病、获得性血友病及其他凝血因子缺乏症相鉴别。

【治疗要点】

血友病患者应避免肌内注射和外伤,尽量避免各种手术。禁服阿司匹林或其他非甾体解热镇痛药以及所有可能影响血小板聚集的药物。若有出血应及时给予足量的替代治疗。血友病A的替代治疗首选基因重组FⅧ制剂或者病毒灭活的血源性FⅧ制剂;血友病B的替代治疗首选基因重组FIX制剂或者病毒灭活的血源性凝血酶原复合物;在无上述条件时可选用冷沉淀或新鲜冰冻血浆等。

(蒲建萍)

本章小结

由于血液和造血组织本身的特点,血液系统疾病的表现具有许多与其他疾病不同的特点,多以全身性表现为主,症状与体征多种多样,但缺乏特异性,大多以贫血、出血与感染为主要表现。实验室检查在血液病诊断中占有突出地位,是确诊的主要依据。本章重点在于常见贫血、白血病、淋巴瘤及出血性疾病的临床表现、实验室及其他检查。同学们在学习中注意常见疾病的对比,理论联系实际,为以后的临床工作打下基础。

病例讨论

病例一

患者男性,18岁,学生。因高热、畏寒、咳嗽伴牙龈渗血、头昏、心慌3d入院。

3d前患者因受凉后出现畏寒、咳嗽,高热,自测体温达40℃,同时伴有头昏、心慌、牙龈渗血,院外自服"感冒药"(不详)病情无好转。查血常规,红细胞计数2.4×10¹²/L,血红蛋白70g/L,白细

胞计数 $52×10^9/L$,血小板计数 $32×10^9/L$,中性粒细胞占 10%,淋巴细胞占 54%,原始及幼稚细胞占 36%;胸片示左下肺片状阴影。

查体:体温 40℃,中度贫血貌,下肢皮肤散在瘀点,颈部、腋下可扪及多个蚕豆大小淋巴结,质地中等,活动、无压痛,牙龈渗血,胸骨下端有压痛。心率 136 次/min,律齐,无杂音,左下肺明显湿啰音,腹软,肝肋下 2cm,脾肋下 3cm,质地中等,无压痛。

1. 请提出该患者的临床初步诊断及诊断依据。

2. 为明确诊断,请说出进一步需要做的主要检查。

病例二

患者女性,20 岁。因反复下肢瘀斑半年,加重 1 周入院。

半年前无诱因出现下肢反复瘀斑,近 1 个月刷牙时常有出血,1 周来下肢出现较多紫癜。近 2 年月经量较前明显增多,经期延长。院外实验室检查显示红细胞计数 $2.6×10^{12}/L$,血红蛋白水平 80g/L,白细胞计数 $5.2×10^9/L$,血小板计数 $22×10^9/L$,网织红细胞占 3%,MCV 78fl,MCH 26pg/L,骨髓检查有核细胞增生明显活跃,巨核细胞 158 个/全片,颗粒型巨核细胞 150 个,产板型巨核细胞 8 个。

查体:中度贫血貌,浅表淋巴结不肿大,心率 106 次/min,律齐,心尖部 2 级收缩期杂音,两肺未见异常。腹平软,肝肋下未及,脾肋下刚及,质地中等。下肢皮肤见散在紫癜及瘀斑。

1. 请提出该患者的临床初步诊断及诊断依据。

2. 为明确诊断,请说出进一步需要做的主要检查。

病例讨论

扫一扫,测一测

思考题

1. 试述再生障碍性贫血的诊断标准。

2. 试述白血病的定义,并指出急慢性白血病的区别。

3. 比较过敏性紫癜、ITP 及血友病的筛选试验检查结果。

第九章　内分泌与代谢性疾病

学习目标

1. 掌握:内分泌系统疾病的临床表现及相关实验室检查。
2. 熟悉:内分泌系统疾病的诊断和治疗。
3. 了解:内分泌系统疾病的病因及病理。
4. 具有对内分泌系统常见疾病做出初步判断的能力。
5. 能做到运用临床思维对实验室检查结果做出临床初步诊断。

　　内分泌系统由固有的内分泌腺(垂体、甲状腺、甲状旁腺、肾上腺、性腺和胰岛)和分布在心血管、胃肠、肾、脂肪组织、脑(尤其下丘脑)的内分泌组织和细胞构成。其主要功能是调节机体的生理活动和生命过程,包括物质代谢、生长和发育、生殖、运动、衰老等。内分泌疾病有激素分泌过多引起功能亢进(如甲状腺功能亢进症);激素分泌不足引起功能减退或衰竭(如甲状腺功能减退症、原发性慢性肾上腺皮质功能减退症)以及对激素的敏感性下降(如肾性尿崩症等)。

　　新陈代谢指在生命机体中所进行的众多化学变化的总和,是人体生命活动的基础。新陈代谢包括物质合成代谢与分解代谢两个过程,营养物质进入机体后在体内合成和分解代谢过程中的一系列化学反应为中间代谢,中间代谢某一环节出现障碍,则引起代谢性疾病。代谢性疾病一般按中间代谢的主要途径分类有蛋白质代谢障碍、糖代谢障碍、脂类代谢障碍、水电解质代谢障碍、无机元素代谢障碍及其他代谢障碍。

　　内分泌及代谢疾病大多呈慢性过程,对患者的神经调节、生长发育和营养代谢有着明显的影响,常出现身体外形、营养失调、水电解质酸碱平衡紊乱,甚至精神异常等。

第一节　腺垂体功能减退症

病例导学

　　患者女性,34 岁。6 年前分娩时失血过多伴晕厥,产后无乳汁。2 年前闭经,病程中伴畏寒、食欲减退、疲乏无力、体位性头晕、餐前经常手抖、心悸,饥饿感,排尿正常,有便秘。查体:血压 80/50mmHg,脉搏 54 次/min,反应迟钝,查体合作。颜面苍白,嗓音低哑,毛发稀疏,腋毛、阴毛脱落。双乳房萎缩,双肺呼吸音清,未闻及干、湿啰音。心率 54 次/min,节律整齐,各瓣膜听诊区未闻及杂音。腹软,无压痛、反跳痛。双下肢非凹陷性水肿。

问题与思考：
1. 请分析该患者的临床初步诊断及诊断依据。
2. 为明确诊断应进一步完善的其他检查。

腺垂体功能减退症(hypopituitarism)指腺垂体激素分泌减少,既可是单一激素减少,也可表现为多种垂体激素同时缺乏。腺垂体功能减退可原发于垂体病变,称为原发性腺垂体功能减退症;也可继发于下丘脑病变,表现为甲状腺、肾上腺、性腺等靶腺功能减退和/或鞍区占位性病变,称为继发性腺垂体功能减退症。成年人腺垂体功能减退症又称西蒙病(Simmonds disease),生育后妇女因产后腺垂体缺血性坏死所致者称为希恩综合征(Shee-han syndrome),儿童期发生腺垂体功能减退可因生长发育障碍而导致垂体矮小症。

【病因】
多由于下丘脑病变和垂体本身的异常引起。过去比较多见的是产后大出血,近年来由于生育条件的改善已大为减少,但在农村地区仍不罕见。垂体肿瘤是成人发病最常见的原因,约占50%,其他原因有颅内肿瘤、感染、肉芽肿、外伤、垂体放疗、手术、自身免疫性炎症等。

【临床表现】
临床表现各异,往往取决于原发疾病,腺垂体破坏程度、各种垂体激素减退以及相应靶腺萎缩程度,约50%以上腺垂体组织破坏后才有临床症状。促性腺激素、生长激素(GH)和催乳素(PRL)缺乏最早表现,促甲状腺激素(TSH)缺乏次之,然后可伴有促肾上腺皮质激素(ACTH)缺乏。希恩综合征患者往往因围生期大出血休克而有全垂体功能减退症,即全部垂体激素均缺乏;垂体及鞍旁肿瘤引起者除有垂体功能减退外,还伴占位性病变的体征。腺垂体功能减退主要表现为各靶腺功能减退。

1. **性腺(卵巢、睾丸)功能减退**　女性有产后大出血、休克、昏迷病史,产后无乳,月经不再来潮,性欲减退,不育,阴道分泌物减少,外阴、子宫和阴道萎缩,阴道炎,性交痛,毛发脱落尤以阴毛、腋毛为甚。成年男子性欲减退、阳痿、睾丸松软缩小、胡须稀少、无男性气质、激励减弱、皮脂分泌减少、骨质疏松。

2. **甲状腺功能减退**　与原发性甲状腺功能减退症相似,但通常无甲状腺肿。

3. **肾上腺功能减退**　与原发性慢性肾上腺皮质功能减退症相似,不同的是本病由于缺乏黑素细胞刺激素,故有皮肤色素减退、面色苍白、乳晕色素浅淡,而原发性慢性肾上腺功能减退症则皮肤色素加深。

4. **腺垂体功能减退性危象(简称垂体危象)**　在腺垂体功能减退症基础上,各种应激如感染、败血症、腹泻、呕吐、失水、饥饿等均可诱发垂体危象。临床呈现高热型、低温型、低血糖型、低血压及循环衰竭型、水中毒型、混合型。各种类型可伴有相应的症状,突出表现为消化系统、循环系统和神经精神方面的症状,如高热、循环衰竭、休克、恶心、呕吐、头痛、神志不清、谵妄、抽搐、昏迷等严重垂危状态。

【实验室检查】
1. **一般检查**　空腹血糖偏低,易出现低血糖症。血清钠、氯可偏低,血钾大多正常。

2. **腺垂体功能测定**　促性腺激素(Gn)[包括促卵泡激素(FSH)和黄体生成素(LH)]、促甲状腺激素(TSH)、促肾上腺皮质激素(ACTH)、泌乳素(PRL)及生长激素(GH)血浆水平低于正常。如需了解腺垂体储备功能,可做有关兴奋试验,如促甲状腺激素释放激素(TRH)兴奋试验、促性腺激素释放激素(GnRH)兴奋试验等。

3. **靶腺功能测定**　如性腺功能、肾上腺皮质功能、甲状腺功能等。

【诊断要点】
本病诊断需根据病史、症状和体征,结合辅助检查全面分析。
1. **性腺功能**　女性有血清雌二醇水平降低,没有排卵及基础体温改变,阴道涂片未见雌激素作用的周期性改变;男性见血睾酮水平降低或正常低值,精液检查精子数量减少,形态改变,活动度差,精液量少。

2. **肾上腺皮质功能** 24h 尿中 17-羟皮质激素及游离皮质醇减少,血浆皮质醇浓度降低,但节律正常,葡萄糖耐量试验示血糖低平曲线。

3. **甲状腺功能** 血清总 T_4、游离 T_4 均降低,总 T_3、游离 T_3 可正常或降低。

4. **腺垂体分泌激素** 如 FSH、LH、TSH、ACTH、GH、PRL 均减少。同时测定垂体促激素和靶腺激素水平,可以更好地判断靶腺功能减退为原发性或继发性。

> **知识拓展**
>
> 腺垂体激素的检测
>
> 垂体激素的分泌呈脉冲式,检测时应相隔 15~20min 连续抽取等量抗凝血 3 次,等量相混后送检测。
>
> 为更好地判断靶腺功能减退病变部位(即为原发性或继发性),应同时测定垂体促激素和靶腺激素水平。本病垂体促激素和靶激素水平均低于正常。有关兴奋实验可帮助了解腺垂体内分泌细胞储备功能,如 TRH、GnRH、CRH、生长激素释放激素(GHRH)等下丘脑激素来探测垂体激素的分泌反应。如病变在垂体,则在注射释放激素后,血中腺垂体激素不增高;如病变在下丘脑,则可增高,但较正常人为缓慢,呈延迟反应。腺垂体联合兴奋实验(TRH、GnRH、胰岛素低血糖兴奋试验)结果若低于正常有判断意义,但正常低值也属异常。须注意,胰岛素低血糖激发试验忌用于老年人、冠心病、有惊厥和黏液性水肿的患者。

【治疗要点】

1. **病因** 治疗肿瘤患者可选择手术、放疗和化疗;对于鞍区占位性病变,首先必须解除压迫及破坏作用,减轻和缓解颅内高压症状;对于出血、休克而引起缺血性垂体坏死,关键在于预防,加强产妇围生期监护。

2. **激素替代治疗** 腺垂体功能减退症采用相应靶腺激素替代治疗需要长期甚至终身维持,所有替代治疗宜口服给药。治疗过程中应先补充糖皮质激素,再补充甲状腺激素,以防肾上腺危象的发生。一般不必补充盐皮质激素及 GH。

3. **垂体危象处理** 首先纠正低血糖,继而给予氢化可的松以解除急性肾上腺功能减退危象。有循环衰竭者按休克原则治疗,有感染败血症者应积极抗感染治疗,有水中毒者主要应加强利尿,可给予泼尼松或氢化可的松。

(董 吉)

第二节 甲状腺功能亢进症

> **病例导学**
>
> 患者女性,34 岁。因怕热、多汗、消瘦 4 个月入院。查体:体温 37.7℃,血压 150/70mmHg,眼裂增宽,瞬目减少。甲状腺可触及Ⅲ度肿大,上下极可触及震颤,闻及血管杂音。心率 120 次/min,律齐,未闻及杂音。肝肋下未触及,双手平伸有细震颤。排便 4~5 次/d。甲状腺功能检查:游离三碘甲腺原氨酸(FT_3)36pmol/L,游离甲状腺素(FT_4)55pmol/L,TSH 0.17μIU/ml。
>
> 问题与思考:
>
> 1. 分析该患者的临床初步诊断及诊断依据。
>
> 2. 请试述治疗常用的药物。

甲状腺功能亢进症(hyperthyroidism),简称甲亢,是指甲状腺腺体本身产生过多的甲状腺激素而引起的甲状腺毒症。其病因分类主要有弥漫性毒性甲状腺肿(Graves 病)、多结节性毒性甲状腺肿和甲状腺自主高功能腺瘤、碘致甲状腺功能亢进症、新生儿甲状腺功能亢进症、滤泡状甲状腺癌、妊娠一过性甲状腺毒症等。本章主要讨论 Graves 病。

Graves 病,简称 GD,是甲状腺功能亢进症最常见的类型,占全部甲亢的 80%～85%。

【病因和发病机制】

目前公认本病的发生与自身免疫有关,属于器官特异性自身免疫病。

1. **自身免疫**　GD 患者的血清中存在针对甲状腺细胞 TSH 受体的特异性自身抗体,称为 TSH 受体抗体(TRAb),也称为 TSH 结合抑制性免疫球蛋白(TBII)。TRAb 有两种类型,即 TSH 受体刺激性抗体(TSAb)和 TSH 受体刺激阻断性抗体(TSBAb)。TSAb 与 TSH 受体结合,激活腺苷酸环化酶信号系统,导致甲状腺细胞增生和甲状腺激素合成、分泌增加。所以,TSAb 是 GD 的致病性抗体。

2. **遗传**　本病有显著的遗传倾向,目前发现它与组织相容性复合体(MHC)基因相关。

3. **环境因素**　环境因素可能参与了 GD 的发生,如感染、性激素、应激等都对本病的发生和发展有影响。

【临床表现】

本病多见于女性,男女之比为 1:6～1:4,各年龄组均可发病,以 20～40 岁多见。一般起病缓慢,临床表现轻重不一。

(一)典型临床表现

1. **甲状腺毒症**

(1)高代谢综合征:交感神经兴奋性增高和新陈代谢加速,患者常有疲乏无力、多食易饥、怕热多汗、皮肤潮湿、体重显著下降等。

(2)神经精神系统:可见手和眼睑震颤,多言好动、紧张焦虑、烦躁易怒、失眠多梦、思想不集中、记忆力减退。

(3)心血管系统:表现为心悸、气短、心动过速、第一心音亢进。收缩压升高、舒张压降低、脉压增大。合并甲状腺毒症性心脏病时,出现心动过速、心律失常、心脏增大和心力衰竭,以心房颤动等房性心律失常多见,偶见房室传导阻滞。

(4)消化系统:可有稀便、排便次数增加。重者可以有肝大、肝功能异常,偶有黄疸。

(5)肌肉骨骼系统:主要是甲状腺毒症性周期性瘫痪,20～40 岁亚洲男性好发,发病诱因包括剧烈运动、高碳水化合物饮食、注射胰岛素等,病变主要累及下肢,伴有低钾血症。

(6)造血系统:周围血淋巴细胞和单核细胞可相对增加,但白细胞总数减低,可伴有血小板减少性紫癜。

(7)生殖系统:女性月经减少或闭经,男性阳痿。

2. **甲状腺肿大**　大多数患者有程度不等的甲状腺肿大。甲状腺肿为弥漫性、对称性、质地不等,无压痛。甲状腺上下极可触及震颤,闻及血管杂音。少数病例无甲状腺肿大。

3. **突眼征**　GD 的眼部表现包括单纯性突眼和浸润性突眼(即 Graves 眼病)。

(1)单纯性突眼:表现有:①轻度突眼。突眼度<20mm。②Stellwag 征。瞬目减少,双目炯炯有神。③上睑挛缩,睑裂增宽。④Graefe 征。双眼向下看时,由于上眼睑不能随眼球下落,显现白色巩膜。⑤Joffroy 征。眼球向上看时,前额皮肤不能皱起。⑥Mobius 征。双眼看近物时,眼球集合不良。疾病控制后,预后较好。

(2)浸润性突眼:①症状有眼内异物感、胀痛、畏光、流泪、复视、斜视、视力下降。②体征有突眼、眼睑肿胀、结膜充血水肿、眼球活动受限,严重者眼球固定。③并发症:眼睑闭合不全、角膜外露而发生角膜溃疡、全眼炎,甚至失明。

(二)特殊临床表现

1. **甲状腺危象**　也称甲亢危象,是甲状腺毒症急性加重的综合征,多发生于较重甲亢未予治疗或治疗不充分的患者。常见诱因有感染、手术、创伤、精神刺激等。临床表现为高热、大汗、心动过速(>140 次/min)、烦躁、焦虑不安、谵妄、恶心、呕吐、腹泻,严重患者可有心力衰竭、休克及昏迷等。

2. **甲状腺毒症性心脏病**　甲状腺毒症性心脏病的心力衰竭分为两种类型。一类是心动过速和心排血量增加导致的心力衰竭,主要发生在年轻甲亢患者,常随甲亢控制,心功能得到恢复。另一类是诱发和加重已有的或潜在的缺血性心脏病发生的心力衰竭,多发生在老年患者,此类心力衰竭是心脏泵衰竭。

3. 胫前黏液性水肿 多发生在胫骨前下 1/3 部位,也见于足背、踝关节、肩部、手背或手术瘢痕处,偶见于面部,皮损大多为对称性。早期皮肤增厚、变粗,有广泛大小不等的棕红色或红褐色或暗紫色的突起斑块或结节,边界清楚,直径 5~30mm,可连成片。皮损周围的表皮稍发亮,薄而紧张,病变表面及周围可有毳毛增生、变粗、毛囊角化,可伴感觉过敏或减退,或伴痒感;后期皮肤粗厚,如橘皮或树皮样,皮损融合,有深沟,覆以灰色或黑色疣状物,下肢粗大似象皮腿。

4. 淡漠型甲亢 多见于老年患者,起病隐袭,常无明显高代谢综合征、眼征和甲状腺肿。主要表现为明显消瘦、心悸、乏力、震颤、头晕、晕厥、神经质或神志淡漠、腹泻、厌食,可伴有心房颤动和肌病等。

5. T_3 型甲状腺毒症 由于甲状腺功能亢进时,产生 T_3 和 T_4 的比例失调,T_3 产生量显著多于 T_4 所致。实验室检查 TT_4、FT_4 正常,TT_3、FT_3 升高,TSH 减低,^{131}I 摄取率增加。

6. 亚临床甲亢 主要依赖实验室检查结果诊断。血清 TSH 水平低于正常值下限,而 T_3、T_4 在正常范围,不伴或伴有轻微的甲亢症状。

7. 妊娠期甲状腺功能亢进症 妊娠期甲状腺激素结合球蛋白(TBG)增高,引起血清 TT_3 和 TT_4 增高,所以妊娠期甲亢的诊断应依赖血清 FT_3、FT_4 和 TSH。妊娠和甲亢互相影响,妊娠使甲亢加重,甲亢可导致流产、早产、死胎及妊娠高血压综合征等。因此,患者甲亢未控制,建议不要怀孕。

【实验室及其他检查】

(一)实验室检查

1. TSH 血清 TSH 浓度的变化是反映甲状腺功能最敏感的指标。敏感 TSH(sTSH)成为筛查甲亢的第一线指标,使得诊断亚临床甲亢成为可能。传统的应用 TRH 刺激试验诊断不典型甲亢的方法已经被 sTSH 测定所取代。

2. 血清总甲状腺素(TT_4)、血清总三碘甲腺原氨酸(TT_3) TT_4、TT_3 分别代表血中结合与游离的总的 T_4、T_3,在患者 TBG 无异常情况下,TT_4、TT_3 增高提示甲亢,也是诊断甲亢的主要指标之一,T_3 型甲亢仅有 TT_3 增高。如疑患者 TBG 异常,可同时测定游离 T_4、T_3。

3. 血清游离甲状腺素(FT_4)、游离三碘甲腺原氨酸(FT_3) FT_4、FT_3 的测定结果不受 TBG 影响,因其又是实现该激素生物效应的主要部分,所以 FT_4、FT_3 的测定结果较 TT_4、TT_3 更准确地反映甲状腺功能状态,是诊断临床甲亢的首选指标。

4. 甲状腺刺激性抗体(TSAb) 未经治疗的甲亢患者血中 TSAb 阳性检出率可达 80%~100%,有早期诊断意义,可判断病情活动、复发,还可作为治疗后停药的重要指标。

5. ^{131}I 摄取率 ^{131}I 摄取率正常值(盖革计数管测定)为 3h 5%~25%,24h 20%~45%,高峰在 24h 出现。甲亢时 ^{131}I 摄取率表现为总摄取量增加,摄取高峰前移。^{131}I 摄取率是诊断甲亢的传统方法,目前已经被 sTSH 测定技术所代替。本方法现在主要用于甲状腺毒症病因的鉴别:甲状腺功能亢进类型的甲状腺毒症 ^{131}I 摄取率增高;非甲状腺功能亢进类型的甲状腺毒症 ^{131}I 摄取率减低。此外 ^{131}I 摄取率用于计算 ^{131}I 治疗甲亢时需要的活度。

(二)甲状腺放射性核素扫描

对于诊断甲状腺自主高功能腺瘤有意义。肿瘤区浓聚大量核素,肿瘤区外甲状腺组织和对侧甲状腺无核素吸收。

【诊断要点】

甲亢的诊断包括甲状腺毒症的诊断和其他原因的诊断,综合分析判断甲状腺毒症是由何种原因引起,如甲状腺性甲亢、垂体性甲亢或其他原因所致的甲亢。

GD 的诊断:①甲状腺毒症。②甲状腺弥漫性肿大(触诊和 B 超证实),少数病例可无甲状腺肿大。③血清甲状腺素水平增高与 TSH 减低。④单纯性或浸润性突眼征。⑤胫前黏液性水肿。⑥TRAb、TSAb、甲状腺过氧化物酶抗体(TPOAb)、甲状腺球蛋白抗体(TgAb)阳性。以上标准中①②③项为诊断必备条件,④⑤⑥项为诊断辅助条件。TPOAb、TgAb 虽然不是本病致病性抗体,但是可以交叉存在,提示本病的自身免疫病因。

应注意特殊类型的甲亢,淡漠型甲亢的高代谢症状不明显,仅表现为明显消瘦或心房颤动,尤其在老年患者;少数患者无甲状腺肿大;T$_3$ 型甲亢仅有血清 TT$_3$ 和 FT$_3$ 增高。

【治疗要点】

本病病因尚未完全阐明,目前尚无成熟的病因治疗措施。针对 GD 主要是抗甲状腺药物、^{131}I 和手术治疗。

（一）抗甲状腺药物（ATD）

ATD 治疗是甲亢的基础治疗,也用于手术和 ^{131}I 治疗前的准备阶段。常用的 ATD 分为硫脲类和咪唑类:硫脲类包括丙硫氧嘧啶和甲硫氧嘧啶等;咪唑类包括甲巯咪唑和卡比马唑等。我国较常用的是甲巯咪唑和丙硫氧嘧啶。

1. **适应证** ①病情轻、中度患者。②甲状腺轻、中度肿大。③年龄<20 岁。④孕妇、高龄或由于其他严重疾病不适宜手术者。⑤手术前和 ^{131}I 治疗前的准备。⑥手术后复发且不适宜 ^{131}I 治疗者。

2. **不良反应** ①粒细胞减少。②皮疹。③中毒性肝病。另外甲亢本身也有转氨酶增高,所以在用药前需要检查基础的肝功能,以区别是否是药物的副作用。

（二）^{131}I 治疗

1. **适应证** ①成人 GD 伴甲状腺肿大 II 度以上。②ATD 治疗失败或过敏。③甲亢手术后复发。④甲状腺毒症性心脏病或甲亢伴其他病因的心脏病。⑤甲亢合并白细胞和/或血小板减少或全血细胞减少。⑥老年甲亢。⑦甲亢合并糖尿病。⑧毒性多结节性甲状腺肿。⑨自主功能性甲状腺结节合并甲亢。相对适应证:①青少年和儿童甲亢,用 ATD 治疗失败、拒绝手术或有手术禁忌证。②甲亢合并肝、肾等脏器功能损害。③Graves 眼病。

2. **禁忌证** 妊娠和哺乳期妇女。

3. **并发症** 主要是甲状腺功能减退。

（三）手术治疗

1. **适应证** ①中、重度甲亢,长期服药无效,或停药复发,或不能坚持服药者。②甲状腺肿大显著,有压迫症状。③胸骨后甲状腺肿。④多结节性甲状腺肿伴甲亢。

2. **禁忌证** ①伴严重 Graves 眼病。②合并较重心脏、肝、肾疾病,不能耐受手术。③妊娠初 3 个月和第 6 个月以后。

（四）甲状腺危象的治疗

1. 针对诱因治疗。

2. **抑制甲状腺激素合成** 首选丙硫氧嘧啶。

3. **抑制甲状腺激素释放** 服丙硫氧嘧啶后再加用复方碘口服溶液。

4. **普萘洛尔** 抑制外周组织 T$_4$ 转化为 T$_3$。

5. **氢化可的松** 改善机体反应性,提高应激能力。

6. 必要时可选用腹膜透析、血液透析或血浆置换等措施迅速降低血浆甲状腺激素浓度。

7. 降温。

8. 其他支持治疗。

（董 吉）

第三节 甲状腺功能减退症

病例导学

患者女性,34 岁。因颜面部水肿、乏力 2 年就诊。患者于 2 年前出现颜面部水肿、全身乏力,伴畏寒、脱发、腹胀、便秘,体重增加约 5kg。查体:体温 36℃,脉搏 65 次/min,呼吸 20 次/min,血压 115/70mmHg,发育正常,体型偏胖,皮肤干燥,颜面部水肿,头发及眉毛稀疏,甲状腺可触及 II 度肿大,质韧,未触及结节,无触痛。双肺呼吸音清,心率 65 次/min,律齐,未闻及杂音。腹平坦,双下肢轻度水肿。

问题与思考：
1. 请分析该患者的临床初步诊断及诊断依据。
2. 为明确诊断应进一步完善哪些检查？

甲状腺功能减退症(hypothyroidism)，简称甲减，是由各种原因导致的低甲状腺激素血症或甲状腺激素抵抗而引起的全身性低代谢综合征。婴幼儿发病会影响大脑发育、骨骼生长，导致智力障碍和身材矮小等异常，又称呆小病或克汀病。成人后发病的称为"成人甲减"，重者表现为黏液性水肿，其病理特征是黏多糖在组织和皮肤堆积。昏迷者称为"黏液水肿性昏迷"。本节只讲述成人甲减。

【分类】

（一）根据病变发生的部位分类

1. **原发性甲减（primary hypothyroidism）** 由甲状腺腺体本身病变引起的甲减占全部甲减的95%以上，且90%以上原发性甲减是由自身免疫、甲状腺手术和甲亢^{131}I治疗所致。

2. **中枢性甲减（central hypothyroidism）** 由下丘脑和垂体病变引起的促甲状腺激素释放激素(TRH)或者促甲状腺激素(TSH)产生和分泌减少所致的甲减，垂体外照射、垂体大腺瘤、颅咽管瘤及产后大出血是其较常见的原因。

3. **甲状腺激素抵抗综合征** 由于甲状腺激素在外周组织实现生物效应障碍引起的综合征。

（二）根据病变的原因分类

药物性甲减、手术后甲减、^{131}I治疗后甲减、特发性甲减、垂体或下丘脑肿瘤手术后甲减等。

（三）根据甲状腺功能减退的程度分类

临床甲减（overt hypothyroidism）和亚临床甲减（subclinical hypothyroidism）。

【病因】

成人甲减的主要病因：①自身免疫损伤，最常见的原因是自身免疫性甲状腺炎，包括桥本甲状腺炎、萎缩性甲状腺炎、产后甲状腺炎等。②甲状腺破坏，包括甲状腺手术、^{131}I治疗等，10年甲减累积发病率为40%~70%。③碘过量：碘过量可引起具有潜在性甲状腺疾病者发生甲减，也可诱发和加重自身免疫性甲状腺炎。含碘药物胺碘酮诱发甲减的发生率是5%~22%。④抗甲状腺药物，如硫脲类、咪唑类等。

【临床表现】

1. **病史** 多有甲状腺手术、甲亢^{131}I治疗史及Graves病、桥本甲状腺炎等病史。

2. **临床表现** 本病起病隐匿，病程较长，不少患者缺乏特异症状和体征。症状主要表现以代谢率减低和交感神经兴奋性下降为主，病情轻的早期患者可以没有特异症状。典型患者畏寒、乏力、手足肿胀感、嗜睡、记忆力减退、少汗、关节疼痛、体重增加、便秘、女性月经紊乱（或者月经过多、不孕）。典型体征可有表情呆滞、反应迟钝、声音嘶哑、听力障碍、面色苍白、颜面和/或眼睑水肿、唇厚舌大（常有齿痕）、皮肤干燥、粗糙、脱屑、皮肤温度低、水肿、手脚掌皮肤可呈姜黄色、毛发稀疏干燥、跟腱反射时间延长、脉率缓慢。少数病例出现胫前黏液性水肿。本病累及心脏可以出现心包积液和心力衰竭。重症患者可发生黏液水肿性昏迷。

【实验室及其他检查】

（一）实验室检查

1. **血清 TSH、TT$_4$ 和 FT$_4$** 原发性甲减血清 TSH 增高，TT$_4$ 和 FT$_4$ 均降低。TSH 增高以及 TT$_4$ 和 FT$_4$ 降低的水平与病情程度相关。血清 TT$_3$、FT$_3$ 早期正常，晚期减低。因为 T$_3$ 主要来源于外周组织 T$_4$ 的转换，所以不作为诊断原发性甲减的必备指标。亚临床甲减仅有 TSH 增高，TT$_4$ 和 FT$_4$ 正常。

2. **甲状腺过氧化物酶抗体（TPOAb）和甲状腺球蛋白抗体（TgAb）** 是确定原发性甲减病因的重要指标和诊断自身免疫性甲状腺炎（包括桥本甲状腺炎、萎缩性甲状腺炎）的主要指标。

3. **其他血液检查** 轻、中度贫血，血清总胆固醇、心肌酶谱可以升高，少数病例血清泌乳素升高。

（二）心电图和 X 线检查

心电图可呈窦性心动过缓，低电压，T 波低平甚至倒置，部分患者 X 线检查可见心脏向两侧扩大，或伴心包积液和胸腔积液。

【诊断要点】

1. 甲减的症状和体征。

2. **实验室检查**　血清 TSH 增高,FT$_4$ 减低,原发性甲减诊断即可以成立。进一步寻找甲减的病因。如果 TPOAb 阳性,可考虑甲减的病因为自身免疫性甲状腺炎。血清 TSH 减低或者正常,TT$_4$、FT$_4$ 减低,考虑中枢性甲减。可通过 TRH 兴奋试验证实,进一步寻找垂体和下丘脑的病变。

【治疗要点】

治疗原则为补充甲状腺素和对症处理。

1. **左甲状腺素(L-T$_4$)**　治疗临床甲减的治疗目标是将血清 TSH 和甲状腺激素水平恢复到正常范围内,通常需要终生服药。补充甲状腺激素,治疗初期,每 4~6 周测定激素指标,然后根据检查结果调整 L-T$_4$ 剂量,直到达到治疗的目标。治疗达标后,需要每 6~12 个月复查一次激素指标。

2. **黏液水肿性昏迷的治疗**　①补充甲状腺激素。②保暖、供氧、保持呼吸道通畅,必要时行气管切开、机械通气等。③氢化可的松 200~300mg/d 持续静滴,患者清醒后逐渐减量。④根据需要补液。⑤控制感染,治疗原发疾病。

（董　吉）

第四节　甲　状　腺　炎

病例导学

　　患者女性,25 岁。1 周前着凉后出现咽痛、发热、体温波动在 37.5~38℃,伴颈部疼痛、心悸、多汗、体重减轻,无咳嗽、咳痰、呼吸困难、胸痛。查体:体温 37.7℃,脉搏 110 次/min。查体合作,浅表淋巴结未触及肿大,眼球不突出,咽无充血,扁桃体无肿大。甲状腺可触及 Ⅱ 度肿大,质硬,触痛明显。双肺呼吸音清,心率 110 次/min,律齐,未闻及杂音。甲状腺彩超:甲状腺弥漫性肿大。

　　问题与思考:

　　1. 请分析该患者的临床初步诊断及诊断依据。

　　2. 为明确诊断进一步需要完善的相关检查。

一、亚急性甲状腺炎

亚急性甲状腺炎(subacute thyroiditis),又称肉芽肿性甲状腺炎、巨细胞性甲状腺炎。是一种与病毒感染有关的自限性甲状腺炎,一般不遗留甲状腺功能减退症状,主要以甲状腺轻、中度肿大,甲状腺滤泡结构破坏,组织内存在许多巨噬细胞为特征。本病约占甲状腺疾病的 5%,男女发生比例 1:(3~6),以 40~50 岁女性最为多见。

【病因】

与病毒感染有关,如流感病毒、柯萨奇病毒、腺病毒和腮腺炎病毒等。

【临床表现】

起病前 1~3 周常有病毒性咽炎、腮腺炎、麻疹或其他病毒感染的症状。甲状腺区明显疼痛,可放射至耳部,吞咽时疼痛加重。可有全身不适、食欲减退、肌肉疼痛、发热、心动过速、多汗等症状。体格检查发现甲状腺轻至中度肿大,有时单侧肿大明显,质地较硬,显著触痛,少数患者有颈部淋巴结肿大。根据实验室表现将本病分为三期:甲状腺毒症期、甲减期和恢复期。

【实验室检查】

1. **T$_3$、T$_4$、TSH 和 ^{131}I 摄取率**　①甲状腺毒症期:血清 T$_3$、T$_4$ 升高,TSH 降低,^{131}I 摄取率减低(24h <2%),此为本病特征性的血清甲状腺激素水平和甲状腺摄碘能力的"分离现象"。此期血沉加快,血

沉>100mm/h。②甲减期:血清 T_3、T_4 逐渐下降至正常水平以下,TSH 回升至高于正常值,^{131}I 摄取率逐渐恢复。③恢复期:血清 T_3、T_4、TSH 和 ^{131}I 摄取率恢复至正常。

2. 病毒和病毒抗体 患者甲状腺组织可查出病毒,血清病毒抗体阳性。

【诊断要点】

1. 急性炎症的全身症状。

2. 甲状腺轻、中度肿大,中等硬度,触痛显著。

3. 典型患者实验室检查呈现上述三期表现。根据患者的就诊时间和病程的差异,实验室检查结果各异。

【治疗要点】

本病为自限性病程,预后良好。轻型患者仅需应用非甾体抗炎药,如阿司匹林、布洛芬、吲哚美辛等;中、重型患者可给予泼尼松口服,逐渐减量,疗程 6~8 周。对于心动过速者给予普萘洛尔;针对一过性甲减者,可适当给予左甲状腺素替代。

二、自身免疫性甲状腺炎

自身免疫性甲状腺炎(autoimmune thyroiditis,AIT)和 GD 都属于自身免疫甲状腺病。它们的共同特征是血清存在针对甲状腺的自身抗体,甲状腺存在浸润的淋巴细胞,但是甲状腺炎症的程度和破坏的程度不同。GD 的甲状腺炎症较轻,以 TSAb 引起的甲亢表现为主;自身免疫性甲状腺炎则是以甲状腺的炎症破坏为主,严重者发生甲减。自身免疫性甲状腺炎和 GD 具有共同的遗传背景,两者之间可以相互转化,桥本甲状腺毒症即是一种转化的形式,临床表现为 GD 的甲亢和桥本甲状腺炎的甲减交替出现。

自身免疫性甲状腺炎包括五种类型:桥本甲状腺炎(hashimoto thyroiditis,HT)、萎缩性甲状腺炎、甲状腺功能正常的甲状腺炎、无痛性甲状腺炎、桥本甲亢。

本节重点介绍桥本甲状腺炎。

【病因】

1. 遗传因素 桥本甲状腺炎有家族聚集现象。

2. 甲状腺自身抗体 TPOAb 和 TRAb 参与甲状腺细胞的损伤。特别是 TSH 受体刺激阻断性抗体(TSBAb)占据 TSH 受体,促进了甲状腺的萎缩和功能低下。

3. 碘摄入量 是影响本病发生发展的重要环境因素,随碘摄入量增加,本病的发病率显著增加,特别是碘摄入量增加可以促进隐性的患者发展为临床甲减。

【临床表现】

本病多见于女性,女性发病率是男性的 3~4 倍,各年龄段均可发病,以 30~50 岁多见。临床发病缓慢,早期仅表现为 TPOAb 阳性,没有明显临床症状,病程晚期出现甲状腺功能减退的表现。多数病例以甲状腺肿或甲减症状首次就诊。常在无意中发现甲状腺中度肿大,两侧可不对称,质地坚韧,可随吞咽运动活动。

【实验室及其他检查】

(一)实验室检查

1. 抗体测定 血清 TPOAb 和 TgAb 明显增高,是桥本甲状腺炎最有意义的诊断指标。

2. T_3、T_4、TSH 和 ^{131}I 摄取率 发生甲状腺功能损伤时,可出现亚临床甲减(血清 TSH 增高,TT_4、FT_4 正常)和临床甲减(血清 TSH 增高,血清 FT_4、TT_4 减低),^{131}I 摄取率减低。

(二)其他检查

1. 甲状腺超声示回声增粗。

2. 甲状腺扫描核素分布不均,可见"冷结节"。

3. 甲状腺细针穿刺细胞学检查示大量淋巴细胞浸润,有助于诊断的确立。

【诊断要点】

凡是弥漫性甲状腺肿大,特别是伴峡部锥体叶肿大,不论甲状腺功能是否改变,都应怀疑桥本甲状腺炎。如血清 TPOAb 和 TgAb 显著增高,诊断即可成立。部分患者甲状腺肿质地坚硬,需要与甲状腺癌鉴别。

【治疗要点】

本病尚无针对病因的治疗措施。限制碘摄入量在安全范围（尿碘 $100\sim200\mu g/L$）可能有助于阻止甲状腺自身免疫破坏进展。临床治疗主要针对甲减和甲状腺肿的压迫症状。针对临床甲减或亚临床甲减主要给予 $L-T_4$ 替代治疗。甲状腺迅速肿大、伴局部疼痛或压迫症状时，可给予糖皮质激素治疗。压迫症状明显、药物治疗后不缓解者，可考虑手术治疗。

（董　吉）

第五节　甲状腺癌

病例导学

患者女性，45 岁。因颈部肿块 4 个月就诊。查体：体温 36.8℃，血压 120/70mmHg。甲状腺可触肿块，鸡蛋大小，质硬，活动度差，无压痛。近 1 个月体重下降 5kg。甲状腺球蛋白（TG）15ng/ml。

问题与思考：

1. 请分析该患者的临床初步诊断及诊断依据。

2. 进一步做哪些检查？

甲状腺癌（thyroid carcinoma）是最常见的甲状腺恶性肿瘤，约占全身恶性肿瘤的 1%，近年来呈上升趋势。

【病理】

按病理类型分为乳头状癌、滤泡状腺癌、未分化癌和髓样癌。乳头状癌，约占成人甲状腺癌的 60% 和儿童甲状腺癌的全部，成人多见于 30~45 岁的女性；滤泡状腺癌，约占 20%，常见于 50 岁左右中年人，肿瘤生长较快属中度恶性；未分化癌，约占 15%，多见于 70 岁左右老年人，发展迅速，高度恶性；髓样癌，仅占 7%，恶性程度中等，预后不如乳头状癌。乳头状癌和滤泡状腺癌统称分化型甲状腺癌。不同病理类型的甲状腺癌，其生物学特性、临床表现、诊断、治疗及预后均有所不同。

【临床表现】

甲状腺内发现肿块是最常见的表现。随着病程进展，肿块增大常可压迫气管，使气管移位，并有不同程度的呼吸障碍症状。当肿瘤侵犯气管时，可产生呼吸困难或咯血；当肿瘤压迫或浸润食管，可引起吞咽障碍；当肿瘤侵犯喉返神经可出现声音嘶哑；交感神经受压引起霍纳综合征及侵犯颈丛出现耳、枕、肩等处疼痛。髓样癌来源于滤泡旁降钙素分泌细胞（C 细胞），因此除有颈部肿块外，因其能产生降钙素（CT）、前列腺素（PG）5-羟色胺（5-HT）、肠血管活性肽（VIP）等，患者可有腹泻、面部潮红和多汗等类癌综合征或其他内分泌失调的表现。

【实验室及其他检查】

（一）实验室检查

1. **血清甲状腺球蛋白（TG）检测**　TG>10ng/ml 为异常，若经放射性免疫测定，发现 TG 升高，则表明体内可能有甲状腺癌的复发或转移，TG 可作为较具特异性的肿瘤标志物，用作术后的动态监测，了解体内是否有甲状腺癌复发或转移。

2. **降钙素测定**　正常人血清和甲状腺组织中降钙素含量甚微，放射性免疫测定降钙素的水平为 0.1~0.2ng/ml，大多数>50ng/ml，血清降钙素明显升高为阳性，正常人无此反应，有助于及早发现肿瘤复发，提高治疗效果，增加存活率。血清降钙素测定可协助诊断髓样癌。

（二）其他检查

1. **放射性核素扫描**　多为冷结节。

2. **细针穿刺细胞学检查**　有助于鉴别肿瘤良恶性。

3. 病理学检查 可确诊。

【诊断要点】

根据临床表现:甲状腺肿块质硬、固定,颈部淋巴结肿大,或有压迫症状,或存在多年的甲状腺肿块在短期内迅速增大,均应怀疑为甲状腺癌。细针穿刺细胞学检查可协助诊断,病理学检查可确诊。

【治疗要点】

除未分化癌以外,手术是各型甲状腺癌的基本治疗方法,并辅助应用放射性核素、内分泌及外放射等治疗。

1. 手术治疗 手术是治疗甲状腺癌的重要手段之一。甲状腺癌的手术治疗包括甲状腺本身的切除,以及颈淋巴结清扫。分化型甲状腺癌甲状腺的切除范围目前虽有分歧,但最小范围为腺叶切除已达共识。手术是治疗髓样癌最有效手段,多主张甲状腺全切或近全切。颈淋巴结清扫的范围目前仍有分歧,但最小范围清扫,即中央区颈淋巴结清扫已基本达成共识。

2. 放射性核素治疗 甲状腺组织和分化型甲状腺癌细胞具有摄^{131}I 的功能,利用^{131}I 发射出的 β 射线的电离辐射生物效应的作用可破坏残余甲状腺组织和癌细胞,从而达到治疗目的。

3. 内分泌治疗 甲状腺癌做全切或近全切除术者应终身服用甲状腺素片或左甲状腺素,以预防甲状腺功能减退及抑制 TSH。

4. 放射外照射治疗 主要用于未分化型甲状腺癌。

（董　吉）

第六节　糖　尿　病

病例导学

患者男性,50 岁。因多饮、多食、多尿、消瘦 1 年入院。查体:体温 36.7℃,脉搏 75 次/min,呼吸 18 次/min,血压 130/70mmHg,心肺听诊无异常,肝脾未触及,1 年来体重下降 10kg。辅助检查:空腹血糖 12mmol/L,尿糖(+++)。

问题与思考:

1. 请分析该患者的临床初步诊断及诊断依据。

2. 请说明该患者的治疗原则。

糖尿病(diabetes mellitus,DM)是一组以慢性血糖增高为特征的代谢性疾病,其基本的病理生理为胰岛素分泌不足和/或作用缺陷,从而导致糖、蛋白质、脂肪、水及电解质等一系列代谢紊乱,长期发展可引起多系统损伤,导致眼、肾、神经、心脏、血管等组织器官功能减退及衰竭,病情严重或应激时可发生急性严重代谢紊乱,如糖尿病酮症酸中毒。

糖尿病是常见病、多发病,其患病率随着人民生活水平的提高、人口老龄化、生活方式改变而增加,呈逐渐增长的流行趋势,且 2 型糖尿病的发病正趋向低龄化。糖尿病已成为发达国家中继心血管病和肿瘤之后的第三大非传染性疾病,是严重威胁人类健康的世界性公共卫生问题。

【分型】

目前国际上通用 WHO 糖尿病专家委员会提出的病因学分型标准(1999)。

1. 1 型糖尿病(T1DM) ①β 细胞破坏,常导致胰岛素绝对缺乏。②自身免疫:急性型及缓发型。③特发性:无自身免疫证据。

2. 2 型糖尿病(T2DM) ①以胰岛素抵抗为主伴胰岛素分泌不足。②以胰岛素分泌不足为主伴胰岛素抵抗。

3. 其他特殊类型糖尿病。

4. 妊娠糖尿病(GDM) ①在妊娠期间诊断的糖尿病。②妊娠结束后复查血糖,重新分类为正常血糖、空腹血糖过高、糖耐量减低、糖尿病。③大部分妇女分娩后血糖恢复正常。

【病因和发病机制】

糖尿病的病因和发病机制极为复杂,至今未完全阐明。不同类型糖尿病的病因不尽相同,即使在同一类型中也存在着异质性。总的来说,遗传因素及环境因素共同参与其发病过程。

(一)1型糖尿病

1. **遗传因素** 1型糖尿病为多基因遗传。

2. **环境因素** ①病毒感染:风疹病毒、腮腺炎病毒、柯萨奇病毒、脑炎病毒、心肌炎病毒和巨细胞病毒等,病毒感染可直接损伤胰岛β细胞并暴露其抗原成分、启动自身免疫反应。②化学毒性物质和饮食因素。

3. **自身免疫** 许多证据提示1型糖尿病为自身免疫性疾病:①遗传易感性与HLA区域密切相关。②常伴发其他自身免疫性疾病(如桥本甲状腺炎等)。③许多患者存在各种胰岛细胞抗体。

(二)2型糖尿病

2型糖尿病也是复杂的遗传因素和环境因素共同作用的结果,目前对2型糖尿病的病因仍然认识不足,2型糖尿病可能存在异质性。

1. **遗传因素** 2型糖尿病是多基因遗传病,多基因异常的总效应形成遗传易感性。

2. **环境因素** 包括人口老龄化、现代生活方式、营养过剩、运动不足、应激、化学毒物等。在遗传因素和环境因素共同作用下所引起的肥胖,特别是中心性肥胖,以及胰岛素抵抗与2型糖尿病的发生有密切关系。

3. **胰岛素抵抗和β细胞功能缺陷** 胰岛素抵抗指胰岛素作用的靶器官(主要是肝脏、肌肉和脂肪组织)对胰岛素作用的敏感性降低。β细胞功能缺陷主要表现为胰岛素分泌量的缺陷和胰岛素分泌模式异常。

【临床表现】

(一)代谢紊乱症状群

血糖升高后因渗透性利尿引起多尿,继而口渴多饮;组织对葡萄糖利用障碍,脂肪分解增多,蛋白质代谢负平衡,渐见乏力、消瘦,儿童生长发育受阻;为了补偿损失的糖、维持机体活动,患者常易饥、多食。故糖尿病的临床表现常被描述为"三多一少",即多尿、多饮、多食和体重减轻。可有皮肤瘙痒,尤其外阴瘙痒。血糖升高较快时可使眼房水、晶体渗透压改变而引起屈光改变致视物模糊。

(二)并发症

1. **急性并发症** ①糖尿病酮症酸中毒(DKA)。②高渗高血糖综合征(HHS)。

2. **感染性并发症** 糖尿病患者常发生疖、痈等皮肤化脓性感染,可反复发生,有时可引起败血症或脓毒血症。皮肤真菌感染如足癣、体癣也常见。真菌性阴道炎和巴氏腺炎是女性患者常见并发症,多为白色念珠菌感染所致。糖尿病合并肺结核的发病率较非糖尿病者高。肾盂肾炎和膀胱炎多见于女性患者,反复发作可转为慢性。

3. **慢性并发症** 糖尿病的慢性并发症可遍及全身各重要器官,发病机制极其复杂,尚未完全阐明,认为与遗传易感性、胰岛素抵抗、高血糖、氧化应激等多方面因素的相互影响有关。各种并发症可单独出现或以不同组合同时或先后出现。

(1)**大血管病变**:与非糖尿病患者相比较,糖尿病患者中动脉粥样硬化的患病率较高,发病年龄较轻,病情进展较快。动脉粥样硬化主要侵犯主动脉、冠状动脉、脑动脉、肾动脉和肢体外周动脉等,引起冠心病、缺血性或出血性脑血管病、肾动脉硬化、肢体动脉硬化等。

(2)**微血管病变**:是糖尿病的特异性并发症,主要表现在视网膜、肾、神经和心肌组织,其中尤以糖尿病肾病和视网膜病变为致死致残的严重微血管并发症。①糖尿病肾病:常见于病史超过10年的患者,是1型糖尿病患者的主要死亡原因;对于2型糖尿病,其严重性仅次于心、脑血管病。②糖尿病性视网膜病变:糖尿病病程超过10年,大部分患者合并程度不等的视网膜病变,是失明的主要原因之一。③其他:心脏微血管病变和心肌代谢紊乱可引起心肌广泛灶性坏死,称为糖尿病心肌病。

(3)**神经系统并发症**:可累及神经系统任何一部分。①中枢神经系统:缺血性脑卒中等。②周围神经病变:最为常见,通常为对称性,下肢较上肢严重,病情进展缓慢。先出现肢端感觉异常,可伴痛觉过敏、疼痛;后期可有运动神经受累,出现肌力减弱甚至肌萎缩和瘫痪。③自主神经病变:也较常见,并可较早出现,影响胃肠、心血管、泌尿生殖系统功能。

（4）糖尿病足：与下肢远端神经异常和不同程度周围血管病变相关的足部溃疡、感染和/或深层组织破坏。轻者表现为足部畸形、皮肤干燥和发凉、胼胝（高危足）；重者可出现足部溃疡、坏疽。糖尿病足是截肢、致残的主要原因。

（5）其他：糖尿病还可引起视网膜黄斑病（水肿）、白内障、青光眼、屈光改变、虹膜睫状体病变等其他眼部并发症，皮肤病变也很常见。

【实验室及其他检查】

1. **尿糖测定**　尿糖阳性是诊断糖尿病的重要线索，但尿糖阴性不能排除糖尿病的可能。

2. **血糖测定**　血糖升高是诊断糖尿病的主要依据，又是判断糖尿病病情和控制情况的主要指标。血糖值反映的是瞬间血糖状态，诊断糖尿病时必须用静脉血浆测定血糖，治疗过程中随访血糖控制程度时可用便携式血糖计（毛细血管全血测定）。

3. **葡萄糖耐量试验**　当血糖高于正常范围而又未达到诊断糖尿病标准时，需进行葡萄糖耐量试验（OGTT）。

4. **糖化血红蛋白（HbA_{1c}）和糖化血浆白蛋白测定（FA）**　HbA_{1c} 反映患者近 8~12 周的血糖水平，为糖尿病控制情况的主要监测指标之一。FA 反映患者近 2~3 周内的血糖水平，为糖尿病患者近期病情监测的指标。

5. **胰岛素释放试验**　正常人空腹基础血浆胰岛素为 35~145pmol/L（5~20mU/L），口服 75g 无水葡萄糖（或 100g 标准面粉制作的馒头）后，血浆胰岛素在 30~60min 上升至高峰，峰值为基础值 5~10 倍，3~4h 恢复到基础水平。本试验反映基础和葡萄糖介导的胰岛素释放功能。胰岛素测定受血清中胰岛素抗体和外源性胰岛素干扰。

6. **C 肽释放试验**　反映基础和葡萄糖介导的胰岛素释放功能。C 肽测定不受血清中的胰岛素抗体和外源性胰岛素影响。

7. **其他检查**　根据病情需要选用血脂、肝肾功能等常规检查，急性严重代谢紊乱时的酮体、电解质、酸碱平衡检查，心、肝、肾、脑、眼科以及神经系统的各项辅助检查等。

【诊断要点】

多数糖尿病患者，尤其是早期 2 型糖尿病患者，并无明显症状。在临床工作中要善于发现糖尿病，尽可能早期诊断和治疗。诊断时应注意是否符合糖尿病诊断标准、分型、有无并发症和伴发病或加重糖尿病的因素存在。

我国目前采用国际上通用 WHO 糖尿病专家委员会（1999）提出的诊断和分类标准（表 9-1、表 9-2）。

表 9-1　糖尿病诊断标准

诊断标准	静脉血浆葡萄糖水平/（mmol · L^{-1}）
（1）糖尿病症状加随机血糖 或	≥11.1
（2）空腹血糖（FPG） 或	≥7.0
（3）OGTT 2h 血糖（2hPG）	≥11.1

注：WHO 糖尿病专家委员会报告，1999 年。若无典型"三多一少"的症状，需再测一次予证实，诊断才能成立。随机血糖不能用来诊断 IFG 或 IGT。

表 9-2　糖代谢状态分类

糖代谢分类	静脉血浆葡萄糖/（mmol · L^{-1}）	
	空腹血糖（FPG）	糖负荷 2h 血糖（2h PPG）
正常血糖（NGR）	<6.1	7.8
空腹血糖受限（IFG）	6.1~7.0	<7.8
糖耐量减低（IGT）	<7.0	7.8~11.1
糖尿病（DM）	≥7.0	≥11.1

注：WHO 糖尿病专家委员会报告，1999 年。2003 年 11 月 WHO 糖尿病专家委员会建议将 IFG 的界限值定位 5.6~6.9mmol/L。

（一）血糖异常定义

1. **空腹血糖（FPG）** 3.9~6.1mmol/L（70~108mg/dl）为正常；6.1~6.9mmol/L（110~125mg/dl）为空腹血糖调节受损（IFG）；≥7.0mmol/L（126mg/dl）应考虑糖尿病。

2. **OGTT** 2hPG≤7.7mmol/L（139mg/dl）为正常糖耐量；7.8~11.0mmol/L（140~199mg/dl）为IGT；≥11.1mmol/L（200mg/dl）应考虑糖尿病。

（二）糖尿病的诊断标准

糖尿病症状，同时任意时间血浆葡萄糖≥11.1mmol/L（200mg/dl），或 FPG≥7.0mmol/L（126mg/dl），或 OGTT 2hPG≥11.1mmol/L（200mg/dl）。需重复1次确认，诊断才能成立。

空腹指8~10h内无任何热量摄入。任意时间指1d内任何时间，无论上一次进餐时间及食物摄入量。OGTT采用75g无水葡萄糖负荷。糖尿病症状指多尿、多饮、多食和难于解释的体重减轻。

对于无糖尿病症状、仅一次血糖值达到糖尿病诊断标准者，必须在另一天复查核实而确定诊断。如复查结果未达到糖尿病诊断标准，应定期复查。IFG或IGT的诊断应根据3个月内的2次OGTT结果，用其平均值来判断。在急性感染、创伤或各种应激情况下可出现血糖暂时升高，不能以此诊断为糖尿病，应追踪随访。

【治疗要点】

由于糖尿病缺乏病因治疗，强调治疗须早期和长期以及治疗措施个体化的原则。国际糖尿病联盟（IDF）提出了糖尿病治疗的5个要点分别为：糖尿病教育、医学营养治疗、运动治疗、病情监测和药物治疗。

（一）糖尿病教育

糖尿病教育重要的基础治疗措施之一，健康教育被公认是治疗成败的关键。教育患者了解糖尿病的基础知识和治疗控制要求，学会测定尿糖或正确使用便携式血糖计，掌握医学营养治疗的具体措施和体育锻炼的具体要求，使用降血糖药物的注意事项，学会胰岛素注射技术。生活应规律化，戒烟和烈性酒，讲求个人卫生，预防各种感染。

（二）医学营养治疗

医学营养治疗是另一项重要的基础治疗措施，应长期严格执行。医学营养治疗方案包括：

1. **计算总热量** 首先按患者性别、年龄和身高查表或用简易公式计算理想体重，然后根据理想体重和工作性质，计算每天所需总热量。

2. **营养物质含量** 糖类占饮食总热量50%~60%，蛋白质含量一般不超过总热量15%，脂肪约占总热量30%。

3. **合理分配** 确定每天饮食总热量，可按每天三餐分配为1/5、2/5、2/5或1/3、1/3、1/3。

（三）运动治疗

运动治疗也是重要的基础治疗措施之一，应根据年龄、性别、体力、病情，有无并发症以及个人爱好等不同，选择合适的运动项目，并循序渐进和长期坚持。

（四）病情监测

定期监测血糖，并建议患者应用便携式血糖计进行自我监测血糖；每3~6个月定期复查HbA$_{1c}$，了解血糖总体控制情况，及时调整治疗方案。每年1~2次全面复查，了解血脂以及心、肾、神经和眼底情况，尽早发现有关并发症，给予相应治疗。

（五）口服药物治疗

1. **促胰岛素分泌剂**

（1）磺胺类（SUs）

1）适应证：新诊断的2型糖尿病非肥胖患者、用饮食和运动治疗血糖控制不理想。

2）常见不良反应：低血糖。

3）常用药物：格列本脲、格列齐特和格列喹酮等。

（2）格列奈类：此类药物降血糖作用快而短，主要用于控制餐后高血糖。有两种制剂：瑞格列奈和那格列奈。

2. **双胍类** ①适应证：2型糖尿病（尤其伴有肥胖的患者）和1型糖尿病患者。②不良反应：消化道反应、皮肤变态反应、乳酸性酸中毒。③常用药物：二甲双胍。

3. **噻唑烷二酮类**　被称为胰岛素增敏剂，可单独或与其他降糖药物合用治疗2型糖尿病患者，尤其是肥胖、胰岛素抵抗明显者。现有两种制剂：罗格列酮、吡格列酮。

4. **α 葡萄糖苷酶抑制剂**　可延迟碳水化合物吸收，降低餐后高血糖。①适应证：2型糖尿病，尤其适用于空腹血糖正常（或稍高）而餐后血糖明显升高者，可单独用药或与其他降糖药物合用。1型糖尿病患者在胰岛素治疗基础上加用有助于降低餐后高血糖。②常见不良反应：胃肠反应。③常用药物：阿卡波糖和伏格列波糖。

（六）胰岛素治疗

1. **适应证**　①1型糖尿病。②各种严重的糖尿病，或合并急性或慢性并发症。③手术、妊娠和分娩。④2型糖尿病β细胞功能明显减退者。⑤某些特殊类型糖尿病。

2. **胰岛素制剂**　按作用起效快慢和维持时间，胰岛素制剂可分为短（速）效、中效和长（慢）效三类。根据来源，目前胰岛素制剂有基因重组人胰岛素和猪胰岛素。人胰岛素比动物来源的胰岛素更少引起免疫反应。

3. **胰岛素的抗药性和不良反应**　各种胰岛素制剂因本身来源、结构、成分特点及含有一定量的杂质而有抗原性和致敏性。主要不良反应是低血糖反应、胰岛素水肿、屈光不正、胰岛素抵抗。

（七）胰腺移植和胰岛细胞移植

治疗对象主要为1型糖尿病患者，目前尚局限于伴终末期肾病的1型糖尿病患者。

附：糖尿病酮症酸中毒

糖尿病酮症酸中毒为糖尿病最常见的急性并发症。糖尿病加重时，胰岛素绝对缺乏，三大营养物质代谢紊乱，不但血糖明显升高，而且脂肪分解增加，同时由于蛋白合成减少，分解增加，使血糖、血酮体进一步升高。酮体包括β-羟丁酸、乙酰乙酸和丙酮。

【病因和诱因】

1型糖尿病患者有自发糖尿病酮症酸中毒倾向，2型糖尿病患者在一定诱因作用下也可发生糖尿病酮症酸中毒。常见诱因有感染，胰岛素治疗中断或不适当减量，饮食不当，各种应激如创伤、手术、妊娠和分娩等，有时无明显诱因。

【临床表现】

多数患者在发生意识障碍前有糖尿病症状加重的表现。当酸中毒出现时，病情迅速恶化，疲乏、食欲减退、恶心呕吐，多尿、口干、头痛、嗜睡，呼吸深快，呼气中有烂苹果味；后期严重脱水，尿量减少、眼眶下陷、皮肤黏膜干燥，血压下降、心率加快，四肢厥冷；晚期意识障碍加重，反射迟钝、消失，昏迷。

【实验室检查】

可出现尿糖强阳性、尿酮阳性，当肾功能严重损害而肾阈增高时，尿糖和尿酮可减少或消失，可有蛋白尿和管型尿。血糖增高，一般为 16.7～33.3mmol/L（300～600mg/dl），有时可达 55.5mmol/L（1 000mg/dl）以上。血酮体升高，>3.0mmol/L 提示酸中毒。

【治疗要点】

治疗原则为补充血容量，输注小剂量胰岛素，纠正电解质及酸碱平衡，防治诱因和处理并发症。

（董　吉）

第七节　痛　　风

病例导学

患者男性，50岁。因左足第一跖趾关节疼痛1年，再发2d就诊。查体：体温36.7℃，脉搏75次/min，呼吸18次/min，血压130/70mmHg，心肺听诊无异常，肝脾未触及，左足第一跖趾关节红肿伴脱屑。辅助检查：血尿酸607μmol/L。

问题与思考：
1. 请分析该患者的临床初步诊断及诊断依据。
2. 请说明该患者的治疗原则。

痛风(gout)是人体内嘌呤代谢异常使尿酸的合成增加和/或因尿酸排出减少,而导致的代谢性疾病。人体内血尿酸浓度过高时,尿酸以钠盐的形式沉积在关节、软骨和肾脏中,引起组织异物炎性反应。典型的临床表现为高尿酸血症、急性关节炎、痛风石、慢性关节炎、关节畸形、慢性间质性肾炎和尿酸性尿路结石。临床上分为原发性痛风和继发性痛风两大类:前者多由先天性嘌呤代谢异常所致,常与肥胖、糖脂代谢紊乱、高血压、动脉硬化和冠心病等聚集发生;后者则由某些系统性疾病或者药物引起。

【病因和发病机制】
病因和发病机制尚不完全清楚,目前认为痛风的直接原因是高尿酸血症。常见诱因为暴食、酗酒、感染、外伤、手术和情绪激动等。由于受地域、民族、饮食习惯的影响,高尿酸血症与痛风发病率差异较大。2004年山东沿海地区流行病学调查显示高尿酸血症的患病率为23.14%,痛风为2.84%。

【临床表现】
临床多见于40岁以上的男性,女性多在更年期后发病。常有家族遗传史。

1. 无症状期　仅有波动性或持续性高尿酸血症,从血尿酸增高至症状出现的时间可长达数年至数十年,有些可终身不出现症状,但随年龄增长痛风的患病率增加,并与高尿酸血症的水平和持续时间有关。

2. 急性关节炎期　常有以下特点:①多在午夜或清晨突然起病,多呈剧痛,数小时内出现受累关节的红、肿、热、痛和功能障碍,初起为下肢单关节炎,半数首发于第一跖趾关节,常受累的还有足背、踝、足跟、膝、指、腕等关节。②秋水仙碱治疗后,关节炎症状可以迅速缓解。③发热。④初次发作常呈自限性,数日内自行缓解,此时受累关节局部皮肤出现脱屑和瘙痒,为本病特有的表现。⑤可伴高尿酸血症,但部分患者急性发作时血尿酸水平正常。⑥关节腔滑囊液偏振光显微镜检查可见双折光的针形尿酸盐结晶,是确诊本病的依据。

3. 痛风石及慢性关节炎期　痛风石是痛风的特征性临床表现,常见于耳轮、跖趾、指间和掌指关节,常为多关节受累,且多见于关节远端,表现为关节肿胀、僵硬、畸形及周围组织的纤维化和变性,严重时患处皮肤发亮、菲薄,破溃则有豆渣样的白色物质排出,形成瘘管时周围组织呈慢性肉芽肿,虽不易愈合但很少感染。

4. 肾脏病变　痛风性肾病起病隐匿,早期仅有间歇性蛋白尿,随着病情的发展而呈持续性,伴有肾浓缩功能受损时夜尿增多,晚期可发生肾功能不全,表现水肿、高血压、血尿素氮和肌酐升高。少数患者表现为急性肾衰竭,出现少尿或无尿,最初24h尿酸排出增加。10%~25%的痛风患者有尿酸结石,呈泥沙样,常无症状,结石较大者可发生肾绞痛、血尿。当结石引起梗阻时导致肾积水、肾盂肾炎、肾积脓或肾周围炎,感染可加速结石的增长和肾实质的损害。

【实验室及其他检查】
(一)实验室检查
1. 血尿酸测定　男性>416μmol/L,女性>357μmol/L。血尿酸存在较大波动,应反复监测。
2. 尿尿酸测定　限制嘌呤饮食5d后,每天尿酸排出量超过4.5mmol,可认为尿酸生成增多。
3. 滑囊液或痛风石　内容物检查偏振光显微镜下可见针形尿酸盐结晶。

(二)X线检查
急性关节炎期可见非特征性软组织肿胀;慢性期或反复发作后可见软骨缘破坏,关节面不规则,特征性改变为穿凿样、虫蚀样圆形或弧形的骨质透亮缺损(图9-1)。

(三)电子计算机X线体层显像(CT)与磁共振显像(MRI)检查
CT扫描受累部位可见不均匀的斑点状高密度痛风石影像;MRI的T_1和T_2加权图像呈斑点状低信号。

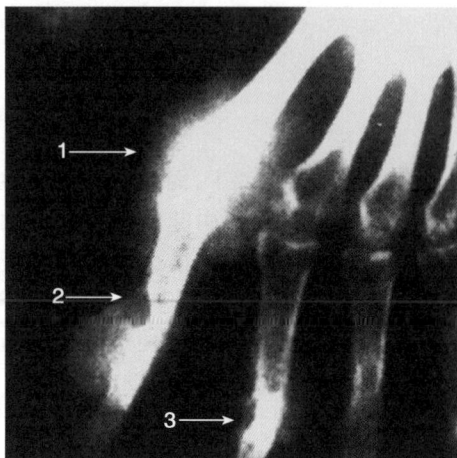

图 9-1　痛风患者手关节 X 线片

1 示非特征性软组织肿胀,软骨缘破坏,关节面不规则;2 和 3 呈圆形或不整齐的穿凿样、弧形、骨质透亮缺损。

【诊断要点】

男性和绝经后女性血尿酸>420μmol/L(7.0mg/dl)、绝经前女性>350μmol/L(5.8mg/dl)可诊断为高尿酸血症。中老年男性如出现特征性关节炎表现、尿路结石或肾绞痛发作,伴有高尿酸血症应考虑痛风。关节液穿刺或痛风石活检证实为尿酸盐结晶可做出诊断。X 线检查、CT 或 MRI 扫描对明确诊断具有一定的价值。急性关节炎期诊断有困难者,秋水仙碱试验性治疗有诊断意义。

【治疗要点】

原发性高尿酸血症与痛风的防治目的:①控制高尿酸血症预防尿酸盐沉积。②防止急性关节炎的发作。③防止尿酸结石形成和肾功能损害。

1. 一般治疗　控制饮食总热量;限制饮酒和高嘌呤食物的大量摄入;每天饮水 2 000ml 以上增加尿酸的排泄;慎用抑制尿酸排泄的药物如噻嗪类利尿药等;避免诱发因素和积极治疗相关疾病等。

2. 高尿酸血症的治疗　目的是使血尿酸维持正常水平。促进尿酸排泄常用药物:苯溴马隆和丙磺舒。抑制尿酸生成药物有别嘌醇。碳酸氢钠可碱化尿液,使尿酸不易在尿中积聚形成结石。

3. 急性痛风性关节炎期的治疗　绝对卧床,抬高患肢,避免负重,迅速给秋水仙碱,越早用药疗效越好。非甾体抗炎药消炎镇痛也可选用。糖皮质激素在上述药物治疗无效或不能使用秋水仙碱和非甾体抗炎药时,可考虑。

(董　吉)

第八节　水、电解质和酸碱代谢紊乱

病例导学

患者男性,50 岁,60kg。因食管癌进食不畅 3 个月余就诊。患病以来有恶心、呕吐、直立性晕厥,血压明显下降,尿少。实验室检查:尿比重 1.009,血钠 122mmol/L。

问题与思考:

1. 请分析该患者的临床初步诊断及诊断依据。
2. 请说明该患者的治疗原则。

一、水和钠的代谢紊乱

在细胞外液中,水和钠的关系非常密切,故一旦发生代谢紊乱,缺水和失钠常同时存在。不同原因引起的水和钠的代谢紊乱,在缺水和失钠的程度上有所不同,既可水和钠按比例丧失,也可缺水少于缺钠,或多于缺钠。不同缺失形式所引起的病理生理变化以及临床表现也就不同。临床将水、钠代谢紊乱可分为等渗性缺水、低渗性缺水和水中毒四种类型。

(一)等渗性缺水

等渗性缺水(isotonic dehydration),又称急性缺水或混合性缺水。这种缺水在外科患者最易发生,此时水和钠成比例地丧失,因此血清钠仍在正常范围,细胞外液的渗透压也可保持正常。但等渗性缺水可造成细胞外液量(包括循环血量)的迅速减少。机体对等渗性缺水的代偿机制是肾入球小动脉壁的压力感受器受到管内压力下降的刺激,以及肾小球滤过率下降所致的远曲小管液内钠的减少。这些可引起肾素-醛固酮系统的兴奋,醛固酮的分泌增加。醛固酮促进远曲小管对钠的再吸收,随钠一同被再吸收的水量也有增加,从而代偿性地使细胞外液量回升。

【病因】

常见的病因:①消化液的急性丧失,如肠外瘘、大量呕吐等。②体液丧失在感染区或软组织内,如腹腔内或腹膜后感染、肠梗阻、烧伤等。

【临床表现】

临床症状有恶心、厌食、乏力、少尿等,但不口渴;体征包括舌干燥,眼窝凹陷,皮肤干燥、松弛等。若在短期内体液丧失量达到体重的 5%,即丧失 25% 细胞外液,患者会出现脉搏细速、肢端湿冷、血压不稳定或下降等血容量不足之症状。当体液继续丧失达体重的 6%～7% 时(相当于丧失细胞外液的 30%～35%),则有更严重的休克表现。休克的微循环障碍必然导致酸性代谢产物的大量产生和积聚,因此常伴发代谢性酸中毒。如果患者丧失的体液主要为胃液,因有氢离子大量丧失,则可伴发代谢性碱中毒。

【实验室检查】

1. **血常规**　红细胞计数、血红蛋白和血细胞比容均明显增高。
2. **血清电解质**　钠、氯离子等一般无明显降低。
3. **尿液检查**　尿比重增高。
4. **动脉血气**　血气分析可判别是否有酸(碱)中毒存在。

【诊断要点】

大多有消化液或其他体液的大量丧失的病史,每天的失液量越大,失液持续时间越长,症状就越明显。因此,依据病史和临床表现常可确定诊断。

【治疗要点】

原发病的治疗十分重要,若能消除病因,则缺水将很容易纠正。对等渗性缺水的治疗,是针对性地纠正其细胞外液的减少。可静脉滴注平衡盐溶液或等渗盐水,使血容量得到尽快补充。注意所输注的液体应该是含钠的等渗液,如果输注不含钠的葡萄糖溶液则会导致低钠血症。平衡盐溶液的电解质含量和血浆内含量相仿,用来治疗等渗性缺水比较理想。目前常用的平衡盐溶液有乳酸钠与复方氯化钠(1.86% 乳酸钠溶液和复方氯化钠溶液之比为 1∶2)的混合液,以及碳酸氢钠与等渗盐水(1.25% 碳酸氢钠溶液和等渗盐水之比为 1∶2)的混合液两种。

纠正缺水后,排钾量有所增加,血清钾离子浓度也因细胞外液量的增加而被稀释降低,故应注意预防低钾血症的发生。

（二）低渗性缺水

低渗性缺水(hypotonic dehydration)又称慢性缺水或继发性缺水。此时水和钠同时缺失,但失钠多于缺水,故血清钠低于正常范围,细胞外液呈低渗状态。

【病因】

主要病因:①胃肠道消化液持续性丢失,例如反复呕吐、长期胃肠减压引流或慢性肠梗阻,以致大量钠随消化液而排出。②大创面的慢性渗液。③应用排钠利尿剂如氯噻酮、依他尼酸(利尿酸)等时,未注意补给适量的钠盐,以致体内缺钠程度多于缺水。④等渗性缺水治疗时补充水分过多。

【临床表现】

低渗性缺水的临床表现随缺钠程度而异。一般均无口渴感,常见症状有恶心、呕吐、头晕、视物模糊、软弱无力、起立时容易晕倒等。当循环血量明显下降时,肾的滤过量相应减少,以致体内代谢产物潴留,可出现神志淡漠、肌痉挛性疼痛、腱反射减弱和昏迷等。

根据缺钠程度,低渗性缺水可分为三度。①轻度缺钠者,血钠浓度<135mmol/L,患者感疲乏、头晕、手足麻木、尿钠减少。②中度缺钠者,血钠浓度<130mmol/L,患者除有上述症状外,尚有恶心、呕吐、脉搏细速,血压不稳定或下降,脉压变小,浅静脉萎陷,视物模糊,站立性晕倒,尿量少,尿中几乎不含钠和氯。③重度缺钠者,血钠浓度<120mmol/L,患者神志不清,肌痉挛性抽痛,腱反射减弱或消失,出现木僵,甚至昏迷。常发生休克。

【实验室检查】

1. **尿液检查**　尿比重常在 1.010 以下,尿钠和氯常明显减少。

2. **血钠测定**　血钠浓度<135mmol/L,表明有低钠血症。血钠浓度越低,病情越重。

3. **其他**　红细胞计数、血红蛋白量、血细胞比容及血尿素氮值均有增高。

【诊断要点】

如患者有上述特点的体液丢失病史和临床表现,可初步诊断为低渗性缺水。

【治疗要点】

应积极处理致病原因。针对低渗性缺水时细胞外液缺钠多于缺水的血容量不足的情况,应静脉输注含盐溶液或高渗盐水,以纠正细胞外液的低渗状态和补充血容量。静脉输液原则:输注速度应先快后慢,总输入量应分次完成。每8~12h根据临床表现及检测资料,包括血钠、氯浓度、动脉血血气分析和中心静脉压等,随时调整输液计划。

（三）**高渗性缺水**

高渗性缺水(hypertonic dehydration)又称原发性缺水。虽有水和钠的同时丢失,但因缺水更多,故血清钠高于正常范围,细胞外液的渗透压升高。

【病因】

主要病因:①摄入水分不够,如食管癌致吞咽困难,重危患者的给水不足,经鼻胃管或空肠造瘘管给予高浓度肠内营养溶液等。②水分丧失过多,如高热大量出汗(汗中含氯化钠0.25%)、大面积烧伤暴露疗法、糖尿病未控制致大量尿液排出等。

【临床表现】

缺水程度不同,症状亦不同。可将高渗性缺水分为三度。①轻度缺水者除口渴外,无其他症状,缺水量为体重的2%~4%。②中度缺水者有极度口渴,有乏力、尿少和尿比重增高。唇舌干燥,皮肤失去弹性,眼窝凹陷,常有烦躁不安,缺水量为体重的4%~6%。③重度缺水者除上述症状外,出现躁狂、幻觉、谵妄,甚至昏迷。缺水量超过体重的6%。

【实验室检查】

1. **尿液检查**　尿比重高。

2. **血常规**　红细胞计数、血红蛋白量、血细胞比容轻度升高。

3. **血清电解质**　血钠浓度升高>150mmol/L。

【诊断要点】

结合病史和临床表现有助于高渗性缺水的诊断。

【治疗要点】

解除病因非常重要。无法口服的患者,可静脉滴注5%葡萄糖溶液或低渗的0.45%氯化钠溶液,补充已丧失的液体。所需补充液体量可先根据临床表现,估计丧失水量占体重的百分比。然后按每丧失体重的1%补液400~500ml计算。为避免输入过量而致血容量的过分扩张及水中毒,计算所得的补水量一般可分在2d内补给。治疗1d后应监测全身情况及血钠浓度,酌情调整次日的补给量。此外,补液量中还应包括每天正常需要量2 000ml。

高渗性缺水者实际上也有缺钠,只是因为缺水更多,才使血钠浓度升高。如果在纠正时只补给水分,可能后来又会出现低钠血症。经上述补液治疗后若仍存在酸中毒,可酌情补给碳酸氢钠溶液。

二、钾代谢异常

正常血钾浓度为3.5~5.5mmol/L。血钾浓度<3.5mmol/L,即为低钾血症;血钾浓度>5.5mmol/L,即为高钾血症。

【病因病理】

1. **低钾血症**　常见原因有:①长期进食不足。②应用呋塞米、依他尼酸等利尿剂,肾小管性酸中毒,急性肾衰竭的多尿期,以及盐皮质激素(醛固酮)过多使肾排出钾过多。③补液患者长期接受不含钾盐的液体,或静脉营养液中钾盐补充不足。④呕吐、持续胃肠减压、肠瘘等,钾从肾外途径丧失。⑤钾向组织内转移,见于大量输注葡萄糖和胰岛素,或代谢性、呼吸性碱中毒者。

2. **高钾血症**　常见的原因:①进入体内(或血液内)的钾量太多,如口服或静脉输入氯化钾,使用含钾药物,以及大量输入保存期较久的库存血等。②肾排钾功能减退,如急性及慢性肾衰竭;应用保钾利尿剂,如螺内酯(安体舒通)、氨苯蝶啶等;盐皮质激素不足等。③细胞内钾的移出,如溶血、组织损伤(如挤压综合征)以及酸中毒等。

【临床表现】

1. **低钾血症**　主要引起神经-肌肉应激性降低及心肌应激性增强。临床表现:乏力,腱反射减退或消失,重者出现软瘫,呼吸肌麻痹,呼吸困难,腹胀(胃肠平滑肌麻痹)。表情淡漠,定向力障碍,重者昏迷。第一心音低钝,心律失常,有时可致心室颤动,心电图早期 T 波低平或倒置,继而 ST 段降低、QT 间期延长。若发现 U 波,有确诊价值。碱中毒,为了保存钾,又可出现反常性酸性尿。

2. **高钾血症**　高钾血症的临床表现无特异性。可有神志模糊、感觉异常和肢体软弱无力等。严重高钾血症者有微循环障碍的临床表现,如皮肤苍白、发冷、青紫,低血压等。常有心动过缓或心律不齐。最危险的是高钾血症可致心脏骤停。高钾血症,特别是血钾浓度超过 7mmol/L,都会有心电图的异常变化。早期改变为 T 波高而尖,P 波波幅下降,随后出现 QRS 波增宽。

【实验室及其他检查】

1. 钾离子的检测。

2. **心电图检查**　可作为辅助性诊断手段。

【诊断要点】

根据病史和临床表现,结合血清钾离子浓度和心电图改变,即可诊断。

【治疗要点】

积极治疗原发病,同时恢复血钾正常浓度。

1. **低钾血症**　尽早恢复患者的正常饮食是最安全、可靠的方法。合理补充钾盐,首选口服,不能口服必须静脉补充。

2. **高钾血症**　以降钾、排钾为主。常用方法:①限钾和禁钾。②促使钾离子向细胞内转移。③应用阳离子交换树脂。④透析排钾。⑤对抗心律失常。

三、酸碱平衡失调

在物质代谢过程中,机体虽不断摄入及产生酸性和碱性物质,但能依赖体内的缓冲系统以及肺和肾的调节,使体液的酸碱度始终维持在正常范围之内。如果酸碱物质的量过多或是调节功能发生障碍,则平衡状态将被破坏,形成不同类型的酸碱平衡失调。原发性的酸碱平衡失调可分为代谢性酸中毒、代谢性碱中毒、呼吸性酸中毒和呼吸性碱中毒四种基本类型。有时可同时存在两种以上的原发性酸碱平衡失调,即为混合型酸碱平衡失调。

(一)代谢性酸碱平衡失调

【病因病理】

1. **代谢性酸中毒**　由酸性代谢产物生成过多或碱丢失过多引起。常见的病因有:①酸性物质产生过多:如糖尿病酮症酸中毒、缺氧、乳酸性酸中毒。②肾功能不全:H^+ 排泄减少或 HCO_3^- 重吸收减少。③HCO_3^- 排泄增加:腹泻、长期呕吐、脱水、肠瘘等引起大量碱性消化液丢失。

2. **代谢性碱中毒**　由酸性代谢产物过度丢失或摄入过多碱引起。常见的病因有:①胃液丧失过多:如长期胃肠减压。②碱性物质输入过多。③低钾血症时氢离子大量进入细胞内。④利尿药:如呋塞米抑制钠离子和氯离子的重吸收,可发生低氯性碱中毒。

【临床表现】

1. **代谢性酸中毒**　表情淡漠,疲乏无力,甚至昏迷;心率加快,血压下降;呼吸深快,呼出气中带着酮味;面色潮红。

2. **代谢性碱中毒**　呼吸浅而慢;谵妄、精神错乱、嗜睡、神志昏迷。

【实验室及其他检查】

1. **血液检查**

(1)代谢性酸中毒:血液 pH<7.35,血浆 HCO_3^- 低于正常值,二氧化碳结合力(CO_2CP)下降,K^+ 浓度升高。

（2）代谢性碱中毒：血液 pH>7.45，血浆 HCO_3^- 高于正常值，CO_2CP 升高，K^+ 浓度降低。

2. 尿液检查 代谢性酸中毒尿液 pH 常呈酸性；代谢性碱中毒尿液 pH 常呈碱性，伴低钾血症时可呈酸性。

【诊断要点】

根据病史可作出初步诊断。血气分析可确定诊断及判断其严重程度。

【治疗要点】

首先应积极治疗原发病。

1. 代谢性酸中毒 轻症者常可自身调节纠正，重症者常需静脉输注碳酸氢钠溶液来纠正。

2. 代谢性碱中毒 丧失胃液所致者，可输注等渗盐水或葡萄糖盐水纠正；缺钾性碱中毒应考虑同时补钾；重症者可用稀盐酸或2%的氯化氨纠正。

（二）呼吸性酸碱平衡失调

【病因及病理】

1. 呼吸性酸中毒 由于通气、换气功能降低，导致二氧化碳在体内蓄积引起。病因主要有呼吸中枢抑制、呼吸活动受限、呼吸道阻塞和肺泡微血管循环障碍。

2. 呼吸性碱中毒 因通气增强，体内二氧化碳排出过多而导致。病因主要有焦虑、害怕、不适当地使用呼吸机、代谢性酸中毒的代偿作用、中枢神经系统疾病、高热、低氧血症。

【临床表现】

1. 呼吸性酸中毒 头痛、谵妄、嗜睡，甚至昏迷；呼吸困难；发绀。

2. 呼吸性碱中毒 多无明显症状。可有呼吸急促、手足麻木、抽搐、眩晕、心率加快。

【实验室及其他检查】

1. 呼吸性酸中毒 血液 pH<7.35，二氧化碳分压（$PaCO_2$）升高，血浆 HCO_3^- 可正常。

2. 呼吸性碱中毒 血液 pH>7.35，$PaCO_2$ 下降，血浆 HCO_3^- 低于正常值。

【诊断要点】

根据病史可作出初步诊断。血气分析可确定诊断及判断其严重程度。

【治疗要点】

首先应积极治疗原发病，以改善通气功能。

1. 呼吸性酸中毒 采取控制感染、使用支气管扩张剂、促进排痰等措施，必要时行气管插管或气管切开，使用人工呼吸机。

2. 呼吸性碱中毒 可以用纸袋罩住患者口鼻呼吸或者是患者吸入含5%二氧化碳的氧气，增加吸入二氧化碳的浓度来降低血液的 pH。

（董 吉）

本章小结

　　腺垂体功能减退症临床表现各异，往往取决于原发疾病、腺垂体破坏程度、各种垂体激素减退以及相应靶腺萎缩程度。Graves 病是甲亢最常见的病因，为器官特异性自身免疫性疾病。其主要诊断依据是甲状腺毒症、甲状腺肿大和突眼的典型临床表现结合血清 FT_3、FT_4 增高且 TSH 减低。治疗措施包括抗甲状腺药物、^{131}I 和手术治疗。糖尿病是以慢性高血糖为特征的代谢性疾病，其并发症是其致残、致死的主要原因。治疗措施包括糖尿病教育、医学营养治疗、运动治疗、药物治疗和病情监测5个方面的综合治疗。痛风的典型临床表现为高尿酸血症、急性关节炎、痛风石、慢性关节炎、关节畸形、慢性间质性肾炎和尿酸性尿路结石。其防治主要目的为控制高尿酸血症预防尿酸盐沉积。

笔记

病例讨论

病例一

李某,女性,54 岁。怕热、乏力 1 年,加重伴意识不清 1d。

患者于 1 年前无明显诱因出现怕热、乏力,在当地医院诊断为甲亢,服用甲巯咪唑 30mg/d 后症状明显好转。2 个月前因皮肤瘙痒,自行停用抗甲状腺药物。入院前 4d,出现咳嗽、咳痰,无发热。未进行任何治疗。入院前 1d 出现神志不清,大汗淋漓,为求进一步治疗急入院。

查体:体温 39℃,脉搏 150 次/min,呼吸 26 次/min,血压 120/60mmHg。意识不清,皮肤潮红,甲状腺Ⅲ度肿大,质韧,局部可闻及持续吹风样杂音。第一心音强弱不等,心率绝对不规整,左下肺可闻及干、湿啰音。

辅助检查:心电图示心房颤动伴快速心室率。胸片示左肺下叶炎症。甲状腺功能三项:FT_3 13.28pmol/L、FT_4 12.83pmol/L、TSH 1.33μIU/ml。血常规:白细胞计数 $15×10^9$/L。

1. 请分析该患者的临床初步诊断及诊断依据。
2. 请试述甲亢危象的诱因。
3. 请说明甲状腺危象的治疗原则。

病例二

患者男性,16 岁。多饮、多尿半个月,意识不清 1d。

患者于半个月前自觉口渴,多饮,每天饮水量约 4 000ml,尿量增多,无明显尿急、尿痛及血尿。1d 前,患者口渴加重,逐渐出现嗜睡、意识不清,遂来就诊。发病以来,体重下降约 5kg,无明显心悸、怕热、多汗症状,无多食。

查体:体温 36.3℃,脉搏 102 次/min,呼吸 30 次/min,血压 120/80mmHg,急性病容,颜面潮红,全身浅表淋巴结未触及。口唇黏膜干燥,皮肤弹性差。呼吸深大,肺部呼吸音清。

辅助检查:血糖 39.3mmol/L。肾功能:肌酐 189μmol/L,尿素氮 10.5mmol/L。血钾 4.85mmol/L,血钠 130.2mmol/L,血氯 101mmol/L,二氧化碳结合力 10.2mmol/L。尿常规:尿糖(+++),酮体(++),尿比重>1.030。

1. 请分析该患者的临床初步诊断及诊断依据。
2. 请说明甲状腺危象的治疗原则。

病例讨论

扫一扫,测一测

思考题

1. 简述 2 型糖尿病的诊断标准。
2. 简述甲状腺癌的病理分型及特点。

第十章　风湿性疾病

10章 PPT

学习目标

1. 掌握：风湿性疾病的临床表现及相关实验室检查。
2. 熟悉：风湿性疾病的诊断和治疗。
3. 了解：风湿性疾病的病因和发病机制。
4. 具有对常见风湿性疾病做出初步判断的能力。
5. 能做到运用临床思维对实验室检查结果做出临床初步诊断。

第一节　类风湿关节炎

类风湿关节炎(rheumatoid arthritis,RA)是一种以慢性破坏性关节炎为特征的全身性自身免疫病。滑膜炎症是类风湿关节炎的主要病理变化。本病呈慢性、反复性、对称性关节肿痛，如未能及时给予适当治疗，病情逐渐加重，关节炎症可导致关节结构的破坏、畸形和功能丧失。有时可累及眼、肺、脑等关节外脏器。本病呈全球性分布，我国患病率为3‰左右。任何年龄都可发病，多见于30岁以上，男女患病比例为1:3。

【病因和发病机制】

类风湿关节炎的病因及发病机制尚不明确，与环境因素、遗传因素、免疫系统紊乱等多因素共同作用关系密切。

【临床表现】

多以缓慢而隐匿的方式起病，在出现明显关节症状前可有数周的低热，部分患者可有高热、乏力、全身不适、体重下降等症状，以后逐渐出现典型关节症状，少数在数天内出现多个关节症状。类风湿关节炎的临床表现多样，除关节症状外，还可出现多系统受累的表现。

（一）关节表现

典型的表现为对称性关节炎，常累及小关节，为多个关节受累。具体表现为关节晨僵、疼痛与压痛、肿胀、畸形和功能障碍。

1. **晨僵**　病变关节僵硬表现以晨起或长时间静止不动明显，呈胶黏着样感觉，活动后可减轻，称为晨僵。晨僵持续时间超过1h意义较大，是类风湿关节炎突出的临床表现。95%以上的类风湿关节炎患者出现晨僵，持续时间和关节炎症的程度呈正比。晨僵常作为评价病情活动和观察病情变化的指标。

2. **关节痛与压痛**　关节疼痛往往是最早的症状，受累关节以腕关节、掌指关节、近端指间关节最为多见,其次是足趾、膝、踝、肘、肩等关节。多呈对称性、持续性、时轻时重,疼痛的关节往往伴有压痛,受累关节的皮肤可出现褐色色素沉着。

3. **关节肿胀**　多因关节腔内积液或关节周围软组织炎症引起,病程较长者可因滑膜慢性炎症后的肥厚而引起肿胀。凡受累的关节均可肿胀,常见的部位为腕关节、掌指关节、近端指间关节、膝关节等,亦多呈对称性。

4. **畸形和功能障碍**　见于较晚期患者,关节周围肌肉的萎缩、韧带的牵拉等引起关节半脱位或脱位。常见的关节畸形是腕和肘关节强直、掌指关节的半脱位、手指向尺侧偏斜和呈"天鹅颈"样及"纽扣花"样表现。重症患者关节呈纤维性或骨性强直失去关节功能,致使生活不能自理(图10-1)。

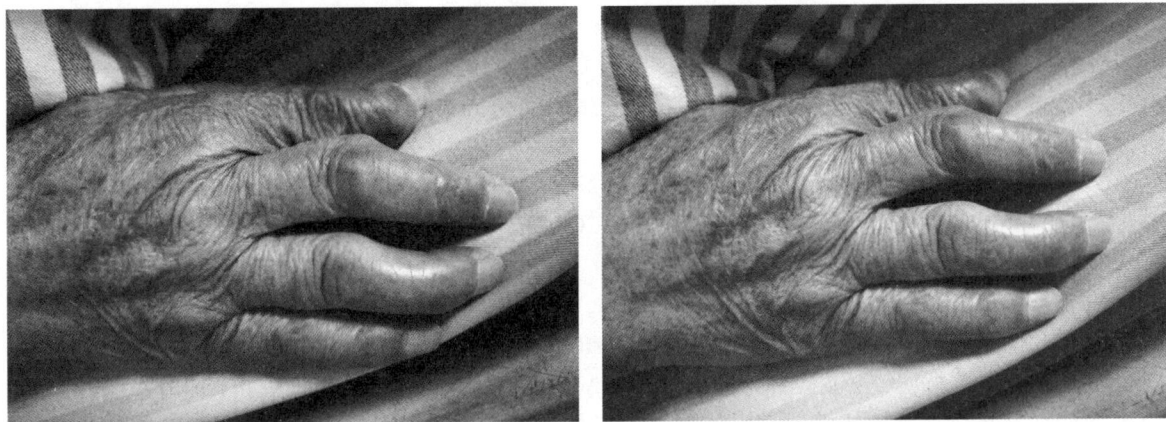

图 10-1　类风湿关节炎右手指关节肿胀呈梭形改变示意图

5. **特殊关节**

(1) 颈椎关节:超过80%的患者出现颈椎关节受累,特别是病情长期控制不佳者,表现为颈痛、活动受限,最严重的表现为寰枢椎关节($C_1 \sim C_2$)半脱位,可导致脊髓受压。

(2) 肩、髋关节:其周围有较多肌腱等软组织包围,因此很难发现关节肿胀。最常见的症状是局部疼痛和活动受限,髋关节往往表现为臀部及下腰部疼痛。

(3) 颞颌关节:表现为讲话或咀嚼时疼痛加重,严重者有张口受限。

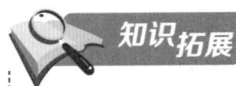

知识拓展

类风湿关节炎关节功能分级

美国风湿病学会将类风湿关节炎影响生活能力的程度分为四级:

Ⅰ级:能照常进行日常生活和各项工作。

Ⅱ级:可进行一般的日常生活和某些职业工作,但参与其他项目活动受限。

Ⅲ级:可进行一般的日常生活,但参与某种职业工作活动受限。

Ⅳ级:日常生活的自理和参与工作的能力均受限。

(二) 关节外表现

1. **皮肤类风湿结节**　是本病较常见的关节外表现,为类风湿关节炎的特征性表现,其存在提示本病的活动性。多位于关节隆突部及易受压部位的皮下,如前臂伸面、肘鹰嘴突附近、枕、跟腱等处。结节直径呈数毫米至数厘米,大小不一、质硬、无压痛、对称性分布。此外,类风湿结节还可发生在很多脏器,如心、肺、眼、血管、骨、神经等。

2. **类风湿血管炎**　可发生在任何系统,并出现各系统的症状,也可出现在指甲下或指端,为小点状的斑丘疹或瘀点。少数引起局部组织的缺血性坏死。

3. **肺部受累**　肺受累较常见。肺间质病变是最常见的肺病变,表现为咳嗽、呼吸困难、通气功能障碍和肺功能不全。肺内的类风湿结节有时可液化,咳出后形成空洞。累及胸膜表现为单侧或双侧

类风湿关节炎关节改变(图片)

类风湿关节炎双手小关节畸形改变(图片)

类风湿皮下结节(图片)

笔记

性的少量胸腔积液,偶为大量胸腔积液,胸腔积液呈渗出性。

4. 心脏受累 其中心包炎最常见,多见于类风湿因子阳性、有类风湿结节的患者,但多数患者无相关临床表现。

5. 神经系统 神经受压是患者出现神经系统病变的常见原因。受压的周围神经病变与相应关节滑膜炎的严重程度相关,最常受累的神经有正中神经、尺神经以及桡神经。

6. 其他 消化系统可有胃炎、消化性溃疡等;血液系统可出现贫血;部分患者可出现干燥综合征表现。

【实验室及其他检查】

(一)实验室检查

1. 血液学改变 有轻至中度贫血,以正细胞低色素性常见;活动期患者血小板计数可增高。白细胞及分类多正常。

2. 炎症标志物 血沉(ESR)和 C 反应蛋白(CRP)常升高,是反映病情活动度的主要指标,病情缓解时可降至正常。

3. 自身抗体 类风湿关节炎新的抗体不断被发现,其中有些抗体诊断的特异性较类风湿因子明显提高,且可在疾病早期出现,如抗环瓜氨酸肽(CCP)抗体,抗核周因子(APF)抗体、抗角蛋白抗体(AKA)以及抗 Sa 抗体等。

(1) 类风湿因子(RF):可分为 IgM、IgG 和 IgA 型 RF。其效价一般与本病的活动性和严重性呈比例。但 RF 并非类风湿关节炎的特异性抗体,因此 RF 阳性者必须结合临床表现。

(2) 抗角蛋白抗体谱:有抗 APF 抗体、抗 AKA 抗体、抗聚角蛋白微丝蛋白抗体(AFA)和抗 CCP 抗体。抗 CCP 抗体在此抗体谱中对类风湿关节炎的诊断敏感性和特异性高,已在临床中普遍使用。这些抗体有助于类风湿关节炎的早期诊断,尤其是血清 RF 阴性、临床症状不典型的患者。

4. 免疫复合物和补体 大部分患者血清中出现各种类型的免疫复合物,尤其是活动期和 RF 阳性患者。在急性期和活动期,患者血清补体均有升高,只有在少数有血管炎者出现低补体血症。

5. 关节滑液 在关节炎症时滑液增多,滑液中的白细胞明显增多,达$(2\,000\sim75\,000)\times10^{6}/L$,且中性粒细胞占优势,葡萄糖含量低于血糖。

(二)关节影像学检查

1. X 线平片 对类风湿关节炎诊断、关节病变分期、病变演变的监测均很重要。双手及腕关节的 X 线分期:早期可见关节周围软组织肿胀影、关节端骨质疏松(Ⅰ期);关节间隙变窄(Ⅱ期);关节面出现虫蚀样改变(Ⅲ期);晚期可见关节半脱位和关节破坏后的纤维性和骨性强直(Ⅳ期)(图 10-2)。

2. 其他 包括关节 X 线数码成像、CT 及 MRI 检查,早期诊断类风湿关节炎有帮助。MRI 可以显示关节软组织早期病变(如滑膜水肿、骨破坏病变的前期表现骨髓水肿等)。CT 可以显示在 X 线尚看

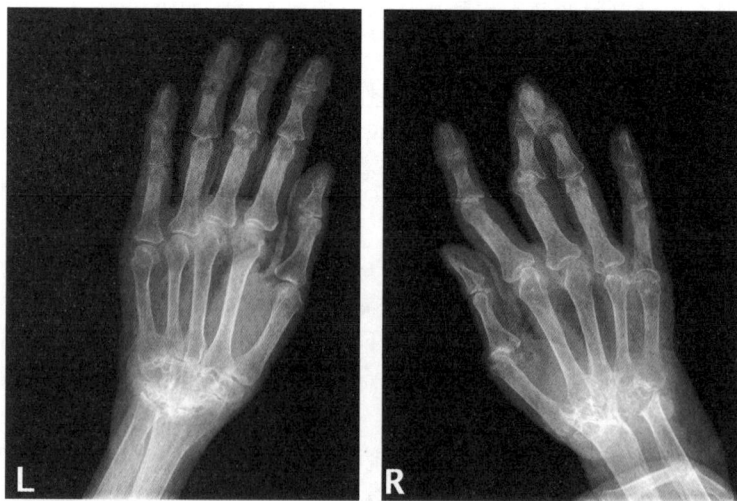

图 10-2 类风湿关节炎 X 线摄片改变(Ⅳ期)示意图
类风湿关节炎左侧腕关节面破坏,右侧中指中远节指骨向迟侧偏斜。

不出的骨破坏。

（三）类风湿结节的活检

其典型的病理改变有助于本病的诊断。

【诊断要点】

目前类风湿关节炎的诊断仍沿用美国风湿协会 1987 年修订的分类标准：①关节晨僵持续至少 1h。②至少同时有 3 个关节区软组织肿胀或积液。③腕、掌指、近端指间关节中，至少 1 个关节区肿胀。④对称性关节炎。⑤有类风湿结节。⑥血清 RF 阳性（所用方法正常人群中不超过 5% 阳性）。⑦X 线改变（至少有骨质疏松和关节间隙狭窄）。符合以上 7 项中 4 项者可诊断为类风湿关节炎（①~④项病程至少持续 6 周）。

本病需与骨关节炎、强直性脊柱炎、银屑病关节炎、系统性红斑狼疮等疾病相鉴别。

【治疗要点】

类风湿关节炎的治疗目标：减轻关节症状、延缓病情进展、防止和减少关节的破坏、保护关节功能、最大限度地提高患者的生活质量。治疗的关键：尽早诊断、早期治疗。

（一）一般治疗

包括休息、关节制动（急性期）、关节功能锻炼（恢复期）、物理疗法等。卧床休息只适宜于急性期、发热以及内脏受累的患者。

（二）药物治疗

治疗类风湿关节炎的常用药物：非甾体抗炎药、改变病情抗风湿药、糖皮质激素和植物药等。

1. 非甾体抗炎药（NSAIDs）　具有镇痛消肿作用，是改善关节炎症状的常用药，但不能控制病情发展，必须与改变病情抗风湿药同服。其主要不良反应为胃肠道不适，应避免两种或两种以上 NSAIDs 同时服用，其疗效不叠加。

2. 改变病情抗风湿药（DMARDs）　较 NSAIDs 发挥作用慢，有改善和延缓病情进展的作用，应早期应用，临床症状的明显改善需 1~6 个月。其中甲氨蝶呤（MTX）应作为类风湿关节炎的首选用药，根据病情可单用或连用两种以上 DMARDs 药物。

3. 糖皮质激素　适用于治疗关节急性炎症反应，原则为小剂量、短疗程；有多系统受累的重症类风湿关节炎患者，可根据病情调整剂量。关节腔注射激素有利于减轻关节炎症状，改善关节功能，一年内不宜超过 3 次。

4. 植物药制剂　雷公藤多苷、白芍总苷、青藤碱等药物对缓解关节症状有较好的作用。

5. 生物制剂　生物制剂靶向治疗是目前阻止类风湿关节炎快速发展的治疗方法，疗效显著，但其长期疗效和副作用还有待进一步研究。

（三）外科手术治疗

外科手术治疗包括关节置换和滑膜切除手术。前者适用于较晚期有畸形并失去功能的关节；后者可以使病情得到一定的缓解，但当滑膜再次增生时病情又趋复发。

（薛宏伟）

第二节　系统性红斑狼疮

病例导学

患者女性，22 岁。因间断皮下出血、鼻出血 3 年，双下肢水肿 1 年，呼吸困难 3d 入院。3 年前间断出现皮下出血，呈瘀点或瘀斑，伴鼻出血，伴口腔溃疡，无关节痛，无腹痛，无恶心、呕吐及腹泻，未在意。1 年前出现双下肢凹陷性水肿，口服利尿药后水肿减轻。3d 前突然出现胸闷、气短、呼吸困难，就诊于某市医院呼吸科。查体：血压 150/90mmHg，眼睑苍白，心率 140 次/min，奔马律，心前区无杂音，肝肋下未触及，双下肢凹陷性水肿。辅助检查：血常规，红细胞计数 $2.8×10^{12}$/L，血红蛋白 60g/L，血小板计数 $80×10^9$/L；尿常规，蛋白（++），红细胞+/Hp。

问题与思考：
1. 试述该患者的初步诊断及诊断依据。
2. 请说明该患者应继续完善的检查。

系统性红斑狼疮(systemic lupus erythematosus,SLE)是一种累及多系统、多器官,并有多种自身抗体出现的自身免疫性疾病。临床表现复杂多样,病程迁延反复。好发于育龄期女性,男：女为1∶9~1∶7。

【病因和发病机制】

（一）病因

1. 与遗传因素有关 已证明系统性红斑狼疮是多基因遗传病,多个基因在某种条件(环境)下相互作用,改变了正常免疫耐受而致病。

2. 与环境因素有关 阳光中紫外线可使皮肤上皮细胞出现凋亡,新抗原暴露而成为自身抗原。食物、药物、化学试剂、微生物病原体等也可诱发该病。

3. 与雌激素有关 女性患者明显高于男性,在更年期前阶段为9∶1,儿童及老人为3∶1。

（二）发病机制

外来抗原(如病原体、药物等)引起人体B细胞活化。易感者因免疫耐受性减弱,B细胞通过交叉反应与模拟外来抗原的自身抗原相结合,并将抗原呈递给T细胞,使之活化,在T细胞活化刺激下,B细胞得以产生大量不同类型的自身抗体,造成大量组织损伤。

【临床表现】

临床表现复杂多样,虽以多系统损害为主要特点,但在病程中可能以某一系统症状为突出表现,易误诊为该系统疾病。需综合分析其临床表现,并结合实验室检查结果,做出正确的诊断,进而制订合理的治疗方案。

1. 全身症状 系统性红斑狼疮活动期大多数有全身症状,在病程中出现各种热型的发热,尤以低、中度热为常见,长期发热并伴有疲倦、乏力、体重下降等表现。

2. 皮肤与黏膜表现 大部分系统性红斑狼疮在病程中出现皮疹,损害呈多形性,常见于皮肤暴露部位,以水肿性红斑最常见。本病的特征性表现为蝶形红斑,在双颧颊部经鼻梁融合成蝴蝶翼状而得名。也可表现为甲周红斑和指(趾)甲远端红斑;日晒后出现光过敏如水疱、盘状红斑、斑丘疹、网状青斑,口腔溃疡,雷诺现象,脱发等(图10-3)。

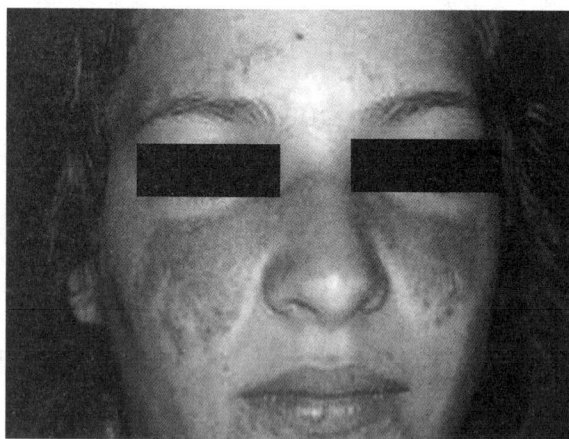

蝶形红斑　　　　　　　　　　掌部红斑

图10-3 狼疮特异性皮疹示意图

3. 浆膜炎 半数以上系统性红斑狼疮在急性发作期出现多发性浆膜炎,包括胸腔积液及心包积液等。

4. 肌肉关节表现 关节痛是常见的症状之一,出现在指、腕、膝等关节,呈对称性,多关节疼痛。关节X线检查多无关节骨质破坏,此特征区别于类风湿关节炎。还可以出现肌痛和肌无力,也可合并

有肌炎。

5. 肾脏表现 几乎所有系统性红斑狼疮病变都累及肾脏,活检肾组织均有病理学改变。临床主要表现为蛋白尿、血尿、管型尿、水肿、高血压,甚至肾病综合征、急进性肾炎等,病情持续进展,晚期出现肾衰竭,是系统性红斑狼疮的主要死亡原因之一。

6. 心血管表现 患者常出现心包炎、心肌炎,可有气促、心前区不适、心律失常,严重者发生心力衰竭导致死亡。还可出现疣状心内膜炎、血栓脱落引起栓塞或并发感染性心内膜炎。

7. 肺部表现 以胸膜炎多见。患者可发生狼疮肺炎,表现为发热、干咳、气促,肺 X 线可见片状浸润阴影,多见于双下肺,有时与肺部继发感染很难鉴别。还可表现为活动后气促、干咳、低氧血症,肺功能检查常显示弥散功能下降等肺间质性病变,胸部 X 线可见磨砂玻璃样改变。

8. 消化系统表现 常见有食欲减退、腹痛、呕吐、腹泻或腹水等。部分患者有肝脏病变,表现为肝大、黄疸和功能异常。少数可并发急腹症,如胰腺炎、肠坏死、肠梗阻等。

9. 血液系统表现 系统性红斑狼疮累及血液系统,出现血红蛋白下降、白细胞减少、血小板减少表现中的一项、两项或三系均减少。可有无痛性淋巴结肿大,以颈部和腋下为多见。部分患者有脾大。

10. 神经系统表现 又称神经精神性狼疮,往往在急性期或终末期出现症状,少数为首发症状。可呈现各种精神障碍如躁狂、幻觉、妄想等,也可以出现各种神经系统症状,具体表现与受累部位有关。

11. 其他 抗磷脂抗体综合征可以出现在系统性红斑狼疮的活动期,其临床表现为动脉和/或静脉血栓形成、习惯性自发性流产、血小板减少。可有继发性干燥综合征并存,有唾液腺(涎腺)和泪腺功能不全。可有眼底变化(如出血、视神经盘水肿、视网膜渗出物等)。

【实验室及其他检查】

(一)实验室检查

1. 一般检查 血、尿常规的异常如前所述,提示血液系统和肾脏受损。肝功能异常提示肝脏受损,球蛋白可增高。血沉增快提示病情活动。

2. 免疫球蛋白和补体 活动期 IgG、IgA 和 IgM 均增高,CH_{50}、C_3 和 C_4 减低。C_3、C_4 水平与系统性红斑狼疮活动度呈负相关,常作为病情活动和治疗反应的监测指标之一。

3. 自身抗体 患者血清中可以查到多种自身抗体,是系统性红斑狼疮诊断的标记抗体、疾病活动性的指标及提示可能出现的临床亚型。

(1) 抗核抗体谱:出现在系统性红斑狼疮的有抗核抗体(ANA)、抗双链 DNA(抗 dsDNA)抗体、抗 ENA 多肽酶谱。

1) ANA:见于几乎所有的系统性红斑狼疮患者,是系统性红斑狼疮的筛选检查。由于其特异性低,阳性不能作为系统性红斑狼疮与其他结缔组织病的鉴别。

2) 抗 dsDNA 抗体:是诊断系统性红斑狼疮的标记抗体之一,多出现在系统性红斑狼疮的活动期,抗 dsDNA 抗体的含量与疾病活动性密切相关。

3) 抗 ENA 多肽酶谱:是一组临床意义不相同的抗体,其中:①抗 Sm 抗体是诊断系统性红斑狼疮的标记抗体之一,特异性 99%。②抗 RNP 抗体,对 SLE 诊断特异性不高,往往与 SLE 的雷诺现象和肌炎相关。③抗 SSA(R_o)抗体,与 SLE 中出现过敏、血管炎、皮损、白细胞过低、新生儿狼疮等相关。④抗 SSB(La)抗体,与 SSA 抗体相关联,与继发干燥综合征有关,但阳性率低于 SSA(R_o)抗体。⑤抗 rRNP 抗体,往往提示有神经精神狼疮或其他重要内脏损害。

(2) 抗磷脂抗体:包括抗心磷脂抗体、狼疮抗凝物、梅毒血清试验假阳性等对自身不同磷脂成分的自身抗体。

(3) 抗组织细胞抗体:可出现抗红细胞膜抗体、抗血小板相关抗体、抗神经元抗体等。

(4) 其他:有少数的患者血清出现 RF 和抗中性粒细胞胞质抗体。

(二)其他检查

1. 狼疮带试验 用免疫荧光法检测皮肤的真皮和表皮交界处免疫球蛋白(Ig)沉积带。系统性红斑狼疮的阳性率约 50%,狼疮带试验阳性提示系统性红斑狼疮活动。

2. 肾活检病理 对狼疮性肾炎的诊断、治疗和预后估计均有价值,尤其对指导狼疮性肾炎治疗有重要意义。

3. 影像学检查 有助于早期发现器官损害(如超声检查对心包积液、心肌、心瓣膜病变、肺动脉高压等有较高诊断价值,从而有利于早期诊断)。

【诊断要点】

目前普遍采用美国风湿病学会 1997 年推荐的系统性红斑狼疮分类标准。该分类标准的 11 项中,符合 4 项或 4 项以上者,在除外感染、肿瘤和其他结缔组织病后,可诊断系统性红斑狼疮。分类标准:①颊部红斑。②盘状红斑。③光过敏。④口腔溃疡。⑤关节炎。⑥浆膜炎。⑦肾脏病变。⑧神经病变。⑨血液学疾病。⑩免疫学异常:抗 ds-DNA 抗体阳性,或抗 Sm 抗体阳性,或抗磷脂抗体阳性(包括抗心磷脂抗体、狼疮抗凝物、至少持续 6 个月的梅毒血清试验假阳性,三者中具备一项阳性)。⑪抗核抗体阳性。

系统性红斑狼疮应与类风湿关节炎、皮炎、癫痫病、特发性血小板减少性紫癜、原发性肾小球肾炎及其他结缔组织病相鉴别。

【治疗要点】

系统性红斑狼疮目前虽不能根治,但合理治疗后可以缓解,尤其是早期患者。治疗原则是病情活动且重症者,予强有力的药物控制;轻症患者或病情缓解后,则接受维持性治疗。此外去除各种诱因,包括停用可能加重或诱发本病的食物和药物、预防感染。避免日光照射等。

1. 糖皮质激素 选用泼尼松或甲泼尼龙,鞘内注射时用地塞米松。激素冲击疗法用于急性危重的系统性红斑狼疮(如急性肾衰竭、神经精神性狼疮的癫痫发作或明显精神症状、严重溶血性贫血等)。

2. 免疫抑制剂 协同激素治疗,一般不作为首选或单独治疗用药。加用免疫抑制剂有利于更好地控制系统性红斑狼疮活动,以及减少激素的需要量。常用药物有环磷酰胺、硫唑嘌呤、环孢素等。

3. 静脉注射大剂量免疫球蛋白 适用于某些病情严重和/或并发全身性严重感染者,对重症血小板减少性紫癜有效。

4. 控制并发症及对症治疗 根据病情选择治疗方案。仅有关节疼痛,可用 NSAIDs 控制;出现皮疹可应用羟氯喹。

5. 其他 血浆置换、人造血干细胞移植、生物制剂的应用等。

(薛宏伟)

第三节 干燥综合征

干燥综合征是一种以侵犯泪腺、唾液腺(涎腺)等外分泌腺体、B 淋巴细胞异常增殖、组织淋巴细胞浸润为特征的弥漫性结缔组织病。临床上主要表现为干燥性角结膜炎和口腔干燥症,还可累及内脏器官。本病分为原发性和继发性两类,后者指继发于另一诊断明确的结缔组织病或其他疾病者。本节主要讲述原发性干燥综合征(primary Sjögren syndrome, PSS)。

【病因和发病机制】

原发性干燥综合征的确切病因和发病机制不明。遗传、感染、环境等多因素参与发病。

【临床表现】

起病多隐匿,临床表现多样,主要与被破坏腺体的外分泌功能减退有关。

(一)局部表现

1. 口腔干燥症 唾液腺(涎腺)病变可引起下述症状:①口干,近 80% 的患者主诉口干。②猖獗性龋齿,牙齿逐渐变黑,继而小片脱落,最终只留残根,是本病的特征之一。③唾液腺炎(涎腺炎),以腮腺受累最常见。④舌,表现为舌痛,舌面干、裂、潮红,舌乳头萎缩,呈"镜面舌"样改变。

2. 干燥性角结膜炎 因泪液分泌减少而出现眼干涩、异物感、磨砂感、少泪等症状。部分患者可因泪腺肿大表现为眼睑肿胀,角膜干燥严重者可致角膜溃疡,但穿孔失明者少见。

(二)系统表现

可出现全身症状,如乏力、低热等,约 2/3 的患者出现其他外分泌腺体和系统损害。

1. **皮肤黏膜**　约 1/4 的患者出现皮疹,特征性的为高出皮面的紫癜样皮疹,多见于下肢。

2. **肌肉骨骼**　约 80% 的患者有关节痛,其中 10% 者有关节肿,多不严重,多数可自行缓解,发生关节破坏者极少。

3. **肾**　30%~50% 的患者有肾损害,主要累及远端肾小管,表现为因肾小管酸中毒引起的周期性低钾性麻痹。

4. **呼吸系统**　上、下呼吸系统均可受累,表现为鼻干、干燥性咽喉炎、干燥性气管炎,引起干咳,小气道受累者可出现呼吸困难。

5. **消化系统**　因黏膜层外分泌腺体破坏出现食管黏膜萎缩、萎缩性胃炎、慢性腹泻等非特异症状。

6. **神经系统**　周围和中枢神经系统均可累及,以周围神经损害多见。

7. **血液系统**　可出现白细胞减少和/或血小板减少。

8. **甲状腺疾病**　近 45% 的患者出现甲状腺功能异常,约 20% 的患者同时伴有自身免疫性甲状腺炎的表现。

【实验室及其他检查】

（一）血、尿常规及其他常规检查

20% 的患者出现贫血,多为正细胞正色素型,16% 的患者出现白细胞减低,13% 的患者出现血小板减少。通过氯化铵负荷试验可发现约 50% 的患者有亚临床肾小管酸中毒。60%~70% 患者血沉增快、C 反应蛋白增高。

（二）自身抗体

80% 以上的患者 ANA 阳性,抗 SSA、抗 SSB 抗体阳性率分别为 70% 和 40%,前者对诊断的敏感性高,后者特异性较强。抗 U1RNP 抗体、抗着丝点抗体（ACA）的阳性率为 5%~10%;43% 的患者类风湿因子（RF）阳性,约 20% 的患者抗心磷脂抗体（ACL）阳性。一些患者中能够检测到抗 α-fodrin 抗体,α-fodrin 是一种唾液腺特（涎腺）异蛋白;近来发现原发性干燥综合征患者中存在抗毒蕈碱受体 3（M_3）抗体,可能与口眼干有关。

（三）高球蛋白血症

以 IgG 升高为主,为多克隆性,少数患者出现巨球蛋白血症。

（四）其他检查

1. **干燥性角结膜炎检测**

（1）Schirmer 试验:将 5mm×35mm 长的滤纸一端折成直角,消毒后放入结膜囊内,滤纸浸湿长度正常为 15mm/5min,≤5mm/5min 则为阳性。

（2）泪膜破裂时间（BUT 试验）:<10s 为阳性。

（3）眼部染色:即 OSS 染色评分,采用角膜荧光素染色和结膜丽丝胺绿染色进行综合评分。将每眼眼表分为 3 部分,即鼻侧结膜、角膜和颞侧结膜。OSS 受试者在试验前不能使用滴眼液,5 年内未行角膜手术或眼睑整容手术。

2. **口干燥症相关检查**

（1）唾液流率:将中空导管相连的小吸盘以负压吸附于单侧腮腺导管开口处,收集唾液分泌量。未经刺激唾液流量>0.5ml/min 为正常,≤0.1ml/min 为阳性。

（2）腮腺造影:腮腺导管不规则、狭窄或扩张,碘液淤积于腺体末端呈葡萄状或雪花状。

（3）涎腺放射性核素扫描:观察 ^{99m}Tc 化合物的摄取、浓缩和排泄。

3. **唇腺活检**　凡淋巴细胞聚集 ≥50 个即为 1 个灶,每 4mm² 唾液腺（涎腺）组织中有 ≥1 个灶,则为组织病理学检查阳性,可作为诊断依据。其他如腺体萎缩、导管扩张、其他炎症细胞浸润等非特异表现不能作为诊断依据。

【诊断要点】

2002 年修订的原发性干燥综合征国际分类标准被普遍采用,其敏感性为 89.5%,特异性为 97.8%。但必须除外头、颈、面部放疗史及丙型肝炎病毒感染、艾滋病、淋巴瘤、结节病、移植物宿主病、抗乙酰胆碱药物的使用和 IgG4 相关疾病。

【治疗要点】

尚无根治方法。没有内脏损害者以替代和对症治疗为主,有内脏损害者则需进行免疫抑制治疗。

（薛宏伟）

第四节 强直性脊柱炎

强直性脊柱炎(ankylosing spondylitis,AS)是脊柱关节炎常见的临床类型,以中轴关节受累为主,可伴发关节外表现,严重者可发生脊柱强直和畸形。我国患病率 0.25% 左右。

【病因和发病机制】

本病是遗传和环境因素共同作用引发的多基因遗传病,其中主要易感基因是 *HLA-B27*,迄今已发现 210 种以上的 *HLA-B27* 亚型。AS 可能还与泌尿生殖道沙眼衣原体、志贺菌、沙门菌和结肠耶尔森菌等某些肠道病原菌感染有关。这些病原体激发了机体炎症和免疫应答,造成组织损伤而参与疾病的发生和发展。

【临床表现】

多数起病缓慢而隐匿。男女比例约 1 : 1,男性病情较重。发病年龄多在 20~30 岁。16 岁之前发病者称幼年型 AS,晚发型常指 40 岁以后发病者,且临床表现常不典型。

1. **症状** 首发症状常为下腰背痛伴晨僵,也可表现为单侧、双侧或交替性臀部、腹股沟向下肢放射的酸痛等。症状在夜间休息、久坐时较重,活动后可以减轻。对非甾体抗炎药反应良好。一般持续大于 3 个月。晚期可有腰椎各方向活动受限和胸廓活动度减低。随着病情进展,整个脊柱常自下而上发生强直。

2. **体征** 常见体征为骶髂关节压痛,脊柱前屈、后伸、侧弯和转动受限,胸廓活动度减低,枕墙距 >0 等。

【实验室及其他检查】

（一）实验室检查

无特异性实验室检查指标。RF 阴性,活动期可有血沉和 C 反应蛋白升高。90% 左右的患者 *HLA-B27* 阳性。

（二）影像学检查

放射学骶髂关节炎是诊断的关键。

1. **常规 X 线片** 临床常规拍摄骨盆正位像,除观察骶髂关节外,还便于了解髋关节、坐骨、耻骨联合等部位的病变。全脊柱尤其腰椎是脊柱最早受累的部位,主要观察有无韧带钙化,脊柱有无"竹节样"变、椎体方形变以及椎小关节和脊柱生理弯曲度改变等。

2. **CT 检查** CT 分辨率高,层面无干扰,能发现骶髂关节轻微的变化,有利于早期诊断,对于常规 X 线难以确诊的病例,有助于明确诊断。

3. **MRI 检查** 骶髂关节和脊柱 MRI 检查能显示关节和骨髓的水肿、脂肪变性等急慢性炎症改变,以及周围韧带硬化、骨赘形成、骨质破坏、关节强直等结构改变。因此能比 CT 更早发现骶髂关节炎。

【诊断要点】

1. **临床标准** ①腰痛、晨僵 3 个月以上,活动改善,休息无改善。②腰椎额状面和矢状面活动受限。③胸廓活动度低于相应年龄、性别的正常人。

2. **放射学标准** 双侧≥Ⅱ级或单侧Ⅲ~Ⅳ级骶髂关节炎。

3. **诊断** ①肯定 AS:符合放射学标准和 1 项（及以上）临床标准者。②可能 AS:符合 3 项临床标准,或符合放射学标准而不伴任何临床标准者。本病需与外伤、脊柱侧凸、骨折、骨质疏松、椎间盘病和腰肌劳损等相鉴别。

【治疗要点】

1. **非药物治疗** AS 的非药物治疗基础是患者教育和规律的锻炼及物理治疗,锻炼尤其针对脊柱、胸廓、髋关节活动等锻炼更为有效。晚期患者还需注意正确的立、坐、卧姿势;睡硬板床、低枕,避免过度负重和剧烈运动。

2. **药物治疗**　非甾体抗炎药和抗 TNF 拮抗剂是治疗 AS 患者的一线用药;没有足够证据证实 DMARDs 包括柳氮磺吡啶和甲氨蝶呤对 AS 中轴疾病有效;对急性眼葡萄膜炎、肌肉关节的炎症可考虑局部直接注射糖皮质激素,循证医学证据不支持全身应用糖皮质激素治疗中轴关节病变;植物药的疗效值得研究和试用。

(薛宏伟)

本章小结

　　风湿性疾病是一组累及骨与关节及其周围软组织(如肌肉、肌腱、滑膜、滑囊、韧带和软骨等)及其他相关组织和器官的慢性疾病。其免疫学检查对该类疾病的诊断及评估病情具有重要作用。类风湿关节炎的病理特征是滑膜炎,临床特点呈对称性、多关节肿痛伴或不伴关节外表现。抗 CCP 抗体对该病诊断的敏感性和特异性均高。早诊断、早治疗是类风湿关节炎治疗的关键。系统性红斑狼疮是一种累及多系统、多器官,并有多种自身抗体出现的自身免疫性疾病。临床表现复杂多样,自身抗体 ANA、dsDNA、ENA 对该病的诊断具有重要意义。应用糖皮质激素联合免疫抑制剂进行治疗。

病例讨论

　　患者女性,17 岁。因面部皮疹半年、双下肢水肿 1 个月余,头痛、间断失明 2d,发热 1d 入院。无药物、食物及其他过敏史。

　　查体:体温 37.0℃,呼吸 16 次/min,血压 133/90mmHg。谵妄,面部蝶形红斑,颈稍抵抗。双下肢凹陷性水肿。双下肢肌力 4 级。实验室检查:白细胞计数 $13.47\times10^9/L$,中性粒细胞占比 0.80;24h 尿蛋白定量 3.2g;血沉 97.0mm/h;C 反应蛋白 53.22mg/L;白蛋白 12.4g/L,肌酸激酶 263.0U/L,肌酸激酶同工酶 35U/L,乳酸脱氢酶 239U/L;ANA(+),ARPA(+),抗 SS-A(+),抗 Sm(+),U1-nRNP(+);抗心磷脂抗体(-);pANCA(-),cANCA(-)。

　　1. 请说明该患者临床初步诊断及诊断依据。

　　2. 请分析为了明确诊断应进一步做哪些主要检查?

病例讨论

扫一扫,测一测

思考题

　　1. 类风湿关节炎的典型表现有哪些?

　　2. 系统性红斑狼疮的临床表现特点有哪些?

　　3. 强直性脊柱炎临床诊断标准是什么?

第十一章　神经系统疾病

11章PPT

　　神经系统疾病包括中枢神经系统疾病和周围神经系统疾病两部分，本章将对常见疾病的病因、发病机制、临床表现、实验室及其他检查、诊断和治疗要点进行重点介绍。

第一节　急性脑血管疾病

病例导学

　　患者男性，66岁。因突发右侧肢体活动不灵伴头昏2h入院。患者2h前排便过程中用力屏气数次后自觉一阵麻感，自右侧头面部放射扩散至右半身，右手活动不灵，无法持物，站起时右下肢无力，拖行，伴头昏，并感上述症状逐渐加重，急送入医院。既往有近10年高血压病史，规律口服卡托普利治疗，血压控制不佳，常有波动，最高155/90mmHg。其父死于高血压性脑出血。查体：血压175/100mmHg，神志清，右鼻唇沟浅，伸舌向右，余脑神经检查无异常。右侧肢体肌力2级，肌张力、腱反射均高于左侧，巴宾斯基征阳性，各种感觉较左侧减弱。

　　问题与思考：

　　1. 请分析该患者的临床诊断及诊断依据。

　　2. 说明为明确诊断应进一步做哪些主要检查？

　　脑血管疾病是指由于各种脑血管病变所引起的脑部病变。急性脑血管疾病(acute cerebrovascular disease, ACVD)是脑血管疾病中的一种，亦称脑卒中(cerebral stroke)，是指急性起病，迅速出现局灶性或全面性神经功能损害征象的一组疾病。依据其病理性质分为缺血性脑卒中和出血性脑卒中，其中缺血性脑卒中占85%，出血性脑卒中占15%。

　　ACVD是神经系统的常见多发病，其发病率、死亡率及致残率均较高，是目前导致人类死亡的三大疾病之一。我国ACVD发病的流行病学特征：发病率男性高于女性，城市高于农村，随年龄增长而增

笔记

加,存在北高南低、西高东低的地域性特征。

【脑的代谢及血液供应】

1. 脑的代谢 脑是人体新陈代谢最旺盛的部位。正常成人脑的重量占体重的 2%~3%,而流经脑组织的血液占心排血量的 20%,脑组织耗氧量占全身耗氧量的 20%~30%。能量来源主要依赖糖的有氧代谢,几乎无能量储备。因此脑组织对缺血、缺氧性损害十分敏感,血流量明显减少或缺氧都会出现脑功能的严重损害。

2. 脑的血液供应 脑的血液循环系统由动脉系统和静脉系统组成,其血液供应由两个动脉系统完成,即颈内动脉系统和椎-基底动脉系统。颈内动脉系统供应大脑半球前 2/3 部分和间脑前部的血液。椎-基底动脉系统供应大脑半球后 1/3 部分、间脑后部、脑干和小脑的血液。两者之间借大脑动脉环(即 Willis 环)相互吻合,建立脑侧支循环(图 11-1)。

【病因】

1. 血管壁的病变 最常见的病因是高血压性动脉硬化和动脉粥样硬化引起的血管损害,其他还有动脉炎、血管发育异常、主动脉和其他供应脑部大动脉的夹层动脉瘤、药物和毒物对血管的损害等。

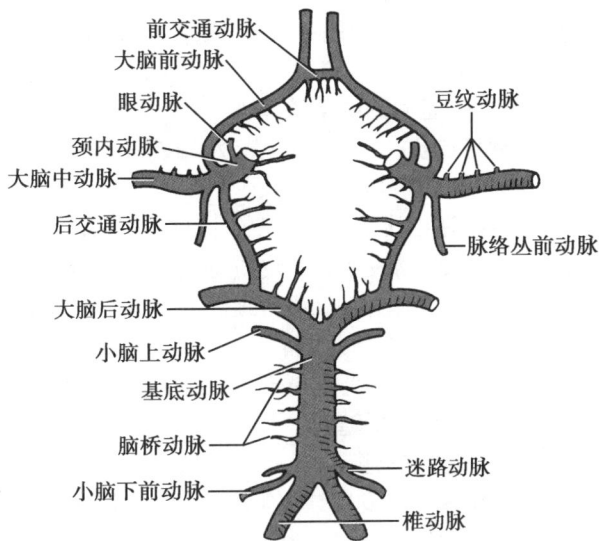

图 11-1　大脑动脉环(Willis 环)示意图

2. 心血管病 心功能障碍、心律失常、心脏瓣膜病变、心肌病等心血管疾病所致。

3. 血液成分的改变 白血病、血小板增多症、红细胞增多症、各种原因所致的高凝状态、严重贫血等。

4. 其他病因 外伤、脑血管痉挛、空气和脂肪栓塞、癌栓子等。

一、短暂性脑缺血发作

短暂性脑缺血发作(transient ischemic attack,TIA)传统定义为颈动脉和/或椎-基底动脉系统发生短暂性血液供应不足,引起供血区局灶性、一过性血流减少或缺失,进而导致突发的、短暂可逆的神经功能障碍。2009 年美国卒中协会提出了基于组织学的 TIA 新定义,即脑、脊髓、视网膜局灶性缺血所致的、不伴急性梗死的短暂性神经功能障碍;强调了应根据有无梗死灶来区分 TIA 和脑梗死。

【病因和发病机制】

TIA 的发病与相关血管动脉粥样硬化和动脉狭窄、心脏病、血流动力学改变及血液成分变化等多种病因有关,发病机制包括:

1. 微栓子形成学说 常见于动脉粥样硬化血管上的附壁血栓、粥样斑块和/或心源性(如心房颤动、心瓣膜病等)微栓子随血流进入颅内血管,造成微栓塞,引起局部缺血症状。当栓子破碎、溶解或向远端扩张血管移位时,血流恢复,症状和体征消失。

2. 血流动力学改变学说 患者原有动脉严重狭窄或完全闭塞,靠侧支循环尚能维持该局部脑组织的血液供应。当血压一过性降低时,侧支循环供血发生障碍,引起缺血症状,一旦血压恢复,脑供血恢复正常,症状消失。

3. 其他学说 血液成分改变学说、脑血管痉挛学说、颈椎病所致的椎动脉受压学说等。

【临床表现】

TIA 好发于中老年人群,男性多于女性,患者常有高血压、糖尿病、心脏疾患等基础疾病。临床发作特征:①突然发作。②短暂发作:每次历时约数分钟至 1h,不超过 24h。③可逆性:神经功能损害的症状和体征可完全恢复。④常有反复发作。

TIA 按受累血管不同分为:颈内动脉系统 TIA 和椎-基底动脉系统 TIA。临床表现亦有所不同。

脑血管疾病的常见危险因素及预防(文档)

（一）颈内动脉系统 TIA

1. 常见症状　对侧肢体麻木、无力或轻偏瘫，可伴一侧面、舌瘫，为大脑前、中动脉供血区或大脑中动脉-前动脉皮质支交界区缺血导致。

2. 特征性症状　①眼动脉交叉瘫：患侧单眼一过性黑矇、失明或视野缺损，对侧偏瘫及感觉障碍。②霍纳征交叉瘫：患侧眼裂变小、眼球内陷、瞳孔缩小或伴有同侧面部少汗或无汗，对侧肢体偏瘫。③失语症。

（二）椎-基底动脉系统 TIA

1. 常见症状　一过性眩晕、平衡障碍，大多不伴耳鸣，系脑干前庭系统缺血造成；少数伴耳鸣，为内听动脉缺血使内耳受累所致。

2. 特征性症状　①跌倒发作：患者转头或仰头时下肢突然失去张力而跌倒，随即自行站起，整个过程中无意识障碍发生。②皮质盲：一侧或双侧视力障碍或视野缺损。③短暂性全面遗忘症（TGA）：发作性、短暂性记忆丧失，可持续数分至数十分钟，患者对此有自知力，伴时间、地点定向障碍，自发语言流利，书写和计算能力正常。

除上述常见症状外，TIA 还可出现精神症状、意识障碍、半侧舞蹈样发作等症状。

【实验室及其他检查】

（一）实验室检查

1. 血常规　可发现红细胞增多症、血小板减少症或血小板增多症。

2. 血生化　血糖、血脂检查对寻找危险因素有重要价值，肝、肾功能和电解质检查对鉴别诊断及协助治疗有一定帮助。

3. 凝血功能检查　对查找病因、制订治疗方案有意义。

4. 其他　查找引起脑血管病的某些特殊病因时可进行相应检查，如血沉、抗核抗体、C 反应蛋白、类风湿因子、梅毒血清学、抗心磷脂抗体、内皮素等。

（二）影像学检查

1. 颅脑电子计算机断层扫描（CT）和磁共振成像（MRI）平扫　大多正常。可观察颅内缺血情况，除外出血性疾病。

2. 其他　包括血管成像扫描（CTA）、磁共振血管成像（MRA）和脑数字减影血管造影（DSA）以及颈动脉、椎动脉多普勒超声等。

（三）其他检查

1. 心电图及超声心动检查　是否存在心脏瓣膜病变，如风湿性瓣膜病、老年性瓣膜病等。

2. 视觉和脑干听觉诱发电位、眼震电图等。

【诊断要点】

TIA 主要依靠典型发病特征，即突发性、短暂性、可逆性和反复性特点，结合颅脑 CT 检查，完全排除其他脑血管病即可诊断。诊断时还应注意与偏头痛、梅尼埃病、多发性硬化、颅内占位性病变等鉴别。

【治疗要点】

治疗原则包括积极对因治疗、预防及减少复发、必要时采取介入手术治疗。

1. 病因治疗　是治疗及预防 TIA 复发的关键。对有明确病因者，应针对病因采取有效治疗，如调整目标血压、血糖、血脂，针对血液系统疾病、心律失常等进行治疗。

2. 预防及减少复发治疗　给予抗血小板聚集药物、抗凝药物、钙通道阻滞剂、中医中药等药物治疗，同时改变生活方式，如低盐、低脂饮食，戒烟、戒酒，坚持适当运动等。

3. 介入手术治疗　依据病变部位及狭窄程度选择颈动脉内膜剥脱术（CEA）或颈动脉支架植入术（CAS），但需严格把握适应证及禁忌证。

二、脑梗死

脑梗死（cerebral infarction）是由于各种原因导致脑动脉和入脑前动脉闭塞或狭窄引起脑部血液供应障碍，引起局限性脑组织缺血、缺氧性坏死或脑软化，出现相应神经功能缺损的一组疾病的总称。脑梗死发病率较高，占全部脑卒中的 70%～80%。《中国脑血管疾病分类（2015 年）》将脑梗死分为 7 种类型，限于篇幅，本节仅对常见类型进行阐述。

2015 年脑血管疾病分类表（文档）

（一）脑血栓形成

脑血栓形成（cerebral thrombosis，CT）是最常见的类型，是指在脑动脉粥样硬化引起血管壁病变的基础上，出现管腔狭窄、闭塞、血栓形成，造成局部脑组织因血液供应缺乏或中断而发生缺血缺氧、坏死软化，引起相应神经功能损害的疾病。

【病因和发病机制】

1. 病因　最常见的病因是脑动脉粥样硬化，患者多有高血压、糖尿病、高脂血症、高尿酸血症、吸烟、饮酒等危险因素。

2. 发病机制　各种病因造成脑动脉主干、各分支动脉硬化，发生血管内膜增厚、管腔狭窄闭塞和血栓形成，导致局部脑组织缺血缺氧，继发一系列性脑损害。另外，血液成分的改变、血流动力学异常也可以导致脑血栓形成。

【临床表现】

脑血栓形成发病年龄较大，多在 60 岁以上，但近年出现年轻化的趋势。多于安静或睡眠状态下发病，起病较缓慢，部分患者有肢体无力及麻木、眩晕等 TIA 前驱症状，既往多有 TIA 发作史。病情常在一至数天内达到高峰。

临床表现与闭塞的脑血管相对应，常见闭塞的脑血管及临床表现如下：

1. 颈内动脉闭塞　侧支循环建立充分可无症状。侧支循环建立不充分：可出现各分支动脉闭塞的表现。①单眼一过性黑矇，偶见患侧永久性失明。②三偏征：出现对侧偏瘫、感觉障碍和同向性偏盲，优势半球病变常有失语。③霍纳（Horner）征交叉瘫。④其他，可有排尿障碍和精神症状，体检时可闻及颈动脉搏动减弱或血管杂音。

2. 基底动脉闭塞　基底动脉的闭塞更多是发生了严重的动脉粥样硬化从而在原位形成了血栓，会造成供应脑干的穿支低灌注，以及小脑上动脉血流不足，病情极其凶险，是血栓形成性脑梗死最常见的致死原因。可出现不同的临床表现：①可出现眩晕、呕吐、构音障碍、眼震、复视、眼球运动受限、吞咽困难、交叉性瘫痪或感觉障碍、四肢瘫痪、共济失调、昏迷和高热等。②中脑受累出现双侧瞳孔大小不等且多变，脑桥病变出现针尖样瞳孔。③若双侧桥脑基底部病变，患者出现闭锁综合征，表现为意识存在，但由于四肢瘫痪、延髓麻痹和眼球水平运动障碍，只能靠眼球上下运动表达自己的意识活动。

【实验室及其他检查】

1. 实验室检查（参见 TIA 章节）。

2. 影像学检查

（1）颅脑 CT：能及时鉴别脑卒中的类型（出血性或缺血性），为脑血管疾病首选的辅助检查。颅脑 CT 可直接显示脑梗死，但不能显示血管闭塞。血管闭塞 24h 内，CT 平扫常常不能发现密度改变。可以在发病 24~48h 后见到病灶部位呈现低密度影（图 11-2）。

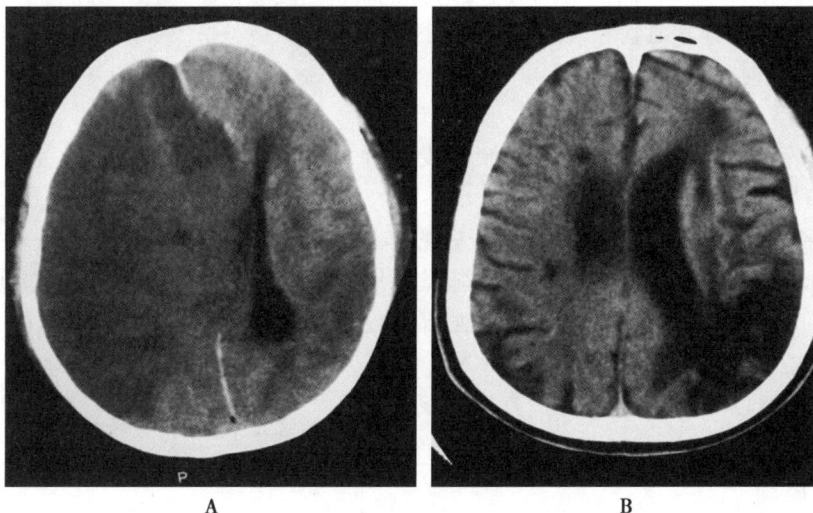

图 11-2　脑梗死的颅脑 CT 表现
A. 脑梗死早期的 CT 征象；B. 脑梗死后期的 CT 征象。

颅脑 CTA（动脉造影）可以清楚地三维显示颅内、颅外血管系统，部分代替脑 DSA 用于发现病变的脑血管。

颅脑 CTP 可以反映脑组织的血流灌注情况，对 TIA 和早期脑梗死的诊断有重要价值。

（2）颅脑 MRI：MRI 发现脑梗死病灶比 CT 早，并且对脑干、小脑及更小的梗死灶显示清楚。颅脑磁共振平扫所显示的脑梗死病灶在 T_1 加权像上呈低信号，在 T_2 加权像上呈高信号（图 11-3）。

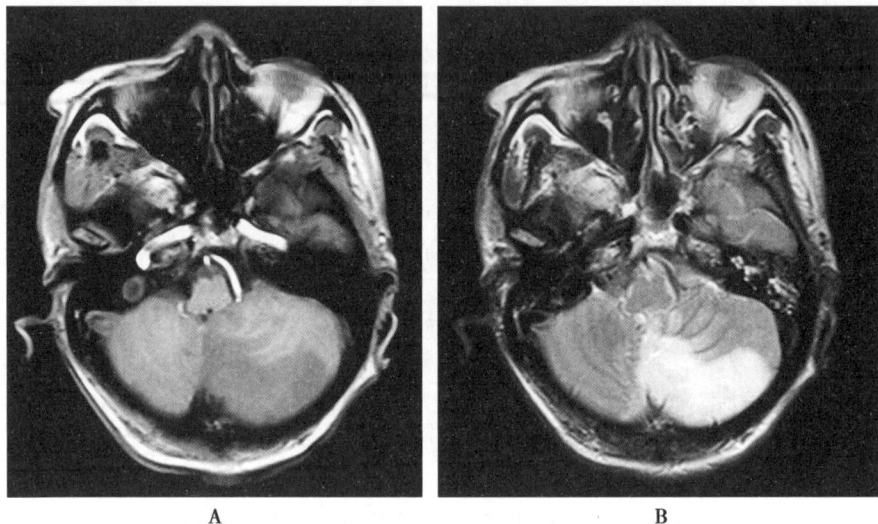

图 11-3 左小脑梗死的颅脑 MRI 表现

A. T_1 加权像示左小脑半球大片状异常低信号病灶；B. T_2 加权像示小脑半球大片状异常高信号病灶。

颅脑弥散加权成像（DWI）可在超早期显示缺血脑组织（能在发病 2h 之内观察到梗死灶），敏感性达 88%~100%，特异性 95%~100%。现提倡溶栓前有条件者应做 DWI 检查（图 11-4）。

颅脑灌注加权成像（PWI）显示脑组织相对血流动力学改变的成像，灌注改变的区域较弥散改变范围大，目前认为弥散-灌注不匹配区域为半暗带区。

颅脑 MRA 检查简单、方便，可以确定或排除较大动脉的血管病变，帮助了解血管闭塞的部位及程度。

（3）脑 DSA：可显示动脉狭窄程度、闭塞部位、侧支循环情况及病灶周围异常血管等，能够发现较小的血管病变，并且可以及时进行介入治疗。

3. 其他检查

（1）颈部血管超声：协助诊断脑血管颅外段是否存在粥样硬化斑块、是否存在血管狭窄等。

（2）经颅多普勒超声（TCD）：能够及早发现较大血管（如大脑前动脉、大脑中动脉、大脑后动脉及基底动脉等）的异常，有助于查找闭塞血管、观察血流速度变化、监测自发或药物引起的血栓溶解。

（3）胸片、超声心动图、心电图等检查在寻找病因方面有帮助。

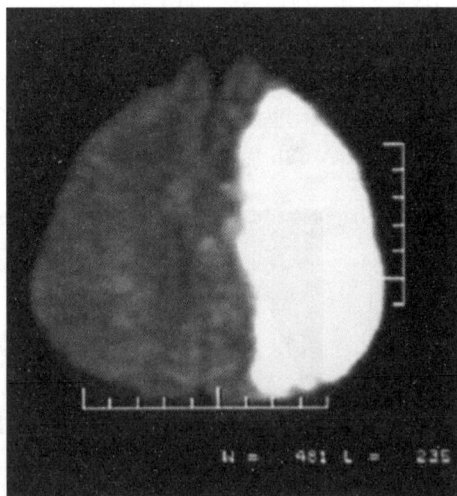

图 11-4 超早期脑梗死的颅脑 MRI 表现

颅脑磁共振弥散加权成像（DWI）检查示超早期脑梗死的征象，左侧大脑半球的额顶叶异常大片状高信号病变。

【诊断要点】

1. 有脑血管病发病的危险因素，常于安静或睡眠状态下发病。

2. 有头痛、头晕、肢体麻木等前驱症状。

3. 出现各种脑血管闭塞综合征表现。

4. 经 CT、MRI 等各种检查证实有相应的影像学改变。

诊断时应注意与脑出血、颅脑损伤、中枢神经系统感染、偏头痛等疾病鉴别。

【治疗要点】

脑梗死患者的救治具有时效性,为规范脑梗死的治疗,我国成立了中国卒中中心联盟(CSCA),目前国内多家医院已成立了各级卒中中心。为提高脑梗死的抢救成功率,建议将患者收入卒中单元救治,以实现急救、治疗、护理和康复为一体的综合治疗,有效地降低病死率和致残率。治疗原则:①力争超早期溶栓治疗。②针对脑梗死后的缺血瀑布及再灌注损伤进行综合保护治疗。③采取个体化治疗原则。④树立整体化观念,防治并发症,积极对症支持治疗,并进行早期康复治疗。⑤对卒中的危险因素及时给予预防性干预措施。⑥积极的恢复期治疗以促进神经功能恢复。最终达到挽救生命、降低病残程度及预防复发的目的。

1. **一般处理**

(1)加强监护:严密观察生命体征及瞳孔、意识水平的变化。注意保持呼吸道通畅,有效氧疗,必要时气管插管或气管切开,机械通气治疗;保持肢体功能位,定时翻身、拍背、按摩,防止压疮的发生。

(2)营养治疗:提倡早期肠内营养,重症者可经鼻胃管或鼻肠管喂养,注意维持水电解质平衡。

(3)保持血流动力学稳定,调整血压,维持足够心排血量,保证脑灌注。

(4)脱水治疗:对颅内压增高甚至有脑疝表现者,应予积极脱水治疗,首选药物为 20% 甘露醇,还可选用呋塞米、白蛋白及甘油果糖。

2. **血管再通复流治疗**

(1)溶栓治疗:应在发病 3~6h 内进行,常用药物为尿激酶、重组组织型纤溶酶原激活剂(rt-PA)。可以静脉缓慢给药,也可采用在血管造影下进行介入溶栓治疗。给药时需要严格掌握适应证、禁忌证和用药时机,并密切观察有无出血倾向。

(2)抗凝治疗:常用肝素、低分子肝素、华法林等,用药期间应严密监测凝血功能,有出血倾向者如活动性溃疡病忌用。

(3)抗血小板治疗:常用阿司匹林、氯吡格雷、双嘧达莫(潘生丁)等。

3. **防治各种并发症**

(1)感染:意识障碍严重患者易并发肺部感染、尿路感染等,可给予预防性抗生素治疗,确定感染时可首先给予经验性抗生素治疗,待细菌学结果回报后再行调整。同时加强口腔护理、气道护理,对留置尿管及中心静脉管的患者加强导管相关护理。

(2)下肢深静脉血栓形成:包括物理预防和药物预防,物理预防如勤翻身、被动活动或抬高瘫痪肢体等。药物预防如给予普通肝素或低分子肝素等。

4. **促进神经功能康复治疗**

(1)神经细胞保护剂:可应用依达拉奉、维生素 C、尼莫地平等。

(2)神经活化剂:可应用胞磷胆碱、吡拉西坦、脑活素等。

(3)其他:亚低温治疗、高压氧治疗、中医中药、针灸等。

5. **康复治疗**　提倡早期康复治疗。恢复期还应针对患者可能发生的抑郁、焦虑等情绪及心理变化,及时给予药物治疗和心理支持。

6. **外科治疗**　大面积脑梗死患者可能需行去骨瓣减压术;影像学检查证实大血管闭塞且发病时间 6h 以内(后循环可酌情延长至 24h)者可行血管内介入溶栓治疗;颈部动脉粥样硬化或夹层导致的脑梗死可行血管成形术和/或支架植入术。

(二)脑栓塞

脑栓塞(cerebral embolism)是指因各种栓子沿血液循环进入脑动脉系统,引起管腔狭窄、闭塞,导致该动脉供血区脑组织的缺血、缺氧直至坏死,出现急性神经功能障碍的疾病。脑栓塞占脑梗死的15%~20%,临床上常分为心源性脑栓塞、非心源性脑栓塞及来源不明性脑栓塞;常发生于颈内动脉系统。

【病因和发病机制】

1. **病因**　脑栓塞根据栓子来源不同,可分为:①心源性,是本病最常见原因。心房颤动是心源性栓塞最主要的原因,其中非瓣膜性心房颤动占 70%。风湿性心瓣膜病、亚急性细菌性心内膜炎、心肌梗死、心脏导管检查、心脏手术后等均可形成附壁血栓。②非心源性:主要见于主动脉弓和脑动脉颅外段粥样硬化斑块脱落,还可见于骨折或手术后的脂肪栓塞、肺部感染引起的脓栓塞、癌栓塞、空气栓塞等。③原因不明性栓子:少数病例查不到栓子的来源。

2. **发病机制**　各种原因的栓子脱落后随体循环进入颅内堵塞脑血管,导致该动脉供血区脑组织的缺血、缺氧直至坏死,出现急性神经功能障碍。

【临床表现】

1. **原发病症状和体征**　如心脏病、心房颤动、长骨骨折的临床表现等。

2. **发病情况**　起病急,迅速达到高峰,少数呈阶梯式恶化,大多数患者病前无任何前驱症状。

3. **全脑损害的症状**　部分患者有头痛、头晕症状。较大动脉闭塞后数日内发生的脑水肿可使症状恶化并导致意识障碍,严重脑水肿还可引起脑疝。

4. **各种脑动脉闭塞综合征。**

5. **脑以外其他器官栓塞的征象**　如肺动脉、肾动脉、肠系膜动脉和皮肤栓塞等症状和体征。

【实验室及其他检查】

1. **实验室检查**

(1) 血常规及生化检查、血培养、血液其他检查等:以便病因诊断和治疗。

(2) 脑脊液检查:颅内压可正常或增高,血性脑脊液或镜下红细胞提示出血性梗死;脑脊液细胞数增高($200×10^6$/L 或以上,早期中性粒细胞为主,晚期淋巴细胞为主),提示感染性脑栓塞如亚急性细菌性心内膜炎;脑脊液见脂肪球提示脂肪栓塞。

2. **其他检查**

(1) 颅脑 CT 和 MRI 检查:对发现梗死病灶有重要的作用。脑 SPE/CT 和 DSA 等检查对病因的查找有帮助。

(2) 心电图检查:应作为常规,可发现心肌梗死、风湿性心脏病、心律失常、冠状动脉供血不足和心肌炎的证据。

(3) 超声心动图检查:可证实心源性栓子的存在。颈动脉超声检查可评价颈动脉管腔狭窄、血流及颈动脉斑块,对颈动脉源性脑栓塞有提示意义。

(4) 根据栓子可能的来源选择不同的检查:如胸部 X 线检查、胸部 CT 扫描、肾脏和骨骼等检查。

【诊断要点】

1. 患者可有心脏病史或有类似发作病史。

2. 多数患者很快出现脑动脉闭塞综合征。

3. 有产生栓子来源的原发病体征及其他部位血管栓塞的表现。

4. 颅脑 CT 或 MRI 检查有脑梗死的征象及其他检查发现有引起脑栓塞疾病的基础。

诊断时应注意与脑出血、蛛网膜下腔出血、血栓形成性脑梗死等急性脑血管病鉴别;昏迷者须排除可引起昏迷的其他全身性或颅内疾病。

【治疗要点】

治疗原则为改善脑供血、治疗原发病、防治并发症、促进神经功能恢复、减少复发。

1. **改善脑供血、促进神经功能恢复、减少复发、改善脑循环,减轻缺血缺氧所致的脑损害**　促进神经功能恢复防止再栓塞可采用抗凝、抗血小板治疗、心脏手术、血管内膜剥脱术或支架成形术等方法,治疗措施与血栓形成性脑梗死大致相同,但要注意脑出血的风险。

2. **治疗原发病**　有心功能不全者需要纠正心力衰竭;气栓处理时患者应取头低和左侧卧位,如为减压病应尽快行高压氧治疗;脂肪栓塞可用扩容剂、血管扩张药;亚急性感染性心内膜炎、败血症及其他感染所致脑栓塞,根据药物敏感试验采用足量有效的抗生素治疗。

3. **防治并发症** 在防治并发症方面与血栓形成性脑梗死相同。

（三）腔隙性脑梗死

腔隙性脑梗死(lacunar infarction)是脑动脉深穿支闭塞引起的脑梗死。这些小动脉深穿支直径100～400μm,属脑血管终末支。病灶直径常<20mm,其中2～4mm者最为多见,多发生于基底核区、放射冠、脑桥等脑的深部区域。腔隙性脑梗死占脑梗死的20%～30%。

【病因和发病机制】

1. **高血压** 是引起腔隙性脑梗死的最重要原因,发病率占腔隙性脑梗死患者的45%～90%。高血压使小动脉硬化或脂质透明变性,致使这些小动脉管腔狭窄、血栓形成,或脱落栓子阻断血流,造成血管闭塞,形成小腔隙软化灶。

2. **其他** 动脉粥样硬化、夹层动脉瘤、纤维肌肉性血管病等动脉源性栓子脱落,尤其是主动脉、颈动脉粥样硬化斑块脱落形成的栓子,是引起腔隙性脑梗死的重要原因之一;各种心脏病的附壁栓子也可发生栓子脱落,引起腔隙性脑梗死。

【临床表现】

1. **发病人群** 本病多发生于40～60岁及以上的中老年人,男性多于女性,常伴有高血压。

2. **发病情况** 多为急性发病,多在安静状态下起病,部分为渐进性或亚急性起病;较少出现 TIA,预后多良好。

3. **临床表现** 腔隙性脑梗死常出现一侧肢体轻偏瘫、偏身感觉障碍等症状体征,通常症状较轻、体征单一,预后较好,无头痛、颅内压增高、意识障碍等症状。因梗死灶的大小及部位不同,常出现特定症状或体征,称为腔隙综合征。

【实验室及其他检查】

1. **实验室检查** 需要做血常规、凝血功能、血小板功能、血糖、血脂、血同型半胱氨酸、肝功能、肾功能等测定,对查找病因、危险因素、鉴别诊断及协助制订防治方案有重要价值。

2. **影像学检查**

(1) 头颅 CT 检查:腔隙灶多为低密度,边界清晰,形态为圆形、椭圆形或楔形,周围没有水肿带及占位效应。由于腔隙性脑梗死病灶的体积较小,所以 CT 对本病的诊断阳性率不如头颅 MRI 检查。

(2) 头颅 MRI 检查:MRI 的空间分辨力高、组织对比较好、能检出更小的病灶、无骨质伪影干扰,故在显示脑干、小脑以及小的病灶方面,MRI 比 CT 优越。腔隙性脑梗死在 MRI 上的特点为小点片状长 T_1、长 T_2 病灶,T_2 加权像尤为敏感。

(3) 其他影像学检查:可根据患者情况选择颅脑 MRA、CTA、DSA、经颅 TCD、颈动脉超声等。

3. **其他检查** 还可以根据患者情况选择视觉诱发电位、脑干听觉诱发电位、体感诱发电位、事件相关电位、颈椎 X 线片、心电图、心功能检查等来帮助查找病因、协助诊断。

【诊断要点】

1. 中年以后发病,有高血压或 TIA 等病史。

2. 临床表现多不严重,符合腔隙综合征的临床表现,多无意识障碍。

3. 头颅 CT 或 MRI 检查证实有与临床表现相一致、符合腔隙性脑梗死影像学特点的病灶。

腔隙性脑梗死应与小量脑出血、脑囊虫病、脑底异常血管网病、脑脓肿、脱髓鞘病和转移瘤等相鉴别。

【治疗要点】

1. **治疗原则** 在尽早改善脑缺血区的血液循环、促进神经功能恢复基础上加强病因治疗,减少复发率,降低病残率。

2. **防治方法** 目前尚无有效的治疗方法,主要是预防疾病的复发:①有效控制高血压及各种类型脑动脉硬化是治疗和预防本病的关键。②应用阿司匹林、氯吡格雷等,抑制血小板聚集,减少复发。③尼莫地平、氟桂利嗪等钙离子阻滞剂可减少血管痉挛,改善脑血液循环,降低腔隙性梗死复发率。④活血化瘀类中药对神经功能恢复可有所裨益。⑤控制其他可干预危险因素如吸烟、糖尿病、高脂血症等。⑥并发症的处理同血栓形成性脑梗死。⑦腔隙性脑梗死作为小血管病,既有缺血复发的风险,

常见腔隙综合征(文档)

又有脑出血风险,抗凝、抗栓等治疗的过程中出血风险的评估对临床仍是个挑战,应加以重视。

三、脑出血

脑出血(intracerebral hemorrhage,ICH)是指原发性非外伤性脑实质内出血。占全部脑卒中的20%~30%,主要致死原因为脑疝、呼吸衰竭和各种严重并发症。

【病因和发病机制】

（一）病因

1. **高血压合并脑动脉硬化**　是脑出血最常见的原因,占脑出血总数的70%~80%。

2. **其他病因**　包括血液病(如白血病、特发性血小板减少症、弥散性血管内凝血、血友病、纤维蛋白原缺乏症等)、脑先天性血管病(如动脉瘤、夹层动脉瘤、动静脉畸形等)、脑动脉炎、肿瘤、抗凝或溶栓治疗等。

（二）发病机制

1. **高血压性脑出血**　高血压常导致脑内小动脉或深穿支动脉壁发生纤维素样坏死或脂质透明变性,血管壁变薄,并出现局部扩张而形成小动脉瘤或微夹层动脉瘤,当血压骤然升高时导致已病变的血管破裂出血。常见破裂血管及出血部位:①大脑中动脉的外侧豆纹动脉,出血部位在壳核,易压迫外囊。②大脑中动脉的内侧豆纹动脉,出血部位在丘脑,易压迫内囊。③基底动脉中央旁穿支动脉,出血部位多位于脑桥中央旁。④小脑后下动脉和后上动脉,出血部位位于小脑半球灰质核团。

2. **其他原因引起脑出血**　由于凝血系统、血管壁病变、血管壁缺陷和血管受侵蚀等不同原因致病,多为多灶性脑出血。

【临床表现】

脑出血多发生于50~70岁人群,男性略多,常有高血压病史,冬春季易发。起病急骤,常无先兆,多在情绪激动、饭后酒后、活动、劳作、用力排便等情况下发病。因出血部位及出血量的不同,常出现3组特征性表现。

（一）突出的全脑损害症状

全脑损害症状如头痛、呕吐、血压升高及不同程度的意识障碍。轻者出现嗜睡,重者可突感剧烈头痛,瞬即呕吐,呈喷射性,随即可转入意识模糊或昏迷,如脑水肿发展迅速,可出现双侧病理征阳性。

（二）明确的局灶性定位症状和体征

因出血部位不同出现局灶性的症状和体征。

1. **基底核区出血**　包括壳核、丘脑和尾状核头出血,为最常见的脑出血部位。壳核出血表现为偏瘫、偏身感觉障碍、同向性偏盲即三偏征,优势半球可有失语。

2. **丘脑出血**　出现三偏征、凝视鼻尖(中脑上视中枢受损引起双眼垂直性注视麻痹和会聚不能)、丘脑性失语或其他类型失语。

3. **脑干出血**　小量出血(血肿<5ml)可无意识障碍,表现为交叉性瘫痪和感觉障碍、眼球运动障碍,头和双眼转向非出血侧,呈"凝视瘫肢"状;大量出血(血肿>5ml)病情相当危重,迅速出现昏迷、中枢性高热、应激性溃疡、针尖样瞳孔、去大脑强直和四肢瘫痪、呼吸衰竭、心律及血压异常等,多数患者在发病48h内死亡。

4. **脑叶出血**　血肿常累及一个脑叶,也可累及多个脑叶。局灶体征因受损脑叶不同而异:顶叶出血最常见,可出现偏身感觉障碍、空间构象障碍等症状和体征;额叶出血可出现精神症状(如焦虑和欣快等)、对侧偏瘫、运动性失语等;颞叶出血出现感觉性失语、精神症状等;枕叶出血以偏盲最为常见。

5. **小脑出血**　可出现眩晕、头晕、剧烈头痛、频繁呕吐、构音障碍、眼球震颤、平衡障碍,但无肢体瘫痪;如果出血量大(出血量>10ml),可短期内昏迷,出现小脑扁桃体下疝、脑干受压征象、眼肌麻痹等。

6. **脑室出血**　小量出血出现头痛、呕吐、脑膜刺激征及血性脑脊液,无意识障碍及局灶性神经体征,酷似蛛网膜下腔出血;大量出血则起病急骤、迅速昏迷、针尖样瞳孔、眼球分离斜视或浮动、四肢弛缓性瘫痪、去大脑强直发作、频繁呕吐、呼吸血压不稳定等,病情危重,预后差。

（三）并发症表现

1. **脑水肿、脑疝**　脑水肿约在48h达到高峰,维持3~5d后逐渐消退,可持续2~3周或更长。血肿及伴发的脑水肿所产生的压力作用导致脑组织及脑干受压、移位,脑中线结构偏移,引起脑疝。脑水肿、脑疝是脑出血的主要死亡原因之一。

2. **感染** 有意识障碍的患者易并发肺部感染和/或尿路感染,感染是多器官功能衰竭及导致死亡的又一重要原因。

3. **消化道出血** 应激性溃疡和胃黏膜病变所致。

4. **其他并发症** 水电解质平衡失调、压疮、抗利尿激素分泌异常综合征(又称稀释性低钠血症)、心脏损害、肾衰竭、肺水肿、血糖升高、卒中后抑郁状态和焦虑状态、膀胱及直肠功能障碍、肺栓塞、下肢深静脉血栓形成、抽搐发作、发热、吞咽困难等。

【实验室及其他检查】

(一)实验室检查

1. **脑脊液检查** 出血破入脑室或蛛网膜下腔者,脑脊液多呈洗肉水样均匀血性,蛋白质增高,颅内压增高。由于脑出血患者可有颅内压增高,并且颅脑 CT 能早期准确地做出诊断,不应常规做腰穿和脑脊液检查,以避免诱发脑疝。

2. **其他检查** 血常规检查常见白细胞增多,还可做凝血功能、肝功能、肾功能、电解质、血糖等检查。

(二)影像学检查

1. **颅脑 CT** 是脑出血首选的辅助检查手段,它能清楚地显示血肿的部位、大小、形态、发展方向、合并脑积水和脑水肿的程度,早期在与脑梗死鉴别上有特别重要的决定性价值。脑出血在 CT 上显示病灶为异常的高密度影、血肿周围可见低密度脑水肿带,出血较多时,可出现占位效应使中线结构移位。脑出血后血肿逐渐被吸收,病灶也由高密度变为低密度(图 11-5)。

2. **颅脑 MRI** 常规 MRI 检查序列对新鲜出血的敏感性低(梯度回波序列除外),并且检查需要时间长,故常规 MRI 检查对急性脑出血的诊断作用不如头部 CT。而在亚急性期和慢性期脑出血,磁共振成像的 T_1 和 T_2 加权成像有规律性信号改变,即由低或等信号逐渐演变为高信号,故对亚急性和慢性期脑出血的诊断,颅脑 MRI 优于 CT。MRI 较 CT 更易发现脑血管畸形、血管瘤及肿瘤,对脑出血不同病因的鉴别诊断 MRI 则较 CT 明显优越。

3. **其他影像检查** 疑诊脑动脉瘤、脑血管畸形、脑底异常血管网病、血管炎等引起的脑出血亦可选择 MRA、CTA 或 DSA 等检查。

【诊断要点】

1. 常见于 50～70 岁的高血压患者,在活动中或情绪激动时急性发病。

2. 有头痛、呕吐、意识障碍等全脑损害症状和体征。

3. 有神经系统损害的局部定位症状和体征。

4. CT、MRI 等相应检查提示脑内出血征象。

脑出血应与其他类型脑血管疾病(脑梗死、蛛网膜下腔出血)及引起昏迷的其他疾病(肝性脑病、尿毒症、糖尿病酮症酸中毒、一氧化碳中毒)等鉴别。

【治疗要点】

脑出血的治疗包括内科治疗及外科治疗。治疗目标是维持生命体征、控制脑水肿、防止脑疝形成、防止血肿扩大并保证脑灌注、防治各种并发症、减少死亡率和伤残率。

(一)急性期治疗

1. **一般治疗** 宜就近治疗,尽量避免搬运,以免加重出血;安静卧床休息 2～4 周,避免情绪激动;保持呼吸道通畅,常规吸氧,及时吸痰,必要时行气管插管或气管切开;严密观察呼吸、血压、脉搏和瞳孔变化;维持营养及水电解质平衡,发病后 3d 神志不清者需鼻饲保持营养;调整血糖,维持血糖在 6～9mmol/L;做好皮肤、泌尿道护理,尿潴留者应予导尿,昏迷者应定时翻身,防治压疮发生。

2. **调整血压** 血压的监测和处理是治疗的关键,血压过高易再出血,过低会导致脑灌注压降低。降低幅度不宜过大,速度不宜太快。收缩压>200mmHg 或平均动脉压>150mmHg 时,要用静脉持续降压药物积极降压;当收缩压>180mmHg 或平均动脉压>130mmHg 时,可用间断或持续静脉降压药物来降低血压;如果没有颅内高压的证据,降压目标为 160/90mmHg 或平均动脉压 110mmHg。

脑疝形成机制(文档)

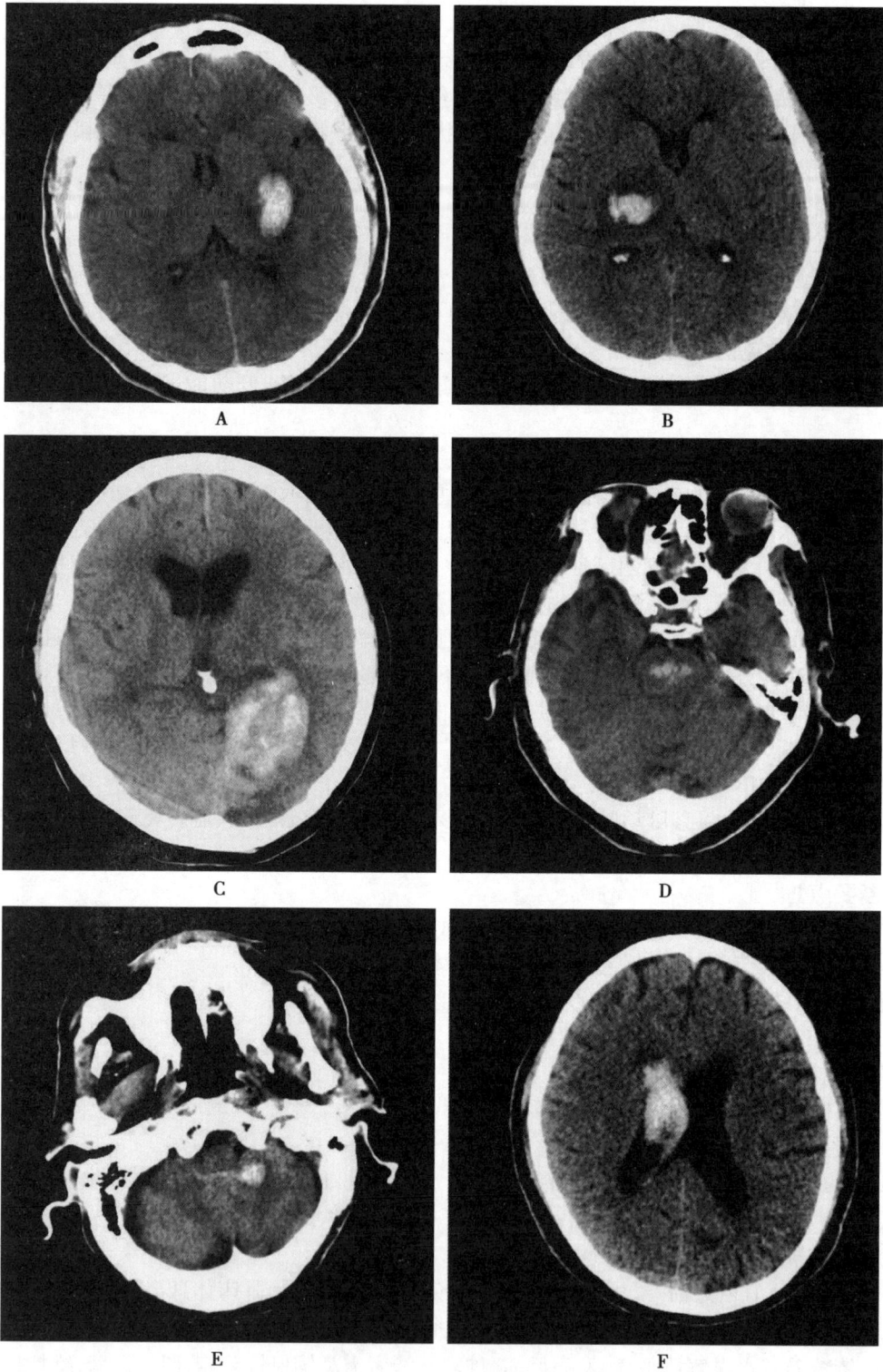

图 11-5 不同部位脑出血的颅脑 CT 表现

A. 左壳核异常高密度病灶；B. 右丘脑异常高密度病灶；C. 左枕叶异常高密度病灶；D. 脑桥基底与被盖交界异常高密度病灶；E. 左小脑异常高密度病灶；F. 右侧脑室异常高密度病灶。

3. **降低颅内压** 脑出血后脑水肿可使颅内压增高,甚至导致脑疝形成,降低颅内压是急性期治疗的重要环节。常用 20%甘露醇和呋塞米合用。

4. **止血药物的应用** 止血药无肯定疗效,但如有消化道出血或凝血障碍时,可选用氨基己酸、氨苯酸等药物。

5. **亚低温治疗** 是脑出血的辅助治疗措施,可在临床中尝试。

6. **并发症的防治** 感染、中枢性高热、应激性溃疡痫性发作、深静脉血栓和卒中后抑郁等并发应给予积极处理。

7. **外科治疗** 目的是尽快清除血肿、降低颅内压挽救生命。一般不常规采用。常用的手术方法有小骨窗血肿清除术、去骨瓣减压术、钻孔血肿抽吸术及脑室穿刺引流术等。

(二)康复治疗

主要是促进瘫痪肢体和失语的恢复。康复治疗如患侧肢体的被动和主动运动锻炼、语言训练,应尽早进行,最初 3 个月内神经功能恢复最快,是康复的最佳时机。另外可辅以物理疗法、针灸等。

四、蛛网膜下腔出血

蛛网膜下腔出血(subarachnoid hemorrhage,SAH)是指脑底部或脑及脊髓表面的病变血管破裂,血液直接流入蛛网膜下腔引起的一种临床综合征,又称原发性 SAH。临床还可见因脑实质内、脑室出血,硬膜外或硬膜下血管破裂等血液穿破脑组织流入蛛网膜下腔者,称为继发性 SAH;还有因外伤所致的外伤性 SAH。SAH 约占急性脑卒中的 10%,占出血性脑卒中的 20%。

【病因和发病机制】

(一)病因

1. **颅内动脉瘤** 是最常见的病因,52%的原发性 SAH 由动脉瘤破裂所引起。颅内动脉瘤好发于脑底动脉环的大动脉分叉处,以该环的前半部较多见。

2. **脑血管畸形** 是原发性 SAH 的第二病因,以动静脉畸形常见,多见于青年人,90%以上位于小脑幕上,多见于大脑外侧裂及大脑中动脉分布区。

3. **其他病因** 脑底异常血管网病、颅内肿瘤、炎症、血液系统疾病等;少见脊髓血管性病变。此外,尚有部分出血原因不明。

(二)发病机制

1. **颅内动脉瘤** 人体受遗传及先天性发育缺陷等多因素的影响发生动脉瘤后,随着年龄的增长,高血压、动脉壁粥样硬化、血液涡流冲击等使得瘤体增大、动脉壁弹性减弱、管壁变薄,在各种诱因的影响下破裂出血。有相当多的研究证据支持遗传因素在颅内动脉瘤的发生中起作用,家族性动脉瘤占动脉瘤性 SAH 患者的 7%~10%。

2. **脑动静脉畸形** 是先天性发育异常形成的畸形血管团,血管壁薄弱部分极易受各种诱因的影响而致破裂出血。

3. **其他** 动脉炎或颅内炎症、肿瘤直接侵蚀血管等原因,引起血管壁病变破裂出血。

【临床表现】

各年龄均可发病,以青壮年多见,动脉瘤破裂所致者好发于 30~60 岁,女性多于男性,血管畸形者多见于青少年。多数患者发病前有明显诱因,如剧烈运动、情绪激动、过度用力等,部分患者可有反复发作头痛史。

(一)一般表现

头痛、呕吐和脑膜刺激征为 SAH 的特征性表现。

1. **头痛、呕吐** 为最常见的首发症状。多突然发病,表现为突然发作的爆裂样头痛,多数为全头痛或颈后部疼痛,约80%的患者会以"有生以来最严重的头痛"为主诉。多同时出现呕吐,为喷射性。

2. **脑膜刺激征** 多出现脑膜刺激征,以颈强直为主,青壮年患者明显,常伴有颈背部痛。部分老年患者及出血较少者可不典型。

3. **意识障碍和精神症状** 少部分患者出现昏迷,约30%的患者出现意识模糊或嗜睡,亦可出现短暂性意识丧失。老年患者常出现欣快、谵妄、幻觉等精神症状。

4. 玻璃体下视网膜前出血 20%患者可出现,是急性颅内压增高和眼静脉回流受阻所致,对诊断蛛网膜下腔出血有提示意义。

5. 动脉瘤或血管畸形存在的局灶性定位体征 颈内动脉与后交通动脉连接处的动脉瘤常引发动眼神经麻痹,出现眼球运动障碍。其他部位的动脉瘤可使面神经、视神经、前庭蜗神经、三叉神经、展神经等受到损害。大脑额顶叶凸面的血管畸形可引起癫痫、偏瘫、失语等。

（二）并发症

1. 常见并发症 再出血、脑血管痉挛、脑积水是蛛网膜下腔出血常见的三大并发症,是其病情加重和死亡的主要原因。

2. 其他并发症 脑室积血、癫痫、肺炎、消化道出血、水电解质紊乱、高血糖、深静脉血栓形成等。

【实验室及其他检查】

（一）实验室检查

1. 腰椎穿刺（腰穿）脑脊液检查 随着CT应用和经验的积累,腰穿已不再作为诊断SAH的常规检查。但当CT结果阴性,临床又高度疑诊时,仍强烈建议行该检查。腰穿可见脑脊液压力增高,常呈均一血性,蛋白含量增加,糖和氯化物水平多正常。最初脑脊液中红、白细胞数比例与外周血一致,数天后因无菌性炎性反应,白细胞数增加,糖含量轻度降低。发病12h后可出现黄变,如无再出血,2~3周后脑脊液中红细胞和黄变现象消失。

2. 其他检验 急性期血常规检查可见白细胞增多;由于应激反应血糖检查可发现血糖增高;电解质检查可能出现顽固性低钠血症。

（二）影像学检查

1. 头颅CT 是诊断蛛网膜下腔出血的首选方法,24h内敏感性最高,可检出90%以上,4d内阳性率为75%~85%。蛛网膜下腔出血的CT表现为颅内各池及脑沟高密度的积血征象,

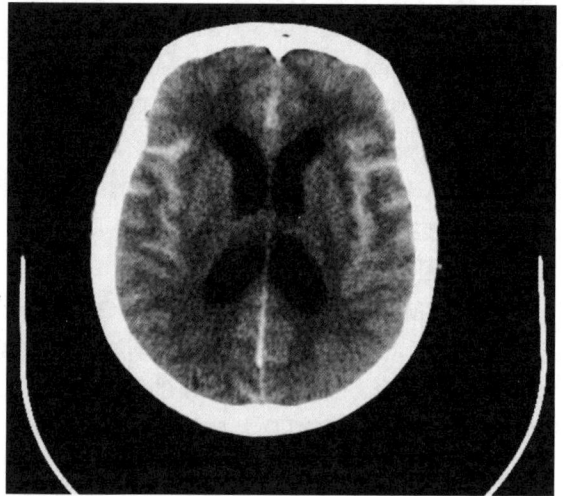

图11-6 蛛网膜下腔出血的颅脑CT表现
大脑纵裂池、双侧裂池及附近脑沟异常高密度影。

CT显示血液信号浓缩部位常常提示破裂动脉所在部位。根据CT结果可以提示颅内动脉瘤的位置,了解出血的吸收情况,有无再出血、继发脑梗死、脑积水及其程度等。CT增强可发现大的动脉瘤和大多数动静脉畸形（图11-6）。

2. 头颅MRI 头颅MRI扫描对蛛网膜下腔出血在亚急性期显示较好,表现为颅底各池、大脑纵裂、脑沟、积血较厚处和脑膜可出现异常信号影。须注意蛛网膜下腔出血急性期MRI检查可能诱发再出血。

3. 头颅DSA 是诊断颅内动脉瘤和动静脉畸形的金标准。DSA可以清楚显示动脉瘤的位置、大小、与载瘤动脉的关系、有无血管痉挛等,也可以显示动静脉畸形的供血动脉、引流静脉。现代蛛网膜下腔出血处理建议早期进行动脉瘤的干预以防止再出血,在条件允许的情况下,推荐首选DSA检查并同时进行动脉瘤栓塞治疗。

4. CTA和MRA 是无创性的脑血管显示方法,主要用于疑诊动脉瘤或动静脉畸形的初检、随访以及不能耐受DSA检查的患者。

（三）其他检查

经颅TCD动态检测颅内主要动脉流速,可及时发现脑血管痉挛倾向和痉挛程度。心电图可发现心律失常,以心动过速、传导阻滞较多见。

【诊断要点】

1. 突发剧烈头痛伴呕吐,脑膜刺激征阳性,可出现玻璃体下片状出血。

2. 头颅CT等检查证实颅内各池及脑沟有高密度信号等蛛网膜下腔出血征象。

3. CT 结果阴性时行腰椎穿刺术,脑脊液呈均一血性或黄变。

4. MRA、CTA、DSA 等检查提供动脉瘤或动静脉畸形引起出血病因的证据作为旁证。

在诊断上除了引起蛛网膜下腔出血各种不同病因之间鉴别外,还应与其他类型脑血管病、颅内感染性疾病鉴别。

【治疗要点】

治疗原则:控制继续出血、降低颅内压、防治脑血管痉挛、积极去除病因和防止复发。病因治疗是最重要、最有效的预防复发及降低死亡率的方法。

1. 内科处理

(1) 一般处理:SAH 患者应急诊住院监护治疗,重症患者应进入重症监护室,绝对卧床 4~6 周,床头抬高 15°~20°,保持病房安静、舒适;重视血压、血糖、水电解质及体温的管理,必要时给予镇痛镇静、抗癫痫药物治疗。心电监护中应注意有无心律失常等;昏迷患者应密切观察病情,维持循环和呼吸功能的稳定,加强营养支持,加强护理,留置导尿管,防止并发症。

(2) 治疗颅内压升高:SAH 可引起脑水肿及颅内压升高,严重者出现脑疝,应积极进行脱水降颅压治疗,可用 20% 甘露醇、呋塞米、白蛋白等。药物脱水效果不佳并有脑疝风险时,可行脑室引流,以挽救患者生命。

(3) 防治再出血:抗纤溶药可抑制纤溶酶原的形成,推迟血块溶解,防止再出血的发生,常选用氨甲环酸、6-氨基己酸等。但其应用尚有争议。

(4) 防治脑血管痉挛:常用钙通道阻滞剂,最常选用尼莫地平、氟桂利嗪,应注意避免低血压。

(5) 脑脊液释放疗法:可腰椎穿刺释放脑脊液,每次缓慢放出 10~20ml,每周 2 次,可降低颅内压,减轻头痛,降低脑血管痉挛、脑积水的发病率。但需谨慎操作,避免出现脑疝、颅内感染等不良并发症。

2. 手术治疗　由颅内动脉瘤和动静脉畸形所致的 SAH,一旦诊断确立,应早期手术治疗,避免再出血。目前常用手术方法包括动脉瘤夹闭术和介入栓塞术。两种手术方式的选择应经过神经外科医生和介入科医生共同评估后方可作出决定。一般来说,合并脑实质出血>50ml 或大脑中动脉瘤多考虑行动脉瘤夹闭术;而 70 岁以上高龄患者、临床分级较差和基底动脉分叉处动脉瘤多考虑行介入栓塞术,经评估两种方式均可行时建议优选介入治疗。无论何种治疗方式,均应在干预后进行影像学随访。

(张雄鹰)

第二节　癫　痫

病例导学

患者男性,32 岁。因间断抽搐伴意识障碍 1h 入院。患者 1h 前行走过程中突然出现跌倒,全身抽搐,口吐白沫,持续约 5min 后缓解,上述症状至入院时已反复发作 3 次,发作约 10min,其间意识障碍未见恢复。急送入医院。既往 1 年前脑外伤病史,行手术治疗,无类似情况发作。查体:血压 167/104mmHg,昏迷状,间断口角抽动,双手握拳,双下肢抽动,脑膜刺激征阴性,病理征阴性,双侧膝反射活跃,跟腱反射活跃。大小便失禁。

问题与思考:

1. 请分析该患者的临床诊断及诊断依据。

2. 请分析该患者的治疗要点。

癫痫(epilepsy)是由多种病因引起的脑部神经元异常过度放电所致的疾病。癫痫发作(epileptic seizure)是指每一次发作或每一次发作的过程。癫痫的临床表现因异常放电的神经元在大脑中的部位不同而各异,一个癫痫患者可以有一个或一个以上的癫痫发作形式。

癫痫是神经系统最常见的疾病之一,全国每年新发癫痫患者 65 万~70 万人,其中 75% 通过治疗可获满意疗效,25%为难治性癫痫。频繁的癫痫发作可导致癫痫性脑病,引起进行性神经精神功能退化或障碍。

【病因和发病机制】

（一）病因

引起癫痫的病因非常复杂,目前国际抗癫痫联盟(ILAE)将癫痫病因分为六大类:遗传性、结构性、代谢性、免疫性、感染性及病因不明性。临床上依据病因的不同将癫痫分为特发性、症状性和隐源性三种。

1. **特发性癫痫** 临床上多于青少年期发病,查不到病因,可能与遗传因素有关,也称原发性癫痫。

2. **症状性癫痫** 由脑部或全身结构性、代谢性、免疫性、感染性疾病引起的癫痫。此类癫痫发作只是脑部疾病或全身性疾病的一个症状,故称症状性癫痫。

3. **隐源性癫痫** 临床表现具备症状性癫痫的特点,但以目前的各种检测能力尚不能发现病因者。随着医学科学技术的快速发展,引起癫痫的原因不断被发现,隐源性癫痫将日趋减少。

（二）发病机制

癫痫的发病机制非常复杂,至今尚未完全清楚,但已探知发病时的一些影响因素及病理改变。

1. **结构改变** 结构性变化如神经细胞的缺失、坏死、结构紊乱、胶质增生和血供障碍等对癫痫的发生有重要的影响。

2. **生化改变** 在癫痫发作过程中,可以出现离子(如钠离子和钙离子)转运异常、抑制性神经递质(如 γ-氨基丁酸)合成障碍和兴奋性神经递质(如谷氨酸、天门冬氨酸)释放增加。

3. **神经细胞膜电位活动异常** 神经元异常放电是癫痫发病的电生理基础。正常情况下,神经元的放电表现为自发的、有节律的、较低频率的电活动,神经细胞膜电位相对稳定。癫痫患者由于神经细胞结构、神经递质、免疫、神经内分泌和遗传等方面的异常可以导致脑神经元的膜电位不稳定,引起神经元高幅高频异常放电,频率可高达每秒数百次至数千次以上,使其轴突直接联系的神经元产生较大的突触后电位,从而产生连续传播,出现癫痫发作,直至抑制作用(包括病性周围抑制性神经细胞的活动、胶质细胞对兴奋性物质的回收以及病灶外抑制机构的参与)使癫痫发作终止。

4. **诱发因素**

（1）一般因素:如睡眠差、疲劳、各种感染、饮酒、惊吓、过度换气、过度饮水、激动、各种一过性代谢紊乱和变态反应等。

（2）特殊因素:如闪光、音乐、惊吓、阅读、书写、下棋、打牌、沐浴、刷牙等。

【临床表现】

2001 年国际抗癫痫联盟(ILAE)将癫痫发作分为自限性发作、持续性癫痫状态和反射性癫痫三个类型。2017 年 ILAE 再次对癫痫发作的分类做了更新,将癫痫发作分为四类:局灶性起源、全面性起源、全面性合并局灶性及不明分类的癫痫。目前临床上仍广泛使用 2001 年分类标准。不同类型的癫痫,其临床表现不同,但都具有发作性、短暂性、重复性及刻板性的特点。

（一）自限性发作

1. **部分性发作** 指源于大脑半球局部神经元的异常放电,包括单纯部分性发作、复杂部分性发作、部分性继发全面性发作。

（1）单纯部分性发作:发作时间较短,一般不超过 1min,无意识障碍。包括:①部分性运动发作,表现某一局部或一侧肢体的强直、阵挛性发作,可有杰克逊发作、Todd 麻痹、旋转性发作、姿势性发作、发音性发作。②部分性感觉发作,有躯体感觉性、特殊感觉性、眩晕性发作。③自主神经性发作。④精神性发作。

（2）复杂部分性发作:也称精神运动性发作,临床表现差异较大,主要有仅表现为意识障碍型、意识障碍和自动症型及意识障碍与运动症状型。

（3）部分性继发全面性发作:单纯或复杂部分性发作可泛化为全面性强直-阵挛发作。

2. **全面性发作**

（1）强直-阵挛发作:是最常见的发作类型。发作前 15%患者可有先兆,表现为在意识丧失前感到头晕、恐惧、胸闷、心慌、感觉异常、精神异常、恶心、胃部不适等。先兆时间短促，可出现单个或多个症状。

典型的强直-阵挛发作表现分三期。①强直期：患者突然意识丧失，跌倒在地，全身肌肉强直性收缩，头后仰，双上肢屈曲性强直，双下肢伸性强直，口部先张后闭合，发出尖锐的叫声（由于膈肌、肋间肌强直收缩，使肺内空气压出，同时喉部痉挛、咽喉狭窄），并且有瞳孔散大、血压上升、皮肤黏膜发红。随后，由于呼吸肌强直收缩，呼吸暂停，口唇及全身皮肤出现青紫，此期历时10~20s，进入阵挛期。②阵挛期：全身肌肉发生有节律性收缩，先从面部开始，肢端逐渐出现细微的震颤，幅度逐渐增大并延及全身，呈现间歇性、屈曲性痉挛，其频率逐渐减低，在一次强烈痉挛后突然停止。因咀嚼肌抽动，可咬伤舌唇。在此发作期常伴有瞳孔散大、心率加快、血压升高、呼吸粗大、唾液和汗液分泌增多、大小便失禁，此时瞳孔反射和各种深浅反射均消失，此发作期常持续1~3min。③恢复期：患者呈昏睡状态，血压、瞳孔、心率、反射趋向正常，意识障碍逐渐减轻而清醒，有的在清醒前表现精神错乱、兴奋躁动，甚至乱跑。此期历时10余分钟至数小时。清醒后除先兆症状外，对发作时情况完全不能回忆，自觉有头痛、乏力、全身肌肉酸痛等表现。

（2）典型失神发作：为意识的突然丧失或活动的突然停止，状如"愣神"，可伴肌阵挛或自动症。一次发作持续数秒至十余秒。小儿多见，一般青春期前停止发作。

（3）非典型失神发作：意识障碍发生和缓解较典型失神发作者缓慢，肌张力降低明显，还可有肌阵挛发作等。此种发作的患儿预后差。

（4）其他：强直性发作、阵挛性发作、肌阵挛性失神、肌阵挛性发作、眼睑肌阵挛、肌阵挛猝倒发作、负性肌阵挛、失张力性发作、婴儿痉挛和全面性癫痫综合征中的反射性发作等。

（二）持续性癫痫状态

1. 全面性癫痫持续状态

（1）全面性强直阵挛性癫痫持续状态：是指每次全面性强直阵挛性癫痫发作持续时间超过30min或者癫痫发作频繁而在发作间期始终有意识障碍者。

（2）其他：全面性强直性癫痫持续状态、全面性阵挛性癫痫持续状态、全面性肌阵挛性癫痫持续状态和失神癫痫持续状态。

2. 部分性癫痫持续状态 有Kojewnikow部分性持续性癫痫状态、持续性先兆、边缘系统性癫痫持续状态和伴有轻偏瘫的偏侧抽搐状态等类型。

（三）反射性癫痫

由视觉、听觉、味觉、躯体感觉、内脏觉、精神刺激等诱发的癫痫发作。

【实验室及其他检查】

（一）实验室检查

血常规、血生化、苯丙酸尿测定、粪便查虫卵、药物浓度的检测、脑脊液等检查，以寻找引起癫痫的原因，确定选择药物的种类、药物使用的剂量和监测药物的不良反应。

（二）其他检查

1. 脑电图 脑电图检查是癫痫诊断中最有效、最具决定性作用的检查。此外，脑电图检查在癫痫分类、病灶定位及疗效观察方面也具有十分重要的意义。癫痫脑电图表现：①癫痫发作时记录到棘波、尖波、棘-慢波、尖-慢波及多棘慢波，称为痫性放电；约80%的患者在癫痫发作间期也可记录到痫性放电。②强直-阵挛发作的典型脑电图改变：强直期开始逐渐增强的10次/s棘波样节律，然后频率不断降低，波幅不断增高，阵挛期弥漫性慢波伴间歇性棘波，痉挛后期呈明显脑电抑制，发作时间愈长，抑制愈明显。

脑电图检查过程中可结合特殊电极和多种诱发方法（过度换气即大喘气、闪光刺激、药物、睡眠等）或进行动态脑电图、动态视频脑电图检查以提高癫痫样波检出率。临床上仅有脑电图异常放电而无癫痫发作者，不能认为是癫痫。

2. 影像学检查 疑诊症状性癫痫时，应行头颅CT、MRI、MRA、DSA、SPE/CT和PET等检查，可发现相应的病灶，对寻找病因有帮助。

【诊断要点】

1. 首先判定是否为癫痫,然后判定癫痫的类型、癫痫灶的部位及病因。

2. 病史资料是诊断癫痫的主要手段之一,还要充分结合细致的体格检查和相应的辅助检查资料。

3. 癫痫发作的临床表现特征(发作性、短暂性、复发性和刻板性)、表现形式以及脑电图检查发现有痫样放电是诊断癫痫的主要依据。

癫痫应与下列疾病鉴别:晕厥、假性癫痫发作、低血糖症、短暂性脑缺血发作、基底型偏头痛、发作性睡病等。

【治疗要点】

治疗原则是积极治疗原发病、消除或控制癫痫发作、预防复发、提高生活质量。

1. 一般治疗

(1) 避免各种诱发因素:养成良好的生活规律和饮食习惯,避免过饱、过劳、睡眠不足和情感冲动;戒除烟酒。

(2) 防止发作时受伤:避免攀高、游泳、驾驶车辆、在炉火旁及高压电机旁的工作;不要睡在较高的床上,必要时加防护栏。

2. 病因治疗　对于病因明确的癫痫,除有效控制发作外要积极治疗原发病,颅内占位病变应先考虑手术。特发性癫痫对药物治疗无效可行手术破坏脑内与癫痫发作的有关区域,彻底消除脑细胞的异常放电,根除癫痫发作。

3. 药物治疗

(1) 根据癫痫发作类型选择安全、有效、价廉和易购的药物。强直-阵挛发作选用苯巴比妥、丙戊酸钠、卡马西平;复杂部分性发作选用苯妥英钠、卡马西平;失神发作选用氯硝西泮(氯硝安定)、地西泮(安定)等。

(2) 药物剂量从常用量低限开始,逐渐增至发作控制理想而又无严重毒副作用为宜,给药次数应根据药物特性及发作特点而定。

(3) 一般不随意更换、间断、停止用药,应定期药物浓度监测,适时调整药物剂量。

(4) 癫痫发作完全控制 2~3 年后,且脑电图正常,方可逐渐减量停药。

4. 癫痫持续状态的治疗

(1) 积极有效地控制抽搐:必须在最短的时间内终止其发作,常给予地西泮缓慢静脉注射至抽搐停止,随后静脉滴注并保持 24~48h 内不再发作。发作停止后,应及时给予足量的其他抗癫痫药物维持治疗,以免复发。

(2) 处理并发症:保持呼吸道通畅,利尿脱水减轻脑水肿,防止酸中毒等。

知识拓展

控制癫痫发作的注意事项

对癫痫发作患者要注意:①不能限制发作,患者抽搐时,旁人不能用力按压或屈曲其身体。②不要试图在患者口中放任何东西,如放置木筷、勺子等,绝对禁止将自己的手指放在患者的牙齿间。③用软垫子保护患者的头部,预防意外伤害,移开周围尖锐、硬、烫之物,以免受伤,可以用枕头、棉被等软物围护在患者四周。④发作结束后,轻轻地将患者放置于良好的恢复姿势以改善呼吸,不需做人工呼吸,尤其是口对口人工呼吸,因易将呕吐物挤入肺部,造成窒息。⑤救助者应等到患者完全恢复再离开,不要在患者完全恢复之前给其吃喝任何东西。⑥不要采取任何措施企图弄醒患者,发作持续超过 5min 以上仍不止时需即刻送医。

(张雄鹰)

第三节　中枢神经系统感染

病例导学

患者女性,55 岁。因反复头痛 1 个月余,间断发热 20d 入院。患者 1 个月来无明显诱因出现头痛,为持续性跳痛,以右侧为主,无恶心、呕吐及眩晕症状,20d 来出现午后低热、盗汗。1 周以来自觉头痛加重,伴视物模糊。发病以来食欲减退,无明显体重下降。2 个月前曾与肺结核患者接触。查体:体温 38.0℃,血压 130/75mmHg,神志清楚,对答切题,查体合作。双侧瞳孔等大等圆,直径约 3mm,对光反射灵敏。双眼睑下垂,左侧额纹变浅,口角右偏。颈抵抗,心肺腹查体无异常。四肢肌力、肌张力正常。凯尔尼格征弱阳性,病理征阴性。四肢腱反射正常。

问题与思考:

1. 分析该患者的诊断并提出诊断依据。

2. 说明为明确诊断应进一步做哪些主要检查。

中枢神经系统感染是由各种病原体侵犯中枢神经系统的实质、被膜及血管等引起的急性、慢性或亚急性炎症性或非炎症性疾病。常见生物性病原体包括病毒、细菌、衣原体、支原体、立克次体、真菌、螺旋体、原虫、蠕虫、朊病毒等。常见的感染途径包括血行感染、直接感染和神经干逆行感染。依照病原体不同可将中枢神经系统感染大致分为病毒性脑炎、细菌性脑炎、真菌性脑炎、寄生虫性脑病等。本节重点介绍单纯疱疹病毒性脑炎和结核性脑膜炎。

一、单纯疱疹病毒性脑炎

单纯疱疹病毒性脑炎(herpes simplex virus encephalitis,HSE)是由单纯疱疹病毒(HSV)引起的中枢神经系统感染性疾病,是最常见的病毒感染性中枢神经系统疾病。HSV 最常累及大脑颞叶、额叶及边缘系统,引起脑组织出血性坏死和/或变态反应性脑损害,故又称急性坏死性脑炎或出血性脑炎。本病四季均可发病,无性别及年龄差异,急性期患者及慢性病毒携带者为传染源,最常见的传播途径为人群间密切接触。

【病因和发病机制】

HSV 是嗜神经双链 DNA 病毒,属于疱疹病毒科,分 HSV-1 和 HSV-2 两种类型,HSE 中约 90% 由HSV-1 引起。HSV-1 原发感染常局限于口咽部,两型病毒经 PCR 技术检测证实可在体内较长期潜伏。1 型 HSV 潜伏在嗅球、嗅束及三叉神经感觉节等部位;2 型 HSV 潜伏在骶髓后根节,故成人多见 HSV-1感染,主要经呼吸道或分泌物直接接触感染;新生儿多见 HSV-2 感染,主要通过产妇分娩时生殖道分泌物与胎儿接触感染。当机体免疫功能下降时,潜伏的病毒可再度活化,复制增殖,经三叉神经节或其他神经轴突进入脑内。最常侵犯颞叶皮质、眶额皮质与边缘结构并在细胞内复制、增殖,最终导致神经细胞死亡。

【临床表现】

1. **潜伏期**　原发感染的潜伏期为 2~21d,平均 6d。

2. **前驱期**　可有发热、全身不适、头痛、肌痛、嗜睡、腹痛和腹泻等前驱症状,可持续 1~14d。

3. **发病期**　多急性起病,约 1/4 患者可有口唇疱疹史。①早期最常见症状为发热(体温可达40℃)和头痛。②精神症状亦极为常见,如反应迟钝、呆滞、激动不安、言语不连贯、定向力障碍、错觉、幻觉、妄想及行为怪异等,部分患者可以精神症状为首发症状。③随着病情进展可出现呕吐、记忆丧失、嗅觉缺失、失语、偏瘫、偏盲、多动、脑膜刺激征、癫痫发作等症状,进而出现不同程度的意识障碍,严重者可发展致脑疝而死亡。

【实验室及其他检查】

(一) 实验室检查

1. **脑脊液检查**　①脑脊液常规检查:脑脊液压力增高,细胞数增高,以淋巴细胞或单核细胞为主,蛋白质含量轻度增高,糖和氯化物正常。②脑脊液 HSV 特异抗体检测:间接免疫荧光法检测 HSV 特异性 IgM 及 ELISA 检测 HSV 特异性 IgG,病程中 2 次或 2 次以上抗体效价呈 4 倍以上增高可协助确诊。上述抗体通常出现于发生 HSE 后 1~2 周,持续到 1 个月内。血清/脑脊液效价比值<40:1,提示抗体鞘内合成。③脑脊液 PCR:诊断 HSE 特异性及敏感性较高,可早期诊断。HSE 发病 1~2d 内 PCR 可为阴性,应在 3d 后复查,发病 2 周内送检。

2. 血常规、血沉、超敏 C 反应蛋白、降钙素原等。

（二）其他检查

1. **脑电图检查**　发病 1 周即可出现异常,早期即出现脑电波异常,常呈弥漫性高幅慢波以及一侧或两侧同时出现棘波或慢波。多数 HSE 病例有与病灶部位一致的异常波。周期性同步放电出现于发病 2 周内,最具诊断价值。

2. **影像学检查**　头颅 CT 提示颞叶、额叶出现不规则低密度灶,可有占位效应,病灶中可见不规则高密度改变。早期 MRI 检查可见清晰的高信号区,亚急性期可见脑回状、结节状和软脑膜强化。

【诊断要点】

1. 有皮肤、黏膜疱疹或口唇或生殖道疱疹病史。

2. 起病急、病情重,有发热、全身不适等前驱症状。

3. 有脑实质损害表现,如意识障碍、精神症状、癫痫和肢体瘫痪等,结合实验室检查可以诊断。

4. 本病需要与带状疱疹病毒性脑炎、肠道病毒性脑炎、脑脓肿、结核性脑膜炎等疾病鉴别。

【治疗要点】

早期诊断、早期积极抗病毒治疗是降低 HSE 死亡率的关键。主要治疗方案包括抗病毒治疗、对症治疗、免疫治疗。

1. **抗病毒治疗**　首选药物为阿昔洛韦,可抑制病毒 DNA 合成,早期治疗可改善预后,临床疑诊时可行诊断性治疗。其他可选用更昔洛韦等。用药过程中注意监测不良反应,如皮疹、胃肠道反应、肝肾功能等。

2. **对症治疗**　采用物理或药物降温,减轻脑水肿,镇静,保持呼吸道通畅,维持营养及水、电解质平衡,加强护理,预防继发感染、压疮发生,有吞咽困难者可鼻饲饮食。恢复期积极采取理疗和康复治疗,促进神经功能恢复。

3. **免疫治疗**　可用转移因子、干扰素及其诱生剂。

二、结核性脑膜炎

结核性脑膜炎(tuberculous meningitis,TBM)是由结核分枝杆菌引起的脑膜和脊膜的非化脓性炎症性疾病。TBM 约占活动性结核病的 1%,是最常见的肺外结核病。

【病因和发病机制】

TBM 由结核分枝杆菌感染所致,病原菌主要来源于全身性粟粒性结核病,细菌经血行播散后在脑膜和软脑膜下种植,形成结核结节。结节破溃后,大量结核菌进入蛛网膜下腔引起 TBM。偶见脊椎、中耳或乳突的结核灶直接蔓延侵犯脑膜。

【临床表现】

TBM 多起病隐匿,病程长,可慢性,也可急性或亚急性起病,可缺乏结核接触史。主要表现为轻重不一的结核中毒症状和神经系统症状。

1. **结核中毒症状**　病初有低热、盗汗、食欲减退、全身倦怠无力、精神萎靡不振等症状。

2. **神经系统症状**　早期表现为发热、头痛、呕吐和脑膜刺激征。随病情进展出现脑实质损害的症状如精神萎靡、淡漠、谵妄、嗜睡、昏迷,部分性或全身性癫痫发作。可累及脑神经出现视力减退、复视、面神经麻痹等表现。若炎症扩散到脊髓蛛网膜,引起脊髓神经根病变,可造成脊髓损害出现四肢瘫或截瘫。

【实验室及其他检查】

（一）实验室检查

1. **脑脊液常规检查**　①脑脊液压力增高,外观无色透明或呈毛玻璃样,静置后可有薄膜形成。

②细胞数增多,以淋巴细胞为主,蛋白中度升高,糖及氯化物下降。③涂片染色可鉴定抗酸杆菌,但阳性率较低,可增加涂片次数提高阳性率。④脑脊液结核分枝杆菌培养阳性是诊断的金标准,但需要的脑脊液量多,且周期长。其他可行结核菌抗原检测、PCR 检查等。

2. 血常规、血沉、超敏 C 反应蛋白、降钙素原等。

（二）影像学检查

脑部 CT 与磁共振（MRI）扫描可发现脑梗死、脑积水、结核瘤、钙化灶等;胸部 CT 与 X 线检查常有肺结核原发病变的表现。

【诊断要点】

1. 根据结核病病史或接触史,以往患有肺结核或身体其他部位的结核病。

2. 出现头痛、呕吐、脑膜刺激征等症状。

3. 脑脊液有特征性改变。

需注意与化脓性脑膜炎、隐球菌脑膜炎、病毒性脑膜炎鉴别。

【治疗要点】

本病的治疗应遵循尽早规范使用抗结核药物及联合糖皮质激素,整体化综合治疗和个体化治疗相结合的原则。由于本病死亡率较高,故一旦怀疑此病即应开始经验性抗结核治疗。

1. 抗结核治疗　应遵循早期、联合、规律、适量、全程的用药原则。目前常用的治疗药物有异烟肼、利福平、吡嗪酰胺、链霉素、乙胺丁醇等。WHO 建议至少选择三种药物联合治疗,常用上述前三种。儿童因乙胺丁醇的视神经毒性作用、孕妇因链霉素对听神经的影响而不宜选用。用药过程中注意监测末梢神经炎、肝损害等副作用。

2. 联合应用糖皮质激素　糖皮质激素有抑制炎症反应、减轻中毒症状及脑膜刺激征、减轻脑水肿降低颅内压、防止椎管阻塞等作用,为抗结核药物的有效辅助治疗。一般早期应用效果较好,成人可选用泼尼松或地塞米松。

3. 鞘内注药治疗　重症患者采用全身药物治疗的同时可辅以鞘内注药治疗。鞘内注药可提高脑脊液药物浓度,改善杀菌环境,提高疗效,可选用异烟肼、地塞米松、糜蛋白酶、透明质酸酶。

4. 对症治疗　同单纯疱疹病毒性脑炎。

5. 脑室穿刺引流　必要时行脑室穿刺引流降低颅内压、改善脑脊液循环、减轻脑膜炎性刺激。

（张雄鹰）

第四节　急性炎症性脱髓鞘性多发性神经病

病例导学

患者男性,30 岁。因肢体无力 5d,麻木 2d 入院。5d 前自感肢体活动无力,尤其以双下肢明显,2d 前开始出现四肢麻木。追问病前十多天曾患急性肠炎。查体:双上肢肌力 4 级,双下肢肌力 2 级,肢体感觉均减退。膝腱反射消失,肱二头肌反射减弱。巴宾斯基征(−)。

问题与思考:

1. 分析该患者的诊断并提出诊断依据。

2. 说明为明确诊断应进一步做哪些主要检查?

急性炎症性脱髓鞘性多发性神经病（acute inflammatory demyelinating polyneuropathy,AIDP）,又称吉兰-巴雷综合征（Guillain-Barrés syndrome,GBS）,是一种免疫介导性周围神经病,其主要病理改变为周围神经系统的广泛性炎症性脱髓鞘。临床主要表现为四肢对称性弛缓性瘫痪。

【病因和发病机制】

1. 病因　尚不明确,多种因素均能诱发本病,病前多有病毒感染或疫苗接种史,以空肠弯曲菌前驱感染为主要诱因,还有巨细胞病毒、EB 病毒、带状疱疹病毒、人类免疫缺陷病毒（HIV）以及肺炎支原体感染等。

2. 发病机制　目前认为 GBS 可能是免疫介导性疾病。病原体的某些成分结构与周围神经髓鞘某些成分的结构相似,使机体免疫系统发生错误识别,产生了抗周围神经髓鞘抗体,并发生免疫应答,导致周围神经脱髓鞘引起功能改变。

【临床表现】

本病以儿童或青壮年多见,呈急性或亚急性起病。

1. 前驱症状　发病前 1~3 周有胃肠道或呼吸道感染症状或疫苗接种史等。

2. 神经系统症状

(1) 运动障碍:四肢对称性、弛缓性瘫痪是本病的基本特征。常由远端向近端发展。病情危重者可累及呼吸肌、吞咽肌,出现呼吸困难、咳嗽排痰无力而危及生命。体格检查可见肌张力降低、腱反射对称性减弱或消失,无病理征。后期肢体远端可以出现肌萎缩。

(2) 感觉障碍:感觉障碍远较运动障碍轻,是本病特征之一。出现四肢末端的感觉异常如麻木、针刺感、刺痛,也可出现感觉缺失。检查可有手套袜套样感觉障碍,肌肉压痛。

(3) 脑神经麻痹:部分患者伴有对称或不对称的脑神经麻痹,以双侧周围性面瘫多见,其次累及舌咽、迷走神经导致延髓麻痹。

(4) 自主神经功能障碍:表现为皮肤发红、发凉、出汗异常等,部分患者可出现血压不稳、心动过速等。偶有尿潴留或大小便失禁等括约肌功能障碍。

3. 并发症　急性呼吸衰竭、肺部感染、肺不张、压疮、深静脉血栓等。

【实验室及其他检查】

(一) 实验室检查

1. 脑脊液检查　80%~90% 的 GBS 患者脑脊液中蛋白增高但白细胞计数正常,称为"蛋白-细胞分离"现象,为本病的特征之一。脑脊液蛋白常在发病后 1~2 周开始增高,4~5 周后达高峰,6~8 周后逐渐下降。脑脊液蛋白含量增高的幅度与病情并无平行关系。脑脊液中糖及氯化物正常。

2. 抗体检测

(1) 髓鞘碱性蛋白抗体:GBS 急性期脑脊液和血清中髓鞘碱性蛋白抗体增高,增高的程度与疾病的严重程度相关。另外,神经系统的其他类型脱髓鞘疾病和脑血管病急性期,髓鞘碱性蛋白的抗体亦增高。

(2) 抗 P_2 蛋白抗体:髓鞘素由 P_0、P_1 和 P_2 三种组成,其中 P_0 和 P_2 为周围神经特有,脑脊液中抗 P_2 抗体增高的程度与 GBS 的病情严重程度相关,有助于诊断和判定预后。

3. 其他检查　血常规检查可发现白细胞总数增多和血沉增快,并提示病情严重或有肺部并发症。血气分析可以帮助了解呼吸功能情况。

(二) 神经电生理检查

F 波消失、H 反射消失是 GBS 的早期重要指标。GBS 患者多数出现运动和感觉神经传导速度的改变,少数出现神经反应电位波幅的改变。

【诊断要点】

1. 胃肠道或呼吸系统前驱感染史。

2. 急性或亚急性起病的肢体弛缓性瘫痪,感觉障碍较轻。

3. 脑脊液呈蛋白-细胞分离现象。

4. 神经电生理检查显示神经传导功能异常。

GBS 需与脊髓灰质炎、急性脊髓炎、低血钾性周期麻痹、重症肌无力等疾病鉴别。

【治疗要点】

治疗原则采取综合性治疗、合理的免疫治疗、有效防治并发症、促进神经功能恢复。

1. 免疫治疗　可应用静脉注射免疫球蛋白(IVIG)、血浆置换(PE)去除血浆中致病因子,上述疗法适用于重症患者,推荐单一使用。无条件者可试用糖皮质激素。

2. 对症治疗,预防并发症

(1) 呼吸功能维护:重症患者可累及呼吸肌,致呼吸衰竭,应及早使用气管切开、呼吸机辅助呼吸。

血浆置换
(文档)

318

（2）心脏功能维护：对心律失常者进行心电监护，必要时应用抗心律失常药物。

（3）预防感染和压疮。

（4）康复治疗：应尽早开始肢体被动或主动运动，防止静脉血栓；进行按摩、理疗及针灸等，促进瘫痪肢体的功能恢复，防止肌肉萎缩和肢体畸形。

（李靖环）

第五节　神经-肌肉接头和肌肉疾病

神经肌肉接头疾病是神经肌肉接头处传递功能障碍的疾病，如重症肌无力。肌肉疾病通常是指骨骼肌疾病，如周期性瘫痪、肌营养不良、线粒体肌病等。

本节重点介绍重症肌无力和周期性瘫痪。

一、重症肌无力

病例导学

患者男性，45岁，发现右眼睑下垂，全身无力3个月。3个月前感冒后出现发热、咳嗽，随后发现右眼睑下垂，四肢乏力，休息和晨起症状较轻，下午严重。查体：右上睑下垂，右眼球各方向运动受限，瞳孔大小无改变，光反射正常。四肢肌力3级，肌张力正常，病理征（-），感觉正常。

问题与思考：

1. 分析该患者的诊断并提出诊断依据。

2. 说明为明确诊断应进一步做哪些主要检查？

重症肌无力（myasthenia gravis）是一种乙酰胆碱受体抗体介导的、细胞免疫依赖的及补体参与的一种神经-肌肉接头信息传递障碍的获得性自身免疫性疾病。病变主要累及突触后膜上的乙酰胆碱受体。典型临床表现是运动后加重的骨骼肌疲劳和无力，具有晨轻暮重、症状波动的特点。

【病因和发病机制】

1. **病因**　目前尚不明确，某些遗传因素和环境因素如感染、精神创伤等与本病相关。

2. **发病机制**　主要发病机制是乙酰胆碱受体抗体介导的体液免疫和细胞免疫，破坏乙酰胆碱受体，使受体的功能、数量下降。当神经冲动到达时，虽然乙酰胆碱的释放量正常，但由于乙酰胆碱受体减少，导致神经-肌肉接头的信息传递障碍，肌细胞不能产生引起肌肉收缩的动作电位，临床出现肌肉病态疲劳。多数患者合并胸腺异常，考虑胸腺是激活和维持重症肌无力自身免疫反应的重要因素。

【临床表现】

任何年龄均可发病，40岁以前女性多见，中年以后男性多见，多合并胸腺瘤。诱因多为感染、精神创伤、过劳、妊娠、分娩等。

1. **典型表现**　大多起病隐袭，进展缓慢，首发症状为眼肌无力，多为一侧或双侧眼外肌麻痹，如眼睑下垂、斜视和复视，重者眼球运动明显受限，甚至眼球固定。受累肌肉大致顺序：眼外肌-头面部肌肉-咀嚼肌-颈肌-四肢近端肌-远端肌及全身。受累肌肉呈病态疲劳，连续收缩后发生严重无力甚至瘫痪，多于下午或傍晚劳累后加重，早晨和休息后减轻，称为"晨轻暮重"。

2. **重症肌无力危象**　重症肌无力患者，急骤发生延髓支配肌肉和呼吸肌严重无力，以致不能维持呼吸功能时，称为危象，是致死的主要原因。

【实验室及其他检查】

1. **Jolly 试验（疲劳试验）**　受累肌肉重复连续收缩后出现肌无力或瘫痪，休息后缓解或恢复者为阳性。

2. **抗胆碱酯酶药物试验**

（1）依酚氯胺试验：依酚氯胺10mg稀释至1ml，先静推2mg，15s后加3mg，另15s再加5mg至总量10mg，若症状迅速缓解为阳性。

（2）新斯的明试验：新斯的明 0.5~1mg 肌注，20min 后症状改善为阳性。

3. 血清乙酰胆碱受体抗体（AChRAb）测定　乙酰胆碱受体抗体效价增高支持重症肌无力的诊断，特异性高达 99%，敏感性高达 88%，但效价正常不能排除诊断。效价增高程度与临床症状的严重程度常不一致。

4. 肌电图　低频和高频重复电刺激周围神经均使动作电位降低 10% 以上为阳性。

【诊断要点】

1. 出现肌无力病态疲劳，症状波动，晨轻暮重。

2. 疲劳试验及抗胆碱酯酶药物试验阳性。

3. 重复电刺激周围神经均使动作电位降低 10% 以上。

4. 血清乙酰胆碱受体抗体效价增高。

本病需要与肌无力综合征、吉兰-巴雷综合征等疾病鉴别。

【治疗要点】

1. 抗胆碱酯酶药物　常用药物有溴新斯的明、溴吡斯的明。主要副作用有腹痛、腹泻、心动过缓、血压下降、肌束震颤等。

2. 免疫疗法　糖皮质激素、免疫抑制剂、静脉注射免疫球蛋白、血浆置换。

3. 胸腺切除术　有胸腺瘤患者首选尽早实行胸腺全切术。无胸腺瘤患者，胸腺切除术可能有长期效果，可能增加改善病情或不用药物缓解的机会。

4. 危象的处理　首要措施是保持呼吸道通畅，吸氧，必要时气管切开，用人工呼吸器辅助呼吸。

二、周期性瘫痪

周期性瘫痪（periodic paralysis）是以反复发作的骨骼肌弛缓性瘫痪为特征的一组疾病，发病时大多伴有血清钾含量的改变。临床上主要有三种类型：低血钾型、高血钾型和正常血钾型。以低血钾型最多见，本节主要描述此型。

【病因和发病机制】

低血钾型周期性瘫痪属常染色体显性遗传性钙通道疾病，常有家族遗传史。常在饱餐、激烈运动、过劳、寒冷及情绪激动后发作。由于饱餐、运动后，葡萄糖进入肝脏和肌细胞，使糖原合成增加，同时将钾离子带入细胞内，导致血钾减低。血钾降低使细胞内外的钾离子浓度发生变化，膜电位处于超极化状态，细胞兴奋性降低，肌肉不能收缩，临床表现为瘫痪。

【临床表现】

任何年龄均可发病，以青壮年（20~40 岁）发病居多，男性多于女性，随年龄增长而发作次数减少。

1. 诱因和前驱症状　诱因包括饱餐、酗酒、过劳、剧烈运动、寒冷和月经，以及注射胰岛素、肾上腺素、激素或大量输入葡萄糖等。发病前驱症状可有肢体酸胀、疼痛或麻木感，以及烦渴、多汗、少尿、面色潮红、嗜睡、恶心和恐惧等。

2. 典型表现

（1）骨骼肌瘫痪：多发生在夜晚或晨醒时，表现为四肢弛缓性瘫痪，程度可轻可重，肌无力常由双下肢开始，后延及双上肢，两侧对称，以近端较重。严重患者可累及呼吸肌而导致死亡。查体肌张力减低，腱反射减弱或消失。一般不累及头面部肌肉、眼球运动、膀胱括约肌，感觉功能正常。

（2）心血管系统：发作期间部分患者可有心率缓慢、室性期前收缩和血压波动等。

本病症状可持续半小时或数日缓解，不留后遗症。发作频率不等，可为数周或数月一次，个别患者发作频繁，甚至每天均有发作，也有数年一次或终生仅发作一次。

【实验室及其他检查】

1. 血清钾测定　发作期血钾<3.5mmol/L，最低可达 1~2mmol/L。

2. 心电图　可呈典型低钾表现：U 波出现，PR 间期、QT 间期延长，ST 段下降等，严重者可有心律失常。

【诊断要点】

1. 青壮年发病，在饱餐、激烈运动、过劳、寒冷及情绪激动等诱因下发作。

2. 四肢弛缓性瘫痪不伴有意识、感觉、括约肌障碍。

3. 血清钾离子降低,心电图提示低钾。

本病须与吉兰-巴雷综合征及能引起血钾低的其他疾病如原发性醛固酮增多症、肾小管性酸中毒等疾病鉴别。

【治疗要点】

1. **补钾**　急性发作时可给予10%氯化钾口服液20~40ml,隔2~4h可重复给药,每天总量为10g,病情好转后逐渐减量,一般不用静脉给药,以免发生高钾血症而造成危险。重症患者可用10%氯化钾10~15ml加入500ml输液中静脉滴注,并与氯化钾口服合用。

2. **避免诱因**　避免过度劳累、剧烈运动、暴饮暴食等。

3. **对症治疗**　心电监护,纠正心律失常;呼吸肌麻痹应给氧、吸痰,必要时辅助呼吸。

（李靖环）

本章小结

神经系统疾病包括中枢神经系统疾病和周围神经系统疾病两部分,其中中枢神经系统疾病的主要表现为头痛、意识改变及定位体征等,周围神经系统疾病主要表现为运动、感觉障碍,诊断时要注意结合既往病史、临床表现、影像学检查和脑脊液等实验室检查综合做出判断。治疗过程中应注意树立整体化观念,采取个体化治疗原则;积极有效治疗原发病因;有效控制脑水肿、癫痫、肺部感染等并发症;早期开展神经康复治疗;重视营养及对症支持治疗。学习过程中应充分认识到检验专业的重要性,同时努力学习临床基础知识,培养全面的临床诊疗思维,为将来进入工作岗位打下坚实的基础。

病例讨论

病例一

患者女性,69岁。突发左侧肢体活动障碍2h。

患者2h前平静休息时突然出现左侧肢体活动障碍,手中物品掉落,步态不稳,伴言语不清,无头昏、头痛,无恶心、呕吐,无抽搐发作。既往有"高血压病"5年余,规律服药治疗,血压控制良好。

体格检查:血压145/89mmHg,神志清楚,言语含糊,查体合作。双侧瞳孔等大等圆,直径约3mm,对光反射灵敏。左侧偏盲,左侧鼻唇沟变浅,伸舌左偏。左侧偏身感觉障碍。颈软,无抵抗。左侧肢体肌力2级,右侧肢体肌力5级,四肢肌张力正常。病理征阴性,脑膜刺激征阴性。急诊颅脑CT检查未见异常。

1. 请分析该患者的临床诊断及诊断依据。

2. 请分析该患者的治疗原则。

病例二

患者男性,28岁。主诉肢体无力麻木3d。

3d前,患者自感肢体活动无力,尤其以双小腿明显,同时四肢麻木,有时有针刺样感觉。病前2周曾患感冒已痊愈。

体格检查:双上肢肌力3级,双下肢肌力2级,肢体感觉均减退。腱反射消失,巴宾斯基征(-)。

1. 请分析该患者的诊断。

2. 说明为明确诊断应进一步做哪些主要检查?

病例讨论

扫一扫,测一测

思考题

1. 简述脑血栓形成的治疗原则。
2. 简述癫痫诊断中脑电图检查的表现。
3. 简述单纯疱疹病毒性脑炎的诊断要点。
4. 急性炎症性脱髓鞘性多发性神经病常用的实验室检查及其他检查有哪些?
5. 诊断重症肌无力主要的辅助检查有哪些?
6. 周期性瘫痪的临床特点有哪些?

笔记

第十二章 儿科疾病

学习目标

1. 掌握：儿科疾病的临床表现、诊断与治疗要点。
2. 熟悉：儿科疾病的病因、实验室及其他检查。
3. 了解：儿科疾病的发病机制。
4. 具有对儿科常见疾病做出初步判断的能力。
5. 能做到对儿科常见疾病进行诊断和治疗。

第一节 新生儿疾病

从生后脐带结扎至刚满 28d 为新生儿期，期间的小儿称为新生儿。新生儿的生理功能尚未完善，适应能力较差，患病率和死亡率较高。因此，需要做好新生儿保健工作，预防新生儿缺血缺氧性脑病、新生儿病理性黄疸、新生儿感染性肺炎、新生儿败血症等新生儿疾病，降低患病率和死亡率，促进新生儿健康成长。

一、新生儿缺血缺氧性脑病

病例导学

患者男性，8h。因窒息复苏 8h，抽搐 1 次入院。

患者系 G_1P_1，孕 39^{+4} 周，剖宫产娩出，出生体重 3 750g，生后即出现面色发绀、自主呼吸弱，不哭。Apgar 评分 1min-5min-10min 分别为 3-5-8。经球囊加压给氧、胸外心脏按压等抢救后面色红润，呼吸仍较快。入院前 1h，患儿鼻导管吸氧下出现抽搐一次，表现为双目凝视、四肢强直。当地医院立即以苯巴比妥钠 70mg 静脉推注后抽搐停止，转入我院。

查体：呈浅昏迷，压眶有反应，呼吸 52 次/mim，心率 138 次/min，律齐，未闻及杂音。双瞳孔等大，对光反射存在，面罩吸氧下口唇微绀，前囟平软，双肺呼吸音粗，闻及中粗湿啰音。腹软，肝肋下 1.5cm，脾未扪及。拥抱、握持、觅食反射明显减弱，四肢肌张力降低。四肢及外生殖器未见异常。

问题与思考：

1. 请给出该患者的临床诊断。
2. 在诊断标准方面与国际的差异。

新生儿缺氧缺血性脑病（hypoxic-ischemic encephalopathy，HIE）是指围生期窒息引起的部分或完全缺氧、脑血流减少或暂停而导致胎儿或新生儿脑损伤。据统计，我国新生儿 HIE 发生率为活产儿的 3‰~6‰，其中 15%~20% 在新生儿期死亡，存活者中 20%~30% 可能遗留不同程度的神经系统后遗症。因此，HIE 是引起新生儿急性死亡和慢性神经系统损伤的主要原因之一。

【病因和发病机制】

缺氧是新生儿缺氧缺血性脑病发病的核心，其中围生期窒息是最主要的病因。此外，生后肺部疾患、心脏病变及严重失血或贫血等严重影响机体氧合状态的疾病也可引起新生儿缺氧缺血性脑病。

【临床表现】

根据意识、肌张力、原始反射改变、有无惊厥、病程及预后等，临床上分为轻、中、重三度（表 12-1）。

表 12-1　HIE 临床分度

分度	轻度	中度	重度
意识	激惹	嗜睡	昏迷
肌张力	正常	减低	松软
原始反射			
拥抱反射	活跃	减弱	消失
吸吮反射	正常	减弱	消失
惊厥	可有肌阵挛	常有	有，可呈持续状态
中枢性呼吸衰竭	无	有	明显
瞳孔改变	扩大	缩小	不等大，对光反射迟钝
脑电图	正常	低电压，可有痫样放电	暴发抑制，等电位
病程及预后	症状在 72h 内消失，预后好	症状在 14d 内消失，可能有后遗症	数天至数周死亡，症状可持续数周，病死率高，存活者多有后遗症

急性损伤、病变在两侧大脑半球者，症状常在生后 24h 内发生，50%~70% 可发生惊厥，特别是足月儿。惊厥最常见的表现形式为轻微发作型或多灶性阵挛型，严重者为强直型，同时有前囟隆起等脑水肿症状、体征。病变在脑干、丘脑者，可出现中枢性呼吸衰竭、瞳孔缩小或扩大、顽固性惊厥等脑干症状，常在 24~72h 病情恶化或死亡。少数患儿在宫内已发生缺氧缺血性脑损伤，出生时 Apgar 评分可正常，多脏器受损不明显，但生后数周或数月逐渐出现神经系统受损症状。

【实验室及其他检查】

1. 血生化检查　①血气分析：出生时取脐血行血气分析，了解患儿宫内缺氧状况。②血清磷酸肌酸激酶同工酶（CPK-BB）：正常值<10U/L，脑组织受损时血和脑脊液均可升高。③神经元特异性烯醇化酶（NSE）：正常值<6μg/L，神经元受损时血浆中此酶活性升高。

2. 脑影像学检查　①B 超：可在 HIE 病程早期（72h 内）进行并动态监测。②CT：最适检查时间为生后 4~7d。③磁共振成像（MRI）：判断足月儿和早产儿脑损伤的类型、范围、严重程度及评估预后提供重要的影像学信息。弥散加权磁共振（DWI）对早期缺血脑组织的诊断更敏感。

3. 脑电生理检查　①脑电图（EEG）：应在生后 1 周内检查，可客观反映脑损害的严重程度、判断预后，有助于惊厥的诊断。②振幅整合脑电图（aEEG）：评估 HIE 程度及预测预后。

【诊断要点】

1. 有明确的可导致胎儿宫内窘迫的异常产科病史，以及严重的胎儿宫内窘迫表现（胎心<100 次/min，持续 5min 以上和/或羊水Ⅲ度污染），或者在分娩过程中有明显窒息史。

2. 出生时有重度窒息。

3. 出生后不久出现神经系统症状，并持续 24h 以上。

4. 排除电解质紊乱、颅内出血和产伤等引起的抽搐，以及宫内感染、遗传代谢性疾病和其他先天性疾病引起的脑损伤。

同时具备以上 4 条者可确诊,第 4 条暂时不能确定者可作为拟诊病例。目前尚无早产儿 HIE 诊断标准。

【治疗要点】

1. **支持疗法** ①维持良好的通气功能是支持疗法的中心。②维持脑和全身良好的血流灌注是支持疗法的关键措施。③维持血糖在正常高值,以提供神经细胞代谢所需能源。

2. **控制惊厥** 首选苯巴比妥,肝功能不良者改用苯妥英钠,顽固性抽搐者加用地西泮或水合氯醛。

3. **治疗脑水肿** 避免输液过量是预防和治疗脑水肿的基础。颅内压增高时,首选利尿剂呋塞米,严重者可用 20% 甘露醇。一般不主张使用糖皮质激素。

4. **亚低温治疗** 发病 6h 内治疗,持续 48~72h。

5. **新生儿期后治疗** 病情稳定后及早进行智能和体能的康复训练,有利于促进脑功能恢复,减少后遗症。

【预后和预防】

本病预后与病情严重程度,抢救是否正确、及时有关。病情严重,惊厥、意识障碍、脑干症状持续时间超过 1 周,血清 CPK-BB 和脑电图持续异常者预后差。幸存者常留有不同程度的运动和智力障碍、癫痫等后遗症。积极推广新法复苏,防治围生期窒息是预防本病的主要方法。

二、新生儿黄疸

病例导学

患者为足月儿,G_4P_1,出生时一般情况好,无青紫窒息,纯母乳喂养,生后 12h 即出现黄疸,其母孕期体健,前 3 胎中,第 1 胎为人工流产,第 2、3 胎在生后均因黄疸死亡。

问题与思考:

请拟出引起该患者黄疸的最可能原因。

新生儿黄疸(neonatal jaundice)为新生儿期最常见的表现之一。非结合胆红素增高是新生儿黄疸最常见的表现形式,重者可引起胆红素脑病,造成神经系统的永久性损害,甚至发生死亡。

【新生儿胆红素代谢特点】

新生儿期胆红素的代谢不同于成人,主要如下:

1. **胆红素生成过多** 新生儿每天生成的胆红素明显高于成人(新生儿 8.8mg/kg,成人 3.8mg/kg)。

2. **血浆白蛋白联结胆红素的能力不足** 刚娩出的新生儿常有不同程度的酸中毒,可减少胆红素与白蛋白联结;早产儿胎龄越小,白蛋白含量越低,其联结胆红素的量也越少。

3. **肝细胞处理胆红素的能力差** 新生儿摄取胆红素的能力不足,同时结合胆红素的能力低下。此外,新生儿肝细胞排泄胆红素的能力不足,早产儿更为明显,可出现暂时性肝内胆汁淤积。

4. **肠肝循环特殊** 新生儿肠蠕动性差和肠道菌群尚未完全建立,而肠腔内 β-葡萄糖醛酸酐酶活性相对较高,可将结合胆红素转变成非结合胆红素,增加了肠肝循环,导致血非结合胆红素水平增高。此外,胎粪含胆红素较多,如排泄延迟,可使胆红素重吸收增加。

此外,当饥饿、缺氧、脱水、酸中毒、头颅血肿或颅内出血时,更易出现黄疸或使原有黄疸加重。

【分类】

通常分为生理性黄疸和病理性黄疸,约有 85% 的足月儿及绝大多数早产儿在新生儿期均会出现暂时性总胆红素增高,大多数为生理性的。

(一)生理性黄疸

其特点:①一般情况良好。②足月儿生后 2~3d 出现黄疸,4~5d 达高峰,5~7d 消退,最迟不超过 2 周;早产儿黄疸多于生后 3~5d 出现,5~7d 达高峰,7~9d 消退,最长可延迟到 3~4 周。③每天血清胆红素升高<85μmol/L(5mg/dl)或每小时<0.85μmol/L(0.5mg/dl)。

生理性黄疸是排除性诊断,判定其是"生理"还是"病理"的血清胆红素最高界值,由于受个体差

新生儿黄疸
(图片)

异、种族、地区、遗传及喂养方式等影响,迄今尚不存在统一标准。采用日龄或小时龄胆红素值进行评估,目前已被多数学者所接受。同时,也根据不同胎龄和生后小时龄,以及是否存在高危因素来评估和判断。

（二）病理性黄疸

其特点:①生后24h内出现黄疸。②血清总胆红素值已达到相应日龄及相应危险因素下的光疗干预标准,或每天上升超过 $85\mu mol/L(5mg/dl)$,或每小时 $>0.85\mu mol/L(0.5mg/dl)$ 。③黄疸持续时间长,足月儿 >2 周,早产儿 >4 周。④黄疸退而复现。⑤血清结合胆红素 $>34\mu mol/L(2mg/dl)$ 。具备其中任何一项者即可诊断为病理性黄疸。

新生儿病理性黄疸的病因较多,常为多种病因同时存在。

1. 胆红素生成过多　由于红细胞破坏增多及肠肝循环增加,使胆红素生成过多,引起非结合胆红素水平增高。包括红细胞增多症、体内出血、母婴血型不合、感染、肠肝循环增加、母乳喂养等。

2. 肝脏胆红素代谢障碍　窒息、缺氧、酸中毒、感染、Crigler-Najjar 综合征、Gilhert 综合征等。

3. 胆红素排泄异常　见于新生儿肝炎、先天性代谢缺陷病、先天性非溶血性结合胆红素增高症、胆管阻塞等。

【治疗要点】

1. 光照疗法(phototherapy)　简称光疗,是降低血清非结合胆红素的简单而有效的方法。

（1）指征:各种原因导致的足月儿血清胆红素水平 $>205\mu mol/L(12mg/dl)$,均可给予光疗;由于早产儿的血脑屏障尚未发育成熟,胆红素易引起神经系统损害,治疗应更积极。

（2）原理:在光作用下,非结合胆红素转变成水溶性异构体,该异构体不经肝脏处理,直接经胆汁和尿液排出。波长 $425\sim475nm$ 的蓝光和波长 $510\sim530nm$ 的绿光效果最佳。

（3）设备:主要有光疗箱、光疗灯和光疗毯等。光照时,婴儿双眼用黑色眼罩保护,以免损伤视网膜,除会阴、肛门部用尿布遮盖外,其余均裸露。光疗可连续或间断照射,间隔时间视病情而定。

（4）不良反应:可出现发热、腹泻和皮疹,多不严重,可继续光疗。

2. 药物治疗　①肝酶诱导剂:常用苯巴比妥。②补充白蛋白。③静脉用免疫球蛋白。④口服肠道益生菌,纠正代谢性酸中毒等。

3. 换血疗法　大部分 Rh 溶血病和个别严重的 ABO 溶血病可换血治疗。

三、新生儿感染性肺炎

感染性肺炎(infectious pneumonia)是新生儿的常见病,也是新生儿感染的最常见形式和死亡的重要原因。据统计,围生期感染性肺炎死亡率为 $5\%\sim20\%$ 。可发生在宫内、分娩过程中或生后,由细菌、病毒、原虫及真菌等不同的病原引起。

【病因】

1. 宫内感染性肺炎（又称先天性肺炎）　主要的病原体为病毒,如风疹病毒、巨细胞病毒、单纯疱疹病毒等。常由母亲妊娠期间原发感染或潜伏感染复燃、病原体经血行通过胎盘屏障感染胎儿。孕母细菌（大肠埃希菌、克雷伯菌）、原虫（弓形虫）或支原体等感染也可经胎盘感染胎儿。

2. 分娩过程中感染性肺炎　羊膜早破、产程延长、分娩时消毒不严、孕母有绒毛膜炎、泌尿生殖器感染,胎儿分娩时吸入污染的羊水或母亲宫颈分泌物,均可致胎儿感染。常见病原体为大肠埃希菌、肺炎链球菌、克雷伯菌等,也可能是病毒、支原体。早产、滞产、产道检查过多更容易诱发感染。

3. 出生后感染性肺炎　①呼吸道途径:与呼吸道感染患者接触。②血行感染:常为败血症的一部分。③医源性途径:由于医用器械,如暖箱、吸痰器、雾化器、供氧面罩、气管插管等消毒不严,或通过医务人员手传播等引起感染性肺炎;机械通气过程中也可引起呼吸机相关性肺炎。病原体以金黄色葡萄球菌、大肠埃希菌多见。近年来机会致病菌,如克雷伯菌、铜绿假单胞菌、枸橼酸杆菌等感染增多。病毒则以呼吸道合胞病毒、腺病毒多见;沙眼衣原体、解脲脲原体等亦应引起重视。广谱抗生素使用过久易发生念珠菌肺炎。

【临床表现】

1. 宫内感染性肺炎　临床表现差异很大。多在生后24h 内发病,出生时常有窒息史,复苏后可出现气促、呻吟、发绀、呼吸困难,体温不稳定,反应差。肺部听诊呼吸音可为粗糙、减低或闻及湿啰音。

严重者可出现呼吸衰竭、心力衰竭、DIC、休克或持续肺动脉高压。血行感染者常缺乏肺部体征而表现为黄疸、肝脾大和脑膜炎等多系统受累。病毒感染者出生时可无明显症状,而在 2~3d,甚至 1 周左右逐渐出现呼吸困难,并进行性加重,甚至进展为慢性肺疾病。

2. **分娩过程中感染性肺炎** 发病时间因不同病原体而异,一般在出生数日至数周后发病。细菌性感染在生后 3~5h 发病,Ⅱ型疱疹病毒感染多在生后 5~10d 出现症状,而衣原体感染潜伏期则长达 3~12 周。

3. **出生后感染性肺炎** 表现为发热或体温不升,反应差等全身症状。呼吸系统表现为气促、鼻翼扇动、发绀、吐沫、三凹征等。肺部体征早期不明显,病程中可出现双肺细湿啰音。呼吸道合胞病毒肺炎可表现为喘息,肺部听诊可闻及哮鸣音。沙眼衣原体肺炎出生后常有眼结膜炎病史。金黄色葡萄球菌肺炎易合并脓气胸。

【实验室及其他检查】

1. **宫内感染性肺炎** 周围血象白细胞大多正常,也可减少或增加。脐血 IgM>200~300mg/L 或特异性 IgM 增高对产前感染有诊断意义。病毒性肺炎 X 线胸片第 1d 常无改变,24h 后显示为间质性肺炎改变,细菌性肺炎则为支气管肺炎表现。

2. **分娩过程中感染性肺炎** 生后立即进行胃液涂片找白细胞和病原体,或取血标本、气管分泌物等进行涂片、培养和对流免疫电泳等检测有助于病原学诊断。

3. **出生后感染性肺炎** 可酌情行鼻咽部分泌物细菌培养、病毒分离和荧光抗体检测,血清特异性抗体检查有助于病原学诊断。不同病原体感染所致肺炎胸部 X 线改变有所不同。细菌性肺炎常表现为两肺弥漫性模糊影,密度不均;金黄色葡萄球菌合并脓胸、气胸或肺大疱时可见相应的 X 线改变;病毒性肺炎以间质病变、两肺膨胀过度、肺气肿为主。

【治疗要点】

1. **呼吸道管理** 雾化吸入,体位引流,定期翻身、拍背,及时吸净口鼻分泌物,保持呼吸道通畅。

2. **供氧** 有低氧血症或高碳酸血症时可根据病情和血气分析结果选用鼻导管、面罩、鼻塞持续气道正压通气(CPAP)给氧,或机械通气治疗,使血气维持在正常范围。

3. **抗病原体治疗** 细菌性肺炎以早用抗生素为宜,静脉给药疗效较佳。原则上选用敏感药物,但肺炎的致病菌一时不易确定,因此多先采用青霉素和氨苄西林,根据病情选用其他药物,如红霉素、林可霉素、氯唑西林、头孢霉素等。注意抗生素的用法和剂量。衣原体肺炎首选红霉素;单纯疱疹病毒性肺炎可用阿昔洛韦;巨细胞病毒性肺炎可用更昔洛韦。

4. **支持疗法** 纠正循环障碍和水、电解质及酸碱平衡紊乱,每天输液总量 60~100ml/kg,输液速率应慢,以免发生心力衰竭及肺水肿;保证充足的能量和营养供给,酌情静脉输注血浆、白蛋白和免疫球蛋白,以提高机体的免疫功能。

四、新生儿败血症

病例导学

患者男性,出生 4d。因发热 1d 伴拒乳入院。患者于入院前 1d 无明显诱因发热,最高体温 39.2℃,伴食欲减退、嗜睡。查体:体温 38.2℃,体重 3.12kg,身长 51cm,头围 34cm,脉搏 164 次/min,呼吸 51 次/min,血压 80/46mmHg,神志清,反应差,哭声弱,呼吸平稳,面部躯干及大腿黄染明显。前囟平软,巩膜黄染,双肺呼吸音粗糙,无湿啰音。心音有力,律齐,无杂音。腹软,肝脾无明显增大,脐部干燥。四肢肌张力正常,活动可,原始反射可引出。辅助检查:血常规,白细胞计数 23.4×10^9/L,中性粒细胞占比 0.79,血小板计数 65×10^9/L,C 反应蛋白 78g/L。血清胆红素 189.7μmol/L,直接胆红素 23.7μmol/L;血培养,B 族溶血性链球菌(2 次);脑脊液检查:外观微浑,白细胞数 1 200×10^6/L,多核 0.56,脑脊液糖 1.2mmol/L,氯化物 112mmol/L,蛋白 1 203mg/L;脑脊液培养:未见细菌生长。

问题与思考：
1. 请写出该患儿可能的诊断。
2. 请给出较为合理的治疗。

葡萄球菌的
形态（图片）

新生儿败血症（neonatal septicemia）是指病原体侵入新生儿血液循环，并在其中生长、繁殖、产生毒素而造成的全身性炎症反应。美国统计资料显示，其发生率占活产婴的 0.1%～0.5%，病死率为 5%～10%，且胎龄越小，出生体重越轻，发病率及病死率越高。常见的病原体为细菌，也可为真菌、病毒或原虫等。木部分主要阐述细菌性败血症（neonatal bacterial sepsis）。

【病因和发病机制】

1. **病原菌**　我国以葡萄球菌最多见，其次为大肠埃希菌等革兰氏阴性杆菌。

2. **非特异性免疫功能**　①屏障功能差。②淋巴结发育不全。③经典及替代补体途径的部分成分含量低。④中性粒细胞产生及储备均少。⑤单核细胞产生细胞因子的能力低下。

3. **特异性免疫功能**　①新生儿体内 IgG 主要来自母体，且与胎龄相关，胎龄越小，IgG 含量越低，因此早产儿更易感染。②新生儿体内 IgM 和 IgA 含量很低，对革兰氏阴性杆菌易感。③由于未曾接触特异性抗原，T 细胞为初始 T 细胞，产生细胞因子的能力低下，不能有效辅助 B 细胞、巨噬细胞、自然杀伤细胞和其他细胞参与免疫反应。

【临床表现】

1. **临床分型**　根据发病时间分早发型和晚发型。

（1）早发型：①生后 7d 内起病。②感染发生在出生前或出生时。③常伴有肺炎，并呈暴发性起病，多器官受累，死亡率高达 5%～20%。

（2）晚发型：①出生 7d 后起病。②感染发生在出生时或出生后。③常有脐炎、肺炎或脑膜炎等局灶性感染，死亡率较早发型低。

2. **常见表现**　早期症状、体征常不典型，无特异性，尤其是早产儿。一般表现为反应差、嗜睡、发热或体温不升、少吃、少哭、少动、体重不增或增长缓慢等症状。出现以下表现时应高度怀疑败血症：

（1）黄疸：有时是败血症的唯一表现。表现为生理性黄疸迅速加重，或退而复现，严重时可发展为胆红素脑病。

（2）肝脾大：出现较晚，一般为轻至中度肿大。

（3）出血倾向：皮肤黏膜瘀点、瘀斑、针眼处渗血不止，消化道出血、肺出血，严重时发生 DIC 等。

（4）休克：面色苍灰，皮肤呈大理石样花纹，血压下降，尿少或无尿，硬肿症出现常提示预后不良。

（5）其他：呕吐、腹胀、中毒性肠麻痹、呼吸窘迫或暂停、青紫。

（6）并发症：可合并肺炎、脑膜炎、坏死性小肠结肠炎、化脓性关节炎和骨髓炎等。

【实验室及其他检查】

1. **细菌学检查**　①血培养。②脑脊液、尿培养。③其他：胃液、外耳道分泌物、咽拭子、皮肤拭子、脐残端、肺泡灌洗液（气管插管患儿）等细菌培养。④病原菌抗原及 DNA 检测。

2. **非特异性检查**　①周围血象：白细胞总数 $<5×10^9/L$ 或增多（≤3d 者白细胞计数 $>25×10^9/L$；>3d 者白细胞计数 $>20×10^9/L$）。②细胞分类：杆状核细胞/中性粒细胞数 ≥0.16。③血小板计数 $<100×10^9/L$。④C 反应蛋白 ≥8μg/ml（末梢血方法）为异常。⑤血清降钙素原：一般 >2.0μg/L 为临界值。

【诊断要点】

1. **确诊败血症**　具有临床表现并符合下列任意一条：①血培养或无菌体腔内培养出致病菌。②如果血培养培养出机会致病菌，则必须在另次（份）血，或在无菌体腔内，或在导管头培养出同种细菌。

2. **临床诊断败血症**　具有临床表现且具备以下任意一条：①非特异性检查 ≥2 条。②血标本病原菌抗原或 DNA 检测阳性。

【治疗要点】

1. **抗生素治疗**　用药原则：①早用药。②静脉、联合给药。③疗程足：血培养阴性，经抗生素治

笔记

328

疗、病情好转时应继续治疗 5~7d;血培养阳性,疗程至少需 10~14d;有并发症者应治疗 3 周以上。④注意药物的不良反应。

2. **处理严重并发症** ①休克时输新鲜血浆或白蛋白,可用多巴胺或多巴酚丁胺。②纠正酸中毒和低氧血症。③减轻脑水肿。

3. **支持疗法** 注意保温,供给足够热量和液体,维持血糖和血电解质在正常水平。

4. **免疫疗法** ①静脉注射免疫球蛋白。②重症患儿可行交换输血。③中性粒细胞明显减少者可输粒细胞。④血小板减低者输注血小板。

5. 清除局部感染灶。

(赵振河)

第二节　支气管肺炎

病例导学

患者女性,7 个月,因发热 4d、咳嗽 3d,加重 1d 入院。查体:体温 39.4℃,脉搏 125 次/min,呼吸 40 次/min,口周发绀,鼻翼扇动,咽部充血,呼吸急促。两肺可闻及细湿啰音;辅助检查:白细胞计数 $11×10^9$/L,中性粒细胞占 65%;胸部 X 线检查:双肺纹理增粗,有点状、小斑片状阴影。

问题与思考:
1. 请写出该患者最可能的诊断。
2. 请制订该患者的治疗方案。

肺炎指由不同病原体或其他因素(如吸入羊水、油类或变态反应)等所致的肺部炎症。以发热、咳嗽、气促、呼吸困难和肺部固定湿啰音为共同临床表现。以冬春季好发。肺炎多由急性上呼吸道感染或急性支气管炎向下蔓延所致,是我国小儿重点防治的"四病"之一。

小儿肺炎常用的分类方法有:按病理变化可分为支气管肺炎(小叶性肺炎)、大叶性肺炎和间质性肺炎,小儿以支气管肺炎最多见;按病因分为感染性肺炎(如病毒性肺炎、细菌性肺炎、支原体肺炎、衣原体肺炎、真菌性肺炎、原虫性肺炎)和非感染性肺炎(如吸入性肺炎、坠积性肺炎和过敏性肺炎等);按病程分为急性肺炎(病程<1 个月)、迁延性肺炎(病程在 1~3 个月)和慢性肺炎(病程>3 个月);按病情分为轻症肺炎和重症肺炎。

支气管肺炎(bronchopneumonia)是累及支气管壁和肺泡的炎症,为儿童时期最常见的肺炎,2 岁以内儿童多发。

【病因和发病机制】

1. **病因** 最常见为细菌和病毒,也可由病毒与细菌混合感染。我国以细菌多见,尤以肺炎链球菌多见,其他有葡萄球菌、链球菌等。最常见的病毒为呼吸道合胞病毒,其次为腺病毒、流感病毒等。近年来肺炎支原体、衣原体和流感嗜血杆菌的感染有增加趋势。

婴幼儿由于免疫和呼吸系统解剖生理特点而易患肺炎。室内居住拥挤、通风不良、营养不良、佝偻病、低出生体重儿及先天性心脏病、免疫缺陷为诱发因素。

2. **发病机制** 病原体由呼吸道侵入肺部(少数经血行入肺),引起支气管黏膜充血水肿、管腔变窄;肺泡壁充血、水肿,肺泡腔内充满炎性渗出物,造成通气和换气功能障碍,导致低氧血症和高碳酸血症,从而出现循环系统、消化系统、神经系统等一系列改变及水、电解质和酸碱平衡紊乱。重症肺炎常合并混合性酸中毒、水钠潴留,甚至稀释性低钠血症。

【临床表现】

1. **轻症肺炎** 以呼吸系统症状为主,多起病急。主要表现为发热、咳嗽和气促等。新生儿、小婴儿症状可不典型,如新生儿可不发热,甚至体温不升。典型病例肺部可听到较固定的中、细湿啰音,以背部两肺下方和脊柱两旁为多,深吸气末更为明显。新生儿、小婴儿不易闻及湿啰音。肺部叩诊多正常,病变融合可出现实变体征。

啰音听诊区(图片)

2. 重症肺炎 除呼吸系统症状外,还可累及其他系统。

（1）循环系统:常见心肌炎和心力衰竭。心肌炎表现为面色苍白、心动过速、心音低钝、心律不齐,心电图 ST 段下移和 T 波低平、倒置。心力衰竭表现:①突然呼吸困难加重,呼吸>60 次/min,极度烦躁不安,面色苍白或发绀。②心率增快,婴儿>180 次/min,幼儿>160 次/min,心音低钝、奔马律。③肝脏迅速增大在肋下 3cm 或短时间内增大程度>1.5cm,颈静脉怒张。④尿少或无尿,颜面或双下肢水肿等。

（2）神经系统:表现精神萎靡、烦躁、嗜睡。严重者出现意识障碍、惊厥、前囟膨隆、脑膜刺激征、呼吸不规则、瞳孔对光反射迟钝或消失等中毒性脑病表现。

（3）消化系统:常有腹胀、食欲减退、呕吐、腹泻等。中毒性肠麻痹时腹胀、肠鸣音减弱或消失,呼吸困难加重。消化道出血时吐咖啡色液体、便血等。

（4）DIC:革兰氏阴性菌感染的重症肺炎可发生微循环衰竭,表现为血压下降,四肢凉,脉速而弱,皮肤、黏膜及胃肠道出血。

3. 并发症 脓胸、脓气胸、肺大疱、肺脓肿等,多见于金黄色葡萄球菌肺炎。

4. 不同病原体所致肺炎的特点（表 12-2）

表 12-2 不同病原体所致肺炎的特点

疾病	好发年龄	起病	临床特点	体征	胸部 X 线
呼吸道合胞病毒性肺炎	2 岁以内,尤 2~6 个月多见	急骤	喘憋明显	以哮鸣音为主	以肺间质病变为主,常伴有肺气肿
腺病毒肺炎	6 个月至 2 岁多见	较急	中毒症状明显、频咳、喘憋	体征出现较晚	较肺部体征早,大小不等的片状阴影,可融合成片,肺气肿多见
金黄色葡萄球菌肺炎	新生儿及婴幼儿	急	病情重、发展快,全身中毒症状明显	体征出现早,皮肤可见猩红热样皮疹	小片状影,可在数小时内出现小脓肿、肺大疱或胸腔积液等
支原体肺炎	年长儿多见,婴幼儿也可发生	缓	症状重,刺激性干咳为突出表现	肺部体征常不明显	4 种改变:①肺门阴影增浓。②支气管肺炎改变。③间质性肺炎改变。④均一的实变影

【实验室及其他检查】

（一）血液检查

1. **血常规** 细菌感染者白细胞总数及中性粒细胞多增高,可见核左移、胞质中有中毒颗粒。病毒性感染者白细胞大多正常或稍低,淋巴细胞数增高,偶见异型淋巴细胞。

2. **C 反应蛋白（CRP）** 细菌感染血清 CRP 浓度上升,非细菌感染则上升不明显。

3. **降钙素原（PCT）** 细菌感染时可升高,抗菌药物治疗有效时,可迅速下降。

（二）病原学检查

1. **细菌培养** 采取血液、痰液、气管吸出物、胸腔穿刺液等进行细菌培养加药敏试验,可明确病原菌和指导治疗。

2. **病毒分离和鉴定** 起病 7d 内取鼻咽或气管分泌物做病毒分离。阳性率高,但费时长,不能用作早期诊断,可作回顾性诊断。

3. **特异性抗原、抗体检测** 此方法简单、快速。常用免疫荧光技术、免疫酶标法或放射免疫法等检测特异性抗原。用 IgM 抗体捕获法及间接免疫荧光法测定血清中 IgM 特异性抗体,有早期诊断价值。

4. **冷凝集试验** 可作为肺炎支原体感染的过筛试验,效价≥1∶64 有参考价值,但无特异性。特异性诊断依靠补体结合试验、基因探针等技术进行肺炎支原体分离培养和特异性 IgM、IgG 测定。

（三）胸部 X 线检查

早期肺纹理增粗,以后出现大小不等的点状或小片絮状阴影,或融合成片状阴影,以双肺下野、中内带及心膈区居多;可有肺不张、肺气肿;伴发脓胸、脓气胸或肺大疱则有相应改变。胸部 X 线检查未能显示肺炎征象而临床又高度怀疑肺炎,难以明确炎症部位、需同时了解有无纵隔内病变等,可行胸部 CT 检查。

【诊断要点】

依据病史、临床表现和 X 线检查,可诊断。确诊后,应进一步判断病情轻重及有无并发症,并根据条件作相应的病原学检查,以便指导治疗。轻型和重型肺炎的临床诊断标准:

1. **轻型**　以呼吸系统症状为主,无其他脏器或系统功能的明显损害或衰竭。

2. **重型**　下列情况均属重症:①除呼吸系统症状之外,并发心力衰竭、呼吸衰竭、DIC、中毒性脑病、中毒性肠麻痹等之一者。②伴有先天性心脏病、重度营养不良或新生儿肺炎。

【治疗要点】

主要为控制感染,改善通气、对症治疗,防止并发症。

1. **控制感染**　细菌感染者可选用敏感抗生素,原则为早期、联合、足量、足疗程、静脉给药。肺炎链球菌肺炎首选青霉素,金黄色葡萄球菌肺炎首选苯唑西林钠或氯唑西林钠,支原体肺炎和衣原体肺炎首选大环内酯类,如红霉素。用药时间持续至体温正常后 5~7d,或临床症状消失后 3d。支原体肺炎至少用药 2~3 周。葡萄球菌肺炎在体温正常后 2 周可停药,总疗程 6 周。病毒感染者常用利巴韦林、干扰素或中药等。

2. **改善通气功能、对症治疗**　退热、镇咳、平喘;纠正水、电解质与酸碱平衡紊乱等。

3. **其他治疗**　中毒症状明显或严重喘憋、脑水肿、感染性休克及呼吸衰竭者,可短期用糖皮质激素,疗程 3~5d。防治心力衰竭、中毒性脑病、呼吸衰竭、脓胸、脓气胸等并发症。恢复期可用红外线照射、超短波等物理疗法促进肺部炎症吸收。

（赵振河）

第三节　腹　泻　病

病例导学

患者男性,1 岁半,因呕吐、腹泻 3d,发热 1d 入院,排便每天 10 多次,黏液脓血便,伴恶心、呕吐、高热和腹痛。查体:体温 39.5℃,精神极差,意识模糊,呼吸深快,有烂苹果味,面色苍灰,前囟眼窝明显凹陷,哭无泪,口唇干燥,皮肤弹性差,脉细弱,尿少,四肢冷,心音低钝可闻及期前收缩。实验室检查:便常规见较多的红细胞和白细胞;血钠 135mmol/L,血钾 3.4mmol/L,CO_2CP 9mmol/L。

问题与思考:

1. 请写出该患者最可能的诊断。

2. 请计算出第一天的补液总量。

腹泻病是一组由多病原、多因素引起的以排便次数增多和粪便性状改变为特点的消化道综合征,严重者可伴有脱水、酸碱失衡及电解质紊乱。本病是婴幼儿时期最常见的疾病之一,也是我国小儿重点防治的"四病"之一。6 个月至 2 岁发病率高,其中 1 岁以内约占半数,可导致儿童营养不良和生长发育障碍。

【病因】

（一）易感因素

1. **消化系统**　特点婴幼儿消化系统发育尚未成熟,胃酸和消化酶分泌少,消化酶活力低,不能适应食物质和量的较大变化,同时生长发育快,所需营养物质相对较多,胃肠道负担重,因而容易发生消化功能紊乱。

2. 机体防御功能差　婴儿胃酸偏低,胃排空快,杀菌能力较弱;血清免疫球蛋白和胃肠道 SIgA 均较低,免疫功能较差;新生儿生后正常肠道菌群尚未完全建立,对入侵的致病微生物缺乏拮抗作用等因素,均易致肠道感染。

3. 人工喂养　牛乳等动物乳类含有的一些抗感染物质(SIgA、溶菌体等),在乳类加热过程中会被破坏,且人工喂养的食物和食具易受污染,故人工喂养儿肠道感染发病率明显高于母乳喂养儿。

（二）感染因素

1. 肠道内感染　可由病毒、细菌、真菌、寄生虫等引起,尤以病毒、细菌多见。①病毒:秋冬季节的婴幼儿腹泻80%由病毒感染引起,其中以人类轮状病毒引起者最常见,其次是星状和杯状病毒、埃可病毒、柯萨奇病毒、诺沃克病毒、冠状病毒等。②细菌(除外法定传染病的病原):大肠埃希菌是引起夏季腹泻的主要病原。③真菌:常见为白色念珠菌,其次有曲菌、毛霉菌等。④寄生虫:常见为蓝氏贾第鞭毛虫、阿米巴原虫和隐孢子虫等。

2. 肠道外感染　上呼吸道感染、肺炎、中耳炎、肾盂肾炎、皮肤感染以及急性传染病时可引起腹泻,原因为发热及病原体毒素作用使消化功能紊乱,偶有病原体同时感染肠道。

3. 肠道菌群紊乱　营养不良、免疫功能低下、长期应用肾上腺糖皮质激素或广谱抗生素,可引起肠道菌群紊乱,正常菌群减少,耐药性金黄色葡萄球菌、变形杆菌、铜绿假单胞菌、难辨梭状芽孢杆菌及白色念珠菌等大量繁殖引起药物较难控制的肠炎,称为抗生素相关性腹泻(antibiotic-associated diarrhea,AAD)。

（三）非感染因素

1. 饮食因素　喂养不当是引起腹泻的常见原因,多见于人工喂养儿,如喂养量不当、喂养不定时,或食物成分不适宜、过早喂淀粉类或大量脂肪类食品、突然改变食物种类等造成消化功能紊乱而引起腹泻。对牛奶、大豆等食物过敏而引起腹泻。原发性或继发性双糖酶(主要为乳糖酶)缺乏或活性下降,对糖的消化吸收不良可致腹泻等。

2. 气候因素　气候突然变冷,腹部受凉使肠蠕动增加;天气过热使消化液分泌减少,而喂奶过多则增加消化道负担,易诱发腹泻。

【临床表现】

根据病程分为急性腹泻(病程2周以内)、迁延性腹泻(病程2周至2个月)和慢性腹泻(病程2个月以上)。

（一）急性腹泻

1. 轻型腹泻　多由饮食因素及肠道外感染引起。以胃肠道症状为主,主要表现为食欲减退,可有溢乳或呕吐,大便次数增多,每天10次以下,每次量少,呈黄色或黄绿色稀便或水样便,可有白色或黄白色奶瓣和泡沫,有酸味。无脱水及明显全身症状,偶有低热。多在数日内痊愈。

2. 重型腹泻　多由肠道内感染引起或由轻型腹泻加重、转变而来。有严重的胃肠道症状,还有明显的全身中毒症状、脱水及电解质紊乱。

（1）全身中毒症状:发热、烦躁不安、精神萎靡、嗜睡,甚至昏迷、惊厥、休克。

（2）胃肠道症状:食欲减退,常有呕吐,严重者可吐咖啡渣样物;腹泻频繁,每天排便10次以上,甚至可达数十次,为黄色水样或蛋花汤样便、量多,可有少量黏液。

（3）水、电解质及酸碱平衡紊乱。

3. 不同病原所致腹泻

（1）轮状病毒肠炎:又称秋季腹泻,多发生于秋冬季,6~24个月的婴幼儿多见,呈散发或小流行。起病急,常伴发热和上呼吸道感染症状,一般无明显感染中毒症状。病初即可发生呕吐,随后出现腹泻,排便次数多、量多,每天可达数十次,呈黄色或淡黄色水样或蛋花汤样,含少量黏液,无腥臭味。常伴有脱水、电解质紊乱和酸中毒。自限性病程,一般3~8d。粪便镜检偶有少量白细胞。

（2）产毒性大肠埃希菌肠炎:多发生于夏季。起病较急,轻症仅排便次数稍增多。重症腹泻频繁,粪便呈蛋花汤样或水样、含有黏液,量多,常伴呕吐,易发生脱水、电解质紊乱和酸中毒。粪便镜检无白细胞。为自限性疾病,病程多为3~7d。

（3）侵袭性细菌肠炎：多见于夏季，临床表现与细菌性痢疾相似。起病急，高热，腹泻频繁，黏液脓血便，有腥臭味；常伴恶心、呕吐、腹痛和里急后重，可出现严重的全身中毒症状，甚至休克。粪便镜检可见大量白细胞及数量不等的红细胞，细菌培养可培养出相应致病菌。空肠弯曲菌常侵犯空肠和回肠，腹痛剧烈，且有脓血便，易误诊为阑尾炎或肠套叠。鼠伤寒沙门菌肠炎，多见于新生儿和婴儿，有败血症型和胃肠型，新生儿多为败血症型，易在新生儿室流行。

（4）金黄色葡萄球菌肠炎：多继发于长期应用大量广谱抗生素后。主要表现为发热、呕吐、腹泻及不同程度的中毒症状、脱水和电解质紊乱，甚至发生休克。典型粪便为暗绿色，似海水样，量多，含有黏液，少数为血便。粪便镜检有大量脓细胞和成簇的革兰氏阳性球菌，培养有葡萄球菌生长，凝固酶试验阳性。

（5）真菌性肠炎：多见于2岁以下婴儿，特别是营养不良、长期应用广谱抗生素患儿。多为白色念珠菌感染所致，病程迁延，常伴鹅口疮。主要表现为排便次数多，为黄色稀便，泡沫较多带黏液，有时可见豆腐渣样细块（菌落）。粪便镜检可见真菌孢子和菌丝，真菌培养可确定诊断。

（6）假膜性肠炎：由难辨梭状芽孢杆菌引起，多种抗生素可诱发。主要表现为腹泻，轻者排便每天数次，停抗生素后很快痊愈；重者腹泻频繁，黄色或黄绿色水样便，可有假膜（为坏死毒素所致肠黏膜坏死组织）排出，假膜脱落后，黏膜下层暴露，可粪便带血。可出现脱水、电解质紊乱和酸中毒。伴有腹痛和全身中毒症状，甚至休克。粪便厌氧菌培养可协助诊断。

（二）迁延性和慢性腹泻

急性腹泻治疗不彻底或营养不良、免疫功能低下、感染、食物过敏、药物因素、肠道菌群失调、先天性畸形等疾病均可导致急性腹泻迁延不愈甚至转为慢性，人工喂养和营养不良的婴幼儿最为常见。患儿多无全身中毒症状，脱水、代谢性酸中毒及电解质紊乱也不明显，主要以消化功能紊乱和慢性营养紊乱为特点。营养不良患儿易致腹泻迁延不愈，持续腹泻又加重了营养不良。

【实验室和其他检查】

1. 粪便检查　粪便常规检查无或偶见白细胞者常为非侵袭性细菌肠炎；有较多白细胞者多由各种侵袭性细菌感染引起。粪便细菌培养可检出致病菌，真菌性肠炎粪便涂片可发现真菌孢子和菌丝。病毒感染者可进行病毒分离、病毒抗体测定，或利用PCR及核酸探针技术检测病毒抗原。

2. 血常规　白细胞总数及中性粒细胞增多提示细菌感染，减低常提示病毒感染；嗜酸性粒细胞增多可为过敏性病变或寄生虫感染。

3. 血液生化检查　血钠测定可提示脱水性质，血钾、钙、镁测定可反映体内电解质变化情况。血气分析及 CO_2CP 测定可了解酸碱失衡的程度和性质。

4. 其他检查　十二指肠液检查可了解肠道的消化吸收能力；纤维结肠镜检和小肠黏膜活检可了解肠黏膜的病理变化等。

【诊断要点】

根据发病季节、病史、临床表现和粪便性状等，较易作出临床诊断。同时应判定有无脱水（程度和性质）、电解质紊乱和酸碱失衡，查找腹泻病因，确定病原。需与生理性腹泻、细菌性痢疾及坏死性肠炎相鉴别。

【治疗要点】

治疗原则：调整饮食，预防和纠正水、电解质紊乱及酸碱失衡，加强护理，合理用药，预防并发症。

（一）调整饮食

适宜的营养摄入对促进肠黏膜损伤的恢复、补充疾病的消耗、缩短腹泻病程非常重要，故腹泻患儿除严重呕吐者暂禁食4~6h外（不禁水），均应继续进食。母乳喂养儿继续哺喂母乳，暂停辅食；人工喂养儿可喂以等量水稀释的牛奶、腹泻奶粉或其他代乳品，腹泻次数减少后，可给予半流质，少量多餐，逐渐过渡到正常饮食；病毒性肠炎多继发双糖酶缺乏，可暂停乳类喂养，改为豆制代乳品、去乳糖配方奶或发酵乳，以减轻腹泻，缩短病程。腹泻停止后逐渐恢复营养丰富的饮食，并每天加餐1次，共2周。

（二）纠正水、电解质紊乱及酸碱失衡

1. 口服补液　适用于腹泻时预防脱水和纠正轻、中度脱水。常用口服补液盐（ORS），补液量轻度

腹泻病的鉴别诊断（文档）

脱水 50~80ml/kg,中度脱水 80~100ml/kg,于 8~12h 内补足累积丢失量。

2. 静脉补液 适用于严重呕吐、腹泻,伴中、重度脱水的患儿。

(1)第一天补液:①定量:总量包括累积损失量、继续损失量和生理需要量,婴儿轻度脱水 90~120ml/kg,中度脱水 120~150ml/kg,重度脱水 150~180ml/kg。如患儿伴有营养不良、肺炎、心肾功能不全时应适当减少。②定性:根据体液累积损失所致脱水性质选择不同张力的液体,低渗性脱水用 2/3 张含钠液,等渗性脱水用 1/2 张含钠液,高渗性脱水用 1/5~1/3 张含钠液;继续损失量用 1/3~1/2 张含钠液,生理需要量用 1/5~1/4 张含钠液补充。若判断脱水性质有困难时,先按等渗性脱水处理。③定速:主要取决于脱水程度和继续损失的量和速度,重度脱水有周围循环障碍者先快速扩容,用 2∶1 等张含钠液 20ml/kg(最大量不超过 300ml),于 30~60min 内快速输入。累积损失量(扣除扩容液体量)一般在 8~12h 补充,8~10ml/(kg·d);继续损失量和生理需要量在 12~16h 内补完,约 5ml/(kg·h)。④纠正酸中毒:轻、中度酸中毒在补液后可以得到纠正。重度酸中毒需补充碱性液。⑤纠正低钾血症:有尿应补钾,补钾浓度不宜超过 0.3%,每天静脉补钾时间不应少于 8h,一般静脉补钾需持续 4~6d。能口服时可改为口服补充。⑥纠正低钙、低镁血症:出现低钙症状时可用 10% 葡萄糖酸钙 5~10ml 加等量葡萄糖溶液稀释后缓慢静注,低镁者用 25% 硫酸镁每次 0.1ml/kg 深部肌内注射,每 6h 一次,症状缓解后停用。

(2)第二天及以后补液:经第一天补液后,脱水及电解质紊乱已基本纠正,第二天则主要补充继续损失量和生理需要量,一般可改为口服补液。若腹泻、呕吐仍频繁者仍需静脉补液。生理需要量一般按 60~80ml/(kg·d)补充,用 1/4~1/5 张含钠液;继续损失量应及时补充,并按照"失去多少补多少"的原则补充,用 1/3~1/2 张含钠液。将两部分相加于 12~24h 内均匀静滴。仍要注意继续补钾和纠正酸中毒。

(三)加强护理

腹泻患儿选用柔软、吸水性好的布类尿布,勤清洗,保持臀部及会阴部皮肤干燥、清洁,防止尿布皮炎。呕吐频繁者注意勤饮水,保持口腔清洁。

(四)药物治疗

1. 控制感染 病毒及非侵袭性细菌感染所致肠炎,一般不用抗生素;如伴有明显感染中毒症状、新生儿、营养不良或免疫缺陷患儿应选用抗生素治疗。侵袭性细菌肠炎可首先根据临床特点选用抗生素治疗,再根据大便细菌培养及药敏试验结果进行调整。大肠埃希菌、空肠弯曲菌、鼠伤寒沙门菌所致肠炎可选用氨苄西林、头孢菌素、环丙沙星及大环内酯类抗生素。金黄色葡萄球菌肠炎应立即停用原抗生素,选用半合成耐青霉素酶的氯唑西林、苯唑西林或头孢菌素等;真菌性肠炎应停用抗生素或糖皮质激素,采用制霉菌素等抗真菌药物治疗。

2. 肠黏膜保护剂 能吸附肠腔内的病原体和毒素,维持肠细胞的吸收和分泌功能,可增强肠道的屏障功能。临床常用蒙脱石粉。

3. 微生态疗法 恢复肠道正常菌群的生态平衡,抑制病原菌的定植和侵袭。常用双歧杆菌、乳酸杆菌制剂(如乳酸杆菌素)等。

4. 补锌治疗 疗程 10~14d。

5. 对症治疗 急性腹泻一般不用止泻剂。经治疗一般情况好转、中毒症状消失、仍频繁腹泻者,可酌情选用鞣酸蛋白、碱式碳酸铋等。因肠道产气过多、低钾血症或中毒性肠麻痹引起腹胀,可早期补钾、腹部热敷、肛管排气或肌注新斯的明等。呕吐严重者可肌注氯丙嗪等。

(五)迁延性和慢性腹泻的治疗

1. 病因治疗 积极寻找病因,针对病因进行治疗。

2. 调整饮食,加强营养 母乳喂养儿继续母乳喂养;人工喂养儿应调整饮食,以保证足够的热量。双糖不耐受患儿,采用去双糖饮食,如豆浆及去乳糖配方奶粉。对蛋白质过敏患儿应改用其他饮食或水解蛋白饮食。随着消化功能好转,逐渐过渡到一般饮食。必要时,可根据治疗条件给予要素饮食和静脉营养。

3. 药物治疗 ①抗生素应用:只对确认有细菌感染的患儿考虑应用抗生素,并要根据药敏试验选用,切忌滥用,以免造成顽固性肠道菌群失调。②补充微量营养素:供给锌、铁、维生素 A、维生素 C、维生素 B 族和叶酸等,以加快肠黏膜修复、促进免疫功能恢复。③应用微生态调节剂和肠黏膜保护剂。④中医辨证施治,辅以推拿、捏脊、针灸等疗法,常可奏效。

【预防】

1. 合理喂养,提倡母乳喂养,按时、正确添加辅食,科学断乳。人工喂养者选择合适代乳品。

2. 良好的饮食卫生习惯,注意食物的新鲜和食具、玩具等的清洁和消毒。

3. 感染性腹泻患儿应注意隔离治疗,排泄物要消毒处理。感染性腹泻流行期间要注意集体机构的消毒隔离,防止感染的传播。

4. 及时治疗营养不良、佝偻病、贫血等。避免长期应用广谱抗生素或肾上腺皮质激素以免引起菌群失调。

5. 适当户外活动,增强体质,注意天气变化。有条件者可进行轮状病毒疫苗接种,保护率达 80%以上。

(赵振河)

第四节　维生素 D 缺乏性佝偻病

营养性维生素 D 缺乏性佝偻病是由于小儿体内维生素 D 不足导致钙和磷代谢紊乱、生长着的长骨干骺端生长板和骨基质矿化不全,出现以骨骼畸形为特征的全身慢性营养性疾病。我国婴幼儿,特别是小婴儿是高危人群,北方佝偻病患病率高于南方,是我国小儿重点防治的"四病"之一。

【病因】

1. **围生期维生素 D 不足**　如母亲严重营养不良、肝肾疾病、慢性腹泻,以及早产、双胎均可使婴儿体内维生素 D 贮存不足。

2. **日照不足**　婴幼儿被长期过多地留在室内活动、大气污染、气候的影响。

3. **生长速度快,需要增加**　早产及双胎婴儿生后生长发育快,需要维生素 D 多,且体内贮存的维生素 D 不足。

4. **食物中补充维生素 D 不足**　天然食物中含维生素 D 少,即使纯母乳喂养,婴儿若户外活动少易患佝偻病。

5. **疾病影响**　胃肠道、肝和肾疾病、婴儿肝炎综合征、慢性腹泻等,长期服用抗惊厥药物、糖皮质激素等。

【临床表现】

本病在临床上可分为 4 期。

1. **初期(早期)**　多见 6 个月以内,特别是 3 个月以内的小婴儿。多为神经兴奋性增高的表现,如易激惹、烦闹、汗多刺激头皮而摇头等。但这些并非佝偻病的特异症状,仅作为临床早期诊断的参考依据。血清 25-(OH)D$_3$ 下降,PTH 升高,一过性血钙下降,血磷降低,碱性磷酸酶正常或稍高;常无骨骼病变,骨骼 X 线可正常,或钙化带稍模糊。

2. **活动期(激期)**　早期维生素 D 缺乏的婴儿未经治疗,继续加重而出现典型骨骼改变,表现部位与该年龄骨骼生长速度较快的部位相一致。

6 月龄以内婴儿患佝偻病以颅骨改变为主,前囟边较软,颅骨薄,检查者指尖稍用力压迫枕骨或顶骨的后部,可有压乒乓球样的感觉。6 月龄以后,尽管病情仍在进展,但颅骨软化消失。正常婴儿的骨缝周围亦可有压乒乓球样感觉。额骨和顶骨中心部分常常逐渐增厚,至 7~8 个月时,变成方颅(从上向下看头顶),头围也较正常增大。骨骺端因骨样组织堆积而膨大,沿肋骨方向于肋骨与肋软骨交界处可扪及圆形隆起,从上至下如串珠样突起,以第 7~10 肋骨最明显,称佝偻病串珠;手腕、足踝部亦可形成钝圆形环状隆起,称手镯、足镯。1 岁左右的小儿可见到胸骨和邻近的软骨向前突起,形成"鸡胸样"畸形;严重维生素 D 缺乏性佝偻病小儿胸廓的下缘形成一水平凹陷肋膈沟或郝氏沟。小婴儿漏斗胸主要由先天性畸形引起。由于骨质软化与肌肉关节松弛,小儿开始站立与行走后双下肢负重,出现股骨、胫骨、腓骨弯曲,形成严重的膝内翻(O 形腿)或膝外翻(X 形腿),有时有 K 样下肢畸形。

患儿会坐与站立后,因韧带松弛可致脊柱畸形。严重低血磷使肌肉糖代谢障碍,使全身肌肉松

骨骼改变
(图片)

弛,肌张力降低和肌力减弱。

此期血生化除血清钙稍低外,其余指标改变更加显著。

3. **恢复期** 以上任何期经治疗及日光照射后,临床症状和体征逐渐减轻或消失。血钙、磷逐渐恢复正常,碱性磷酸酶需1~2个月降至正常水平。治疗2~3周后骨骼X线改变有所改善,出现不规则的钙化线,以后钙化带致密增厚,骨骺软骨盘<2mm,逐渐恢复正常。

4. **后遗症期** 多见于2岁以后的儿童或秋季。因婴幼儿期严重佝偻病,残留不同程度的骨骼畸形。无任何临床症状,血生化正常,X线检查骨骼干骺端病变消失,不需治疗。

【诊断要点】

正确的诊断必须依据维生素D缺乏的病因、临床表现、血生化及骨骼X线检查。应注意早期的神经兴奋性增高的症状无特异性,如多汗、烦闹等,仅依据临床表现的诊断准确率较低;骨骼的改变可靠;血清25-(OH)D₃水平为最可靠的诊断标准。血生化与骨骼X线的检查为诊断的"金标准"。

【治疗要点】

治疗目的在于控制活动期,防止骨骼畸形。

1. **补充维生素D** 不主张采用大剂量维生素D治疗,治疗的原则应以口服为主,同时给予多种维生素,治疗1个月后应复查效果。

2. **补充钙剂** 主张从膳食的牛奶、配方奶和豆制品补充钙和磷,只要摄入足够牛奶(每天500ml),不需要补充钙剂,仅在有低钙血症表现、严重维生素D缺乏性佝偻病和营养不足时需要补充钙剂。

3. **其他辅助治疗** 应注意加强营养,保证足够奶量,及时添加转乳期食品,坚持每天户外活动。

【预防】

营养性维生素D缺乏性佝偻病是自限性疾病,一旦婴幼儿有足够时间户外活动,可以自愈。有研究证实日光照射和生理剂量的维生素D(400IU)可治疗佝偻病。因此,现认为确保儿童每天获得维生素D 400IU是治疗和预防本病的关键。夏季阳光充足,可在上午和傍晚户外活动,暂停或减量服用维生素D。乳类摄入不足和营养欠佳时可适当补充微量营养素和钙剂。

(赵振河)

第五节 化脓性脑膜炎

病例导学

患者女性,4个月。因发热2d,伴抽搐1次入院。患者于入院前2d出现发热至38.7℃,精神反应欠佳,伴呻吟,哭声弱,无呕吐、咳嗽、腹泻等,体温最高达40℃,易激惹,在就诊过程中出现抽搐1次,表现为双眼凝视或上翻,四肢伸直,持续约2min自行缓解,急诊查腰穿脑脊液常规示黄色微浑,潘氏球蛋白定性实验强阳性,白细胞计数960×10⁶/L,单核占40%,多核占60%。脑脊液生化:氯111mmol/L,血糖0.42mmol/L,蛋白8 377mg/L。

查体:体温38.3℃,脉搏142次/min,呼吸35次/min,血压75/40mmHg,神清,精神反应弱,哭声弱,易激惹,全身皮肤未见皮疹及出血点,前囟稍膨隆,张力稍高,球结膜无水肿,双侧瞳孔等大等圆,对光反射存在,颈抵抗阳性,口唇欠红润,咽充血,心肺腹未见异常。肢端暖。四肢肌张力稍高,布鲁津斯基征、凯尔尼格征阴性,双侧巴宾斯基征阳性。

问题与思考:

请写出该患儿可能的诊断及依据。

化脓性脑膜炎(purulent meningitis)是各种化脓性细菌引起的脑膜炎症,部分患者病变累及脑实质。本病是小儿尤其是婴幼儿常见的中枢神经系统感染性疾病。临床上以急性发热、惊厥、意识障碍、颅内压增高和脑膜刺激征及脑脊液脓性改变为特征。

【致病菌和入侵途径】

许多化脓性细菌都能引起本病,大多数患儿是由脑膜炎球菌、肺炎链球菌和流感嗜血杆菌3种细菌引起。2个月以下幼婴和新生儿以及原发性或继发性免疫缺陷病者,易发生肠道革兰氏阴性杆菌和金黄色葡萄球菌脑膜炎。

致病菌可通过多种途径侵入脑膜。①通过血流:致病菌大多由上呼吸道入侵血流,新生儿的皮肤、胃肠道黏膜或脐部也常是感染的侵入门户。②邻近组织器官感染,如中耳炎、乳突炎等扩散波及脑膜。③与颅腔存在直接通道,如颅骨骨折、神经外科手术、皮肤窦道或脑脊膜膨出,细菌可因此直接进入蛛网膜下腔。

【临床表现】

大多急性起病。部分患儿病前有数日上呼吸道或胃肠道感染病史,典型临床表现可简单概括为3个方面。

1. 感染中毒及急性脑功能障碍症状 发热、烦躁不安和进行性加重的意识障碍。随病情加重,患儿逐渐从精神萎靡、嗜睡、昏睡、浅昏迷到深度昏迷。约30%的患儿有反复惊厥发作。脑膜炎双球菌感染常有瘀点、瘀斑和休克。

2. 颅内压增高表现 头痛、呕吐,婴儿则有前囟饱满与张力增高、头围增大等。合并脑疝时,则有呼吸不规则、突然意识障碍加重及瞳孔不等大等体征。

3. 脑膜刺激征 以颈项强直最常见,其他如凯尔尼格征和布鲁津斯基征阳性。

年龄小于3个月的婴儿和新生儿化脓性脑膜炎表现多不典型,主要差异:①体温可高可低或不发热,甚至体温不升。②颅内压增高表现可不明显,可能仅有吐奶、尖叫或颅缝分离。③惊厥可不典型,如仅见面部、肢体局灶或多灶性抽动、局部或全身性肌阵挛,或呈眨眼、呼吸不规则、屏气等各种不显性发作。④脑膜刺激征不明显,与婴儿肌肉不发达、肌力弱和反应低下有关。

部分患儿可出现硬脑膜下积液、脑室管膜炎、抗利尿激素异常分泌综合征、脑积水以及各种神经功能障碍,如智力低下、脑性瘫痪、癫痫、视力障碍、神经性耳聋和行为异常。

【实验室及其他检查】

1. 脑脊液检查 脑脊液检查是确诊本病的重要依据。典型病例表现为压力增高,外观浑浊似米汤样。白细胞总数显著增多,≥1 000×10⁶/L,但有20%的病例可能<250×10⁶/L,分类以中性粒细胞为主。糖含量常有明显降低,蛋白含量显著增高。

2. 病原学检查 确认致病菌对明确诊断和指导治疗均有重要意义,涂片革兰氏染色检查致病菌简便易行,检出阳性率甚至较细菌培养高。细菌培养阳性者应做药物敏感试验。免疫学方法可检测出脑脊液中致病菌的特异性抗原,对涂片和培养未能检测到致病菌的患者诊断有参考价值。

3. 其他 ①血培养。②皮肤瘀点、瘀斑涂片。③外周血象。④血清降钙素原。⑤神经影像学。

【诊断要点】

早期诊断是保证患儿获得早期治疗的前提。凡急性发热起病,并伴有反复惊厥、意识障碍或颅内压增高表现的婴幼儿,均应注意本病的可能性,应进一步依靠脑脊液检查确立诊断。

【治疗要点】

1. 抗生素治疗 应选择对病原菌敏感且能较高浓度透过血脑屏障的药物。急性期要静脉用药,做到用药早、剂量足和疗程够。

病原菌不明确选第三代头孢菌素如头孢噻肟,疗效不理想者可联合万古霉素。病原菌明确后则根据病原菌选用敏感的抗生素。肺炎链球菌和流感嗜血杆菌脑膜炎一般疗程10~14d,脑膜炎球菌者7d,金黄色葡萄球菌和革兰氏阴性杆菌脑膜炎应使用21d以上。若有并发症或经过不规则治疗的患者,应适当延长疗程。

2. 肾上腺皮质激素的应用 常用地塞米松,一般连续用2~3d。

3. 对症和支持治疗 及时控制颅内高压和惊厥发作,监测并维持体内水、电解质、血浆渗透压和酸碱平衡,积极治疗并发症。

(赵振河)

笔记

本章小结

新生儿黄疸在新生儿时期很常见,分为生理性黄疸和病理性黄疸。感染性肺炎是新生儿感染的最常见形式和死亡的重要原因,可发生在宫内、分娩过程中或生后。新生儿败血症常见的病原菌是金黄色葡萄球菌,产后通过脐部感染是最常见的感染途径,临床表现不典型。新生儿缺氧缺血性脑病的最主要原因是围生期窒息,重症患儿病死率高,存活者多有后遗症。

肺炎、腹泻病、维生素D缺乏性佝偻病为我国小儿常见的疾病,同时也是我国小儿重点防治的疾病,重点掌握以上疾病的临床表现、治疗要点及预防措施。化脓性脑膜炎的临床表现因年龄不同而有差异,及早治疗、足疗程治疗可以减轻或避免并发症和后遗症的发生。

病例讨论

病例一

患儿男性,15d,因吃奶少2d,气促、呛奶1d入院。患儿母亲系 G_1P_1,孕38周,自然分娩,患儿出生体重2 800g。生后1min-5min-10min Apgar 评分分别为9-10-10,否认胎膜早破、脐带绕颈、羊水污染史,母亲分娩前无发热,近期有感冒。

体格检查:体温36.5℃,脉搏143次/min,呼吸67次/min,血氧85%,血压65/40mmHg。足月儿貌,反应欠佳,可见吸气性三凹征,全身皮肤轻度黄染,未见皮疹,前囟平软,张力不高,双侧瞳孔等大,光反射敏感,口周略发绀,咽充血,双肺呼吸音粗糙,双肺底可闻及散在的细湿啰音,心律齐,心音有力,心前区未闻及病理性杂音,腹软,肝脾无肿大,肠鸣音正常,双下肢无水肿,四肢肌张力正常,原始反射可引出。辅助检查:血常规:白细胞计数 $14.6×10^9$/L,中性粒细胞占75%,淋巴细胞占20%,血红蛋白132g/L,中性粒细胞计数 $163×10^9$/L,C反应蛋白25g/L。胸片示双肺纹理增多模糊,双下肺可见多发小点片状阴影。

1. 根据患儿情况,请写出该患儿的临床诊断。
2. 为了确定病原,下一步还需做的检查。

病例二

患儿男性,10月龄,因"发现鸡胸1周"就诊。患儿出生以来一直母乳喂养,4个月开始添加辅食,从未添加鱼肝油。

体格检查:体温36.7℃,神志清,精神佳,颈软,心肺听诊无殊,腹软,肝脾肋下未及。神经系统检查未见异常。前囟门3cm,头颅呈方形,胸骨凸起为鸡胸,伴肋膈沟,乳牙未萌出。辅助检查:血清离子钙2.1mmol/L(参考范围2.1~2.75mmol/L),磷0.92mmol/L(参考范围1.00~1.85mmol/L),碱性磷酸酶(ALP)635U/L(参考范围<450U/L),甲状旁腺激素(PTH)165ng/L(参考范围15~65ng/L);血清25-(OH)D_3 16nmol/L。腕骨X线检查:干骺端增宽,桡骨和尺骨远端呈毛刷状改变,临时钙化带消失,骨小梁排列紊乱。

1. 请给出该患儿可能的诊断。
2. 请给出较为合理的治疗。

病例讨论

扫一扫,测一测

思考题

1. 简述新生儿缺血缺氧性脑病的概念。
2. 简述腹泻病的概念。
3. 简述生理性黄疸和病理性黄疸的区别。
4. 简述新生儿败血症的预防措施。

笔记

第十三章　传染性疾病和性传播疾病

13章PPT

学习目标

1. 掌握：常见传染性疾病和性传播疾病的临床表现和辅助检查。
2. 熟悉：常见传染性疾病和性传播疾病的流行病学特征及预防原则。
3. 了解：常见传染性疾病和性传播疾病的治疗。
4. 具有对常见传染性疾病和性传播疾病及时发现和判断的能力。
5. 利用常见传染性疾病和性传播疾病的预防知识，做好职业防护。

传染病（infectious disease）是指由病原微生物和寄生虫感染人体后所产生的具有传染性的疾病。

传染病的流行过程需具备三个基本条件。①传染源：是指病原体已在体内生长繁殖并能将其排出体外的人和动物。②传播途径：即病原体离开传染源后，到达另一个易感者的途径。常见的传播途径有空气传播、食物传播、接触传播、虫媒传播、血液传播、母婴传播等。③易感人群：即对某一种传染病缺乏特异性免疫力的人。

对传染病的预防主要包括三个方面。①管理传染源：对患者及病原体携带者实施管理：要求早发现、早诊断、早报告、早隔离、早治疗。②切断传播途径：针对传染病的不同传播途径采取不同的措施。如肠道传染病应对粪便、垃圾、污水等进行处理，饮水消毒；虫媒传播的疾病要消灭媒介昆虫；呼吸道传染病则可通过戴口罩、通风等措施进行预防。③保护易感人群：通过增强体质提高人群非特异性免疫力；通过疫苗接种，提高人群的特异性主动免疫力；通过注射抗毒素、丙种球蛋白或高效价免疫球蛋白提高人群的特异性被动免疫力。

第一节　病毒性疾病

一、流行性感冒

流行性感冒（influenza）简称流感，是由流感病毒引起的急性呼吸道传染病。传染性强，发病率高，容易引起暴发流行或大流行。主要通过飞沫传播。典型的临床特点是急起高热、显著乏力、肌肉酸痛等全身症状，而呼吸道症状相对较轻。冬春季节高发。

【病原学与流行病学】

（一）病原学

流感病毒属于正黏病毒科，为单股 RNA 病毒。流感病毒根据核蛋白和基质蛋白可分为甲、乙、丙三型。甲型流感病毒根据其表面血凝素（hemagglutinin，HA）和神经氨酸酶（neuraminidase，NA）蛋白结构及其基因特性又可分成许多亚型,至今甲型流感病毒已发现的血凝素有 16 个亚型(H_{1-16}),神经氨酸酶有 9 个亚型(N_{1-9})。流感病毒很容易被紫外线和加热灭活,对甲醛、乙醇也很敏感。

（二）流行病学

1. 传染源　患者和隐性感染者是主要传染源,自潜伏期末到发病的急性期都有传染性,病毒存在于患者的鼻涕、口涎、痰液中,并随咳嗽、喷嚏排出体外。

2. 传播途径　主要通过飞沫传播,接触病毒污染的物品和手也可引起感染。

3. 易感人群　人群普遍易感。感染后对同型病毒可获得免疫力,但各型及亚型之间无交叉免疫。流感病毒常常发生变异,变异后人群无免疫力。

【临床表现】

流感的潜伏期一般为 1~7d,多数为 2~4d。

1. 单纯型　最常见。突然起病,高热,体温可达 39~40℃,可有畏寒、寒战,多伴头痛、全身肌肉关节酸痛、极度乏力、食欲减退等全身症状,常有咽喉痛、干咳,可有鼻塞、流涕、胸骨后不适等。颜面潮红,眼结膜轻度充血。如无并发症呈自限性过程,多于发病 3~4d 后体温逐渐消退,全身症状好转,但咳嗽、体力恢复常需 1~2 周。轻症者如普通感冒,症状轻,2~3d 可恢复。

2. 胃肠型　除发热、头痛等症状外,以呕吐、腹泻为显著特点,儿童多见。

3. 重症病例的临床表现

（1）中毒型流感:表现为高热、休克及弥散性血管内凝血（DIC）等严重症状,病死率高。

（2）流感病毒性肺炎:主要发生于婴幼儿、老年人、慢性心肺疾病及免疫功能低下者,部分发生难治性低氧血症。人禽流感引起的肺炎常可发展成急性肺损伤或急性呼吸窘迫综合征,病死率高。

（3）病毒性脑膜炎:除发热、头痛等症状外,伴有惊厥、意识障碍、脑膜刺激征等神经系统表现。

（4）其他:有心肌炎、心包炎,重症病例可出现心力衰竭,也可导致急性肌炎、横纹肌溶解综合征、肾炎及神经系统损伤等。

【实验室及其他检查】

（一）实验室检查

1. 血常规检查　白细胞总数一般不高或降低。重症病例也可以升高。若合并细菌感染,白细胞总数及中性粒细胞增高。

2. 病原学相关检查　主要包括病毒分离、病毒抗原、核酸和抗体检测。病毒分离为实验室检测的"金标准";病毒的抗原和核酸检测可以用于早期诊断。

（二）影像学检查

部分患者可表现为肺纹理增多的支气管感染征象,重症患者可出现肺部浸润性病变或胸腔积液,甚至融合成片。

【诊断要点】

流行及大流行期间可根据临床症状进行诊断,但流感早期散发病例要结合流行病学史、临床表现、实验室检查综合诊断。

需要和普通感冒等其他类型上呼吸道感染、下呼吸道感染等疾病鉴别。

【治疗要点】

要坚持预防隔离与药物治疗并重、对因治疗与对症治疗并重的原则。基本原则包括及早应用抗流感病毒药物,避免盲目或不恰当使用抗菌药物,加强支持治疗,预防和治疗并发症,以及合理应用对症治疗药物等。

1. 抗病毒治疗　尽早开始抗流感病毒药物治疗。常用药物有利巴韦林、奥司他韦、扎那米韦、金刚烷胺等。

2. 支持治疗和预防并发症　注意休息、多饮水、增加营养,给易于消化的饮食,主要补充维生素。进食后以温开水或温盐水漱口,保持口鼻清洁。维持水电解质平衡。密切观察、监测并预防治疗并发症。

【预防】

1. 控制传染源　早期发现和迅速诊断流感,及时报告、隔离和治疗患者。流感患者应呼吸道隔离

1周或至主要症状消失。

2. 切断传播途径 保持室内空气流通,流行高峰期避免去人群聚集场所,必要时外出戴口罩;咳嗽、打喷嚏时应使用纸巾等,避免飞沫传播;经常彻底洗手,避免脏手接触口、眼、鼻;患者用具及分泌物要彻底消毒。

3. 保护易感人群 加强户外体育锻炼,提高身体抗病能力;接种流感疫苗。必要时可服用金刚烷胺、板蓝根、金银花等药物。

知识拓展

人感染高致病性禽流感

人感染高致病性禽流感简称禽流感。禽流感病毒属于甲型流感病毒,根据禽流感病毒的致病性的不同,分为高、中、低/非致病性三级,一般感染禽类,当病毒结构发生改变,获得感染人的能力。至今发现能直接感染人的禽流感病毒亚型:H_5N_1、H_7N_1、H_7N_2、H_7N_3、H_7N_7、H_9N_2 和 H_7N_9 亚型。其中,患高致病性 H_5N_1 亚型的患者病情重,病死率高。

二、病毒性肝炎

病毒性肝炎(viral hepatitis)是由多种肝炎病毒引起的以肝脏病变为主的乙类传染病,分甲型、乙型、丙型、丁型和戊型肝炎五种。病毒性肝炎具有传染性强、传播途径复杂、流行面广泛、发病率较高等特点。临床上主要表现为乏力、食欲减退、恶心、呕吐、肝大及肝功能损害,部分患者可有黄疸和发热。

【病原学与流行病学】

(一)病原学

引起病毒性肝炎的病毒目前明确的有五种:甲型肝炎病毒(HAV)、乙型肝炎病毒(HBV)、丙型肝炎病毒(HCV)、丁型肝炎病毒(HDV)及戊型肝炎病毒(HEV)。

1. 甲型肝炎病毒(HAV) RNA病毒。HAV主要在肝细胞胞质内复制,通过胆汁从粪便中排出。体外抵抗力较强,耐酸、耐冷,紫外线照射1h或加热100℃ 5min可以灭活。

2. 乙型肝炎病毒(HBV) DNA病毒。完整的病毒颗粒又称Dane颗粒。分为包膜与核心两部分。包膜上的蛋白质即乙肝病毒表面抗原(HBsAg)。核心部分含有乙肝病毒核心抗原(HBcAg)、乙肝病毒e抗原(HBeAg)。

3. 丙型肝炎病毒(HCV) RNA病毒。加热100℃ 10min可以灭活。

4. 丁型肝炎病毒(HDV) RNA病毒,是一种缺陷病毒,必须有HBV的存在才能复制,基因组为RNA。

5. 戊型肝炎病毒(HEV) RNA病毒。

(二)流行病学

1. 传染源 甲型和戊型肝炎的急性期患者和隐性感染者是其传染源。乙型、丙型、丁型肝炎的传染源包括急性、慢性患者及无症状病毒携带者。急性乙型肝炎在我国少见,故慢性患者及无症状病毒携带者是其主要传染源。

2. 传播途径 甲型和戊型肝炎主要通过粪-口途径传播。乙型、丙型、丁型肝炎的传播途径有:①血液传播,是主要传播途径,如输血及血制品、注射、手术、针刺、血液透析等均可传播。②体液传播:HBV可通过唾液、阴道分泌物排出,故性接触也是HBV的重要传播途径。③母婴传播,包括经胎盘、产道分娩、哺乳等方式引起HBV感染。

3. 人群易感性 人对各型肝炎普遍易感,感染后可产生一定程度的免疫力,但各型之间无交叉免疫。新生儿可从母体获得保护性抗体抗HAV-IgG而对HAV不易感,甲型肝炎病后可获得稳固的免疫力,一般认为可维持终身。HBV感染发生于抗HBs阴性者。丙型肝炎多见于成年人。戊型肝炎以青壮年发病为多。

【发病机制】

甲型肝炎经口感染后,可能先侵入胃肠道黏膜繁殖。发病前有一短暂的病毒血症期,然后侵入肝细胞,在肝脏内复制并引起病变。HAV 对肝细胞的直接作用和免疫反应在肝损害中起重要作用。

乙型肝炎的组织损伤并非 HBV 复制的直接结果,而是机体一系列免疫反应所致;其中细胞毒性 T 细胞和自身免疫反应在肝损伤中起重要作用。乙型肝炎的肝外损伤主要由免疫复合物引起。

丙、丁、戊型肝炎的发病机制目前尚不清楚,可能与宿主免疫反应有关。

【临床表现】

不同类型肝炎病毒引起的肝炎在临床上具有共同性,按临床表现把病毒性肝炎分为急性肝炎(包括急性黄疸型肝炎和急性无黄疸型肝炎)、慢性肝炎(包括慢性迁延性肝炎和慢性活动性肝炎)、重型肝炎(包括急性重型肝炎、亚急性重型肝炎及慢性重型肝炎)、淤胆型肝炎、肝炎后肝硬化。

(一)急性肝炎

1. 急性黄疸型肝炎　急性黄疸型肝炎临床表现可分为黄疸前期、黄疸期、恢复期三阶段,总病程 2~4 个月。

(1)黄疸前期:甲型肝炎与戊型肝炎发病较急,常有全身症状(发热、全身乏力)、消化道症状(食欲减退、厌油、恶心、呕吐、腹痛、腹泻)、尿色逐渐加深。乙型肝炎与丙型肝炎发病较慢,常无发热。黄疸前期一般 5~7d。注意甲肝黄疸前期传染性最强。

(2)黄疸期:自觉症状好转,发热消退,但尿色继续加深,出现黄疸,约 2 周内达高峰。可有肝大(部分有脾大)、有触痛,肝功能出现异常。本期持续 2~6 周。

(3)恢复期:黄疸逐渐消退,症状减轻以至消失,肝脾回缩,肝功能逐渐恢复正常。本期持续 2 周至 4 个月,平均 1 个月。

2. 急性无黄疸型肝炎　发生率远远高于黄疸型,由于无黄疸而不易被发现。除黄疸外,其他临床表现与黄疸型相似。但起病较缓,症状较轻,主要表现有乏力、食欲减退、恶心、腹胀、肝区胀痛、肝脏有动态性肿大压痛等。

(二)慢性肝炎

病程至少持续超过 6 个月以上,慢性肝炎仅见于乙、丙、丁型肝炎。

1. 轻度　病情较轻,症状不明显或虽有症状、体征,但生化指标仅 1~2 项轻度异常者。

2. 中度　症状、体征、实验室检查在轻度和重度之间。

3. 重度　有明显或持续的肝炎症状,如乏力、食欲减退、腹胀、便溏等,可伴有肝病面容、肝掌、蜘蛛痣或肝脾大而排除其他原因且无门脉高压症者。实验室检查有血清转氨酶反复或持续升高、白蛋白降低或 A/G 比例异常、丙种球蛋白明显升高。

(三)重型肝炎(肝衰竭)

本型发生率低,但病死率甚高,5 型肝炎均可发展为重型肝炎。

1. 急性重型肝炎　亦称暴发性肝炎。起病与急性黄疸型肝炎相似,但起病 10d 以内出现肝衰竭的表现(黄疸迅速加深、肝迅速缩小、有出血、腹水迅速增多、有肝臭),急性肾功能不全(肝肾综合征)和不同程度的肝性脑病。病程一般不超过 3 周。

2. 亚急性重型肝炎　指起病 10d 以上迅速出现重型肝炎的临床表现。临床症状与急性重症肝炎相似,主要症状有黄疸进行性加深、出血倾向、腹水、肝缩小、烦躁或嗜睡、高度乏力、明显食欲减退和顽固恶心呕吐等。本病亦可发生肝性脑病,肝肾衰竭而死亡,或发展成肝硬化。

3. 慢性重型肝炎　在肝硬化的基础上,有慢性肝功能进行性减退导致的以腹水或门脉高压、凝血功能障碍、肝性脑病的表现。

(四)淤胆型肝炎

肝细胞和/或毛细胆管胆汁分泌障碍,导致部分或完全性胆汁阻滞为特征的综合征。主要表现为较长时期的肝内梗阻性黄疸的表现:黄疸较深不易消退、皮肤瘙痒、肝大、尿深黄、粪便色浅或灰白等。

(五)肝炎肝硬化

早期由于肝脏代偿功能较强可无明显症状,后期则以肝功能损害和门脉高压为主要表现,并有多系统受累,晚期常出现上消化道出血、肝性脑病、继发感染、脾功能亢进、腹水、癌变等并发症。

【实验室及其他检查】

（一）实验室检查

1. **血常规检查**　急性肝炎初期白细胞正常或略高,黄疸期白细胞减少,淋巴细胞相对增多,偶可见异型淋巴细胞。肝炎肝硬化伴脾功能亢进时可导致三系减少。

2. **尿常规检查**　尿胆红素和尿胆原是早期发现黄疸型肝炎简单有效的方法,同时有助于黄疸类型的鉴别。

3. **肝功能检查**

（1）转氨酶:血清丙氨酸氨基转移酶(ALT)和天门冬氨酸氨基转移酶(AST)是反映肝细胞功能的常用指标。急性肝炎时 ALT 明显增高,AST/ALT 小于 1,当肝细胞严重损害时,AST 明显增高,AST/ALT 大于 1。AST 升高程度与肝病严重程度呈正相关。

（2）碱性磷酸酶(ALP):在肝外梗阻性黄疸、淤胆型肝炎患者及儿童可明显升高。

（3）γ-谷氨酰转移酶(γ-GT):在肝炎活动期时可升高,肝癌患者或胆管阻塞、药物性肝炎等患者中可显著升高。

（4）血清胆红素:黄疸型肝炎患者血清总胆红素往往升高。胆红素升高常与肝细胞损伤程度相关。

（5）血清蛋白:慢性肝炎中度以上、肝硬化、重型肝炎时血清白蛋白浓度下降,球蛋白浓度上升,白蛋白/球蛋白(A/G)比例下降甚至倒置。

4. **肝炎病毒标志物检查**

（1）甲型肝炎:抗-HAV IgM 是早期诊断 HAV 感染的血清学指标,阳性提示存在 HAV 现症感染。抗-HAV IgG 是保护性抗体,阳性提示既往感染。

（2）乙型肝炎:有三对抗原抗体系统,即血中 HBsAg 和抗-HBs,HBeAg 和抗-HBe、HBcAg 和抗-HBc。其中 HBsAg、HBeAg、抗-HBe、HBcAg、抗-HBc 阳性是现症 HBV 感染及活动性复制的标志。抗-HBs 阳性表示对 HBV 有免疫力,见于乙肝恢复期、过去感染及乙肝疫苗接种后。抗-HBs 阴性说明对 HBV 易感。

HBV-DNA 是病毒复制和传染性的直接指标。定量对于判断病毒复制程度、传染性大小、抗病毒药物疗效等有重要意义。

知识拓展

乙肝"大三阳、小三阳"

"大三阳"是指 HBsAg、HBeAg、抗-HBc 均是阳性。一般认为,"大三阳"传染性相对较强,同时演变成慢性乙肝的可能性也比较大。"小三阳"是指 HBsAg、抗-HBe、抗-HBc 均是阳性。一般认为"小三阳"的传染性较小。无论"大三阳"或是"小三阳",只是反映人体内携带病毒的状况,均不能反映肝脏功能的正常与否,因而不能用来判断病情的轻重。

（3）丙型肝炎:抗-HCV 是存在 HCV 感染的标志。抗-HCV 抗体并非保护性抗体,相反,它的检出说明血液有传染性。HCV 感染后 1~2 周即可从血中检出 HCV RNA,表明血液中有 HCV 存在,是有传染性的直接证据。

（4）丁型肝炎:HDVAg 和抗-HDV 阳性有助于早期诊断。HDV RNA 阳性是 HDV 复制的直接证据。

（5）戊型肝炎:抗-HEV IgM 和抗-HEV IgG 均可作为近期感染 HEV 的标志。用 RT-PCR 法检测粪便中的 HEV RNA 已获得成功,但尚未作为常规。

（二）超声检查

动态地观察肝脾的形态、大小、血管分布情况,观察胆囊大小、形态,胆囊壁的厚薄,探测有无腹水、有无肝硬化,显示肝门部及后腹膜淋巴结是否肿大。

【诊断要点】

有肝炎接触的流行病学史;肝功能受损的临床表现及体征;实验室检查特别是病原学检查有利于

诊断。

【治疗要点】

1. **急性肝炎的治疗**　以支持治疗为主。注意休息,合理饮食,戒除烟酒,保肝利胆退黄药物等综合疗法,有助于病情恢复。其中丙型肝炎与其他型的病毒性肝炎不同之处是必须尽早进行抗病毒治疗,这样可防止慢性化或减缓慢性化进程。

2. **慢性肝炎的治疗**　采取综合性治疗方法,包括休息、合理营养、改善肝功能、抗病毒、抗纤维化、预防肝癌等。

（1）一般治疗:合理休息、饮食、心理平衡。

（2）改善肝功能:非特异性护肝药有维生素、还原型谷胱甘肽、葡醛内酯等;降酶药有甘草素、联苯双酯、垂盆草、齐墩果酸等;退黄药有茵栀黄、苦黄、腺苷蛋氨酸、门冬氨酸钾镁等。

（3）抗病毒治疗:干扰素、核苷类似物、拉米夫定等。此类药物有抑制病毒复制、改善肝功能的作用。

（4）免疫调节治疗:胸腺肽、白介素等。

（5）抗肝纤维化治疗:多为中成药口服制剂。

3. **重型肝炎**

（1）一般和支持疗法:绝对卧床休息,密切观察病情。尽可能减少饮食中的蛋白质,以控制肠内氨的来源。静脉输入维生素、人血浆白蛋白或新鲜血浆。注意维持水和电解质平衡。

（2）促进肝细胞再生:目前有胰高血糖素-胰岛素(G-I)疗法和肝细胞生长因子(HGF)疗法。

4. **人工肝支持系统**　借助非生物型或生物型的体外装置,清除各种有害物质,暂时代偿肝脏的部分功能,从而使肝细胞得以再生直至自体肝脏恢复或等待机会进行肝移植。

5. **肝移植**

【预防】

1. **控制传染源**　①急性甲型肝炎隔离期自发病日起3周。乙型及丙型肝炎隔离至病情稳定后可以出院。各型肝炎宜分室住院治疗;对患者的分泌物、排泄物、血液以及污染的医疗器械及物品均应进行消毒处理。②对急性甲型或乙型肝炎患者的接触者应进行医学观察45d。③病毒携带者不能献血及从事直接接触入口食品和保育工作。

2. **切断传播途径**　加强饮食卫生管理,水源保护、环境卫生管理以及粪便无害化处理,讲究饮食卫生,不共用餐具;加强各种医疗器械的消毒处理,注射实行一人一管,或使用一次性注射器,医疗器械实行一人一用一消毒。

3. **保护易感人群**　①主动免疫:通过注射疫苗可提高人们对肝炎病毒的抵抗力。凡新生儿(尤其是母亲 HBsAg 阳性者)出生后 24h 内都应立即注射乙肝疫苗。②被动免疫:人血丙种免疫球蛋白主要用于接触甲型肝炎患者的易感者。注射时间越早越好,不宜迟于接触后 14d。乙型肝炎免疫球蛋白主要用于母婴传播的阻断,可与乙型肝炎疫苗联合作用。此外,还可用于意外事故的被动免疫。

三、艾滋病

艾滋病是获得性免疫缺陷综合征(acquired immuno deficiency syndrome,AIDS)的简称,由人类免疫缺陷病毒(HIV)所引起的致命性乙类慢性传染病。病毒主要侵犯和破坏辅助性 T 淋巴细胞(CD4$^+$淋巴细胞)使机体免疫功能受损,最后并发严重的机会性感染和肿瘤。目前尚无有效的治疗方法,病死率极高,已成为当今世界最为关注的公共卫生问题。

【病原学与流行病学】

（一）病原学

人类免疫缺陷病毒属逆转录病毒科,单链 RNA 病毒。外层为类脂包膜,由 gp120 和 gp41 组成,gp120 为外膜蛋白,gp41 为透膜蛋白,起协助 HIV 进入细胞的作用。内部为圆柱状核心,由 RNA 逆转录酶、DNA 多聚酶和结构蛋白组成,结构蛋白包括 p24 核心蛋白和 p18 基质蛋白。

HIV 有嗜淋巴细胞性和嗜神经性,主要感染 CD4$^+$T 淋巴细胞、巨噬细胞、B 细胞和小神经胶质细胞、骨髓干细胞等。侵入人体后能刺激机体产生抗体,但中和抗体少。

70%乙醇溶液、0.1%次氯酸钠、0.02%戊二醛及加热至100℃均可以灭活病毒。

（二）流行病学

1. 传染源 患者和HIV携带者是本病的传染源。病毒主要存在于血液、精液、子宫和阴道分泌物中，其他体液亦含病毒，均具有传染性。

2. 主要传播途径

（1）性接触传播：是本病的主要传播途径。

（2）血液传播：药瘾者共用针头，输注含HIV的血和血制品等。

（3）母婴传播：可通过胎盘、产道分泌物或喂奶等途径。

（4）其他途径：可在器官移植、医护人员被针头刺伤或破损皮肤受污染、人工授精等。目前未发现日常生活接触传播者。

3. 易感人群 人群普遍易感。男同性恋者、静脉药瘾者、血友病、多次输血者为高危人群。

【发病机制】

艾滋病的发病机制主要是CD4$^+$T淋巴细胞在HIV的直接和间接作用下，细胞功能受损和大量破坏，导致细胞免疫缺陷。其他免疫细胞如自然杀伤细胞、单核-巨噬细胞亦有不同程度的受损，导致各种严重的机会性感染和肿瘤。

【临床表现】

潜伏期较长，一般认为2~10年可发展为艾滋病。本病可分为三期。

1. 急性期 发生在初次感染HIV的2~4周。部分患者出现发热、全身不适、头痛、厌食、肌痛、关节痛和淋巴结肿大。症状持续1~3周自然消失。此期可检出HIV RNA及P24抗原。而HIV抗体多为阴性，在感染后数周才出现。

2. 无症状期 此期持续6~8年或更长。临床上没有任何症状，但血清中能检出HIV以及HIV核心蛋白和包膜蛋白的抗体，CD4$^+$T淋巴细胞逐渐下降。此期具有传染性。

3. 艾滋病期 可以出现以下表现：

（1）HIV相关症状：①持续发热、乏力、不适、盗汗、畏食、体重下降、慢性腹泻和易感冒等症状，可有肝脾大。②神经精神症状，如头痛、癫痫、进行性痴呆、下肢瘫痪等。③持续性全身淋巴结肿大，主要表现为除腹股沟淋巴结以外，全身其他部位两处或两处以上淋巴结肿大。肿大直径在1cm以上，质地柔韧，无压痛，无粘连，持续3个月以上。

（2）各种机会性感染：包括卡氏肺孢子虫肺炎，弓形虫引起的脑病、视网膜炎，隐孢子虫性肠炎，隐球菌引起的肺炎、脑膜炎，白色念珠菌引起的食管炎、鹅口疮，结核病，巨细胞病毒性肠炎，带状疱疹等。

（3）恶性肿瘤：如卡波西肉瘤、恶性淋巴瘤等。

【实验室及其他检查】

1. 血液检查 有不同程度的贫血和白细胞计数降低，中性粒细胞增加，淋巴细胞降低。

2. 免疫学检查 T淋巴细胞总数降低，CD4$^+$T淋巴细胞计数降低，CD4$^+$/CD8$^+$≤1。

3. HIV抗体检查 主要检查p24抗体和gp120抗体，阳性率可达99%。

4. 抗原检查 可用ELISA法测定p24抗原。

5. 核酸检测 目前应用定量PCR试验或支链DNA分析来做检测HIV-DNA和HIV-RNA，进行HIV定量，这不仅对诊断和估计预后有帮助，且可作为抗病毒治疗疗效的考核。

【诊断要点】

1. 流行病学资料 不洁性交史、静脉吸毒、使用血液制品等。

2. 实验室检查 HIV病原学检测、抗体检测、淋巴细胞计数。

3. 临床表现 各种机会性感染、恶性肿瘤等。

【治疗要点】

艾滋病无特效治疗方法。本病的治疗强调综合治疗，包括一般治疗、抗病毒治疗、恢复或改善免疫功能的治疗及机会性感染和恶性肿瘤的治疗。

1. **抗病毒治疗**　早期抗病毒治疗是关键,可缓解病情,减少机会性感染和肿瘤,预防或延缓艾滋病相关疾病的发生。目前常用抗病毒药物有三类:核苷类逆转录酶抑制剂(齐多夫定、双脱氧胞苷等)、非核苷类逆转录酶抑制剂(奈非雷平等)、蛋白酶抑制剂(沙奎那韦等)。单用易产生耐药性,主张联合用药。

2. **免疫治疗**　基因重组 IL-2 与胸腺素可改善免疫功能。

3. **并发症治疗**　①卡氏肺孢子虫肺炎可用喷他脒和复方磺胺甲噁唑。②弓形虫病可用螺旋霉素或克林霉素。③隐球菌肺炎可用氟康唑或两性霉素 B。④巨细胞病毒,单纯疱疹病毒和水痘感染时,可选用阿昔洛韦、更昔洛韦或膦甲酸钠等药治疗。⑤卡波西肉瘤可用博来霉素、长春新碱和阿霉素化疗。

【预防】

1. **控制传染源**　患者及无症状病毒携带者应注意隔离。患者的血、排泄物应进行消毒。加强国境检疫。

2. **切断传播途径**　加强宣传教育,严禁毒品注射,取缔卖淫、嫖娼,禁止性生活混乱,高危人群用安全套。严格检查血制品,杜绝非法采血和血液成分提取,推广使用一次性注射器,医疗器械应严格消毒。对 HIV 感染的孕妇采取产科干预措施,如终止妊娠、剖宫产等,加抗病毒药物干预及人工喂养。注意个人卫生,不共用牙刷、剃须刀等。

3. **保护易感人群**　对于接触或可能接触艾滋病的人,根据情况采取必要的防护措施。对发生职业暴露的人员如医护人员、警察,根据暴露情况及时处理。艾滋病疫苗正在研制中。

四、肾综合征出血热

肾综合征出血热(hemorrhagic fever with renal syndrome),又称流行性出血热,是由汉坦病毒引起的自然疫源性疾病,是以发热、出血倾向及肾脏损害为主要临床特征的急性病毒性乙类传染病。我国为高发区,是一种严重危害广大人民群众健康的传染性疾病。

【病原学与流行病学】

（一）病原学

汉坦病毒属布尼亚病毒科,病毒蛋白由四个结构蛋白组成:G1、G2 为包膜糖蛋白,NP 为核蛋白,L 蛋白可能为多聚酶。病毒对脂溶剂很敏感,易被紫外线及 γ 射线灭活,乙醇、碘酒等一般消毒剂均可将病毒杀灭。

（二）流行病学

1. **宿主动物和传染源**　主要是小型啮齿动物,黑线姬鼠、褐家鼠为主要宿主和传染源。一些家畜也携带病毒,包括猫、兔、狗、猪等。但人不是主要传染源。

2. **传播途径**　目前认为其感染方式是多途径的,可有以下几种:

（1）呼吸道传播:以鼠排泄物尘埃形成的气溶胶吸入而受染。

（2）消化道传播:食用经染鼠排泄物直接污染的食物受到感染。

（3）接触传播:由带毒动物咬伤或感染性的鼠排泄物直接接触皮肤伤口使病毒感染人。

（4）垂直传播:孕妇感染本病后病毒可以经胎盘感染胎儿。

3. **易感人群**　一般认为人群普遍易感,隐性感染率较低,一般青壮年发病率高,二次感染发病罕见。

【发病机制】

病毒本身可直接损害毛细血管内皮细胞,造成广泛性的小血管损害,进而导致各脏器的病理损害和功能障碍,病毒的直接作用是造成组织细胞损伤的始动原因。病毒抗原刺激机体免疫系统,引起免疫反应,造成机体组织损伤。由于多器官的病理损害和功能障碍,可相互影响、相互促进,使本病的过程更加复杂化。

【临床表现】

潜伏期一般为 1~2 周。本病典型表现有发热、出血和肾脏损害三类主要症状,有发热、低血压休克,少尿、多尿与恢复期五期临床经过。

1. **发热期** 主要表现为发热、全身中毒症状、毛细血管损害和肾损害。

（1）发热：多数患者突然出现畏寒发热，体温在 1~2d 内可达 39~40℃，热型以弛张热及稽留热为多。

（2）全身中毒症状：表现为高度乏力，全身酸痛。头痛和剧烈腰痛、眼眶痛，称为"三痛"。头痛可能与脑血管扩张充血有关；腰痛与肾周围充血、水肿有关；眼眶痛可能为眼球周围组织水肿所致。胃肠道症状也较为突出，常有食欲减退、恶心、腹痛及腹泻等。重者可有嗜睡、烦躁及谵语等。但热度下降后全身中毒症状并未减轻或反而加重，是不同于其他热性病的临床特点。

（3）毛细血管损害征：表现有充血、出血、水肿。颜面、颈部及上胸部呈弥漫性潮红，颜面和眼睑略水肿，眼结膜充血，可有出血点或瘀斑和球结合膜水肿，似酒醉貌。在起病后 2~3d 软腭充血明显，有多数细小出血点。两腋下、上胸部、颈部、肩部等处皮肤有散在、簇状或搔抓状、条索样的瘀点或瘀斑。

（4）肾损害：表现为蛋白尿，镜检可发现管型。

2. **低血压休克期** 主要为低血容量性休克的表现。一般在发热 4~6d，体温开始下降时或退热后不久，患者出现低血压，重者发生休克。临床表现心率加快，肢端发凉发绀，尿量减少，烦躁不安，意识不清，呼吸急促，出血加重。此期也可不明显而迅速进入少尿或多尿期。

3. **少尿期** 少尿期与低血压期常无明显界限，二者经常重叠或接踵而来，也可无低血压休克，由发热期直接进入少尿期者。本期主要临床表现为氮质血症、水电解质平衡失调、尿毒症。重者可伴发心衰、肺水肿及脑水肿。同时出血倾向加重，常见皮肤大片瘀斑及内脏出血等。

4. **多尿期** 肾脏组织损害逐渐修复，但由于肾小管回吸收功能尚未完全恢复，以致尿量显著增多。多尿初期，氮质血症、高血压和高血容量仍可继续存在，甚至加重。至尿量大量增加后，症状逐渐消失，血压逐渐回降。若尿量多而未及时补充水和电解质，亦可发生电解质平衡失调（低钾、低钠等）及第二次休克。本期易发生各种继发感染，大多持续 1~2 周，少数长达数月。

5. **恢复期** 随着肾功能的逐渐恢复，尿量减至 3 000ml 以下时，即进入恢复期。尿液稀释与浓缩功能逐渐恢复，精神及食欲逐渐好转，体力逐渐恢复。一般需经 1~3 个月恢复正常。

【实验室及其他检查】

1. **血液检查** 早期白细胞总数正常或偏低，随后即明显增高，中性粒细胞明显左移，并可出现类白血病反应，异型淋巴细胞增多。血小板显著减少，红细胞和血红蛋白在发热期开始上升，低血压期逐渐增高，休克期患者明显上升，至少尿期下降。

2. **尿常规** 尿蛋白在少尿期达高峰，以后逐渐下降，尿中还可有红细胞、管型或膜状物。

3. **血液生化检查**

（1）肾功能：尿素氮及肌酐在低血压休克期轻、中度增高。少尿期至多尿期达高峰，以后逐渐下降，升高程度及幅度与病情成正比。

（2）电解质：血钠、氯、钙在本病各期中多数降低，而磷、镁等则增高，血钾在发热期、休克期处于低水平，少尿期升高，多尿期又降低。但亦有少数患者少尿期仍出现低血钾。

（3）凝血功能：发热期开始血小板减少，其黏附、凝聚和释放功能降低。若出现 DIC，血小板计数常减少至 50×10^9/L 以下。DIC 的高凝期出现凝血时间缩短。消耗性低凝血期则纤维蛋白原降低，凝血酶原时间延长和凝血酶时间延长。进入纤溶亢进期则出现纤维蛋白降解物（FDP）升高。

4. **病原学检查** 发热期患者的血清、血细胞和尿液等标本可分离出汉坦病毒，检出汉坦病毒抗原。特异性抗体检测包括血清中检测特异性 IgM 或 IgG 抗体。应用 RT-PCR 方法检测汉坦病毒 RNA，敏感性高，可作早期诊断。

【诊断要点】

一般依据临床特点和实验室检查结合流行病学资料，在排除其他疾病的基础上，进行综合性诊断。

需要和发热为主、休克为主、出血为主和肾损害为主的其他疾病鉴别。

【治疗要点】

以合理的液体疗法为主的综合治疗法。预防低血容量休克，疏通微循环，保护肾脏，改善肾血流量,促进利尿,对于降低病死率具有重要意义。

1. **发热期治疗** 包括抗病毒,减少液体外渗,改善中毒症状,预防 DIC。

2. **低血压休克期治疗** 应针对休克发生的病理生理变化,补充血容量,纠正胶体渗透压和酸碱平衡,应用血管活性药物和糖皮质激素,改善微循环,维护重要脏器功能等。

3. **少尿期治疗** 治疗原则是保持内环境平衡,促进利尿,防治尿毒症、酸中毒、高血容量、出血、肺水肿等并发症及继发感染。

4. **多尿期治疗** 治疗原则是及时补足液体及电解质,防止失水、低钾与低钠,防止继发感染。补充原则为量出为入,以口服为主,注意钠、钾的补充。

5. **恢复期治疗** 继续注意休息,逐渐增加活动量。加强营养,给高糖、高蛋白、多维生素饮食。出院后可根据病情恢复情况休息 1~3 个月。

6. **并发症治疗** 包括心力衰竭、肺水肿、高钾血症、继发性感染、中枢神经系统并发症等的处理。

【预防】

预防出血热的根本措施是灭鼠,在疫区应大面积投放鼠药,开展灭鼠活动;搞好环境卫生和室内卫生,消灭老鼠的栖息场所;做好食品保管工作,严防鼠类污染食物;做好个人防护,不用手接触鼠类,防止鼠类咬伤。死鼠要烧掉或埋掉。

(李靖环)

第二节 细菌性疾病

一、流行性脑脊髓膜炎

病例导学

患者男性,15 岁。因高热、头痛、频繁呕吐 3d 就诊。患者 3d 前突然高热达 39℃,伴发冷和寒战,同时出现剧烈头痛,频繁呕吐,呈喷射性,吐出食物和胆汁,所在学校有类似患者发生。查体:体温 39.1℃,脉搏 110 次/min,呼吸 22 次/min,血压 120/80mmHg,急性发热病容,神志清楚,皮肤散在少量出血点,颈有抵抗,心肺检查正常,腹平软,肝脾肋下未触及,双下肢无水肿,布鲁津斯基征阳性,凯尔尼格征阳性。辅助检查:血常规,血红蛋白 124g/L,白细胞计数 14.4×10⁹/L,中性粒细胞占 84%,淋巴细胞占 16%,血小板计数 210×10⁹/L。尿常规(-),便常规(-)。

问题与思考:

1. 请分析该患者的临床初步诊断及诊断依据。

2. 请说明该患者的治疗原则。

流行性脑脊髓膜炎(epidemic cerebrospinal meningitis)简称流脑,是由脑膜炎奈瑟菌引起的急性化脓性脑膜炎,为乙类传染病。主要表现是突发高热、剧烈头痛、频繁呕吐、皮肤黏膜瘀点和脑膜刺激征,严重的可出现败血症、休克及脑实质损害。

【病原学与流行病学】

（一）病原学

脑膜炎奈瑟菌属革兰氏阴性双球菌,产生的内毒素是主要致病物质。细胞壁上有群特异多糖体,具有免疫原性,可用于制成多糖体菌苗或作分群及血清学诊断。该菌对外界抵抗力弱,在日光、干燥、寒冷或高温下易死亡,常用消毒剂均能杀灭该菌。

（二）流行病学

1. **传染源** 带菌者和患者是本病的传染源。流行期本病隐性感染率高,带菌者是更重要的传染源。

2. **传播途径** 主要通过咳嗽、喷嚏等借飞沫由呼吸道传播。

3. **易感人群** 人群对本病普遍易感,5 岁以下尤其是 6 个月至 3 岁的婴幼儿发病率最高。成人多经隐性感染而获得免疫。

4. **流行特征** 全年均可发病,但有明显的季节性,本病大多发生在冬春季。

【发病机制】

脑膜炎奈瑟菌由人体鼻咽部到达脑脊髓膜需经三个阶段。首先侵入鼻咽部,以菌毛黏附于鼻咽部黏膜上皮细胞表面寄生,当机体抵抗力强时细菌被杀灭或消除,仅有轻微的呼吸道感染症状而自愈;如病菌数量过多,宿主上述免疫功能不足,侵入到黏膜下层的病菌可透过毛细血管的基底膜和内皮细胞进入血流而形成短暂菌血症,少数发展为败血症;细菌进入血液循环大量繁殖,释放大量内毒素,使全身小血管痉挛,内皮细胞损伤而导致严重微循环障碍,引起感染性休克、DIC 等,最终造成多器官功能衰竭;病菌侵犯脑膜引起脑膜、脊髓膜化脓性炎症。

【临床表现】

本病的潜伏期为 1~10d,一般 2~3d。临床上常分为普通型、暴发型、轻型。

1. **普通型** 最常见,占 90% 以上。按疾病发展过程分为 4 期。

(1)前驱期(上呼吸道感染期):多数人此期表现不明显。可有低热、咽痛、咳嗽等上呼吸道感染症状,持续 1~2d。

(2)败血症期:主要表现有高热寒战、头痛、恶心呕吐、全身不适及精神萎靡等。可有皮肤黏膜瘀点或瘀斑、出血性皮疹,少数患者脾大。

(3)脑膜炎期:多与败血症期症状同时出现。剧烈头痛、频繁呕吐、烦躁不安,严重者可有谵妄、意识障碍及抽搐。颈强直、凯尔尼格征及布鲁津斯基征阳性。

(4)恢复期:体温逐渐下降至正常,症状好转,神经系统检查正常。皮肤瘀点、瘀斑消失,大瘀斑中央坏死部位可形成结痂而痊愈。

2. **暴发型** 起病急,进展快,病情重,病死率高,预后差。儿童多见。临床上可分为 3 型。

(1)休克型:起病急,寒战高热,严重者体温不升高,伴头痛、呕吐及全身严重中毒症状、精神萎靡、烦躁不安及意识障碍。全身皮肤黏膜广泛瘀点、瘀斑,可迅速融合成大片。循环衰竭表现为面色苍白、四肢厥冷、发绀、皮肤呈花斑状、脉搏细数、血压下降、呼吸急促、尿量减少、昏迷。

(2)脑膜脑炎型:主要表现为脑实质损害。患者表现出明显颅内压增高现象,出现频繁抽搐、意识不清、昏迷,甚至出现脑疝、呼吸衰竭。

(3)混合型:以上两型同时或先后出现。病死率高。

3. **轻型** 多见于流脑流行后期,病变轻微。

4. **并发症** 可引起肺炎、中耳炎、关节炎、脓胸、心肌炎、脑积水等。

【实验室及其他检查】

1. **血常规** 白细胞总数明显增高,多在 $20\times10^9/L$ 以上,中性粒细胞明显增高。并发 DIC 者血小板减少。

2. **脑脊液检查** 脑脊液压力增高,外观呈浑浊或脓样。白细胞数达 $1.0\times10^9/L$ 以上,以中性粒细胞为主。蛋白质含量显著提高,而糖及氯化物含量减少。

3. **病原学检查** 查到脑膜炎奈瑟菌是确诊的依据。

(1)涂片:在皮肤瘀点处刺破,挤出少量血或组织液做涂片及染色。亦可取脑脊液沉淀物涂片染色。

(2)细菌培养:取血或脑脊液检测,如阳性可鉴定细菌的群及型,并做药敏实验,应在使用抗菌药物前检测,并多次采血送验。

4. **免疫学检查** 检测特异性抗原、特异性抗体。

【诊断要点】

一般依据临床特点和实验室检查、结合流行病学资料,在排除其他疾病的基础上,进行综合性诊断。

此病和其他细菌引起的脑膜炎相鉴别,如肺炎链球菌、流感嗜血杆菌、金黄色葡萄球菌、结核性脑膜炎等。

流行性脑脊髓膜炎(微课)

【治疗要点】

早期发现、早期诊断,就地隔离和治疗是十分关键的措施。

1. **抗菌治疗**　尽早足量应用细菌敏感并能通过血脑屏障的抗菌药物。青霉素 G 为首选药物,头孢菌素也常用。

2. **一般治疗**　能进食者以流食为主,供给足够的热量,注意水、电解质、酸碱平衡,保持每天尿量 1 000ml 以上。

3. **对症治疗**　高热时可用物理降温,酌情给予退热药物口服。有颅内压升高及脑水肿可用 20% 甘露醇快速静脉滴注。

4. **暴发型流脑的治疗**　尽早应用抗菌药物治疗的基础上,快速纠正休克,及早应用肾上腺皮质激素。治疗 DIC。保护重要脏器功能,防治呼吸衰竭等治疗。

【预防】

早期发现、就地隔离治疗,隔离至症状消失后 3d,一般不少于病后 7d。密切接触者应医学观察 7d。保持室内通风,勤晒衣被。流行期间避免到人群密集的公共场所,避免与流脑患者的接触。对易感人群进行预防接种。

二、细菌性痢疾

病例导学

患者男性,10 岁。因突起畏寒发热、神志改变 5h,腹泻 6 次入院。病前曾在外就餐。查体:体温 40℃,脉搏 120 次/min,呼吸 30 次/min,血压 60/40mmHg,神志欠清,检查不合作,压眶有反应,瞳孔等大,对光反射存在;巩膜不黄,结膜无充血、水肿,全身皮肤未见皮疹;颈软,心肺无异常;腹平软,无压痛反跳痛,肝脾肋下未及,凯尔尼格征、布鲁津斯基征阴性。血常规:血红蛋白 120g/L,白细胞计数 24×10⁹/L,中性粒细胞占 90%,淋巴细胞占 10%。

问题与思考:

1. 请分析该患者的临床初步诊断及诊断依据。

2. 请说明该患者的治疗原则。

细菌性痢疾(bacterial dysentery)简称菌痢,是由痢疾杆菌引起的乙类肠道传染病。以直肠、乙状结肠的炎症与溃疡为主要病理变化。临床表现有发热、腹痛、腹泻、里急后重和黏液脓血便,严重者可出现感染性休克和/或中毒性脑病。通过消化道传播,终年散发,夏秋季节可引起流行。

【病原学与流行病学】

(一) 病原学

痢疾杆菌属于志贺菌属,为革兰氏阴性杆菌。此菌对紫外线、加热及常用消毒剂敏感。

(二) 流行病学

1. **传染源**　患者和带菌者是传染源。

2. **传播途径**　主要为粪-口途径传播。

3. **易感人群**　人群普遍易感。儿童发病率最高,青壮年次之。病后可产生一定的免疫力,但免疫期短且不稳定。各型痢疾杆菌之间又无交叉免疫性,故菌痢可重复感染和再次发病。

4. **流行特征**　本病流行遍及世界各地。一年四季均可发病,夏秋季呈季节性高峰,一般 5 月份开始上升,8、9 月达高峰,10 月开始下降。

【发病机制】

一般认为痢疾杆菌对肠黏膜上皮细胞的侵袭力是决定其致病的主要因素。痢疾杆菌经口入胃,如未被胃酸杀灭,则进入肠道,具有侵袭力的细菌借菌毛作用黏附于结肠及回肠末端肠黏膜上皮细胞并侵入细胞内,在上皮细胞内繁殖,导致上皮细胞的变性坏死及浅表溃疡的形成,出现腹痛、腹泻、黏液或脓血便等症状,肛门括约肌受到炎症的刺激可产生里急后重的感觉。

痢疾杆菌可产生内毒素和外毒素。内毒素是引起全身反应,如恶寒、发热、周身酸痛、休克等的重要因素。外毒素有肠毒性、神经毒性和细胞毒性,分别导致相应的临床症状。

【临床表现】

潜伏期为数小时至7d,多为1~2d。临床上依据病程分为急性菌痢、慢性菌痢。

1. 急性菌痢

(1)普通型(典型):起病急,畏寒,发热,伴头痛、周身酸痛等全身中毒症状,并出现腹痛,腹泻,粪便初为水样,后转为黏液或脓血样,每天10次以上甚至几十次,伴里急后重。全腹压痛,左下腹为甚。

(2)轻型(非典型):菌痢可有低热,全身中毒症状轻或无,腹痛、腹泻轻,大便每天数次,一般无脓血或仅见黏液,里急后重及左下腹压痛不明显,病程一般为3~5d。可不治自愈,也可转为慢性。

(3)重型:多见于老年人、体弱者。起病急,畏寒,发热,腹泻每天30次以上,腹痛、里急后重明显。后期可出现中毒性肠麻痹。严重脱水可引起外周循环衰竭。

(4)中毒型:多见于2~7岁的儿童。起病急骤,突发高热,很快出现精神神经系统症状,常于数小时内迅速出现循环衰竭或呼吸衰竭。患者肠道症状常不明显或缺如,需经肛拭子或生理盐水灌肠取便检查方能确诊。

根据临床表现不同,中毒型菌痢可分为三型。①休克型(周围循环衰竭型),较为常见的一种类型,主要为感染中毒性休克的表现,肺循环障碍可引起呼吸窘迫综合征。②脑型(脑水肿型或呼吸衰竭型),大多数无肠道症状而突然起病,因脑微循环障碍出现颅内压增高,甚至脑疝的表现。常因呼吸衰竭而死亡。③混合型,以上两型表现同时或先后出现,是最为严重的一种临床类型。

2. 慢性菌痢 如病情反复发作或迁延不愈,病程超过两个月者称为慢性菌痢。临床上可分为3型。

(1)慢性迁延型:病情迁延不愈,常有不同程度的腹部隐痛、腹胀、腹泻、排便间歇或经常有黏液或脓血。乙状结肠增厚可触及且有压痛,病程久者还可出现身体虚弱、乏力、食欲减退、消瘦、贫血及维生素缺乏症等。

(2)急性发作型:半年内有菌痢病史,在慢性静止过程中常因受凉、饮食不节及劳累等因素致急性发作,表现与急性菌痢相似,但全身中毒症状较轻。

(3)慢性隐匿型:有急性菌痢史,临床症状消失2个月以上,乙状结肠镜检查可见肠黏膜病变,粪便培养痢疾杆菌阳性。

【实验室及其他检查】

1. 血常规 白细胞总数和中性粒细胞占比可增高,慢性期可有贫血。

2. 粪便检查 外观为黏液或脓血便,常无粪质,无特殊臭味,镜下可见大量脓细胞或白细胞、吞噬细胞及红细胞。粪便细菌培养是确诊的主要依据,应在抗菌药物治疗之前取新鲜、带有脓血或黏液部分的粪便,在床边接种或及时送实验室,且应反复多次送检,一般应连续送检3次。

3. 其他检查 PCR直接检测粪便中痢疾杆菌核酸,敏感性及特异性极高。乙状结肠镜检查对有痢疾样便而疑有其他结肠疾患时可行此类检查。

【诊断要点】

一般依据发热、腹痛、腹泻、里急后重和黏液脓血便,严重者可出现感染性休克和/或中毒性脑病的临床表现,结合流行病学资料和实验室检查进行综合性诊断。

需和其他感染性腹泻、阿米巴痢疾、流行性乙型脑炎、非特异性溃疡性结肠炎及结肠癌等疾病鉴别。

【治疗要点】

1. 一般治疗 早期应卧床休息,按肠道传染病隔离至症状消失后1周或连续两次粪便培养阴性。饮食以流质或半流质为主。有脱水以及呕吐不能进食者可静脉补液。腹痛明显者可给予阿托品等解痉镇痛,发热者可给予物理或药物降温。

2. 抗菌治疗

(1)喹诺酮类:为首选药,常用诺氟沙星口服,亦可用其他喹诺酮类药物,如环丙沙星、氧氟沙星、左氧氟沙星等,病重不能口服者可静脉滴注。近年来该类药也开始出现耐药菌株。

（2）抗生素：可根据药敏结果选用庆大霉素、氨苄西林或阿莫西林、三代头孢菌素等药物。

（3）小檗碱（黄连素）：可与抗生素合用。

3. 中毒型菌痢的治疗 应把好高热惊厥、循环衰竭和呼吸衰竭三关,治疗包括选择高效抗菌药物治疗,退热止惊,抗休克,防治脑水肿与呼吸衰竭。

4. 慢性菌痢的治疗 抗菌治疗应根据以往的治疗经验,或根据粪便培养药敏试验结果,联合或交替应用两种抗菌药物进行治疗,适当延长疗程至 2 周左右。另外注意处理肠道菌群失调和肠功能紊乱。肠黏膜病变经久不愈者亦可采用药物保留灌肠。

【预防】

早期发现、隔离、治疗患者和带菌者。对于从事托幼、饮食、供水等行业人员,应定期进行粪检,及时发现并进行管理。注意个人卫生,养成良好的卫生习惯,注意饮食和饮水卫生。

三、伤寒

伤寒(typhoid fever)是由伤寒杆菌引起的乙类急性消化道传染病。典型病例以持续发热、相对缓脉、神情淡漠、脾大、玫瑰疹和血白细胞减少等为特征。主要并发症为肠出血和肠穿孔。常年发病,以夏秋季节为多。

【病原学与流行病学】

（一）病原学

伤寒杆菌属肠道杆菌沙门菌属 D 组,革兰氏染色阴性杆菌。无荚膜,有鞭毛,能运动。菌体裂解释放出内毒素,在发病过程起重要作用。伤寒杆菌有菌体"O"抗原、鞭毛"H"抗原、表面"Vi"抗原,检测血清标本中的"O"与"H"抗体,即肥达反应,有助于本病的临床诊断。Vi 抗体有助于发现伤寒慢性带菌者。伤寒杆菌在自然界中存活力强,水中可存活 2~3 周,粪便可存活 1~2 个月。耐低温,冷冻环境中可生存数月。但对光、热、干燥各种消毒剂敏感,60℃ 15min 或煮沸后立即死亡。

（二）流行病学

1. 传染源 患者和带菌者是传染源。患者在整个病程中均有传染性,2~4 周传染性最强。其中慢性带菌者是伤寒传播和流行的主要传染源。

2. 传播途径 主要为粪-口途径传播。水和食物污染是暴发流行的主要原因,散发病例一般以日常生活接触传播为多。

3. 易感人群 普遍易感,病后免疫力持久,少有第二次发病者。伤寒、副伤寒之间无交叉免疫。

4. 流行特征 本病流行遍及世界各地。一年四季均可发病,夏秋季呈季节性高峰。

【发病机制】

伤寒杆菌由口入胃,如未被胃酸杀死则进入小肠,经肠黏膜侵入集合淋巴结、孤立淋巴滤泡及肠系膜淋巴结中繁殖,再经门静脉或胸导管进入血流,形成第一次菌血症。如机体免疫力弱,则细菌随血流扩散至骨髓、肝、脾及淋巴结等组织大量繁殖,至潜伏期末再次大量侵入血流,形成第二次菌血症,并释放内毒素引起临床症状。

【临床表现】

潜伏期多为 10~14d。典型伤寒的临床表现分为四期。

1. 初期 病程第 1 周。多数起病缓慢,发热,体温呈现阶梯样上升,5~7d 高达 39~40℃,可伴有畏寒、全身不适、乏力、食欲减退、腹部不适等。

2. 极期 病程第 2~3 周。出现伤寒特有的症状和体征。

（1）持续高热:热型主要为稽留热,少数呈弛张热或不规则热,持续时间 10~14d。

（2）消化系统症状:食欲减退明显,腹部不适,腹胀,可有便秘或腹泻,下腹有轻压痛。

（3）心血管系统症状:相对缓脉和重脉。

（4）神经系统症状:可出现表情淡漠、反应迟钝、听力减退,重症患者可有谵妄、昏迷或脑膜刺激征。

（5）肝脾大:多数患者有脾大,质软有压痛。部分有肝大,并发中毒性肝炎时,可出现肝功异常或黄疸。

　　(6) 皮肤表现:胸腹部皮肤可见压之褪色的淡红色斑丘疹,称为玫瑰疹。直径 2~4mm,一般在 10 个以下,分批出现,2~4d 内消退。

　　3. 缓解期　病程第 3~4 周。体温逐渐下降,症状渐减轻,食欲好转,腹胀消失,肝脾回缩。本期可出现肠穿孔、肠出血等并发症。

　　4. 恢复期　病程第 5 周。体温正常,症状消失,食欲恢复,一般在 1 个月左右完全康复,但在体弱或原有慢性疾患者,其病程往往延长。

　　5. 并发症　肠出血为常见的严重并发症。肠穿孔是最严重的并发症,好发于末段回肠。其他的有溶血性尿毒综合征、中毒性心肌炎、支气管肺炎等。

　　【实验室及其他检查】

　　1. 血常规　白细胞偏低或正常、粒细胞减少、嗜酸性粒细胞减少或消失对诊断及观察病情都有价值,其消长与病情相一致。血小板也可减少。

　　2. 细菌学检查　血培养是最常用的确诊伤寒的依据,1~2 周阳性率最高;骨髓培养阳性率高,受抗菌药物影响小;粪便及尿培养 3~4 周阳性率高。

　　3. 肥达反应　菌体抗原("O")的效价在 1/80 及鞭毛抗原("H")的效价在 1/160 以上时有诊断价值。或观察效价动态改变,若逐渐上升,价值较大。

　　【诊断要点】

　　典型病例以持续发热、相对缓脉、神情淡漠、脾大、玫瑰疹和血白细胞减少等为特征,结合流行病学资料和实验室检查进行综合性诊断。

　　需和钩端螺旋体病、恶性疟疾、急性粟粒性肺结核、恶性组织细胞病等鉴别。

　　【治疗要点】

　　1. 一般治疗　一般治疗早期应卧床休息,按肠道传染病隔离。注意维持水、电解质平衡。给予高热量、高维生素、易消化的无渣饮食。退热后仍应继续进食一段时间无渣饮食,以免诱发肠出血和肠穿孔。防止压疮、肺部感染。

　　2. 对症治疗　高热适当应用物理降温,慎用解热镇痛类药,以免虚脱;便秘用开塞露或用生理盐水低压灌肠,禁用泻剂和高压灌肠;腹胀可肛管排气,禁用新斯的明类药物;腹泻可用小檗碱,忌用鸦片制剂;对毒血症状明显和高热患者如无禁忌可在足量有效的抗菌治疗下短期加用糖皮质激素。

　　3. 抗菌治疗　氟喹诺酮类作为首选。可用诺氟沙星、氧氟沙星,也可选用环丙沙星、依诺沙星等。儿童及孕妇慎用或忌用。亦可选用第二、三代头孢菌素等。

　　4. 并发症治疗

　　(1) 肠出血:禁食,生命体征监测。补液、输血,维持电解质平衡,静脉止血药物。内科治疗无效考虑手术治疗。

　　(2) 肠穿孔:禁食,胃肠减压。抗生素治疗腹膜炎。必要时手术治疗。

　　【预防】

　　1. 管理传染源　及时发现、早期诊断、隔离并治疗患者和带菌者,隔离期应自发病日起至临床症状完全消失、体温恢复正常后 15d 为止,或停药后连续粪便培养 2 次(每周 1 次)阴性方可出院。对带菌者应彻底治疗。连续大便培养 4 次阴性可恢复与食品、儿童有关的工作。

　　2. 切断传播途径　搞好"三管一灭"(管水、管饮食、管粪便,消灭苍蝇),注意个人卫生,做到饭前便后洗手,不进食生水和不洁食物。

　　3. 保护易感人群　流行区内的易感人群可口服疫苗。

(李靖环)

第三节　性传播疾病

　　性传播疾病指主要通过性接触、类似性行为及其间接接触传播的一组传染性疾病。目前已达

30余种,其中我国监测的主要有淋病、梅毒、尖锐湿疣、非淋球菌性尿道炎、生殖器疱疹、软下疳、性病性淋巴肉芽肿和艾滋病共8种。

性传播疾病是在全世界范围内流行的一种最常见的传染病,其发病、流行与生活方式密切相关。近年来性传播疾病的流行逐渐呈现范围扩大、发病年龄降低和严重程度加重的态势,已经成为全人类必须共同面对的严峻公共健康问题。

为防止性传播疾病的发生,应加强社会主义精神文明建设和法制建设,净化社会环境,取缔卖淫嫖娼、吸毒贩毒和淫秽书刊出版物,加强健康教育,使人们对性行为有正确的认识,保护自己,免于感染,并预防感染他人。

一、梅毒

梅毒(syphilis)是由梅毒螺旋体引起的,可造成多器官损害的一种全身慢性乙类传染病。临床表现早期主要侵犯皮肤黏膜,晚期可侵犯血管、中枢神经系统及全身各器官。主要通过性交传染,并可通过胎盘传给胎儿。

【病原学及流行病学】

（一）病原学

梅毒的病原体为苍白螺旋体,是一种厌氧微生物,梅毒螺旋体的致病能力与黏多糖及黏多糖酶有关,螺旋体表面似荚膜样的黏多糖能够保护菌体免受环境中不良因素的伤害并有抗吞噬作用。黏多糖酶能作为细菌受体与宿主细胞膜上的黏多糖相黏附。

在人体内可长期生存,在体外则不易生存。最适温度37℃,在潮湿的器皿和毛巾上可生存数小时,干燥、肥皂水及一般消毒剂可于短时间将其杀死。

（二）流行病学

1. 传染源　人类是梅毒螺旋体的唯一宿主。

2. 传播途径　包括性接触传播、垂直传播、血源传染。少数患者可因和梅毒患者的皮肤黏膜以及带有梅毒螺旋体的内衣、被褥、毛巾、剃刀、餐具、医疗器械接触而间接被传染。

3. 人群易感性　人群普遍易感。

【发病机制】

病原体经由完整的黏膜表面或皮肤微小破损灶进入体内,菌体在感染局部繁殖,很快侵入局部淋巴结繁殖,然后由淋巴系统侵入血液,导致菌血症,从而引起全身损害。其发病机制未完全阐明,认为可能与T细胞介导的免疫反应有关。

【临床表现】

梅毒临床上可分为后天梅毒、先天梅毒、潜伏梅毒三类。

1. 后天梅毒　主要通过性接触传染,按病程分为三期。

（1）一期梅毒:潜伏期平均3~4周,标志性临床特征是硬下疳。好发部位为外生殖器,典型的皮损为单发、无痛无痒、圆形或椭圆形、边界清晰的溃疡,高出皮面,疮面较清洁,有继发感染者分泌物多。触之有软骨样硬度。持续时间为4~6周,可自愈。出现硬下疳后1~2周,病变附近的淋巴结肿大,可单个也可多个,肿大的淋巴结大小不等、质硬、不粘连、不破溃、无痛。

（2）二期梅毒:梅毒螺旋体由淋巴系统进入血液循环形成菌血症,引起皮肤、黏膜、骨骼、内脏、心血管及神经损害,常发生于硬下疳消退后6~8周。全身症状表现为发热、头痛、骨关节酸痛、肝脾大、淋巴结肿大。皮肤损害可分为斑疹、丘疹及脓疱疹等。黏膜损害表现为黏膜斑和扁平湿疣。其他可有梅毒性秃发、骨膜炎、关节炎、虹膜睫状体炎、脑膜炎、肝炎等器官损害。

（3）三期梅毒:潜伏期,一般为2~4年,最长可达20年,有部分患者发展到三期梅毒。除皮肤黏膜、骨出现梅毒损害外,还可侵犯内脏,特别是心血管及中枢神经系统等重要器官,危及生命。可表现为结节性梅毒疹、主动脉炎、主动脉关闭不全、主动脉瘤、脑膜血管型梅毒、脊髓痨、麻痹性痴呆等。

2. 先天梅毒　梅毒可由患病孕妇经胎盘传给胎儿,通常约在怀孕4个月经胎盘传染,胎儿可发生死亡、流产或分娩出先天梅毒儿。其经过与后天梅毒相似,特点是不发生硬下疳。

（1）早期先天梅毒：2 岁以内发病,婴儿通常早产,有营养障碍、消瘦、烦躁等症状,皮肤干皱脱水,哭声低弱嘶哑,严重者出现贫血及发热。皮疹与后天二期梅毒大致相似,还可有梅毒性鼻炎、骨软骨炎、脑膜炎等器官损害。

（2）晚期先天梅毒：多在 2 岁以后发病,有多种症状相继出现,损害大致与晚期后天梅毒相似,其中以角膜炎、骨和神经系统损害最为常见,心血管梅毒罕见。标志性损害是哈钦森牙、基质性角膜炎、神经性耳聋。

3. **潜伏梅毒** 凡有梅毒感染史,无临床症状或症状已消失,仅梅毒血清阳性。

【实验室及其他检查】

1. **梅毒螺旋体的检查** 收集患处组织渗出液或淋巴结穿刺液直接检查寻找螺旋体,对早期梅毒的诊断具有十分重要的价值,特别是对已出现硬下疳,但梅毒血清反应仍阴性者。

2. **梅毒血清学试验** 根据所用抗原不同,梅毒血清试验分为两大类。

（1）非梅毒螺旋体抗原血清试验：用心磷脂作抗原,测定血清中抗心磷脂抗体。一般作为筛选和定量试验,观察疗效,复发及再感染。

（2）梅毒螺旋体抗原血清试验：用活的或死的梅毒螺旋体或其成分做抗原测定抗螺旋体抗体。这种试验敏感性和特异性均高,一般用作证实试验。由于抗体长期存在阳性,因此不能用于观察疗效。

3. **脑脊液检查** 包括脑脊液细胞计数、蛋白定量、VDRL、PCR 检测和胶体金试验。为除外无症状神经梅毒,所有梅毒患者凡病期超过一年者均应作脑脊液检查。脑脊液 VDRL 试验是神经梅毒的较可靠诊断依据。脑脊液白细胞计数常常是判断疗效的敏感指标。有条件的单位行脑脊液 PCR 检测,可以快速准确的诊断神经性梅毒。

【诊断要点】

一般依据不洁性交史或其他流行病学资料及临床特点结合梅毒螺旋体检测、梅毒血清试验、脑脊液检查可以作出诊断。

【治疗要点】

1. **治疗原则** 梅毒诊断正确,治疗及时,剂量足够,疗程规律,治疗后要追踪观察,对性接触者应同时进行检查和治疗。

2. **治疗方法** 早期梅毒常用的药物有普鲁卡因青霉素、苄星青霉素。青霉素过敏时用四环素或红霉素口服。

3. **复查与判断预后** 治疗后要求定期复查,内容包括临床表现、血清学和影像学检查。早期梅毒治疗后第一年每 3 个月复查 1 次,以后每半年复查一次,连续 2~3 年。晚期梅毒应连续观察 3 年,应做神经系统检查及脑脊液检查。

二、淋病

淋病(gonorrhoea)是由淋病双球菌所引起的泌尿生殖系统化脓性疾病,临床上以泌尿生殖系统有脓性分泌物为特点。淋病是目前发病率较高的乙类性传播疾病。

【病原学和流行病学】

（一）病原学

淋病双球菌属奈瑟属,是一种需氧革兰氏阴性双球菌,最适生长温度为 35~36℃。淋球菌的抵抗力弱,对热敏感,不耐干燥,对多种消毒剂的抵抗力也极差,易被灭活。

（二）流行病学

淋球菌感染者为淋病的传染源。多数通过性接触传播,少数可因接触带有患者分泌物污染的内衣、被褥、毛巾、浴盆而间接被传染。新生儿可通过产道传染。人体对淋球菌有易感性。

【发病机制】

侵犯到泌尿生殖系统黏膜的淋球菌在上皮细胞的表面繁殖,通过黏附、侵入进入黏膜下层,并诱发炎症反应,使受侵犯部位的组织充血、水肿、糜烂、坏死、脱落,引起一系列临床表现。淋球菌也可经血行蔓延,引起败血症和播散性淋病。

【临床表现】

1. **男性淋病** 大部分患者首先出现前尿道炎,尿道口灼痒,排尿时疼痛,伴尿频,尿道口有少量黏液性分泌物。3~4d 后,尿道黏膜上皮发生多数局灶性坏死,产生大量脓性分泌物,龟头及包皮红肿显著。尿中可见淋丝或血液,晨起时尿道口可结脓痂。炎症易向后尿道、前列腺、精囊及附睾等处扩散,并发前列腺炎、精囊炎、附睾炎等。可伴轻重不等的全身症状及腹股沟淋巴结肿大。急性期未经治疗或治疗不彻底则转变为慢性炎症导致性功能障碍与不孕症。

2. **女性淋病** 特点为症状相对轻微,就医少易漏诊。临床上生殖系统炎症以宫颈炎为主,表现外阴瘙痒和烧灼感,宫颈红肿、糜烂,宫颈口及阴道脓性分泌物异常增多,有大量脓性白带,月经间隔期有异常阴道出血。常同时发生淋菌性尿道炎,出现尿频、尿急、尿痛和排尿困难。严重时可并发淋菌性输卵管炎、盆腔腹膜炎从而出现下腹部隐痛。

3. **新生儿淋菌性结膜炎** 主要经母亲产道感染。表现为出生后 2~4d 结膜充血、水肿,有大量脓性分泌物。若治疗不及时,可出现角膜炎、角膜溃疡,甚至角膜穿孔,导致失明。

4. **其他部位淋病** 淋菌性咽炎可表现咽喉部有炎症,分泌物增多;直肠淋病表现肛门瘙痒和烧灼感,排出脓性分泌物,重者脓血混合;播散性淋病可通过血行全身播散,出现败血症。

【实验室及其他检查】

1. **涂片检查** 取患处分泌物或脓液,直接涂片镜检。该方法简便快速,对诊断男性急性淋菌性尿道炎具有诊断价值,其敏感性及特异性高。

2. **淋球菌培养** 培养法为诊断淋病的金标准,对女性淋病的确诊应做淋球菌培养。

3. **其他检查** 此外核酸扩增技术如 PCR 或 LCR 检测淋球菌 DNA 具有较高的敏感性和特异性,但需要一定的设备和技术。

【诊断要点】

一般依据不洁性交史、与淋病患者间接接触史或新生儿母亲有淋病史。结合临床特点及直接涂片或细菌培养发现淋球菌可以诊断。需鉴别的疾病有非淋菌性尿道炎等。

> **知识拓展**
>
> **非淋菌性尿道炎**
>
> 非淋菌性尿道炎是由沙眼衣原体和支原体等引起的一种性传播疾病。临床上有尿道炎的表现,但在分泌物中查不到淋球菌,细菌培养也无淋球菌生长。症状较淋菌性尿道炎轻。实验室检查有利于鉴别。常用药物有多西环素、氧氟沙星、红霉素等。

【治疗要点】

1. **治疗原则** 及时治疗,剂量足够,疗程规律,治疗后要追踪观察,对性接触者应同时进行检查和治疗。

2. **治疗方法**

(1) 急性淋病:用青霉素。对青霉素耐药者,可选用头孢曲松、头孢噻肟、大观霉素、环丙沙星、氧氟沙星等。

(2) 慢性淋病:宜做药物敏感试验并选用有效的抗生素,除此以外,可用菌苗免疫疗法。具体方法参见《性病诊断标准和处理原则》。

3. **注意事项** 治疗期间要注意营养多休息,要夫妇同时治疗,病期内严禁性生活、饮酒,避免刺激性食物,与家庭成员暂时分居,消毒污染的衣物、用具。

4. **复查与判断预后** 治疗后应进行随访和判断预后。临床痊愈指临床症状和体征全部消失;病原学痊愈指治疗结束后 4~7d 后淋球菌培养阴性。

三、尖锐湿疣

病例导学

患者男性,28岁。1个月前在冠状沟出现针头至米粒大小、淡红色丘疹,无自觉症状,皮损逐渐扩大、融合成疣状突起,现到本院就诊。患者2个月前曾到外地出差史。

问题与思考:

1. 请分析该患者的临床初步诊断及诊断依据。

2. 请说明该患者的治疗原则。

尖锐湿疣(condyloma acuminatum)是由人类乳头瘤病毒(HPV)所致的,主要通过性接触传播,常以外生殖器及肛门周围赘生物为特征的一种性传播疾病。

【病原学和流行病学】

人类乳头瘤病毒是一种DNA病毒。人是唯一宿主。此病毒有严格嗜上皮特性,主要感染皮肤黏膜等上皮组织。患者、亚临床感染者和潜伏感染者是传染源。主要通过性接触传播,少数通过污染物间接接触传播,可经产道传播。是否发病取决于接种的病毒数量和机体特异性免疫力。

【临床表现】

潜伏期1~8个月,平均3个月。好发于性活跃的中青年。病变部位主要在生殖器及肛门周围皮肤黏膜,其他部位可见于口腔、腋窝、脐窝、乳房等处。开始表现单个或多个散在淡红色小丘疹,质软顶尖,随后逐渐增多扩大、相互融合形成乳头状、菜花状、鸡冠状赘生物,少数可形成巨大型尖锐湿疣。多数患者无症状,少数出现瘙痒、疼痛、白带增多、性交后出血、异物感不适。

【实验室及其他检查】

1. **醋酸白试验** HPV感染皮损可产生异种蛋白,在3%~5%的醋酸作用下可被凝固而呈白色。

2. **组织病理** 表皮角化不全,棘层高度肥厚,呈乳头瘤样增生,细胞有明显的空泡形成。

3. **其他检查** 还可做甲苯胺蓝试验、核酸扩增技术、原位杂交等明确诊断。

【诊断要点】

一般依据不洁性交史或间接接触史,皮损的特点及好发部位,结合实验室检查可以作出诊断。

【治疗要点】

治疗目的为祛除疣体,防止复发。治疗中要勤洗和消毒内裤,治愈前避免性接触,注意性伴侣应同时诊治及随访。

1. **全身疗法** 可以给予干扰素、聚肌胞、左旋咪唑、转移因子等免疫药物,亦可给予阿昔洛韦、阿糖胞苷等抗病毒药物,但效果不肯定。

2. **局部治疗**

(1)药物治疗:常用的有足叶草毒素酊、5-氟尿嘧啶软膏、三氯醋酸、莫特霜等,需注意药物的不良反应和禁忌证。

(2)物理方法:有CO_2激光治疗、电灼治疗、微波治疗、液氮冷冻治疗等,治疗要注意彻底,疗后保持创面干燥清洁,防止继发感染。

(3)手术切除:对巨大疣体可考虑手术。

(李靖环)

本章小结

本章的重点是掌握传染病的流行病学特征、诊断和预防。

传染病是病原体感染所致的具有传染性的疾病。传染病流行需具备的三个基本条件是传染源、传播途径和人群易感性。传染病的预防包括管理传染源、切断传播途径、保护易感

笔记

人群。

流行性感冒是一种急性呼吸道传染病,主要通过飞沫进行传播。病毒性肝炎可分为有甲、乙、丙、丁及戊型肝炎,其中甲型和戊型为消化道传播,乙、丙、丁型经血液、体液和母婴传播。艾滋病是由 HIV 所引起的慢性传染病,主要通过性接触和血液传播。病毒使机体免疫功能受损,最后并发机会性感染和肿瘤。

流行性脑脊髓膜炎经呼吸道传播。主要表现是突发高热、头痛、呕吐、皮肤黏膜瘀点和脑膜刺激征。细菌性痢疾是志贺杆菌引起的肠道传染病。临床表现有发热、腹痛、腹泻、里急后重和黏液脓血便。伤寒经粪-口传播。肥达反应阳性,血培养是最常用的确诊依据。

梅毒、淋病、尖锐湿疣是由性接触传播的疾病。一般依据不洁性交史、临床特点、病原体检测为主要诊断依据。

病例讨论

病例一

患者男性,28 岁。因恶心呕吐 1 周,眼球发黄 2d 入院。

患者于 1 周前出现食欲不振,恶心,呕吐,活动减少,伴有发热,体温在 37~38℃。近 2d 出现眼球发黄来院就诊。以前曾注射过乙型肝炎疫苗,经常在街头小饭店吃饭。查体:巩膜黄染,肝肋下 1.5cm,脾未触及。

实验室检查:ALT 983U/L,总胆红素 44μmol/L,抗-HBs 阳性。

1. 请说明该患者临床初步诊断及诊断依据。
2. 说明为了明确诊断应进一步做的主要检查。
3. 简述该患者的预防原则。

病例二

患者男性,40 岁。因发热、咳嗽、消瘦 2 个月,加重 10d 入院。

患者近 2 个月出现发热,咳嗽,明显消瘦,体重下降了近 10kg。使用罗红霉素等抗菌药治疗后病情好转。10d 前再次出现发热,咳嗽,伴尿频、尿急、尿痛。尿液检查:白细胞 25~30 个/HP,予以诺氟沙星等药物治疗后无明显疗效。近 8 年每年到泰国等地旅游,有不洁性交史。查体:锁骨上、右颈部及腋下可触及多个花生米大小的淋巴结。

胸片:示两中下肺有广泛点片状阴影。

1. 请说明该患者临床初步诊断及诊断依据。
2. 说明为了明确诊断应进一步做的主要检查。
3. 简述该患者的预防原则。

病例讨论

扫一扫,测一测

思考题

1. 简述传染病的预防措施。
2. 简述乙型肝炎病毒标志物检查及其临床意义。
3. 简述艾滋病的流行病学特征。
4. 诊断伤寒常用的辅助检查有哪些特点？

笔记

参 考 文 献

［1］薛宏伟,王喜梅.临床医学概要［M］.2 版.北京：人民卫生出版社,2015.
［2］万学红,卢雪峰.诊断学［M］.9 版.北京：人民卫生出版社,2018.
［3］葛均波,徐永健,王辰.内科学［M］.9 版.北京：人民卫生出版社,2018.
［4］李兰娟,任红.传染病学［M］.9 版.北京：人民卫生出版社,2018.
［5］陈孝平,汪建平,赵继宗.外科学［M］.9 版.北京：人民卫生出版社,2018.
［6］贾建平,陈生弟.神经病学［M］.8 版.北京：人民卫生出版社,2018.
［7］沈洪,刘中民.急诊与灾难医学［M］.3 版.北京：人民卫生出版社,2018.
［8］王卫平,孙锟,常立文.儿科学［M］.9 版.北京：人民卫生出版社,2018.
［9］徐克,龚启勇,韩萍.医学影像学［M］.8 版.北京：人民卫生出版社,2018.
［10］谢幸,孔北华,段涛.妇产科学［M］.9 版.北京：人民卫生出版社,2018.
［11］赵正言.儿科疾病诊断标准与治疗［M］.北京：人民卫生出版社,2018.
［12］吴孟超,吴在德.黄家驷外科学［M］.北京：人民卫生出版社,2014.
［13］刘大为.实用重症医学［M］.2 版.北京：人民卫生出版社,2017.
［14］许有华,樊华.诊断学［M］.8 版.北京：人民卫生出版社,2019.
［15］陈尔真,刘成玉.临床医学概要［M］.北京：人民卫生出版社,2015.
［16］中华医学会外科学分会乳腺外科学组.乳腺癌改良根治术专家共识及手术操作指南(2018 版)［J］.中国实用外科杂志,
　　　2018,38(8):851-854.
［17］中华医学会外科学分会胰腺外科学组.急性胰腺炎诊治指南(2014 版)［J］.中华消化外科杂志,2015,14(1):1-5.

中英文名词对照索引

B

白血病　leukemia ················· 255
闭经　amenorrhea ················ 239
壁细胞抗体　parietal cell antibody, PCA ··· 156
便血　hematochezia ·············· 15
丙氨酸氨基转移酶　alanine aminotransferase, ALT ····· 72
病毒性肺炎　viral pneumonia ······· 104
病毒性肝炎　viral hepatitis ········· 342
病史　history ···················· 20
波状热　undulant fever ············ 6
不规则热　irregular fever ··········· 6
不稳定型心绞痛　unstable angina pectoris, UA ··· 136

C

肠梗阻　intestinal obstruction ······· 179
沉默肺　silent chest ·············· 95
弛张热　remittent fever ············ 5
触诊　palpation ·················· 23
传染病　infectious disease ········· 340
磁共振成像　magnetic resonance imaging, MRI ········· 83

D

单纯疱疹病毒性脑炎　herpes simplex virus encephalitis, HSE ········· 315
胆石症　cholelithiasis ············· 171
胆汁淤积性黄疸　cholestatic jaundice ··· 18
等渗性缺水　isotonic dehydration ····· 282
低密度脂蛋白　low density lipoprotein, LDL ··· 76
低渗性缺水　hypotonic dehydration ···· 283
低血容量休克　hypovolemic shock ···· 149
滴虫阴道炎　trichomonal vaginitis, TV ··· 224
癫痫　epilepsy ·················· 311
癫痫发作　epileptic seizure ········· 311
动脉血压　blood pressure, BP ······· 49
短暂性脑缺血发作　transient ischemic attack, TIA ··· 299

E

恶心　nausea ···················· 14

F

发绀　cyanosis ·················· 12
发热　fever ····················· 4
反流性食管炎　reflux esophagitis, RE ··· 153
非霍奇金淋巴瘤　non Hodgkin lymphoma, NHL ··· 259
非结合胆红素　unconjugated bilirubin, UCB ··· 17
非糜烂性反流病　nonerosive reflux disease, NERD ··· 153
非甾体抗炎药　non-steroidal anti-inflammatory drugs, NSAID ········· 155
肥厚型心肌病　hypertrophic cardiomyopathy, HCM ··· 145
肺癌　lung cancer ··············· 108
肺结核　pulmonary tuberculosis ····· 105
肺栓塞　pulmonary embolism, PE ···· 113
肺血栓栓塞症　pulmonary thromboembolism, PTE ··· 113
肺炎　pneumonia ················ 101
肺炎链球菌　streptococcus pneumoniae ··· 103
肺炎支原体　mycoplasma pneumoniae ··· 104
肺源性心脏病　corpulmonale ······· 98
分娩　delivery ·················· 216
腹痛　abdominal pain ············· 8
腹泻　diarrhea ·················· 16

G

甘油三酯　triglceride, TG ·········· 76
肝内胆管癌　intrahepatic cholangiocarcinoma, ICC ··· 167
肝细胞癌　hepatocellular carcinoma, HCC ··· 167
肝细胞性黄疸　hepatocellular jaundice ··· 18
肝性脑病　hepatic encephalopathy, HE ··· 169
肝硬化　hepatic cirrhosis ·········· 163
感染性肺炎　infectious pneumonia ···· 326
感染性休克　septic shock ·········· 150
高密度脂蛋白　high density lipoprotein, HDL ··· 76

个人史　personal history …………………… 21

根治性肾切除术　radical nephrectomy ………… 209

宫颈癌　cervical cancer …………………… 227

冠状动脉粥样硬化性心脏病　coronary atherosc-
　lerotic heart disease …………………… 135

国际抗癫痫联盟　ILAE …………………… 312

过敏性紫癜　allergic purpura …………………… 261

H

红细胞沉降率　erythrocyte sedimentation rate,ESR …… 68

红细胞计数　red blood cell count,RBC …………… 63

红细胞平均体积　mean corpuscular volume,MCV …… 67

红细胞体积分布宽度　red blood cell volume
　distribution width,RDW …………………… 67

呼吸困难　dyspnea …………………… 10

呼吸衰竭　respiratory failure …………………… 116

化脓性脑膜炎　purulent meningitis …………… 336

黄疸　jaundice …………………… 17

黄体功能不足　luteal phase defect,LPD ………… 238

回归热　recurrent fever …………………… 6

昏迷　coma …………………… 20

昏睡　stupor …………………… 20

婚姻史　marital history …………………… 21

霍奇金淋巴瘤　Hodgkin lymphoma,HL ………… 259

J

肌酐　creatinine,Cr …………………… 74

稽留热　continued fever …………………… 5

吉兰-巴雷综合征　Guillain-Barrés syndrome,GBS …… 317

急性白血病　acute leukemia,AL …………… 255

急性宫颈炎　acute cervicitis …………………… 225

急性冠脉综合征　acute coronary syndrome,ACS … 136

急性阑尾炎　acute appendicitis …………… 182

急性脑血管疾病　acute cerebrovascular disease,
　ACVD …………………… 298

急性乳腺炎　acute mastitis …………………… 244

急性肾损伤　acute kidney injury,AKI ………… 204

急性肾小球肾炎　acute glomerulonephritis,AGN … 194

急性胃炎　acute gastritis …………………… 155

急性心肌梗死　acute myocardial infarction,AMI … 139

急性炎症性脱髓鞘性多发性神经病　acute inflam-
　matory demyelinating polyneuropathy,AIDP … 317

急性胰腺炎　acute pancreatitis AP …………… 174

计算机体层成像　computed tomograghy,CT ……… 83

既往史　past history …………………… 21

家族史　family history …………………… 22

甲状腺功能减退症　hypothyroidism …………… 272

甲状腺功能亢进症　hyperthyroidism …………… 268

尖锐湿疣　condyloma acuminatum …………… 358

间歇热　intermittent fever …………………… 6

碱性磷酸酶　alkaline phosphatase,ALP ………… 74

结肠癌　colon cancer …………………… 187

结合胆红素　conjugated bilirubin,CB …………… 17

结核性脑膜炎　tuberculous meningitis,TBM …… 316

静脉血栓栓塞症　venous thromboembolism,VTE … 113

巨幼细胞贫血　megaloblastic anemia,MA ……… 252

绝经综合征　menopause syndrome …………… 241

K

抗生素相关性腹泻　antibiotic-associated diarrhea,
　AAD …………………… 332

咯血　hemoptysis …………………… 12

咳嗽　cough …………………… 11

咳痰　expectoration …………………… 11

空腹血糖　fast blood glucose,FBG …………… 75

空腹血糖受损　impaired fasting glucose,IFG …… 75

口服葡萄糖耐量试验　oral glucose tolerance test,
　OGTT …………………… 75

叩诊　percussion …………………… 24

溃疡性结肠炎　ulcerative colitis,UC …………… 185

扩张型心肌病　dilated cardiomyopathy,DCM …… 143

L

类风湿关节炎　rheumatoid arthritis,RA ………… 288

临床甲减　overt hypothyroidism …………… 272

淋巴瘤　lymphoma …………………… 259

流产　abortion …………………… 217

流行性感冒　influenza …………………… 340

流行性脑脊髓膜炎　epidemic cerebrospinal
　meningitis …………………… 349

M

慢性白血病　chronic leukemia,CL …………… 255

慢性肺源性心脏病　chronic pulmonary heart
　disease …………………… 98

慢性宫颈炎　chronic cervicitis …………………… 226

慢性冠脉病　chronic coronary artery disease,CAD … 136

慢性肾衰竭　chronic renal failure,CRF ………… 205

慢性肾小球肾炎　chronic glomerulonephritis,CGN … 195

慢性肾脏病　chronic kidney disease,CKD ……… 205

慢性胃炎　chronic gastritis …………………… 156

慢性心肌缺血综合征 chronic ischemic syndrome,
  CIS ················· 136
慢性阻塞性肺疾病 chronic obstructive pulmonary
  disease,COPD ················· 92
梅毒 syphilis ················· 355

N

脑出血 intracerebral hemorrhage,ICH ········· 306
脑梗死 cerebral infarction ················· 300
脑栓塞 cerebral embolism ················· 303
脑血栓形成 cerebral thrombosis,CT ········· 301
脑卒中 cerebral stroke ················· 298
内生肌酐清除率 endogenous creatinine clearance
  rate,Ccr ················· 74
内因子抗体 intrinsic factor antibody,IFA ········· 156
尿蛋白 proteinuria,PRO ················· 70
尿路感染 urinary tract infection,UTI ········· 201
尿葡萄糖 urine glucose,GLU ················· 70
尿素氮 serum urea,BUN ················· 74
尿酮体 ketonuria,KET ················· 70
尿亚硝酸盐 nitrite,NIT ················· 70

O

呕吐 vomiting ················· 14
呕血 hematemesis ················· 15

P

膀胱肿瘤 tumor of the bladder ········· 211
盆腔炎性疾病 pelvic inflammatory disease,PID ········· 226
平均红细胞血红蛋白量 mean corpuscular hemog-
  lobin,MCH ················· 67
平均红细胞血红蛋白浓度 mean corpuscular
  hemoglobin concentration,MCHC ········· 67
葡萄球菌肺炎 staphylococcal pneumonia ········· 103

Q

期前收缩 premature beat ················· 130
气道高反应性 airway hyperresponsiveness,AHR ········· 95
气道重构 airway remodeling ················· 95
腔隙性脑梗死 lacunar infarction ················· 305
强直性脊柱炎 ankylosing spondylitis,AS ········· 296
桥本甲状腺炎 hashimoto thyroiditis,HT ········· 274
轻症急性胰腺炎 mild acute pancreatitis,MAP ········· 176
清(白)蛋白 albumin,A ················· 73

球蛋白 globulin,G ················· 73
缺铁性贫血 iron deficiency anemia,IDA ········· 68,251

R

人类免疫缺陷病毒 human immunodeficiency virus,
  HIV ················· 79
人类乳头瘤病毒 human papilloma virus,HPV ········· 80
人乳头瘤病毒 human papilloma virus,HPV ········· 227
妊娠 pregnancy ················· 215
妊娠期高血压疾病 hypertensive disorders complic-
  ating pregnancy,HDP ················· 220
妊娠滋养细胞疾病 gestational trophoblastic disease,
  GTD ················· 234
妊娠滋养细胞肿瘤 gestational trophoblastic neoplasia,
  GTN ················· 234
溶血性黄疸 hematogenous jaundice ················· 18
乳腺癌 breast cancer ················· 246
乳腺囊性增生病 breast cystic hyperplasia ········· 245

S

伤寒 typhoid fever ················· 353
社区获得性肺炎 community acquired pneumonia,
  CAP ················· 102
深静脉血栓形成 deep venous thrombosis,DVT ········· 113
肾病综合征 nephrotic syndrome,NS ········· 197
肾母细胞瘤 nephroblastoma ················· 209
肾细胞癌 renal cell carcinoma,RCC ········· 208
肾小球疾病 glomerulonephritis,GN ········· 193
肾综合征出血热 hemorrhagic fever with renal
  syndrome ················· 347
生命征 vital sign ················· 26
生物-心理-社会医学模式 bio-psycho-social medical
  model ················· 1
十二指肠溃疡 duodenal ulcer,DU ········· 158
视诊 inspection ················· 23
嗜睡 somnolence ················· 20
水肿 edema ················· 9
损伤性休克 traumatic shock ················· 150

T

糖化血红蛋白 glycosylated hemoglobin,GHb ········· 75
糖尿病 diabetes mellitus,DM ········· 276
特发性血小板减少性紫癜 idiopathic thrombocy-
  topenic purpura,ITP ················· 262
疼痛 pain ················· 7

体格检查　physical examination　…………　22
体征　sign　…………　4
天门冬氨酸氨基转移酶　aspartate aminotransferase,
　　AST　…………　72
听诊　auscultation　…………　25
痛风　gout　…………　281
头痛　headache　…………　7

W

外阴阴道念珠菌病　vulvovaginal candidiasis,
　　VVC　…………　223
网织红细胞　reticulocyte,Ret　…………　66
危重急性胰腺炎　critical acute pancreatitis,CAP　……　176
胃癌　gastric cancer　…………　162
胃溃疡　gastric ulcer,GU　…………　158
胃食管反流病　gastroesophageal reflux disease,
　　GERD　…………　153
胃炎　gastritis　…………　155
稳定型心绞痛　stable angina pectoris　…………　136

X

西蒙病　Simmonds disease　…………　267
希恩综合征　Shee-han syndrome　…………　267
系统回顾　review of systems　…………　21
系统性红斑狼疮　systemic lupus erythematosus,
　　SLE　…………　292
细菌性败血症　neonatal bacterial sepsis　…………　328
细菌性痢疾　bacterial dysentery　…………　351
细菌性阴道病　bacterial vaginosis,BV　…………　224
现病史　history of present illness　…………　21
腺垂体功能减退症　hypopituitarism　…………　267
消化性溃疡　peptic ulcer,PU　…………　158
心电图　electrocardiogram,ECG　…………　85
心肺脑复苏　cardiopulmonary cerebral resuscitation,
　　CPCR　…………　120
心悸　palpitation　…………　13
心律失常　cardiac arrhythmia　…………　130
心脏骤停　cardiac arrest　…………　120
新生儿败血症　neonatal septicemia　…………　328
新生儿黄疸　neonatal jaundice　…………　325
性传播疾病　sexually transmitted disease,STD　……　79
胸导联　chest leads　…………　86
胸腔积液　pleural effusions　…………　111
胸痛　chest pain　…………　8
休克　shock　…………　147
嗅诊　olfactory examination　…………　25

血红蛋白　hemoglobin,Hb　…………　63
血细胞比容　hematocrit,HCT　…………　66
血细胞压积　packed cell volume,PCV　…………　66
血小板分布宽度　platelet distribution width,PDW　……　66
血小板计数　platelet count,PC　…………　66
血小板平均容积　mean platelet volume,MPV　…………　66
血友病　hemophilia　…………　263
循证医学　evidence based medicine,EBM　…………　1

Y

亚急性甲状腺炎　subacute thyroiditis　…………　273
亚临床甲减　subclinical hypothyroidism　…………　272
医学影像学　medial imaging　…………　80
医院获得性肺炎　hospital acquired pneumonia,
　　HAP　…………　102
胰腺癌　pancreatic carcinoma　…………　177
异常分娩　abnormal labor　…………　221
异常子宫出血　abnormal uterine bleeding,AUB　……　236
异位妊娠　ectopic pregnancy　…………　218
意识模糊　confusion　…………　20
意识障碍　disturbance of consciousness　…………　19
隐血便　stool with occult blood　…………　15
营养状态　state of nutrition　…………　26
幽门螺杆菌　helicobacter pylori,Hp　…………　155
原发性干燥综合征　primary Sjögren syndrome,PSS　…　294
原发性肝癌　primary carcinoma of the liver　…………　167
原发性甲减　primary hypothyroidism　…………　272
月经史及生育史　menstrual and childbearing history　…　21

Z

再生障碍性贫血　aplastic anemia,AA　…………　253
谵妄　delirium　…………　20
症状　symptom　…………　4
支气管肺癌　bronchogenic carcinoma　…………　108
支气管肺炎　bronchopneumonia　…………　329
支气管哮喘　bronchial asthma　…………　95
肢体导联　limb leads　…………　86
直肠癌　carcinoma of rectum　…………　188
中度重症急性胰腺炎　moderately severe acute
　　pancreatitis,MSAP　…………　176
中枢性甲减　central hypothyroidism　…………　272
重症肌无力　myasthenia gravis　…………　319
重症急性胰腺炎　severe acute pancreatitis,SAP　……　176
周期性瘫痪　periodic paralysis　…………　320
蛛网膜下腔出血　subarachnoid hemorrhage,SAH　……　309
主诉　chief complaints　…………　21

子宫肌瘤　uterine myoma ……………………… 229

子宫颈鳞状上皮内病变　cervical squamous intrae-
pithelial lesion, SIL ……………………… 227

子宫内膜癌　endometrial carcinoma ……………… 231

子宫内膜不规则脱落　irregular shedding of endo-

metrium …………………………………… 238

自身免疫性甲状腺炎　autoimmune thyroiditis, AIT …… 274

总胆固醇　total cholesterol, TC ………………… 76

总蛋白　total protein, TP ……………………… 73